胆管癌

名誉主编　赵玉沛　窦科峰　陈规划

主　　编　全志伟　洪德飞

副 主 编　王　坚　王雪峰　刘厚宝　张永杰　程南生

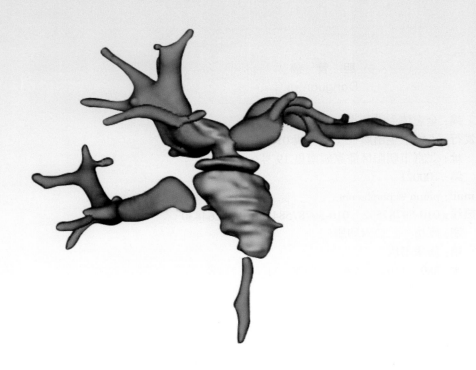

人民卫生出版社
·北京·

图书在版编目（CIP）数据

胆管癌 / 全志伟，洪德飞主编 . —北京：人民卫
生出版社，2023.7
ISBN 978-7-117-34769-3

Ⅰ.①胆… Ⅱ.①全… ②洪… Ⅲ.①胆管肿瘤
Ⅳ.①R735.8

中国国家版本馆 CIP 数据核字（2023）第 076346 号

人卫智网	www.ipmph.com	医学教育、学术、考试、健康， 购书智慧智能综合服务平台
人卫官网	www.pmph.com	人卫官方资讯发布平台

胆 管 癌
Danguan'ai

主　　编：全志伟　洪德飞
出版发行：人民卫生出版社（中继线 010-59780011）
地　　址：北京市朝阳区潘家园南里 19 号
邮　　编：100021
E - mail：pmph @ pmph.com
购书热线：010-59787592　010-59787584　010-65264830
印　　刷：廊坊一二〇六印刷厂
经　　销：新华书店
开　　本：889×1194　1/16　印张：24
字　　数：743 千字
版　　次：2023 年 7 月第 1 版
印　　次：2023 年 7 月第 1 次印刷
标准书号：ISBN 978-7-117-34769-3
定　　价：229.00 元
打击盗版举报电话：010-59787491　E-mail：WQ @ pmph.com
质量问题联系电话：010-59787234　E-mail：zhiliang @ pmph.com
数字融合服务电话：4001118166　E-mail：zengzhi @ pmph.com

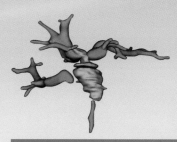

编者名单（以姓氏笔画为序）

王　坚	王　捷	王　巍	王剑明	王健东	王雪峰	毛先海
仇毓东	方驰华	尹新民	邓侠兴	卢绮萍	白永瑞	朱继业
任　刚	全志伟	刘　昌	刘　荣	刘连新	刘建华	刘建军
刘厚宝	汤朝晖	李　强	李大江	李江涛	李相成	李敬东
杨　扬	杨尹默	杨秀疆	杨林华	吴志勇	别　平	何　宇
汪根树	沈　锋	张文杰	张生来	张永杰	张学文	陈　炜
陈亚进	陈规划	邵成浩	周　俭	钦伦秀	俞卫锋	施伟斌
姜小清	洪德飞	耿智敏	龚　伟	殷晓煜	黄志勇	曹利平
梁力建	梁廷波	彭承宏	程南生	虞先濬	窦科峰	

编写秘书名单（以姓氏笔画为序）

王　向	刘小龙	孙文韬	翁明哲

胆 管 癌

Cholangiocarcinoma

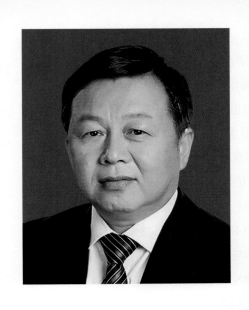

全志伟

上海交通大学医学院附属新华医院普外科主任医师、教授、博士研究生导师、博士后联系导师。担任中华医学会外科学分会常务委员、中华医学会外科学分会胆道外科学组组长、中国医师协会外科医师分会常务委员、中国医师协会外科医师分会胆道外科专业委员会主任委员、美国外科医师协会（American College of Surgeons，ACS）会员等学术职务。

从事普外科工作多年，在胆道外科专业领域积累了丰富的临床经验，并在胆道恶性肿瘤的基础和临床研究中取得一定的研究成果。承担多项国家自然科学基金项目，近年来在国内及国际期刊发表论文 80 余篇，SCI 收录 30 余篇，获得国家发明专利授权 2 项，申请国家专利 2 项，获得上海医学科技奖和上海市科技进步奖。担任《中华肝脏外科手术学电子杂志》副总编，《中国实用外科杂志》《中华外科杂志》《中华医学杂志》《中华消化外科杂志》《中华肝胆外科杂志》《上海医学》《外科理论与实践》编委等。

主编简介

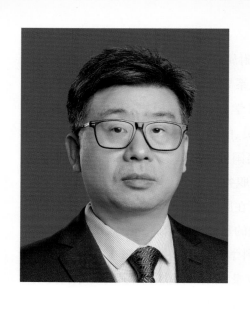

洪德飞

　　浙江大学教授、厦门大学兼职教授、杭州医学院特聘教授、博士研究生导师。浙江大学医学院附属邵逸夫医院主任医师。担任中华医学会外科学分会胆道学组委员、中国研究型医院学会数字智能化外科专业委员会副主任委员和胰腺疾病专业委员会常务委员、中国医师协会外科医师分会机器人外科医师委员会委员、中国抗癌协会胆道肿瘤专业委员会常务委员和胰腺肿瘤专委会委员、国际肝胆胰协会会员、国际腔镜协会会员等35个学术职务。编著肝胆胰外科著作3部，主编5部，参编11部，发表学术论文150余篇。作为主要参与者完成的《腹腔镜技术在肝胆胰脾外科的临床研究及应用》2009年获国家科技进步奖二等奖，《肝尾状叶切除术手术策略与方法的研究》2008年获教育部科技进步奖一等奖。

　　从事肝胆胰外科基础与临床研究30余年。受邀会诊肝胆胰外科复杂手术遍布30个省市130余家医院。国际首创经皮微波消融肝实质分隔联合门静脉栓塞（percutaneous microwave ablation liver partition and portal vein embolization，PALPP）快速养肝技术治疗余肝不足的巨大或多发肝癌，可部分替代肝移植或联合肝脏分隔和门静脉结扎的二步肝切除术（associating liver partition and portal vein ligation for staged hepatectomy，ALPPS）。创新性提出胰肠吻合"瘘管愈合"学说，创建了洪氏胰肠吻合术理论和技术体系，被同行誉为"革命性的理论和技术创新"。洪氏胰肠吻合术简化了传统复杂胰肠吻合术，破解了腹腔镜胰肠吻合术国际胰腺外科难题，推动了我国腹腔镜胰十二指肠切除术的发展。

　　由于胆道系统独特的解剖结构,胆管癌早期诊断率和根治性切除率较低,辅助治疗效果不显著,总体预后较差。近几年来,随着三维重建影像学技术、肝脏储备功能评估、术前减黄、门静脉栓塞、精准肝切除、肝移植等技术的应用,提高了胆管癌根治性切除手术的安全性和切除率,使胆管癌诊断和治疗水平有了较大提升。

　　为进一步规范胆管癌的诊治,提高胆管癌的整体治疗效果,中华医学会外科学分会胆道外科学组组长、中国医师协会外科医师分会胆道外科专业委员会主任委员、我国著名胆道外科专家全志伟教授组织了国内 60 余位来自不同学科的专家共同编著了《胆管癌》一书。该书较为全面、系统地阐述了胆管癌的诊治现状、流行病学、病理学、术前胆道引流、术前门静脉栓塞、影像学检查、围手术期准备、根治性切除标准、术后并发症,以及腹腔镜、机器人技术的应用,化疗、放疗、靶向和免疫治疗等辅助治疗及分子生物学的最新研究进展。

　　衷心祝贺该专著出版,希望能为从事肝胆胰外科及相关基础与临床研究领域的专家、学者、同行提供参考,从而造福广大患者。同时感谢全志伟教授、洪德飞教授及参与编著的全体专家为我国攻克胆管癌事业而付出的不懈努力。

北京协和医院名誉院长

中国科学院院士

中国科学技术协会副主席

中华医学会会长

2022 年 10 月 22 日于北京

胆管癌
Cholangiocarcinoma

胆管癌是起源于胆管上皮细胞的恶性肿瘤,占肝胆恶性肿瘤的 7%~10%。按经典的外科解剖学分类,胆管癌主要分为肝内胆管癌、肝门部胆管癌和远端胆管癌,分别约占 10%、50% 和 40%,其中后两者又合称为肝外胆管癌。由于胆道系统独特的解剖结构和胆管癌独特的生物学行为,胆管癌的早期诊断率低、根治性切除率低,辅助治疗效果不显著,总体预后较差。若未经治疗,约有 50% 的患者诊断后在 3~4个月死亡;接受根治性切除术患者,肝内和肝外胆管癌 5 年生存率最高分别为 37%~42% 和 45%~50%。

目前,胆管癌的预防、诊断和治疗存在一些不规范的问题,也是其治疗效果不理想的重要原因,通过多种途径有效解决这些问题或许是近期提高胆管癌总体治疗效果的最现实的工作。中华医学会外科学分会胆道外科学组、中国医师协会外科医师分会胆道外科专业委员会是我国权威的胆道疾病研究学术组织,有责任和义务组织我国胆道外科专家对这些问题予以系统地梳理和逐步解决。为此,2018 年,经过国内多位著名肝胆胰外科专家的共同讨论,于 2019 年 2 月在上海启动了《胆管癌》的编著工作,成立了《胆管癌》编写委员会。经过 60 余位肝胆胰外科、肿瘤内科、放疗科、影像科和病理科专家近两年的努力工作,才有了《胆管癌》专著的问世。

目前,我国胆管癌防治主要存在以下问题。

1. 亟须加强胆管癌的一级预防和二级预防。胆管癌恶性程度较高,多数患者就诊时已是晚期,手术切除率低且预后差,目前肝胆外科医师的主要精力在于胆管癌的三级预防工作,而任何肿瘤的防治重点应该在一级预防和二级预防,因此肝胆外科医师的重点应该转移到胆管癌的一级预防和二级预防。虽然胆管癌的病因及发病危险因素复杂多样,但有些病因是比较明确的,如原发性硬化性胆管炎、肝硬化、病毒性肝炎、肝吸虫病、胆道结石、胆管囊肿、炎症性肠病等,对这些胆管癌的高危人群进行及时干预治疗和加强随访,就可以在一定程度上达到预防胆管癌发生、提高胆管癌早期诊断率的目的。

2. 提高围手术期管理水平,规范和普及胆管癌根治性切除术。根治性切除术仍是目前有效治疗胆管癌的首选方法,但由于肝内胆管癌、肝门部胆管癌和远端胆管癌具有不同的生物学行为,手术涉及肝脏、胆道和胰腺等不同器官及淋巴、神经等不同组织,因此,手术方式多样化、手术操作复杂化、手术风险高、术后并发症发生率和病死率相对较高是胆管癌外科治疗的难点。提高围手术期管理水平、规范并普及胆管癌根治性切除术可以提高手术的安全性,改善生存期,但目前三维影像重建、肝脏储备功能精准评估、术前减黄和门静脉栓塞、精准肝切除、肝移植等胆管癌根治性切除术相关技术普及率较低,而且我国目前尚未建立胆管癌根治术的医师准入制度。近期少数中心开展的腹腔镜、机器人胆管癌根治术的临床疗效尚缺乏单中心大样本或多中心前瞻性研究论证。

3. 需要加强胆管癌的基础研究和临床多中心前瞻性研究。目前,胆管癌发病的分子生物学机制不明确,影响了靶向和免疫治疗药物的研发,因此亟须提高以肿瘤学理论为依据,推动胆管癌化疗、放疗、靶向和免疫等综合治疗的研究和发展。早期诊断的特异性肿瘤标志物、内镜诊疗技术、肿瘤显影技术更有待深入研究。胆管癌发病率低，单中心大样本少，不利于开展基础和临床研究，因此，积极开展多中心合作研究是必然趋势。

　　期待该专著能积极推动我国胆管癌的防治工作，有效解决目前我国胆管癌防治工作中存在的主要问题。肝胆胰外科医师的重点应该转移到胆管癌的一级预防和二级预防，积极开展预防胆管癌的科普教育工作，提高胆管癌的早期诊断率，规范和普及胆管癌根治术的理论和实践，对进展期胆管癌应树立综合治疗的理念，联合其他相关学科专家，发扬"两弹一星"精神，坚持创新性开展胆管癌的基础研究，研发出显著改善胆管癌疗效的新技术和新药物。

　　衷心感谢参与《胆管癌》撰写、审阅、编辑、校对的专家和工作人员，正是有了大家的共同努力和辛勤付出，才有《胆管癌》的顺利出版。

中华医学会外科学分会胆道外科学组组长
中国医师协会外科医师分会胆道外科医师专业委员会主任委员

2022 年 10 月 25 日于上海

目　录

第四章　胆管癌 TNM 分期和病理学

第五章　术前胆道引流

第六章　肝门部胆管癌术前门静脉栓塞

第七章　胆管癌的影像学检查

第八章　胆管癌的围手术期准备

第十六章　胆管癌的姑息性治疗

第十七章　胆管癌的化疗和放疗

第十八章　分子靶向、免疫治疗和光动力学治疗

第十九章　胆管癌分子生物学研究进展

第二十章　胆管癌临床研究

第一章

胆管癌诊治现状和进展

胆管癌（cholangiocarcinoma，CCA）是起源于胆管上皮细胞的恶性肿瘤，占肝胆恶性肿瘤的 7%~10%。在我国，胆管癌的高发年龄为 55~65 岁，男女患者比例为 1.35∶1。胆管癌狭义而言即为肝外胆管癌，通常不包括肝内胆管癌、壶腹部癌和乳头部癌。临床上一般采用较简便的 longmire 分类法，即将胆管癌分为上段（肝门部）和中、下段胆管癌，因为中、下段胆管癌的临床表现和手术治疗方法相同，故把肝外胆管癌分为肝门部胆管癌和胆总管癌更为简便。广义而言，CCA 可分为肝内胆管癌（intrahepatic cholangiocarcinoma，ICC）、肝门部胆管癌（hilar cholangiocarcinoma，HCC）和远端胆管癌（distal cholangiocarcinoma，DCC），分别约占 10%、50% 和 40%，其中后两者又合称为肝外胆管癌，通常命名为：肝内胆管癌、肝门部胆管癌和中下段胆管癌或远端胆管癌或胆总管癌，胆管癌的总体预后较差，若未经治疗，约 50% 的患者在 3~4 个月死亡。根治性切除是目前可能治愈胆管癌的首选治疗方式，但疗效尚不满意。

胆道虽然作为具有独立结构和生理功能的器官系统，但在解剖学上却分别嵌套于肝脏、胰腺和十二指肠内，由此导致胆管癌在诊断和手术治疗方面面临诸多困难。近年来，随着影像学、病理学、材料科学、内镜技术的进步以及基础研究的突破，人们对胆管癌的生长方式和转移途径有了新的认识，并且日益重视胆管癌可切除性评估、改善肝脏储备功能以及积极营养支持等术前准备。这些改变在促进手术方式革新的同时，也反映出单纯强调手术治疗的局限性，因此必须以肿瘤学的理论为依据来推动胆管癌综合治疗的发展和研究。

一、外科手术治疗的现状和发展

（一）胆管癌的术前诊断和浸润范围的评估

与中、下段胆管癌约 70% 的 R_0 切除率相比，肝内胆管癌和肝门部胆管癌的根治性切除率仅为 20%~30%，这是由于肝内胆管癌和肝门部胆管癌存在以下情况：①易发生淋巴结转移和神经浸润，不易彻底清扫；②术前无法准确判断癌肿的浸润范围，导致切缘阳性；③浸润肝内、肝门部和/或中、下段胆管的弥漫性胆管癌，手术范围超过肝脏的最大可切除体积或患者耐受力的极限，由此成为禁忌证，因此，术前对肿瘤浸润范围的准确评估十分重要。目前主要依赖多排螺旋计算机体层摄影（multi-detector spiral computer tomography，MDCT）、管腔内超声检查术（intraductal ultrasonography，IDUS）和内镜逆行胰胆管造影术（endoscopic retrograde cholangiopancreatography，ERCP）结合病理学检查完成术前诊断和评估。

1. MDCT　在薄层 CT 出现以前，主要通过经皮经肝胆管镜检查（percutaneous transhepatic cholangioscopy，PTCS）评估胆管癌的浸润范围，通过经导管动脉造影判断肿瘤有无侵犯血管。进入 21 世纪后，MDCT 作为更简便和无创的诊断技术，拥有与 PTCS 相当的诊断准确度，逐渐成为诊断胆管癌的首选。

2. IDUS　IDUS 在判断胆管壁浸润程度以及肝动脉、门静脉有无受癌肿侵犯等方面具有重要价值。

MDCT 对于胆管癌浸润肝动脉诊断的灵敏度和特异度分别为 75%~100% 及 90%~100%,对于门静脉浸润诊断的灵敏度和特异度分别为 92.3%~100% 及 80%~100%。IDUS 对于肝右动脉是否受侵的诊断准确度为 86%~100%,高于 MDCT。但是,由于肝左动脉主干与左侧肝管的解剖位置相对较远,IDUS 对其是否受侵的诊断准确度不如 MDCT。

3. ERCP   ERCP 结合超细胆管镜 SpyGlass 的应用,使胆管癌的术前诊断从单纯的影像学水平跨入病理学水平。在 MDCT 大致完成定位的基础上,SpyGlass 可进入狭窄的胆管三级分支、二级胆管分支、左肝管、右肝管、肝总管、胆总管上端直至胰内段行镜检观察和病理组织活检,可明确癌肿在上皮内的浸润范围。

4. 病理学检查   在取材层面,主要通过借助内镜行直接活检、细胞刷、胆道黏膜剥离,胆汁寻找脱落癌细胞,以及超声内镜引导细针穿刺抽吸术(endoscopic ultrasound-guided fine needle aspiration,EUS-FNA)等方法。各类技术的特异度均接近 100%,但灵敏度各不相同。其中,最为常用的直接活检的灵敏度为 44%~89%;胆汁寻找脱落癌细胞的灵敏度最低,仅为 6%~24%;细胞刷也只有 27%~56%。由此可见,在实际应用方面,内镜+病理活检模式的诊断效力尚未达到理想水平,可靠性仍有待提高。

(二)可切除性和手术安全性评估

对于中、下段胆管癌,可切除性在于肿瘤与肠系膜上血管、十二指肠、胰腺周边脏器,如胃、结肠及其系膜的关系,以及腹腔各站淋巴结是否阳性等。

对于肝门部胆管癌和肝内胆管癌,主要涉及肝切除或肝脏联合胰十二指肠切除术的可行性和安全性评估。与肝细胞癌的肝切除术相比,胆管癌的肝切除风险主要来自互为矛盾的两个方面:①患者常伴有严重的胆汁淤积和肝损伤,为防止肝衰竭,必须保留足够的残余肝体积;②肝脏切除线的划定取决于胆管的浸润范围,为达到 R_0 切除常需要切除大范围的肝脏。如何通过科学的评估手段,准确把握肝切除的时机,并且根据肝脏储备功能计算出合理的可切除肝体积,成为现今胆道外科的一大难题。

目前,针对肝门部胆管癌的术前肝脏储备功能评估,尚缺少权威、客观的方法,主要依靠多种检查手段综合评估。①血清总胆红素:通过胆道引流,使总胆红素降至 2.0mg/dl(1mg/dl=17.1μmol/L)以下是满足手术安全的最基本条件。②吲哚菁绿(indocyanine green,ICG)清除试验:吲哚菁绿 15 分钟滞留率(indocyanine green retention rate at 15 minutes,$ICGR_{15}$)仍作为主要评估指标,但在总胆红素>3.0mg/dl 时,准确度会大幅下降。③单光子发射计算机断层成像(singlephoton emission computed tomography,SPECT),显影剂为 ^{99m}Tc-半乳糖基人血清白蛋白(^{99m}Tc-galactosyl-human serum albumin,^{99m}Tc-GSA),原理是:肝脏清除糖蛋白时需依赖去唾液酸糖蛋白受体(asialoglycoprotein receptor,ASGPR),其配体为去唾液酸糖蛋白(asialoglycoprotein,ASGP),GSA 则是人工合成的 ASGP 类似物。GSA 与 ASGPR 特异性结合后将 GSA 转运进入肝细胞。利用 GSA 降解后不经胆道排泄的原理,^{99m}Tc-GSA 可作为阻塞性黄疸患者肝功能评估的有效手段。常用参数有受体指数(receptor index)LHL_{15}[静脉注射 ^{99m}Tc-GSA 后第 15 分钟时,受测试肝区(region of interest,ROI)的放射性计数/(肝 ROI 放射性计数+心 ROI 放射性计数)的比值]和血液清除指数(blood clearance index)HH_{15}(静脉注射 ^{99m}Tc-GSA 后 15 分钟心 ROI 放射性计数/3min 心 ROI 放射性计数比值)。经病理学证实,^{99m}Tc-GSA 的优点是能够较好地反映阻塞性黄疸患者的肝脏储备功能,但是迄今为止尚未找到如 $ICGR_{15}$ 那样,能够定量规划合适肝切除体积的指标。

(三)术前准备

对于中、下段胆管癌,术前准备主要包括常规的减黄、改善胆管炎症状等措施;对于肝门部胆管癌,除以上两点,近年来在大范围肝切除前如何增加残肝体积、利用内镜或经皮穿刺置管对多支肝内胆管进行引流和营养支持等领域均有新的进展。

1. 门静脉栓塞术   门静脉栓塞术主要针对巨块型肝内胆管癌或Ⅲ型、Ⅳ型肝门部胆管癌等需接受大范围肝切除但残余肝体积不足的患者。门静脉栓塞术最早出现在 20 世纪 90 年代,最初主要针对切除范围超过右半肝,需要残余肝体积代偿性增大以满足正常肝脏生理功能的需要。其适应证为:①肝脏储备功能正常($ICGR_{15}$<10%)的情况下,未来残余肝体积(future remnant liver volume,FRLV)小于全肝体积(不包括癌肿体积)的 40% 的患者;②在肝脏储备功能不全的患者($ICGR_{15}$=10%~20%)中,FRLV 小于全肝体积(不包括癌肿体积)的 50% 的患者;③弥漫性胆管癌需要施行半肝联合胰十二指肠切除术

（hepato-pancreatoduodenectomy，HPD）的患者；④扩大右半肝或左、右三叶切除，或合并胆道、门静脉、肝动脉切除重建的大范围肝切除的患者。

近年来，在体外超声引导下经皮穿刺门静脉栓塞术（percutaneoustranshepatic portal vein embolization，PTPVE）已逐渐取代联合肝脏分隔和门静脉结扎的二步肝切除术（associating liver partition and portal vein ligation for staged hepatectomy，ALPPS）和开腹经回结肠静脉栓塞术（transileocolic portal vein embolization，TIPE），成为主流的门静脉栓塞术。但在下列穿刺通路被阻断、遮挡或异常的情况下要选择 TIPE：①拟穿刺门静脉严重变异，超声无法定位；②合并间位结肠综合征（Chilaiditi 综合征）；③拟穿刺门静脉被肿瘤浸润。栓塞后的肝切除术时机由 CT 和 3D 术前模拟再次评估 FLRV、再次测定 $ICGR_{15}$ 及患者全身情况改善情况决定，一般在栓塞后 2 周至 3 个月。

2. 术前减黄和支持治疗　在 20 世纪 90 年代之前，肝门部胆管癌的减黄治疗主要依赖经皮经肝穿刺胆管引流术（percutaneous transhepatic biliary drainage，PTBD），但之后的研究发现肿瘤细胞易沿穿刺管蔓延生长。进入 21 世纪以来，利用 ERCP 结合超细胆管镜等技术，通过胆管的狭窄段并在预留侧肝脏的各三级胆管分支内分别留置胆道支架成为减黄的主要治疗手段。该法的主要并发症是胆管炎，一旦发生，需要以 PTBD 或内镜鼻胆管引流术（endoscopic nasobiliary drainage，ENBD）外引流替换胆道内支架。一般在术前准备期间，在内、外引流方式之间可能需要多次切换，以期达到以下三个目的：①尽可能使引流"内瘘化"；②防止急性胆管炎；③防止严重的电解质紊乱。

在应用 ENBD 外引流期间，胆汁还原是支持治疗及防止水、电解质紊乱的重要方法。所谓胆汁还原，是将经 ENBD 或 PTBD 管引流至体外的胆汁经回收、消毒、加入调味剂后再次给患者服用的方法，据报道可加快减黄速度，在单纯引流减黄不良的患者中效果尤佳。此外，在术前支持治疗中，口服益生菌疗法被证明可显著降低术后菌血症、腹腔脓肿及切口感染等感染性并发症的发生率，目前已作为常规治疗。

（四）手术方式与手术治疗的局限性

在现阶段，达到 R_0 切除仍是胆管癌患者获得较好预后的必要条件。据报道，肝内胆管癌、肝门部胆管癌和中、下段胆管癌的 R_0 切除率分别约为 20%、30% 和 70%。对于肝内胆管癌，肝硬化、门静脉高压症、门静脉主干受侵犯、淋巴转移等是影响患者预后的独立因素。

肝门部胆管癌的手术较复杂，为达到 R_0 切除，手术可能涉及肝切除、胆肠吻合、淋巴结清扫和血管重建等技术。在影响预后的诸多因素中，淋巴结转移阳性和 R_1 切除是预后不良的重要标志。肝门部胆管癌的淋巴结清扫范围包括：肝门部（No.12h）、胆总管旁（No.12b、12c）、胰腺旁（No.13a）、门静脉旁（No.12p）、肝总动脉旁（No.8a、8p）。2000 年以前，在日本、韩国等国家，清扫第 16 组淋巴结是手术常规，但近年来的研究提示清扫该组淋巴结并不能改善预后。

随着门静脉栓塞术和术前支持治疗的进步，HPD 逐渐成为治疗弥漫性胆管癌的常规术式。对于 HPD 或者大范围的肝切除术，高风险手术和预后改善之间的关系仍是争议的焦点。

据报道，36% 的肝门部胆管癌患者在经 HPD 切除极量肝脏后，术后胆管断端的病理诊断仍提示存在黏膜内癌，是预后不良的重要因素。另外，从病理学角度来看，沿黏膜长轴浸润是胆管癌的组织病理学特征之一。胆管癌的神经浸润也是预后不良的重要因素。如何确定神经清扫范围，以及如何评价神经清扫对胆管癌患者预后改善的相关性等问题至今仍无实质性的进展。

二、树立胆管癌肿瘤学综合治疗的理念

由于胆管癌特殊的解剖病理学和肿瘤生物学特征，单纯手术治疗存在难以逾越的极限。因此，以肿瘤学的理论为依据，树立综合治疗的理念是最终攻克胆管癌的必由之路。

胆管癌的辅助治疗包括化学治疗（化疗）、放射治疗（放疗）、靶向治疗、免疫治疗、光动力学疗法、介入治疗、射频治疗等方法。目前，已有通过辅助治疗改善胆管癌预后的报道，但是，上述各种辅助治疗尚无确定的标准方案，这主要是由胆管癌发病率较低、临床研究样本量小、总体疗效欠佳等原因造成的。因此，靶向治疗、免疫治疗等新方法的单独应用或联合传统辅助治疗的不断尝试，在未来将为晚期胆管癌患者带来新的希望。

（一）化疗

1. 术后辅助化疗和不可切除胆管癌的治疗性化疗　早期的临床研究证实,5-氟尿嘧啶和丝裂霉素辅助化疗并不能显著改善已接受胆管癌根治性切除术患者的预后。目前,全身静脉化疗主要使用5-氟尿嘧啶和吉西他滨。顺铂联合吉西他滨或吉西他滨单药通过经导管动脉栓塞化疗（transcatheter arterial chemoembolization,TACE）治疗晚期胆管癌和胆囊癌,联合用药组和单药治疗组患者的无进展生存时间分别为8个月和5个月（$P<0.001$）,平均整体生存期分别可达11.7个月和8.1个月,对肿瘤的控制率亦有改善（81.4% vs. 71.8%,$P=0.049$）,成为目前最受认可的方案之一。通常认为,肿瘤局限于某一肝叶或肝段、无明显转移灶、肿瘤直径<8cm、肿瘤血供较好、肝功能为Child-PughA级的患者可通过TACE生存获益。

2. 术前新辅助化疗　1997年,美国的McMasters等学者报道了9例肝外胆管癌患者接受术前5-氟尿嘧啶（$300mg/m^2$,1~5天）+放疗（1.8Gy/d）的新辅助治疗后,3例获得完全缓解,9例在术后通过病理学检查证实全部达到R_0切除。此后,陆续有回顾性研究证实肝门部胆管癌患者接受新辅助序贯放化疗后改善预后的报道。

对于全身情况和耐受力尚好的进展期胆管癌患者可以接受吉西他滨、氟尿嘧啶及顺铂的联合药物方案进行化疗,应答率为20%~30%,患者的中位生存期为8~12个月,主要副作用为中性粒细胞减少。高龄、耐受性差的患者则主要考虑以氟尿嘧啶或吉西他滨为方案的单药化疗。

（二）放疗

对于胆管癌,放疗的形式共有三种,分别为体外放疗、近距离放疗和放射性粒子胆道支架内放疗。2000年之后,多数临床研究结果表明,接受辅助放疗的患者其总体生存期较单纯接受手术者可获一定程度的改善,最显著者可延长16个月（24个月 vs. 8个月）。术中和体外放疗可延长切缘阳性的R_1胆管癌患者的5年生存率（34% vs. 14%）。胆道支架联合放射性粒子束置入维持胆道通畅引流,有改善肝功能的作用,具有较好的发展前景。

（三）射频消融

对于无法手术切除的肝门部或肝内胆管癌患者,射频消融（radiofrequency ablation,RFA）可以促使胆道再通,有延缓肿瘤进展的作用。可在超声或CT引导下进行经皮胆道穿刺,在胆道内置入导丝后进行RFA。完成RFA后在跨过恶性狭窄段两端0.5~1cm处置入胆道自膨式金属支架（self-expending metal stent,SEMS）。据报道,RFA后,胆道中位通畅时间为89~170天,中位生存期为10.3~25.6个月,对于改善晚期患者的肝功能和生活质量具有一定意义。

（四）光动力学疗法

光动力学疗法（photodynamic therapy,PDT）的原理是:先经静脉注射光敏药物,使其在肿瘤细胞中聚集,再用与药物相适应的特定波长的光敏剂在肿瘤组织内发生光生化反应,致使肿瘤被破坏。肿瘤细胞被破坏后产生干扰肿瘤微血管生成和导致肿瘤细胞膜降解,以及溶酶体介导产生的氧自由基,均起到杀死肿瘤细胞的作用。PDT主要针对R_1或R_2切除以及无法手术的胆管癌患者。与射频消融类似,PDT亦可结合胆道支架进行治疗,曾有报道PDT联合胆道支架可将不可切除胆管癌患者的生存期自98天延长至493天。作为局部治疗的一种方法,关于PDT对于胆管癌的长期疗效和安全性仍有待观察。

（五）靶向治疗和免疫治疗

胆管癌的靶向治疗尚处于摸索期。表皮生长因子受体（epidermal growth factor receptor,EGFR）抑制剂（西妥昔单抗、厄洛替尼）、*Her-2*抑制剂（拉帕替尼）和血管内皮生长因子抑制剂（索拉非尼）等对胆管癌患者有改善预后的作用。与单用化疗相比,厄洛替尼联合吉西他滨+奥沙利铂治疗进展期肝内胆管癌可改善患者的生存时间（5.9个月 vs. 3个月）。

除了靶向治疗外,针对胆管癌免疫治疗的临床试验也在逐步开展。以程序性死亡-1（programmed death-1,PD-1）及其配体PD-L1为靶点的免疫调节对抗肿瘤效应具有重要的意义。研究发现,PD-1和PD-L1的结合可以启动T细胞的程序性死亡,使肿瘤细胞获得免疫逃逸。近年来,PD-1抑制剂对于各种恶性肿瘤的治疗作用得到极大的重视。有研究发现,在胆管癌细胞和基质细胞中,PD-L1抗体SP263检测的阳性率最高。胆管癌细胞中表达SP263与胆管癌患者总体存活期的缩短呈正相关。2018年,我国曾有学者报道 PD-L1 阳性的肝内胆管癌术后复发患者，经抗 PD-1 免疫疗法联合化疗（替加氟+奥沙利铂）治疗 4 个疗程后肿瘤完全缓解（complete remission，CR），尽管这仅为个案报道，随访时间也不长，但提示免疫治疗联合传统辅助治疗具有攻克胆管癌的光明前景。

（全志伟）

参考文献

[1] NAGINO M,EBATA T,YOKOYAMA Y,et al. Evolution of surgical treatment for perihilar cholangiocarcinoma：a single-center 34-year review of 574 consecutive resections[J]. Ann Surg,2013,258(1)：129-140.

[2] KAWASHIMA H,ITOH A,OHNO E,et al. Preoperative endoscopic nasobiliary drainage in 164 consecutive patients with suspected perihilar cholangiocarcinoma：a retrospective study of efficacy and risk factors related to complications[J]. Ann Surg, 2013,257(1)：121-127.

[3] TSUCHIKAWA T,HIRANO S,OKAMURA K,et al. Advances in the surgical treatment of hilar cholangiocarcinoma[J]. Expert Rev Gastroenterol Hepatol,2015,9(3)：369-374.

[4] RASSAM F,ROOS E,VAN LIENDEN K P,et al. Modern work-up and extended resection in perihilar cholangiocarcinoma：the AMC experience[J]. Langenbecks Arch Surg,2018,403(3)：289-307.

[5] TAMADA K,USHIO J,SUGANO K. Endoscopic diagnosis of extrahepatic bile duct carcinoma：Advances and current limitations [J]. World J Clin Oncol,2011,2(5)：203-216.

[6] KAWAKAMI H,KUWATANI M,ONODERA M,et al. Endoscopic nasobiliary drainage is the most suitable preoperative biliary drainage method in the management of patients with hilar cholangiocarcinoma[J]. J Gastroenterol,2011,46(2)：242-248.

[7] KANAZAWA H,NAGINO M,KAMIYA S,et al. Synbiotics reduce postoperative infectious complications：a randomized controlled trial in biliary cancer patients undergoing hepatectomy[J]. Langenbecks Arch Surg,2005,390(2)：104-113.

[8] RATTI F,CIPRIANI F. Hilar cholangiocarcinoma：preoperative liver optimization with multidisciplinary approach. Toward a better outcome[J]. World J Surg,2013,37(6)：1388-1396.

[9] NIMURA Y,HAYAKAWA N,KAMIYA J,et al. Hepatopancreatoduodenectomy for advanced carcinoma of the biliary tract[J]. Hepatogastroenterology,1991,38(2)：170-175.

[10] AOKI T,SAKAMOTO Y,KOHNO Y,et al. Hepatopancreaticoduodenectomy for biliary cancer：strategies for near-zero operative mortality and acceptable long-term outcome[J]. Ann Surg,2016,267(2)：332-337.

[11] SAKAMOTO Y,NARA S,KISHI Y,et al. Is extended hemihepatectomy plus pancreaticoduodenectomy justified for advanced bile duct cancer and gallbladder cancer？[J]. Surgery,2013,153(6)：794-800.

[12] OETTLE H,POST S,NEUHAUS P,et al. Adjuvant chemotherapy with gemcitabine vs observation in patients undergoing curative-intent resection of pancreatic cancer：a randomized controlled trial[J]. JAMA,2007,297(3)：267-277.

[13] WEIGT J,MALFERTHEINER P. Cisplatin plus gemcitabine versus gemcitabine for biliary tract cancer[J]. Expert Rev Gastroenterol Hepatol,2010,4(4)：395-397.

[14] VALLE J,WASAN H,PALMER D H,et al. Cisplatin plus gemcitabine versus gemcitabine for biliary tract cancer[J]. N Engl J Med,2010,362(14)：1273-1281.

[15] MCMASTERS K M,TUTTLE T M,LEACH S D,et al. Neoadjuvant chemoradiation for extrahepatic cholangiocarcinoma[J]. Am J Surg,1997,174(6)：605-608.

[16] GERHARDS M F,VAN GULIK T M,GONZÁLEZ GONZÁLEZ D,et al. Results of postoperative radiotherapy for resectable hilar cholangiocarcinoma[J]. World J Surg,2003,27(2)：173-179.

[17] ISAYAMA H,TSUJINO T,NAKAI Y,et al. Clinical benefit of radiation therapy and metallic stenting for unresectable hilar cholangiocarcinoma[J]. World J Gastroenterol,2012,18(19)：2364-2370.

[18] KONGKAM P,TASNEEM A A,RERKNIMITR R. Combination of endoscopic retrograde cholangiopancreatography and endoscopic ultrasonography-guided biliary drainage in malignant hilar biliary obstruction[J]. Dig Endosc,2019,31(Suppl 1)：50-54.

[19] ORTNER M E,CACA K,BERR F,et al. Successful photodynamic therapy for nonresectable cholangiocarcinoma：a randomized prospective study[J]. Gastroenterology,2003,125(5)：1355-1363.

[20] KRIEGSMANN M,ROESSLER S,KRIEGSMANN K,et al. Programmed cell death ligand 1(PD-L1,CD274)in cholangiocarcinoma-correlation with clinicopathological data and comparison of antibodies[J]. BMC Cancer,2019,19(1)：72.

[21] MOU H,YU L,LIAO Q,et al. Successful response to the combination of immunotherapy and chemotherapy in cholangiocarcinoma with high tumour mutational burden and PD-L1 expression：a case report[J]. BMC Cancer,2018,18(1)：1105.

[22] FISHER S B,PATEL S H,KOOBY D A,et al. Lymphovascular and perineural invasion as selection criteria for adjuvant therapy in intrahepatic cholangiocarcinoma：a multi-institution analysis[J]. HPB(Oxford),2012,14(8)：514-522.

[23] BLAIR A B,MURPHY A. Immunotherapy as a treatment for biliary tract cancers：A review of approaches with an eye to the future[J]. Curr Probl Cancer,2018,42(1)：49-58.

第二章

胆道系统解剖

第一节　肝及肝内胆道解剖

一、肝的大体解剖

　　肝的外观呈楔形,右边厚而左边薄。大部分肝组织位于中线的右侧,仅楔形的左外叶位于中线左侧,甚至可延伸到脾后方。肝从外观上可分为左、右、前、后四缘和膈、脏两面。膈面光滑隆凸,大部分与膈肌贴附,周围靠一些韧带将肝与膈肌固定。肝的脏面有两条纵沟及一条横沟,呈 H 形。右侧纵沟由胆囊窝和腔静脉窝构成,其后上端为肝静脉汇入下腔静脉处,即第二肝门;左侧纵沟由脐静脉窝和静脉韧带组成;横沟连接两纵沟之间,为第一肝门。在横沟右端伸向肝右外方,常可见一侧沟,称右切迹。从这些沟内易分离出门静脉、肝动脉和肝胆管的分支,同时这些沟又是肝脏分叶的表面标志。肝的脏面有肝胃韧带和肝十二指肠韧带,二者合称为小网膜。肝胃韧带内一般只含细小的血管,偶有发自胃左动脉的替代或副肝左动脉。肝十二指肠韧带又称肝蒂,内含肝动脉、门静脉和胆管。肝的前缘有时可见 3 个切迹:在左侧有脐切迹,是左叶间裂的标志;中间有胆囊切迹,是正中裂的标志;右侧有时可见右下缘切迹,可作为右叶间裂的标志。

二、肝周韧带

　　肝的韧带是由腹膜皱襞延伸演变而成的条片状结构,将肝与邻近的膈、腹壁、胃、十二指肠、肾和结肠肝曲等相连接,以固定肝脏。在做肝叶切除时,只有预先或是最终将相关的韧带离断,才能将肝脏游离切除。

　　(一) 肝圆韧带

　　肝圆韧带起自肚脐,移行至脐切迹,经镰状韧带游离缘抵达脐静脉窝,最终止于门静脉左干的囊部,于此处与静脉韧带相连,是脐静脉在出生后闭塞而形成的纤维条索。静脉韧带是静脉导管闭塞形成的,止于肝左静脉下壁。

　　(二) 镰状韧带

　　镰状韧带下端与脐切迹和肝圆韧带相连,是左叶间裂在肝膈面的标志。

　　(三) 冠状韧带

　　冠状韧带由肝膈面和脏面腹膜反折至膈形成,分为右冠状韧带和左冠状韧带。冠状韧带分前后两叶。右冠状韧带前后叶空隙较大,呈三角形或梭形,二者间没有腹膜覆盖,称为肝裸区。

　　(四) 三角韧带

　　三角韧带分别位于肝的左、右二角,由左、右冠状韧带前后叶延伸而成。左三角韧带内常有血管和迷走胆管等,手术离断时应予妥善处理。

（五）肝胃韧带

肝胃韧带起自胃小弯,与肝脏面的静脉韧带相连接,其右侧缘移行为肝十二指肠韧带,是一层很薄的韧带,内有小血管。

（六）肝十二指肠韧带

肝十二指肠韧带位于肝的横沟与十二指肠上部之间,左侧为肝胃韧带,右缘游离,后方是网膜孔（Winslow 孔）。此韧带由两层腹膜组成,二者包裹着肝动脉、门静脉主干、肝外胆管（肝总管和胆总管）、神经纤维和淋巴组织,又称肝蒂。肝切除时可用阻断带将肝十二指肠韧带暂时结扎以阻断入肝血流,称为 Pringle 法。

（七）肝肾韧带

肝肾韧带位于肝与右肾上腺和右肾之间。分离此韧带时应注意避免损伤右肾上腺血管。

（八）肝结肠韧带

肝结肠韧带位于右肝脏面与横结肠肝曲之间。

三、肝的分叶及分段

（一）肝的分叶

传统上,以肝门 H 形结构为界,将肝分为左叶、右叶、方叶及尾状叶。现代医学的不断发展与进步,使人们对肝的分叶及分段有了更新及全面的认识。肝的血管或胆管在肝内的分布遵循一定的节段性,即肝的特定区域有特定的血管供给和胆管引流,这是现代的肝分叶和分段的解剖学基础。肝内存在两个管道系统,一个是包裹于结缔组织鞘内的门静脉、肝动脉和肝内胆管组成的格利森（Glisson）系统;另一个是位于叶间段的肝静脉所组成的肝静脉系统。在使用肝内管道系统灌注法时,在灌注标本上看到肝内有若干平面缺少管道的分布。这些平面是肝内分叶的自然界线,称为肝裂（hepatic fissure）。肝有三个主裂（正中裂、左叶间裂、右叶间裂）、两个段间裂（右段间裂、左段间裂）和一个背裂。

1. **正中裂**　位于肝的膈面,起自胆囊切迹,向右后方抵于肝左静脉延伸至下腔静脉左侧。在脏面以胆囊窝和腔静脉窝为界。此裂将肝分为右侧稍大、左侧稍小的两半,右半肝约占全肝重量的 60%。正中裂的平面内有肝中静脉经过。

2. **左叶间裂**　起自脐切迹向后上方抵于肝左静脉入下腔静脉处。膈面以镰状韧带为界,脏面以左侧纵沟和静脉韧带沟为标志。此裂将左半肝分为左外叶和左内叶。

3. **右叶间裂**　此裂在肝表面无显著标志。一般起自肝右下缘,相当于胆囊切迹于肝外缘之外、中 1/3 交界处,向右上方抵于肝右静脉进入下腔静脉,它将右半肝分为右前叶和右后叶。在右叶间裂内有肝右静脉经过。

4. **右段间裂**　位于右后叶内。在脏面起自肝门的右切迹,横过右后叶达肝右缘的中点,将右后叶分为上、下两段。

5. **左段间裂**　位于左外叶内。起自肝左静脉进入下腔静脉处,与左叶间裂成锐角,向左外侧斜行至肝左缘的后、中 1/3 交界处,将左外叶分为上、下两段。

6. **背裂**　位于肝后上缘中部、尾状叶的前方,是肝静脉进入下腔静脉处,形成一弧线,隔开尾状叶和其他肝叶。

（二）肝的分段

肝裂将肝分为五叶四段,分别为:左外叶、左内叶、右前叶、右后叶、尾状叶,左外叶和右后叶又分为上、下两段。此外,Couinaud 以肝裂和门静脉、肝静脉在肝内的解剖分布为基础,将肝分为八段:段 I（尾状叶）、段 II（左外叶上段）、段 III（左外叶下段）、段 IV（左内叶）、段 V（右前叶下段）、段 VIII（右前叶上段）、段 VI（右后叶下段）、段 VII（右后叶上段）（图 2-1、图 2-2）。

为了国际交流间有统一的衡量方法,2000 年国际肝胆胰协会（International Hepato-Pancreato-Biliary Association,IHPBA）发布了肝脏解剖和手术切除新的统一命名,随后,中华医学会外科学分会肝脏外科学

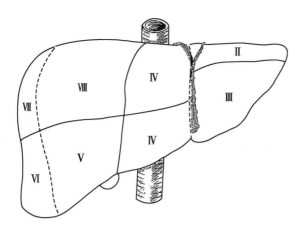

图 2-1   肝的 Couinaud 分段（膈面观）

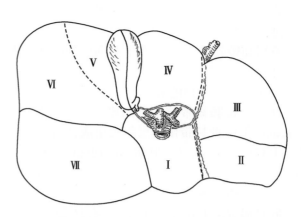

图 2-2   肝的 Couinaud 分段（脏面观）

组于 2002 年制订了新的肝脏解剖和手术名称,将肝进行三级划分:第一级划分以"半肝"来表示,即以正中裂将肝分为左半肝和右半肝;第二级划分以"区"(section)来表示,即以叶间裂将肝分为左外区、左内区、右前区及右后区;第三级划分以"段"(segment)来表示,并将尾状叶分为 1(左尾状)段和 9(右尾状)段。相应的手术则为左/右半肝切除,左外区/左内区/右前区/右后区切除,以及肝段(1~9)切除。2010 年中华医学会外科学分会肝脏外科学组建议将英文中的 section(区)或 sector(扇区)统一翻译为叶,即左外叶、左内叶、右前叶、右后叶。

四、肝内胆管的解剖

胆管系统起于肝内相邻两个肝细胞之间的毛细胆管,止于肝胰壶腹(hepatopancreatic ampulla),又称**法特壶腹**(Vater's ampulla)。临床上常把肝左、右管汇合以上的肝胆管系统称为肝内胆管,而肝胆管汇合部以下则统称为肝外胆管。肝内胆管部分包括肝左、右管,肝叶、段及区域肝胆管分支。

肝内胆管起源于肝内毛细胆管,逐渐汇合成区域肝管、肝段肝管及肝左、右管,肝左、右管在肝门内汇合成肝总管。其汇合点一般比肝固有动脉及肝门静脉的分叉点高(图 2-3),手术时如果将肝门板切开,将肝组织向上拉开,通常可以显露其汇合部。有时其汇合部深埋在肝门内,前面覆盖着深达 2.5cm 厚的肝组织,使显露较为困难。

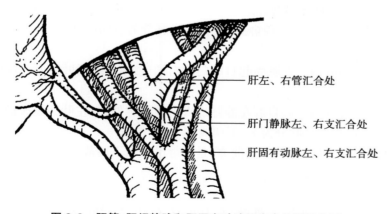

肝左、右管汇合处

肝门静脉左、右支汇合处

肝固有动脉左、右支汇合处

图 2-3   肝管、肝门静脉和肝固有动脉汇合点位置示意图

肝内胆管在肝内的走行与肝门静脉、肝动脉基本一致,三者均被包绕在称为**格利森鞘**(Glisson sheath)的结缔组织内。肝内胆管可按照所处的位置命名,分为肝左、右管(第一级分支),左外叶、左内叶、右前叶、右后叶肝管(第二级分支)及肝段肝管(第三级分支),尾状叶也分为左、右段肝管。肝内胆管的分支很不规则,常有各种解剖变异。

（一）肝左管

肝左管主要引流左半肝三个肝段（segment，S），即 S2、3、4 的胆汁，主要由左外叶和左内叶的肝管汇合而成，位于肝门左侧，肝门静脉左支横部的深面，在与肝右管汇合形成肝总管前还接收 1~2 支来自尾状叶的小肝管。

大多数人存在肝左管，长度为 0.2~3.0cm，平均 1.6cm。根据左半肝各叶胆管的组成和汇合方式不同，又可分为三类。

（1）第一类 H 形：最常见，由左外叶下段与上段的肝管汇合成左外叶肝管，然后走在矢状部的内侧面而达横部深面，再与来自左内叶的肝管汇合形成肝左管（图 2-4）。

（2）第二类 J 形：左内叶肝管与左外叶下段肝管在肝门静脉左支矢状部的深面先行汇合后，再与左外叶上段肝管在肝门静脉左支矢状部内侧深面汇合（图 2-5）。

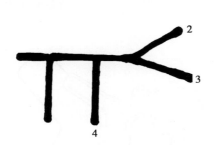

图 2-4　H 形肝左管汇合方式示意图

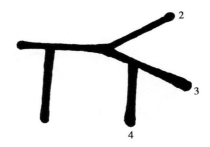

图 2-5　J 形肝左管汇合方式示意图

（3）第三类 I 形：最少见，由左外叶上、下段肝管和左内叶肝管在肝门静脉左支横部的深面同一点汇合成肝左管（图 2-6）。

少见情况下没有形成肝左管。K 形可表现为左内叶肝管和左外叶肝管直接和肝右管汇合成肝总管或是左内叶肝管开口于肝右管，而左外叶肝管和肝右管汇合成肝总管（图 2-7）。

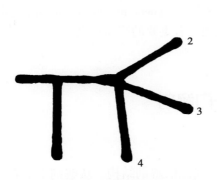

图 2-6　I 形左肝内胆管汇合方式示意图

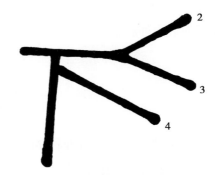

图 2-7　K 形肝左管汇合方式示意图

此外，还有其他少见的汇合形式，如右前叶的肝管汇合到左内叶肝管上。

（二）肝右管

1. 经典肝右管的构成　经典情况下由右前叶和右后叶肝管汇合形成，并接受来自尾状叶右段的肝管。其长度为 0.2~2.0cm，平均 0.8cm。通常情况下肝右管比肝左管短。肝右管的变异比肝左管多见。

2. 肝右管的变异　Morita 等根据肝管走行及汇入部位的不同将其变异分为以下类型。

（1）肝右管后支汇入肝左管。

（2）肝右管后支汇入肝左、右管分叉处。

（3）肝右管后支汇入肝总管。

（4）肝右管后支汇入胆囊管。

（5）肝右管汇入胆囊管。

（6）肝左叶 S2、3 段肝管并行分别汇入肝右管。

（7）副肝右管汇入肝总管。

（8）副肝右管汇入肝右管。

3. 肝右管的分类　Ohkubo 等根据右后叶肝管与肝门静脉的解剖关系，将肝右管分为三类。

（1）门静脉上型：最常见，右后叶肝管从背侧走行到肝门静脉右支或右前支的头侧，再汇入远端肝管的头侧（图 2-8）。

（2）门静脉下型：右后叶肝管从腹侧走行到肝门静脉右支或右前支的尾侧，再汇入远端肝管的尾侧（图 2-9）。

（3）混合型：最少见，即右后叶肝管分别从头侧或尾侧进入远端肝管（图 2-10）。

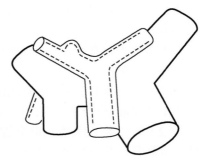

图 2-8　门静脉上型

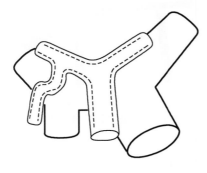

图 2-9　门静脉下型

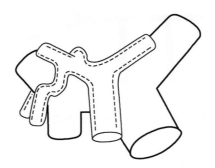

图 2-10　混合型

少数人可以没有肝右管，而是右前叶肝管和右后叶肝管直接与肝左管在同一点汇合形成肝总管。

由于肝内胆管的解剖变异常见，术前行磁共振胰胆管成像（magnetic resonance cholangiopancreatography，MRCP）对于了解肝内外胆管的走行及肝胆手术的术前规划具有重要的临床意义。

（陈　雷　朱继业）

第二节　围肝门解剖

一、围肝门区域和围肝门外科的定义

围肝门区域目前尚无一致的定义，泛指第一肝门及其周围的解剖结构。从解剖学上看，门静脉右前支与右后支的分叉的"P 点（P point）"和左支水平部与矢状部的转角处的"U 点（U point）"之间，直至胆囊管与肝总管汇合水平之间的区域是肝胆系统中解剖结构最为复杂、变异最为丰富、疾病类型最为多样、治疗难度最大的区域。

围肝门区域是沟通肝十二指肠韧带和肝内结构的桥梁。其主要器官包括肝脏和胆道系统，而脉管结构则包括：肝左、右管及其汇合部，肝门静脉左、右支和肝动脉的分支，以及胆囊管-肝总管汇合部。肝脏表面覆有浆膜和深筋膜（固有筋膜），脉管表面则覆有延续自肝十二指肠系膜的厚结缔组织膜形成的格利森鞘和肝板结构。这些覆膜之间既相互延续又相互交错。同时，肝门部脉管的变异也极为丰富。了解这些变异是确保手术安全的前提，而膜结构对于肝门部手术的术式选择和提高肿瘤根治性具有重要意义。本节主要论述围肝门外科解剖学的基础——肝胆系统膜结构的解剖特点、临床意义及肝门部脉管的走行方式和常见变异。

二、肝门部相关膜结构及其外科学意义

（一）肝包膜

肝包膜（liver capsule）为被覆于肝脏表面的浆膜，在头侧与肝静脉表面的浆膜相连，尾侧延续于肝十二指肠韧带。肝脏表面无浆膜覆盖的区域称为裸区，与横膈相连（图 2-11）。裸区呈三角形，尖端为右三角韧带所围，底部为腔静脉窝，肝冠状韧带的前、后层构成其边缘，在固定肝脏方面起到一定作用。在肝门部，肝包膜和格利森鞘、肝板系统表面的覆膜相互沟通延续。

（二）肝板系统及其被膜

肝板系统（liver plate system）主要分为 4 个部分：肝门板（hilar plate）（主要包含肝门静脉左、右支，肝固有动脉和肝管的分支和汇合部）、其右侧的胆囊板（gallbladder plate）、其左侧的脐静脉板（umbilical vein plate）和进一步延续于此的 Arantian 板（图 2-12）。其中，肝门板居于核心位置，呈冠状位，为覆盖在肝左、右管汇合部上方增厚的纤维结缔组织，下方与肝十二指肠韧带延续。肝门板的上界毗邻左内叶（S4）；在右上方移行为胆囊板，右侧以纤维囊包裹门静脉右支蒂并延续于肝内的格利森鞘，其中门静脉右前叶支位于胆囊板的外上方头侧深面，在右下方，右后叶支则进入 Rouviere 沟内；肝门板的左侧移行为脐静脉板，分别包绕 S2、S3 和 S4 的门静脉。在左上方延续于 Arantian 板。肝门板自后方发出数支门静脉进入尾状叶（S1）。

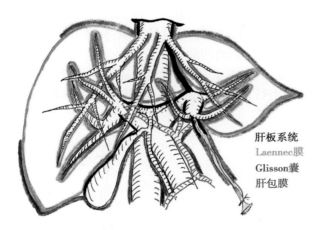

图 2-11　肝脏的膜结构

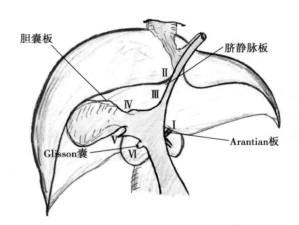

图 2-12　格利森鞘外解剖法相关的四个"解剖学标志"及六个"门样结构"（Ⅰ~Ⅵ）

在肝外，肝板系统的覆膜与肝包膜和肝十二指肠韧带系膜组织相连，在肝门部则构成数个相对独立，又紧密联系的膜结构，最终以树枝状形态进入肝实质续于肝内格利森鞘。

（三）格利森鞘

格利森鞘最早于 1640 年由 Johannis Walaeus 发现，在 1654 年由 Francis Glisson 报道。格利森鞘为覆于肝门静脉、肝动脉和肝管表面的结缔组织纤维膜性结构，起自肝十二指肠韧带，延伸至肝实质内肝门静脉、肝动脉和肝管的表面（图 2-12）。位于肝门部的肝左、右管为一级分支，肝内的左内叶、左外叶、右前叶、右后叶肝管为二级分支，各肝段肝管为三级分支。

（四）Laennec 被膜

1. Laennec 被膜的定义和解剖学　膜最早是由法国的 Rene Theophile Hyacinthe Laennec（1781—1826）于 1803 年发现并报道。Laennec 被膜在结构上类似紧贴在肾和甲状腺表面的固有被膜，但长期以来一直被外科医师混同于肝包膜或格利森鞘的被膜。实际手术操作中，在游离右肝后的裸区表面以及肝中、肝左静脉间隙之间与肝实质和血管紧密结合的菲薄膜性结构即为 Laennec 被膜。从组织解剖学的层面上来说，在肝静脉系统，Laennec 被膜位于肝左、肝中、肝右三支主干的表面并延伸至肝实质内，但

肝静脉三支主干的二级以下分支表面不存在 Laennec 被膜；在肝表面，Laennec 被膜位于包膜内侧（裸区无包膜，肝实质直接由 Laennec 被膜覆盖）；对于格利森鞘，则覆盖于其外侧；对于邻近肝门的肝板系统，Laennec 被膜位于其对侧的肝实质，两者间存在潜在的间隙（图 2-11）。

2. Laennec 被膜在围肝门外科技术中的意义

（1）"降低肝门板技术"的解剖学基础："降低肝门板技术"最早于 20 世纪 50 年代由 Hepp 和 Couinaud 等学者提出，此后被不断完善。其核心理念是自肝左内叶（S4）脏面后上方切开 Laennec 被膜与肝门板之间的附着浆膜，游离出两者间隙，在抬高肝 S4 位置的同时，将肝门板内的格利森鞘向下与肝实质分离，即可于肝外显示出肝左、右管的汇合处。

（2）"格利森鞘外解剖法"的解剖学基础：由于肝板系统被膜及其对侧肝实质表面的 Laennec 被膜间存在潜在的间隙，通过仔细的解剖，可以在不损伤格利森鞘和肝实质的前提下，于肝门部格利森鞘外直接完成右前叶、右后叶或肝左叶脉管的解剖、阻断或切离。与分别游离出肝动脉、肝门静脉和肝管的鞘内途径相比，鞘外解剖法不仅降低了脉管系统的损伤、出血和胆漏的风险，而且在肝门部胆管癌等鞘内肿瘤浸润的情况下，可以更好地实现肿瘤的 R_0 切除。正确理解肝板系统被膜和 Laennec 被膜之间的解剖学间隙是达成肝门部格利森鞘外解剖法的必要条件。寻求该间隙的正确路径依赖正确找到四个"解剖学标志"及六个"门样结构"。四个解剖学标志分别为：肝板系统中的 Arantian 板、脐静脉板、胆囊板及尾状突的格利森鞘；六个"门样结构"则是位于上述四个"解剖学标志"周围、使之固定于肝门的"锚定点"（见图 2-12）。肝门部格利森鞘外解剖法的原则是：首先准确找到拟游离格利森鞘周围两个相对的"门样结构"，然后沿格利森鞘表面游离其与 Laennec 被膜之间的间隙，直至可悬吊格利森鞘。例如：肝门部鞘外游离右前叶格利森鞘时，需要首先确认第Ⅳ、Ⅴ"门样结构"，然后切除其间胆囊板结缔组织，显露其头侧的肝实质，最后仔细游离右前叶格利森鞘与肝实质表面 Laennec 被膜之间的间隙。

（3）"landmark vein 技术"的解剖学基础：肝左、肝中、肝右三支主干的表面被 Laennec 被膜覆盖，在半肝切除或肝段切除术中，可以利用超声定位追踪肝静脉的走行，在保护 Laennec 被膜的前提下可避免肝静脉主干的损伤，在离断其二级分支后完成解剖性肝切除，同时于肝断面完整显露肝静脉的主干，这就是所谓的"landmark vein 技术"。该技术在避免因肝静脉主干损伤或随意离断导致的残肝淤血方面具有重要价值。

三、肝门部脉管分支形态和走行方式的常见变异

（一）肝门部脉管的一般走行方式

肝门静脉通常以向右上方倾斜的角度在肝门部分为较短的右支和稍长的左支，左支移行为横部。肝门静脉右前支与右后支的分叉处定义为"P 点"，左支水平部与矢状部的转角处定义为"U 点"，两者分别为左三叶和右三叶切除时离断右侧和左侧胆管的极限位置。在肝门板后方，门静脉主干及左、右分支分别向尾状叶发出数支分支（图 2-13）。

肝左、右管的汇合部通常位于门静脉左、右支分叉部头侧的偏右方。右后叶胆管通常从门静脉右支的上方绕过，引流 S6/S7，即"北绕型"或"门静脉上型"（supraportal type）。

肝右动脉通常在肝总管的后方通过（其间可

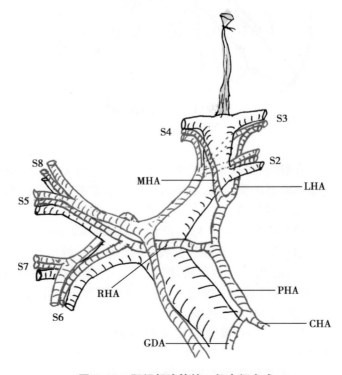

图 2-13　肝门部脉管的一般走行方式
MHA. 肝中动脉；LHA. 肝左动脉；RHA. 肝右动脉；PHA. 肝固有动脉；GDA. 胃十二指肠动脉；CHA. 肝总动脉。

发出胆囊动脉)并横跨于门静脉前方。在右后叶肝管为"北绕型"的情况下,肝右后动脉一般走行于门静脉右后支的尾侧(门静脉下型,infraportal type)。对于肝左动脉,通常有三种走行和分支方式:①A2+3/A4型。肝左动脉起自肝固有动脉,在肝十二指肠韧带上部左缘向头侧走行,逐渐偏离"向右上方倾斜"的门静脉,在门静脉左支横部的背侧发出进入左外叶 S2 和 S3 的 A2、A3,而支配左内叶的动脉则由发出肝左动脉分支后的肝右动脉发出,称为肝中动脉,并进一步移行为 A4(图 2-14A)。②A2+3+4 I型。肝中动脉和 A4 发自肝左动脉(图 2-14B)。③A2+3+4 II型。肝左动脉发出 A2、A3 后,绕过门静脉脐部的左侧和头侧,并向右走行发出 A4,进入 S4(图 2-14C)。

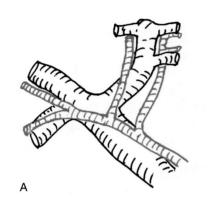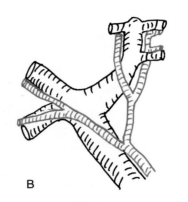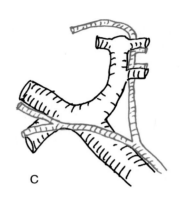

图 2-14 肝左动脉的常见走行形式
A:A2+3/A4 型;B:A2+3+4 I 型;C:A2+3+4 II 型

(二)肝门部脉管分支形态的常见变异

1. 门静脉分支形态的变异 常见变异有 5 种类型,分类原则为是否存在门静脉左、右分支的主干以及各分支从门静脉主干分出的位置。I型:从门静脉主干同时发出左支、右前支和右后支,即三分支型,占 8.11%(图 2-15A),其中包括更为特殊的右侧门静脉矢状部型,即 S4 与 S5/8 形成共干;II型:右后叶门静脉自门静脉主干独立发出后,再分别发出左支和右前支,占 9.91%(图 2-15B);III型:门静脉右前支发自门静脉左支,占 2.7%(图 2-15C),其中包括 S4 与 S5/8 形成共干的特殊类型;IV型:右前叶和右后叶门静脉无主干,呈多分支形态,占 0.9%(图 2-15D);V型:各肝段门静脉直接发自主干,未形成门静脉左、右支形态,占 0.9%(图 2-15E)。术前须仔细阅读影像学资料,有条件者应根据 CT 行 3D 重建,确切了解门静脉的变异方式,并通过计算机进行模拟肝切除,以避免误断门静脉分支导致肝衰竭等并发症的发生。

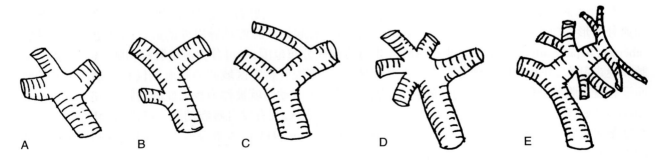

图 2-15 门静脉分支形态的变异

2. 胆管汇合方式的变异

(1)肝胆管汇合方式的变异:据汇合部位于胆管主干、一级分支或二级分支及是否在所引流的肝段内汇入上一级胆管,将右肝胆管汇合的变异方式总结见表 2-1。

表 2-1　右肝胆管汇合的走行和变异方式

胆道引流肝叶	胆管引流肝段	胆管名称	肝段(叶)胆管汇入部位	比例
右前叶	S8	B8	右前叶胆管	80%
			右后叶胆管	20%
	S5	B5	右前叶胆管	91%
			肝右管	5%
			右后叶胆管	4%
	S8+S5	右前叶胆管	肝左管 *	6%*
右后叶	S6	B6	右后叶胆管	86%
			右前叶胆管	10%
			肝右管	2%
			肝总管	2%
			胆囊管	个案报道
	S6+S7	右后叶胆管	右前叶胆管 *	72%*
			肝左管 *	22%*

注:S5. 第Ⅴ段;S6. 第Ⅵ段;S7. 第Ⅶ段;S8. 第Ⅷ段;B5. 第Ⅴ段胆管;B6. 第Ⅵ段胆管;B8. 第Ⅷ段胆管。
* 指右肝前、后叶胆管支的汇入方式和相应的比例,三者合计为 100%。

（2）左肝胆管汇合方式的变异:左内叶和左外叶胆管汇合形成肝左管的经典汇合形式仅占 67%。左内叶胆管可汇入左外叶胆管及其分支胆管、肝左管和肝总管等各级胆管(表 2-2)。

表 2-2　左内叶胆管汇合的变异方式

左内叶胆管的数目	汇入部位	比例
一支胆管单独汇入	左外叶胆管	67%
	左外叶下段胆管	25%
	左外叶上段胆管	1%
	肝总管	1%
两支或多支胆管分别汇入	肝左管、左外叶下段胆管	4%
	肝左管左外叶下段胆管、左外叶上段胆管	1%
	左外叶胆管、肝总管	1%

3. **肝动脉起始位置的变异**　从肝动脉的起始部位看,肝左、肝右动脉源自腹腔动脉→肝固有动脉的经典分支形态仅占人群的 55% 左右。解剖学上,将所有起始于腹腔动脉以外的肝动脉称为迷走肝动脉(aberrant hepatic artery,AbHA)。根据 AbHA 走行方向和分布范围,又可分为迷走肝总动脉、迷走肝固有动脉和迷走肝右、肝左和肝中动脉等。迷走肝动脉中,若支配肝特定区域的动脉血供仅有一条迷走肝动脉而没有发自腹腔动脉→肝固有动脉的分支,那么这条迷走肝动脉就被称为替代性肝动脉(replaced hepatic artery,rHA);若支配肝特定区域的动脉血供既有迷走肝动脉,又有发自腹腔动脉→肝固有动脉的分支,那么这条迷走肝动脉就被称为副肝动脉(acessory hepatic artery,aHA)。在此基础上,Michel 等归纳出肝动脉的 10 种起始部位(图 2-16,表 2-3)。

4. **肝门部脉管系统的立体空间构象和走行方式的变异**　由于肝门静脉、肝固有动脉和肝管在肝门部的三维空间中呈既相互伴行又移行交错的立体构象,仅仅了解各脉管的分支形态不能达到保证手术安全的目的。因此,掌握脉管间的毗邻关系和走行方式的变异非常重要。近年来,计算机三维重建技术的进步和应用使得这个复杂的空间构象逐渐变得清晰直观。

（1）肝动脉与门静脉的空间毗邻关系及其走行方式的变异

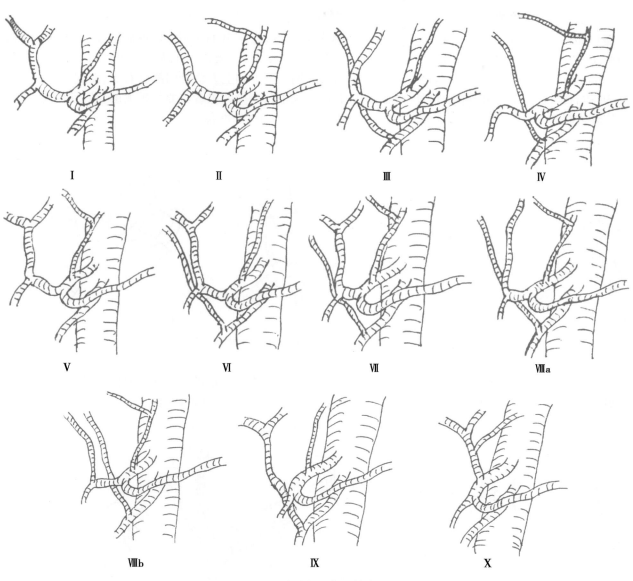

图 2-16　肝动脉起始部位的变异形式

表 2-3　肝动脉起始部位的变异形式

分型	肝动脉的起始部位
I	肝左动脉和肝右动脉来自肝固有动脉
II	替代性肝左动脉来自胃左动脉
III	替代性肝右动脉来自肠系膜上动脉
IV	替代性肝左动脉来自胃左动脉，替代性肝右动脉来自肠系膜上动脉
V	副肝左动脉来自胃左动脉
VI	副肝右动脉来自肠系膜上动脉
VII	副肝左动脉来自胃左动脉，副肝右动脉来自肠系膜上动脉
VIII	A:副肝左动脉来自胃左动脉，替代性肝右动脉来自肠系膜上动脉
	B:替代性肝左动脉来自胃左动脉，副肝右动脉来自肠系膜上动脉
IX	替代性肝总动脉来自肠系膜上动脉
X	替代性肝总动脉来自胃左动脉

1）肝右后动脉的走行方式和变异：肝右后动脉走行于门静脉头侧或尾侧，共分为三型。①门静脉下型（infraportal type），肝右后动脉走行于门静脉右支下方，支配肝右后叶，即通常型（图 2-17A）；②门静脉上型（supraportal type），肝右后动脉走行于门静脉右支上方，支配肝右后叶（图 2-17B）；③混合型（combined type），肝右后动脉分为两支，即 A6 和 A7，分别从下方和上方绕过门静脉右支，支配肝右后叶的 S6 和 S7（图 2-17C）。当门静脉上型和混合型肝右后动脉走行变异的患者需要行扩大的左肝切除术、左三叶切除或联合尾状叶切除术时，就必须做好困难重建肝右后动脉的准备。

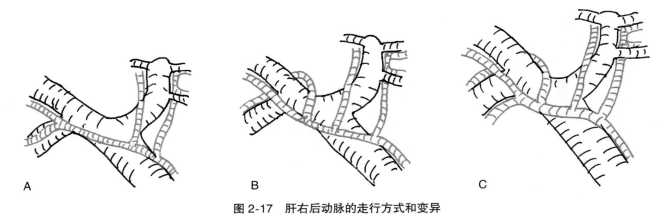

图 2-17   肝右后动脉的走行方式和变异

2）肝左动脉和肝中动脉的走行方式和变异：肝左叶动脉的走行方式和变异主要依据肝左、肝中动脉入肝时与门静脉左支矢状部的关系及其在肝内的分支方式进行分型（图 2-18，表 2-4）。

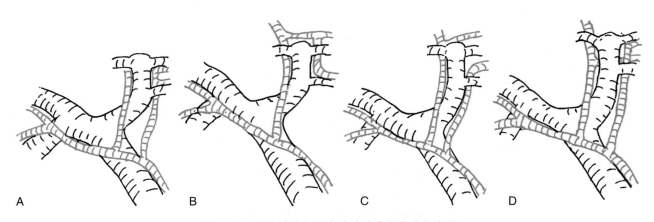

图 2-18   肝左动脉和肝中动脉的走行方式和变异

表 2-4   肝左动脉和肝中动脉的走行方式及其变异

分型	动脉	从门静脉左支矢状部何方入肝	肝内分支	A2/A3/A4 的交通
I	肝左动脉	左侧	A2、A3	肝左动脉依次发出 A2、A3
	肝中动脉	右侧	A4	—
II	肝左动脉	右侧	A2、A3、A4	A4 发出 A3、A2
III	肝左动脉	左侧	A2	—
	肝中动脉	右侧	A4	A4 发出 A3
IV	肝左动脉	左侧	A3	—
	肝中动脉	右侧	A2、A4	A4 发出 A2

掌握肝左叶动脉的走行变异的意义包括：①向肝左管方向浸润的肝门部胆管癌极易侵犯肝中动脉和

A4,术前应判明是否可以予以保留;②在行扩大的肝左叶切除时,需要将A4从肝左管充分游离,以确保肝左管的切离线;③A2、A3、A4间存在交通支和回路支的情况并不罕见,如因肿瘤浸润等原因无法保留A4时,应仔细判断是否存在S4的交通血流;④切除门静脉左支并需要重建时,需考虑横部附近肝中动脉及其变异分支对手术视野的影响。

（2）胆管与门静脉的空间毗邻关系及其走行方式的变异

1）右肝胆管与门静脉的毗邻及其汇合方式:根据右后叶和门静脉右支的关系,可分为三型:①门静脉上型(supraportal type),右后叶胆管绕行于门静脉右支上方(图2-19A);②门静脉下型(infraportal type),右后叶胆管走行于门静脉右支下方(图2-19B);③混合型(combined type),右后叶胆管分为两支,即B6和B7,分别沿门静脉右支下方和从上方绕过门静脉右支走行,引流S6和S7(图2-19C)。结合胆管汇合的位置,可以进一步细分分型(表2-5)。

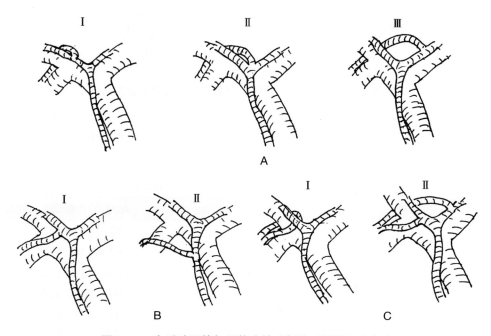

图2-19　右后叶胆管与门静脉的毗邻关系及其汇合方式

表2-5　右后叶胆管与门静脉的毗邻关系及其汇合方式

分型	亚型	右后叶胆管数目	右后叶胆管汇合位置
门静脉上型	I	一支	右前叶胆管
	II	一支	肝左、右管汇合部
	III	一支	肝左管
门静脉下型	I	一支	右前叶胆管
	II	一支	肝总管
混合型	I	两支	均汇合于右前叶胆管
	II	两支	分别汇合于右前叶胆管、肝左管

2）左肝胆管与门静脉的毗邻及其汇合方式:对于左肝胆道系统的汇合方式,首先,需确认是否存在独立的肝左管,这是由于存在左内叶和左外叶胆管分别汇入肝总管的情况。其次,当存在独立的肝左管时,根据左外叶下段胆管(B3)和门静脉矢状部头尾侧的毗邻关系,可以大致分为三型:①门静脉上型(supraportal type),B3走行于门静脉矢状部头侧(图2-20A);②门静脉下型(infraportal type),B3走行于门静脉矢状部尾侧(图2-20B);③混合型(combined type),B3分为两支,即B3a和B3b,分别从头侧和尾侧

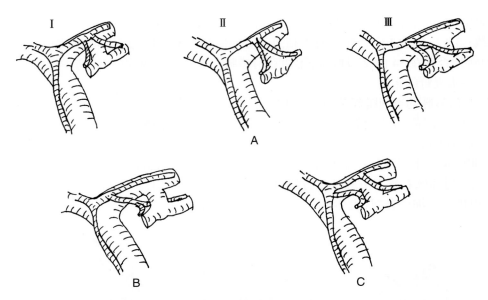

Ⅰ   Ⅱ   Ⅲ

A

B   C

图 2-20   肝左叶胆管与门静脉的毗邻关系及其汇合方式

绕过门静脉矢状部(图 2-20C)。综合以上两点,并结合 B2、B3 和 B4 胆管汇合位置的不同,进一步细分分型(表 2-6)。

表 2-6   肝左叶胆管与门静脉的毗邻关系及其汇合方式

分型		亚型	左内、外叶胆管汇入肝左管形式
存在独立的肝左管	门静脉上型	Ⅰ	B2+3 与 B4 汇合
		Ⅱ	B2、B3、B4 同时汇合
		Ⅲ	B3+4 与 B2 汇合
	门静脉下型	—	B3+4 与 B2 汇合
	混合型	—	B2、B3a、B4 同时汇合
			B3b 单独汇入
不存在独立的肝左管	门静脉头侧	—	B2+3 与 B4 分别汇入肝总管

对于涉及左内、外叶切除或右三叶切除的患者,术前仔细评估肝左叶的胆管汇合方式及其与门静脉矢状部的三维毗邻关系,对于充分准备残肝部的胆管整形方式至关重要。

此外,还需注意从门静脉左支尾侧绕行的尾状叶胆管支(B11)。

3)胆管与肝动脉的毗邻关系:①肝右动脉和肝总管的关系。肝右动脉通常走行于肝总管背侧,但亦有肝右动脉横跨于肝总管前方的个案报道,对于此类情况,降低肝门板或离断肝门部胆管时需仔细保护之,避免损伤。②肝右动脉和肝右管的关系。据统计,有近半数的肝右动脉走行于肝右管腹侧,包括 9.4% 的肝动脉右前支自肝右管尾侧横跨至头侧;以及 38.5% 的肝动脉右前支在肝右管腹侧伴行进入右肝前叶。③肝中动脉和肝左管的关系。与肝右动脉类似,约有 13.5% 的肝中动脉以在前方横跨肝左管的形式入肝,另有 52.0% 的肝中动脉伴行于肝左管腹侧入肝。

(3)肝门部其他重要的脉管变异

1)胆囊管汇合方式的变异。除汇入肝总管的最常见形态,胆囊管还可汇入肝右管、右侧副肝管、低位和高位汇入胆管,以及汇入交通性副肝管等。术前须结合影像学资料仔细分析,避免损伤。

2)副肝管。①副肝管的定义:除肝左、右管外,直接来自肝内,引流肝某区域胆汁并汇入肝外胆道,包括肝总管、胆总管或胆囊管的胆管称为副肝管。因其具有引流肝内胆汁的作用,故国外有学者认为将此类胆管命名为"变异胆管"或"迷走胆管"。此外,仅在胆管间构成通路或回路,但不具备直接引流肝内胆汁作用的副肝管则被称为交通性副肝管,其走行和交通也极为复杂。②副肝管的解剖学和组织学特点(表 2-7)。③副肝管的形态学分型:国际上常用的副肝管形态学分型有 Goor 分型(1972 年)及 Couinaud分型(1989 年)。我国章中春、蔡德亨等解剖学专家早在 1980 年通过尸体解剖归纳出了我国人群副肝管的 7 分型法,因同时分析了副肝管与相应胆道的汇合方式及副肝管与毗邻肝动脉、胆囊动脉的毗邻关系,较前两种国外的分型法更为实用(表 2-8,图 2-21)。

表 2-7　副肝管的解剖学和组织学特点

项目	解剖学和组织学特点描述
出现率	8.5%~31.4%,国内<10%
数目	1 条居多,偶可见 2 条,3~9 条亦有报道
直径	1~4mm,平均 2.6mm
肝外部分的长度	6~19mm,平均 9.6mm
左、右副肝管比例	1:15
出现区域	84.62%~91% 出现于胆囊三角内
与肝外胆道汇合角度	多以锐角与肝外胆道汇合
与肝总管汇合部位	肝左管多汇入肝总管左侧壁 肝右管多汇入肝总管右侧壁

表 2-8　我国人群副肝管的形态学分型

分型		副肝管来源	副肝管注入部位	伴行或交叉的血管
单副肝管	Ⅰa	右侧副肝管	肝右管	RHA
	Ⅰb	左侧副肝管	肝左管	MHA
	Ⅱ	副肝管	肝左、右管汇合部→肝总管	RHA/cysA
	Ⅲa	右侧副肝管	肝总管	RHA/cysA
	Ⅲb	左侧副肝管	肝总管	MHA
	Ⅳ	右侧副肝管	胆囊管	RHA/cysA
	Ⅴ	副肝管	胆囊管与肝总管汇合部→胆总管	RHA
	Ⅵ	副肝管	胆总管	RHA/AbRHA
双副肝管	Ⅶa	左、右副肝管	均汇入肝总管	RHA/cysA
	Ⅶb	左、右副肝管	分别汇入肝左、右管	RHA/cysA
	Ⅶc	双右侧副肝管	分别汇入肝右管、肝总管	RHA/cysA
	Ⅶd	双右侧副肝管	均汇入胆囊管	RHA/cysA

注:RHA.肝右动脉;MHA.肝中动脉;cysA.胆囊动脉;AbRHA.副肝右动脉。

　　从解剖上看,Ⅰ、Ⅱ型副肝管离胆囊管距离相对较远,较不易被误伤;Ⅲ、Ⅴ型副肝管的汇入部位离胆囊管较近,损伤概率显著增加;而Ⅳ型和Ⅵ型副肝管常直接汇入胆囊管或与之形成交叉走行,因此误伤的概率极大。在行胆囊切除术前,应仔细分析影像学资料,在术中亦须仔细确认有无副肝管的存在,以避免不慎结扎后引起相应肝段的胆汁淤积或胆道梗阻,以及医源性副肝管误断且未予以结扎而导致的胆漏和腹膜炎。

　　(4)肝左、右动脉间的交通支:近年来的研究发现,肝门板内除了占主要地位的肝门静脉、肝固有动脉和肝管,还存在丰富的小血管网络,其中就包括肝左、右动脉间的交通动脉。

　　1)交通支的解剖位置:通过栓塞肠系膜上动脉-肝右动脉通路再行肝左动脉造影时,可以发现肝左、右动脉间存在纤细的交通动脉支。该交通支还可通过增强的 MDCT-CTA 发现,并且确认其位于肝门-肝

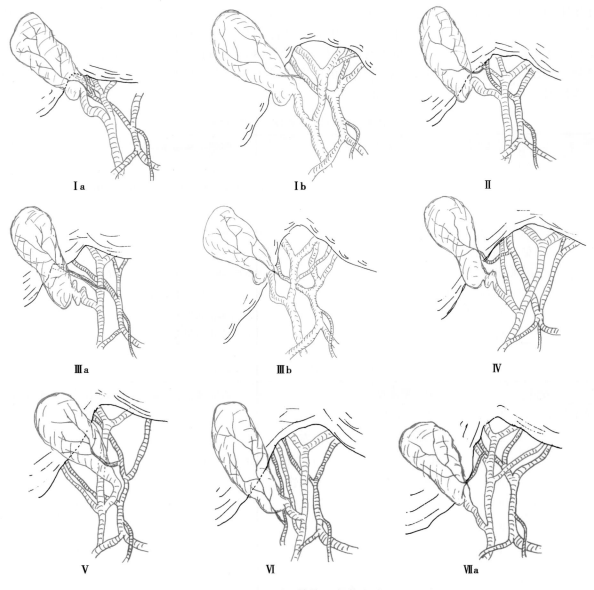

Ⅰa	Ⅰb	Ⅱ
Ⅲa	Ⅲb	Ⅳ
Ⅴ	Ⅵ	Ⅶa

图 2-21　副肝管的形态学分型

管汇合部头侧的纤维结缔组织,即肝门板内(图 2-22)。

2)交通支的形态分型:交通支共分为三型。①左叶-右前叶交通型,即交通支沟通肝左动脉和肝动脉右前支;②左叶-肝左动脉交通型,即交通支沟通肝左动脉和肝右动脉;③混合型,即交通支同时沟通肝左动脉和肝动脉右前支,以及肝右动脉主干。

3)交通支的外科学意义:选择性肝动脉造影的结果证实,交通支呈屈曲蛇状缠绕在胆管周围,并发出数支支配尾状叶的分支。因此,交通支及其属支起到营养胆管和尾状叶的作用。

四、肝门部的神经支配

肝门部的神经支配主要依赖肝前神经丛、肝后神经丛

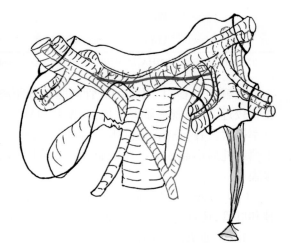

图 2-22　肝板系统和肝左、右动脉间的交通动脉

及迷走神经的肝支,其组成、解剖位置等见表 2-9。

表 2-9　肝门部的神经支配

神经	参与构成的神经节	走行方式
肝前神经丛	左侧腹腔神经节 迷走神经后干腹腔支	与肝动脉伴行
肝后神经丛	右侧腹腔神经节 迷走神经后干腹腔支	门静脉后方
迷走神经肝支	迷走神经前干	从腹侧跨越肝左动脉→肝门左侧入肝

围肝门区域内解剖结构复杂,变异众多。常见疾病如胆道结石、胆管炎、胆道畸形,以及肝门部胆管癌、肝癌胆管癌栓等,无论是良性疾病还是恶性肿瘤,其病理学影响均会显著破坏相应的解剖结构,引起炎症、粘连,甚至肝功能的显著损害。这无疑给外科治疗带来各种困难和障碍。因此,只有进一步完善围肝门外科理论和技术体系、勇于实践、善于总结经验教训,才能实现治愈围肝门疾病的目标。

（周　迪　王健东）

第三节　胆胰肠结合部的解剖

胆胰肠结合部(choledocho-pancreato-duodenal junction,CPDJ)是连接上消化道中肝、胆道、胰腺和胃肠的枢纽,在消化系统占有重要地位。其中一个脏器发生病变,往往会影响到另两个器官。胆胰肠结合部处于腹膜后位,紧邻下腔静脉、门静脉系统,血供来自消化道两大重要的供血动脉(腹腔动脉和肠系膜上动脉),因此该部位手术难度高、风险大。只有熟悉和掌握胆胰肠结合部的解剖,才能更好地认识该部位疾病的病理生理和临床特征,更有效地制订和实施诊疗计划。胆胰肠结合部的解剖概念、定义和范围界定目前尚未统一,有狭义和广义之分。狭义的 CPDJ 是指胆胰液的传输排放所形成的胆胰肠三管汇合的部位,解剖学上称为肝胰壶腹(Vater 壶腹);广义的 CPDJ 是指胆总管十二指肠胰腺段和壁内段、十二指肠降部、胰头及胰头周围软组织。临床外科常见的 CPDJ 病变包括畸形、炎症、外伤、结石、功能障碍及肿瘤等。

一、狭义的胆胰肠结合部

狭义的胆胰肠结合部主要包括十二指肠乳头、肝胰壶腹(Vater 壶腹)、胆总管第 4 段(十二指肠壁内段)、胰管终末段和环绕周围的括约肌复合体(图 2-23)。

（一）十二指肠乳头

十二指肠乳头指十二指肠降段后内侧系膜缘的乳头样突起,是由胆总管末段与胰管终末段汇合斜行穿过十二指肠降段肠壁,使十二指肠黏膜皱襞向肠腔内形成的突起。十二指肠乳头开口部位多位于十二指肠降部的后内侧,66% 位于降部中 1/3 段,27% 位于降部的下 1/3 段,位于降部上 1/3 段仅 3%,也有 4% 位于十二指肠水平段的起始部。在大乳头右上方 1~2cm 处有时可见十二指肠小乳头,是副胰管的开口处。

（二）Vater 壶腹

Vater 壶腹是胆总管在十二指肠壁内段斜向穿过十二指肠壁时,与主胰管汇合以后形成略膨大的、长 0.3~1.5cm 的共同通道,壶腹部远侧向肠腔突出,使肠黏膜隆起形成十二指肠大乳头。壶腹壁及周围由括约肌包绕,由三部分组成:①胆总管括约肌,此肌为环行肌,位于胆总管末端,是胆总管最强的肌纤维,它收缩可关闭胆总管下端;②胰管括约肌,位于胰管末端,肌纤维较少,常不完整,有时阙如;③Vater 壶腹括约肌,由十二指肠的环形肌纤维组成,此肌收缩可使胆汁经壶腹部逆行进入胰管内。以上三部分括约肌统称奥迪(Oddi)括约肌,这些括约肌有丰富的胆碱能、肾上腺能和肽能神经纤维,并与胆道、上消化道的神经纤维网络连接。

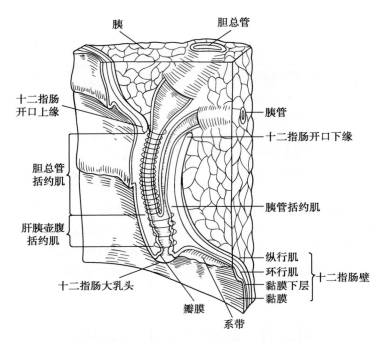

图 2-23　狭义的胆胰肠结合部

(三) 胆总管第 4 段

胆总管第 4 段是胆总管的终末段,位于十二指肠壁内。胆总管斜行穿入十二指肠壁内段,最终开口于十二指肠降部中下段后内侧,肠腔内开口处一般距幽门 8~12cm,也有少数人开口位置变异。胆总管在十二指肠壁段斜向穿过十二指肠壁时常与主胰管汇合后形成 Vater 壶腹。

(四) 主胰管终末段

主胰管位于胰腺实质内,起自胰尾,横贯胰腺全长到达胰头右缘,通常与胆总管汇合,与胆总管共同形成 Vater 壶腹,再开口于十二指肠乳头。副胰管的出现率为 50%,副胰管是由于背胰管的近段未消失而形成,位于胰头上部,主要引流胰头上部及其腹侧胰腺胰液。副胰管尾端常与主胰管相通,走行于主胰管的前上方,向右开口于十二指肠乳头近侧的小乳头。胰管与副胰管的关系分六种类型(图 2-24)。Ⅰ型:

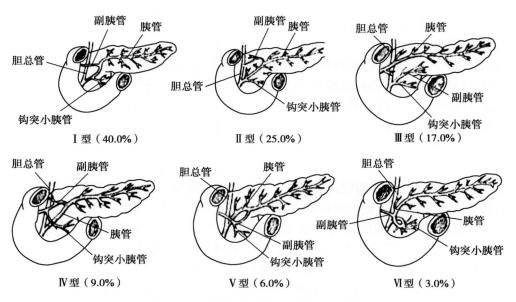

图 2-24　胰管与副胰管之间关系的类型

主胰管与胆总管汇合开口于大乳头,有较细的副胰管连通于主胰管,开口于小乳头,钩突小胰管与主胰管相连通。Ⅱ型:无副胰管。但在胰头上部有一小胰管与主胰管相连通,另一端为多数微细小胰管并不开口于十二指肠。钩突小胰管与主胰管相连通。Ⅲ型:副胰管粗大,贯通整个胰腺,开口于小乳头,而主胰管细短,并与副胰管不通,与胆总管共同开口于大乳头。Ⅳ型:副胰管较细,与主胰管相连通,开口于小乳头。钩突小胰管连通于副胰管。Ⅴ型:有一较细的副胰管在胰头下部与主胰管相连通,经主胰管浅面斜向右上方,开口于小乳头。Ⅵ型:主胰管在胰头部呈一圆圈,副胰管连通于圆圈上方尾侧的主胰管,而钩突小胰管连通于圆圈上。

（五）胆总管与胰管的汇合类型

胆总管与胰管的汇合类型有以下几种方式(图2-25):①胆总管与胰管平行,无共同通道,但共同开口于大乳头,呈Ⅴ形,占50%,其右上方的小口为胆总管开口,左下方的小口为胰管开口;②胆总管与胰管有共同通道,呈Ⅴ形,即出现壶腹部,占46.7%,Ⅴ形又分短Ⅴ形和长Ⅴ形,胆总管末端指向上内方,而胰管开口处多在胆总管的内后方;③约有3.1%的人群胆总管和胰管完全分开,胆总管开口于十二指肠大乳头,胰管开口于十二指肠小乳头。

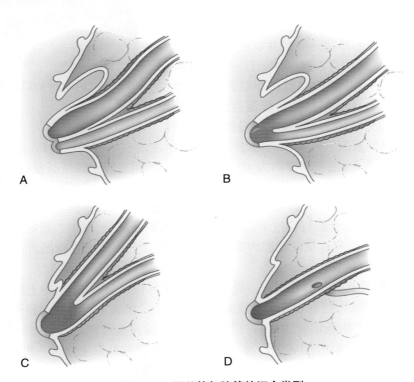

图2-25　胆总管与胰管的汇合类型
A.无共同通道,但共同开口于大乳头(Ⅴ形);B.短共同通道(短Ⅴ形);C.长共同通道(长Ⅴ形);D.胰管开口于胆总管。

在行Oddi括约肌成形术时,需将壶腹括约肌及十二指肠乳头做一楔形切除,楔形的尖端需指向1点钟方位,这个方位不易损伤主胰管,在缝合胆总管末段黏膜与十二指肠黏膜时,应注意勿将壶腹后内侧壁的主胰管开口缝合在内。

（六）胆胰管汇合异常与胆胰疾病

胆胰管汇合形成壶腹部的变异较多,合流异常可诱发胆胰疾病。在Ⅴ形中,合流后共同通道的长度大于15mm,被认为是胆胰管汇合异常,这种异常发生率约为8.7%。在胆总管囊肿患者中有93.8%存在汇合异常,胆囊癌患者中有62.5%、胆源性胰腺炎中有13.2%存在汇合异常。这些疾病均与胆胰管汇合异常导致胆汁和胰液的反流相关。

二、广义的胆胰肠结合部

广义上的胆胰肠结合部是指胆总管十二指肠胰腺段和壁内段、十二指肠降部、胰头及胰头周围软组织。

（一）胆总管十二指肠胰腺段和壁内段

1. 胆总管胰腺段和肠壁段解剖概要　为胆总管的第 3 段和第 4 段。该部分胆总管起自胰腺上缘，向右下方达十二指肠肠壁，斜行于胰头后方的胆总管沟内。术中常将十二指肠降部外侧后腹膜切开（即科克尔切口，Kocher incision），分离胰头后方并将其与十二指肠第 2、3 段向内侧翻转即可显露该段胆总管（图 2-26）。胆总管胰腺段后方按胰腺组织的覆盖情况分为三种类型：①胆总管被胰腺实质紧密覆盖，其间无任何间隙，此型较少见，约占 0.5%。如需在此段显露胆总管，必须切开胰腺实质。此处覆盖的胰腺组织无较大血管支配，因而可以直接沿胆管纵向切开胰腺组织，以显露胆总管。②胆总管后方由胰腺左侧伸展的厚薄不同的片状胰腺覆盖，但胆总管右侧与片状胰腺组织之间存在一间隙。这一类型在胆总管间隙做钝性分离，可掀开片状胰腺显露胆总管，此类型占 60%~80%。③胆总管后方无任何胰腺组织覆盖或仅为胰腺薄膜所覆盖，此类型占 15%~30%。胰腺癌或慢性胰腺炎时，

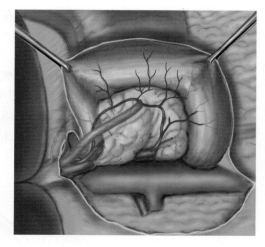

图 2-26　Kocher 切口显露胰十二指肠背侧胆总管

此段胆总管常常受累而导致阻塞性黄疸。胆总管胰腺段在进入十二指肠前，以一定的角度向右后下倾斜，与十二指肠间形成一夹角，通常角度约为 40.5°。角度越大，胆总管十二指肠壁内段长度越短，反之越长。而胆总管胰腺段与十二指肠壁内段之间成一钝角，致使第 4 段与主胰管走行方向一致，行 ERCP 时导管易进入胰管，使胆总管显影欠佳，改变插管方向后，即可进入胆总管。胆总管十二指肠壁内段是胆总管第 4 段，也是终末段，是胆总管斜行穿过十二指肠降部后内侧壁部分，在十二指肠壁内与胰管终末段汇合，形成膨大的 Vater 壶腹，壶腹远端向肠腔内突出，使肠黏膜隆起形成十二指肠乳头。胆总管十二指肠壁内段全程均有 Oddi 括约肌包绕。

2. 胆总管的血供、神经支配与淋巴引流　肝外胆管的动脉供血分两部分，中上段胆管的血供来自肝固有动脉的小分支和胆囊动脉，胆总管第 3、4 段血供来自胰十二指肠上后动脉和胰十二指肠下动脉。胰十二指肠上后动脉自胃十二指肠动脉发出后，沿十二指肠降段胰头背侧走行，在绕过胆总管时，常发出 3~5 条小支供应胆总管远端。肝外胆管的静脉沿胆总管、胆囊管和肝管上行进入肝脏与肝静脉汇合，而胆总管远端的静脉形成小支汇入门静脉。胆总管的神经支配为肝丛，分为肝前、后丛。神经纤维多数随肝动脉入肝，肝前、后丛的交感神经来自腹腔神经节，其节前纤维来自交感神经干上第 7~10 胸神经节，而副交感神经则直接由迷走神经发出。肝外胆道淋巴引流汇入沿胆总管排列的淋巴结及胰十二指肠上淋巴结，引流方向分上中段胆管和远端胆管两部分。上中段胆管淋巴引流经胆管旁淋巴结和肝动脉淋巴结进入肝脏，而远端胆管淋巴引流至胰头周围淋巴结。

3. 远端胆管肿瘤的淋巴转移、神经丛侵犯与手术清扫范围　胆胰肠结合部的胆管肿瘤属于远端胆管肿瘤。Kayahara 等发现，胆管癌淋巴结受累方式因肿瘤的位置不同而不同。中段胆管癌，淋巴结转移最常发生的部位是肝十二指肠韧带内肝总动脉旁淋巴结和胰十二指肠后淋巴结，其中淋巴结转移率最高的是肝十二指肠韧带内淋巴结，转移率高达 50%，但肠系膜上动脉周围淋巴结没有转移。远端胆管癌很少发生肝总动脉旁淋巴结转移，以胰十二指肠后淋巴结转移多见。28% 的远端胆管癌患者存在肠系膜上动脉周围淋巴结转移，其中最多见的是胰十二指肠下动脉周围淋巴结转移。因此，在计划远端胆管癌手术入路时，术前应仔细考虑肿瘤通过淋巴结转移的方式差异，远端胆管癌手术时建议沿肠系膜上动脉右侧行根治性淋巴结清扫。

神经丛侵犯是影响胆管癌预后的重要因素。研究发现,胆管癌(包括肝门部胆管癌和远端胆管癌)切除标本中神经侵犯发生率为 81.4%,神经侵犯的患者 5 年生存率显著低于没有神经侵犯的患者(32% vs. 67%)。当肿瘤累及浆膜外时,神经侵犯的发生率更高。对于进展期远端胆管癌,应行肝十二指肠韧带骨骼化,包括肝动脉和门静脉周围包绕的神经丛切除。

（二）十二指肠降部

1. 十二指肠降部解剖概要　　十二指肠降部始于十二指肠上曲,沿脊柱右侧垂直下降至第 3 或第 4 腰椎水平转折向左,形成十二指肠下曲接续于水平部。十二指肠降部位于腹膜外位,前方有横结肠及其系膜跨过,将十二指肠降部分为上下两段,分别与肝右前叶及小肠袢相邻;后方与右肾门、右肾血管及下腔静脉相邻;内侧紧邻胰头、胰管及胆总管胰腺段;外侧毗邻结肠肝曲。十二指肠降部内侧缘与胰头之间有胰十二指肠血管走行。十二指肠降部黏膜多为环状皱襞,其后内侧壁上有一纵行皱襞,在纵行皱襞上端可见十二指肠大乳头,是 Vater 壶腹的开口处,约位于十二指肠降部中、下 1/3 交界处,距离幽门 8~9cm;在大乳头的左上方约 1cm 处,常可见十二指肠小乳头,为副胰管的开口处。十二指肠降部内后侧壁为十二指肠憩室好发部位,占 60%~70%,其中以十二指肠乳头附近更多见。切开降部右侧缘腹膜,即 Kocher 切口,从十二指肠后侧向内侧剥离,可将胰头翻起,这是较好显露后内侧壁憩室及胆总管下半部的途径。此切口也常用于探查及处理十二指肠及胰腺的损伤。

2. 十二指肠降部血供　　十二指肠血液供应主要来自胰十二指肠上前、上后动脉及胰十二指肠下动脉。胰十二指肠上前动脉和胰十二指肠上后动脉均起于胃十二指肠动脉,分别沿胰头前、后靠近十二指肠下行。胰十二指肠下动脉起于肠系膜上动脉,分为前、后两支,分别上行与相应的胰十二指肠上前、上后动脉相吻合,形成前、后动脉弓,从弓上分支营养十二指肠与胰头。此外,十二指肠上部还有胃十二指肠动脉分出的十二指肠上动脉、十二指肠后动脉及胃网膜右动脉的上行返支和胃右动脉的小支供应。静脉多与相应动脉伴行,除胰十二指肠上后静脉直接汇入门静脉外,余均汇入肠系膜上静脉。

3. 淋巴回流　　十二指肠的淋巴主要回流至胰十二指肠前后淋巴结。前组汇入胰腺腹侧淋巴结,输出管再沿胰十二指肠上前动脉上行至肝动脉旁淋巴结。后组汇入胰头后方淋巴结,再回流至肠系膜上动脉旁淋巴结。对于十二指肠恶性肿瘤,标准的外科术式是带有区域淋巴结清扫的胰十二指肠切除术。区域淋巴结包括含有胰十二指肠下动脉和空肠动脉第一支周围淋巴结、幽门上和幽门下淋巴结、肝总动脉旁淋巴结及胰头上和胰头后淋巴结。

（三）胰头和胰头周围组织

1. 胰头解剖概要　　胰腺是上腹部腹膜后间隙一条柔韧、狭长的分叶状腺体。胰腺长 10~20cm,宽 3~5cm,厚 1.5~2.5cm,重 75~125g,位于第 1~2 腰椎体前方。胰腺分为胰头、胰颈、胰体、胰尾四部分,各部无明显界线。胰头膨大,位于第 2 腰椎右侧,是胰腺最宽大的部分,被十二指肠从上方、右侧和下方呈 C 形环绕。因其紧贴十二指肠壁,故胰头部肿瘤可压迫十二指肠引起梗阻。胰头下部向左突出而绕至肠系膜上动、静脉后方的部分称为钩突。胰颈位于肠系膜上静脉(superior mesenteric vein,SMV)前方。胰头前方有横结肠起始部和横结肠系膜越过,与空肠相毗邻;胰头后方有下腔静脉、右肾静脉及胆总管下行,胰头肿瘤较大时可因压迫下腔静脉或门静脉而产生下肢水肿或腹水。胆总管第 3 段位于胰腺后方,胰头肿瘤容易压迫或侵犯胆总管,使患者出现阻塞性黄疸。肝动脉沿胰腺上缘向右走行。

2. 胰管的解剖　　主胰管(Wirsung 管)起于胰腺尾部,走行于胰腺实质中,通常在第 1 腰椎平面横过,贯穿胰腺全长,胰腺体部段胰管多靠中央偏后,到达胰头部后转向下后方,至十二指肠大乳头水平时,则转向水平方向与胆总管末端交接,穿入十二指肠壁,在相当第 2 腰椎平面开口于大乳头。副胰管(Santorini 管)在主胰管前上方右行,引流胰腺前上部分胰液,开口于十二指肠大乳头上方 1~2cm 处的副乳头。副乳头位置较靠前且接近幽门,当有十二指肠慢性后壁溃疡时,副胰管有可能开口于附近。若胃大部切除时连同溃疡一并切除,可能损伤副胰管,诱发急性胰腺炎、胰瘘等严重并发症。

主胰管与副胰管的连结存在多种变异情况,但一般不影响手术。约 10% 的人群存在胰腺分离,即主胰管与副胰管间无连通,分别开口于十二指肠。由于开口处缺乏胰管括约肌和乳头结构,肠液反流可引起急性或慢性胰腺炎。副乳头胰管开口狭窄亦可能成为慢性胰腺炎和慢性上腹痛的原因。

3. 胰头的血供

（1）胰头的动脉血供（图 2-27）：来源于肝总动脉、肠系膜上动脉（superior mesenteric artery，SMA）。由胰十二指肠上动脉（superior pancreaticoduodenal artery，SPDA）与胰十二指肠下动脉（inferior pancreaticoduodenal artery，IPDA）和胰背动脉的右侧分支供血。SPDA 和 IPDA 两者在胰头前后分别形成胰十二指肠动脉弓。SPDA 的临床出现概率只有 5.33%~9.1%。更多情况下，以胰十二指肠上前动脉（anterior superior pancreaticoduodenal artery，ASPDA）与胰十二指肠上后动脉（posterior superior pancreaticoduodenal artery，PSPDA）的形式分别独立发出供血。ASPDA 是胰头部重要的供血动脉，通常在距胃十二指肠动脉（gastroduodenal artery，GDA）起始部 2~6cm 处发出，管径 1~3mm，沿十二指肠降部内侧下行至十二指肠水平部与胰十二指肠下前动脉（anterior inferior pancreaticoduodenal artery，AIPDA）吻合成前动脉弓。PSPDA 通常于距 GDA 起始部 1~2cm 处发出，是 GDA 的第一个分支，管径 1~3mm，先走行于胰头和胆总管后方，后跨过胆总管，沿其右上方下降，在十二指肠乳头水平与胰十二指肠下后动脉（posterior inferior pancreaticoduodenal artery，PIPDA）吻合为后动脉弓。IPDA 出现概率为 60%~70%。其来源主要有两种类型：①作为 SMA 的第一个分支，由距 SMA 起点 2~5cm 处发出，且其发出点常紧邻第一支空肠动脉起点 2~3mm。其②与第一支空肠动脉以共干形式自 SMA 后侧或左侧壁发出，该共干被称为胰十二指肠空肠干（pancreaticoduodenojejunal trunk，PDJ trunk）。不同文献报道胰十二指肠空肠干的出现概率为 20%~64.7%。IPDA 在行程中很少有侧支血管发出，少数可有第一支空肠动脉或胃网膜右动脉发出，到达胰头下缘处分为 AIPDA 与 PIPDA 两支。AIPDA 是 IPDA 较为固定的前分支，出现概率 98%，走行于胰腺下缘，沿途很少发出侧支血管，长度 1~5cm，最终与 ASPDA 形成前动脉弓。PIPDA 是 IPDA 较为固定的后分支，出现概率 90%~100%，管径较 AIPDA 粗大，是胰头的主要供血动脉。PIPDA 的走行与 AIPDA 大致平行，行程中同样很少发出侧支血管，最终与 PSPDA 形成后动脉弓。后动脉弓是胆总管胰腺内段与 Vater 壶腹的主要供血动脉。由后动脉弓发出的分支经胆总管右侧壁进入负责营养胆总管胰腺段。在分离胆总管胰腺段时，要注意保护胆总管右侧组织。IPDA 及其前后分支的起源及走行与第一支空肠动脉关系密切，在处理钩突离断 IPDA 时，应尤其重视保护第一支空肠动脉，避免误伤致空肠缺血。十二指肠降部和水平部的血供也来自前、后动脉弓。从动脉管径和分布范围来看，后动脉弓的分支在胰头内部血供中占据主要地位。在行保留十二指肠的胰头切除时，注意保护前、后动脉弓，尤其 IPDA 的血供，是手术成功的重要保证。胰头钩突部除由胰十二指肠前、后动脉弓供血外，胰背动脉右侧支（钩突动脉）也是重要的供血动脉。胰背动脉最常见发源于脾动脉（splenic artery，SA）近端约 2cm 处，是 SA 的第一分支。其他发源还包括 SMA、腹腔干、肝总动脉等。胰背动脉发出后于胰颈体交界处沿胰静脉（pancreatic vein，PV）左侧垂直胰腺长轴走行，至脾静脉（splenic vein，SV）-肠系膜上静脉（SMV）夹角处分为左右两支，形成倒 T

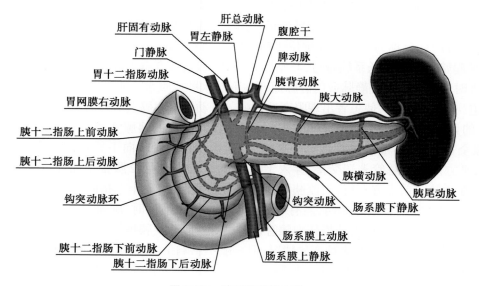

图 2-27   胰腺的动脉血供

形结构。左支即胰横动脉负责供应胰体尾部,右支即钩突动脉负责供应胰头钩突,因此胰背动脉是胰腺内唯一同时供应胰头和胰体尾血供的动脉。钩突动脉在右行过程中可从前方跨越 SMV 或分前后两支骑跨 SMV 后进入钩突,随后分成数支分支与胰十二指肠动脉弓吻合,并在钩突内形成动脉环状结构。由于胰头钩突部受到胰十二指肠动脉弓与钩突动脉环的双重供血,因此在动脉先行的胰十二指肠切除术中仅仅离断 GDA 与 IPDA,并不能完全阻断胰头部位出血。此外,由于胰背动脉位于胰颈体背侧的走行位置恰好是胰十二指肠手术中离断胰腺的部位,因此横断胰腺时要注意避免误伤胰背动脉主干。胰腺残端上下缘应常规予以缝扎止血,以防止胰背动脉分支发生术后出血。

（2）胰头的静脉回流(图 2-28):胰腺静脉血流根据不同来源而分别汇入 PV、SMV 及 SV。胰头部静脉回流主要依赖胰十二指肠上前静脉(anterior superior pancreaticoduodenal vein,ASPDV)、胰十二指肠上后静脉(posterior superior pancreaticoduodenal vein,PSPDV)、胰十二指肠下前静脉(anterior inferior pancreaticoduodenal vein,AIPDV)及胰十二指肠下后静脉(posterior inferior pancreaticoduodenal vein,PIPDV)形成的胰头前、后静脉弓,最终汇集到 SMV-PV 系统。ASPDV 是胰头恒定出现负责汇集胰头十二指肠腹侧血液的回流静脉,直径 0.5~2.5mm,伴同名动脉走行至胰头中上 1/3 处,与胃网膜右静脉及来自结肠的静脉合流后形成胃结肠干,并于钩突水平注入 SMV 右侧壁。PSPDV 是胰头最大的回流静脉,直径 0.5~3mm,负责汇集胰头十二指肠背侧血液,伴同名动脉于胆总管与十二指肠降部间上行,于 SV-SMV 汇合处上方 1.5~3.0cm 处汇入门静脉右后侧壁。PSPDV 扩张超过 8mm,常表明肿瘤已侵犯压迫其他胰头回流静脉或 PV-SMV 系统。PIPDV 与 AIPDV 分别沿胰头下缘前后走行,收集胰头下 1/3、钩突及邻近十二指肠壁的血液。两者可共干形成 IPDV 汇入 SMV,或分别汇入 SMV 或第一支空肠静脉。胰十二指肠切除手术处理钩突时,助手向左侧牵拉翻转 SMV 时常导致第一支空肠静脉被翻转到右侧,因此在离断 IPDV 时,应注意保护第一支空肠静脉。另外,当术中发现 IPDV 扩张时,常提示肿瘤已侵犯 SMV 第一支空肠静脉平面以上部分;若 IPDV 受累,而胃结肠干、ASPDV 及 PSPDV 静脉扩张,常提示肠系膜根部 SMA 受肿瘤侵犯。

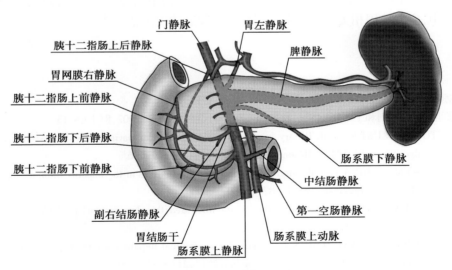

图 2-28 胰腺的静脉回流

胰腺动、静脉和胰管联合铸型标本可以更直观地理解胆胰肠结合部的血供(图 2-29)。

（3）胰头的淋巴回流:胰腺内有丰富的毛细淋巴管网形成淋巴管丛,发出集合淋巴管到达胰腺表面,汇入局部淋巴结,最终汇入腹腔淋巴主干。胰腺各部位淋巴回流基本按部位多方向就近回流。①胰头前表面:胰头前表面淋巴结称为胰十二指肠前淋巴结,其淋巴回流有上下两条途径。向上沿 GDA 回流到肝固有动脉周围,再注入腹腔干淋巴结;向下注入肠系膜血管周围淋巴结。除以上两条途径外,胰头前表面中部的淋巴在汇合了幽门下淋巴结的淋巴管后,沿胃结肠干可到达 SMV 前表面淋巴结。②胰头后表面:胰头后表面淋巴结称为胰十二指肠后淋巴结,来自胰头后表面的淋巴管向左走行注入腹腔干、SMA 根部

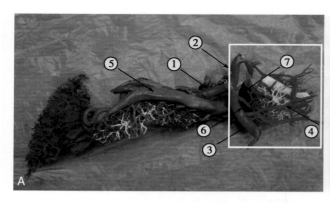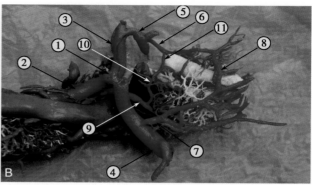

图 2-29 胰腺动、静脉及胰管联合铸型标本

A. 胰腺动、静脉及胰管联合铸型。白色框内为胰头钩突区域的动脉分布铸型。①脾动脉；②肝总动脉；③肠系膜上动脉；④胰十二指肠后动脉弓；⑤脾静脉；⑥肠系膜上静脉；⑦门静脉。

B. 胰头钩突区域动脉分布铸型放大图。①腹腔干；②脾动脉；③肝总动脉；④肠系膜上动脉；⑤胃十二指肠动脉；⑥胰十二指肠上动脉；⑦胰十二指肠下动脉；⑧胰十二指肠后动脉弓；⑨胰背动脉右侧支（钩突动脉）；⑩胰背动脉右侧支的上下分支相互吻合形成的"钩突动脉环"；⑪"钩突动脉环"与胰十二指肠动脉弓间的吻合支。

周围淋巴结，少数可直接注入腹主动脉与下腔静脉间淋巴结。③钩突：钩突前后表面的淋巴管经 SMA 及其根部周围到达腹主动脉与下腔静脉间淋巴结。少数情况下，钩突后表面的淋巴管可直接注入腹主动脉与下腔静脉间淋巴结。

（4）胰腺的神经分布：胰腺癌有沿神经束膜侵袭扩散的特性，胰周神经丛的解剖学分类对胰腺癌根治手术有重要指导意义。胰周神经丛包括：①胰头神经丛，从右腹腔神经节到胰腺钩突部分和从 SMA 到胰腺钩突部分；②腹腔神经丛；③SMA 神经丛；④肝十二指肠韧带内神经丛；⑤肝总动脉神经丛；⑥脾丛。在胰头癌根治术中，应将胰周相关神经丛和胰周相关腹膜后软组织整块清扫。

（王宏伟 王 巍）

参考文献

［1］黄志强．黄志强胆道外科［M］．济南：山东科学技术出版社，1998.

［2］中国肝脏专家组．肝脏解剖和手术切除统一命名［J］．中华肝胆外科杂志，2002，8（1）：9-13.

［3］MORITA S，SAITO N，SUZUKI K，et al. Biliary anatomy on 3D MRCP：Comparison of volume-rendering and maximum-intensity-projection algorithms［J］．J Magn Reson Imaging，2009，29（3）：601-606.

［4］OHKUBO M，NAGINO M，KAMIYA J，et al. Surgical anatomy of the bile ducts at the hepatic hilum as applied to living donor liver transplantation［J］．Ann Surg，2004，239（1）：82-86.

［5］KAWARADA Y，DAS B C，TAOKA H. Anatomy of the hepatic hilar area：the plate system［J］．J Hepatobiliary Pancreat Surg，2000，7（6）：580-586.

［6］YAMAMOTO M，KATAGIRI S，ARIIZUMI S，et al. Tips for anatomical hepatectomy for hepatocellular carcinoma by the Glissonean pedicle approach［J］．J Hepatobiliary Pancreat Sci，2014，21（8）：E53-56.

［7］COUINAUD C. The parabiliary venous system［J］．Surg Radiol Anat，1988，10（4）：311-316.

［8］山本雅一，海野伦明．肝胆胰高難度外科手術［M］．2版．医学書院，2016：14-17.

［9］幕内雅敏，高山忠利．要点与盲点：肝脏外科［M］．董家鸿，译．2版．北京：人民卫生出版社，2013：10-16.

［10］LÖSCHNER C，NAGEL S N，KAUSCHE S，et al. Hepatic arterial supply in 1297 CT-angiographies［J］．Fortschr Röntgenstr，2015，187（4）：276-282.

［11］YOSHIOKA Y，EBATA T，YOKOYAMA Y，et al. "Supraportal" right posterior hepatic artery：an anatomic trap in hepatobiliary and transplant surgery［J］．World J Surg，2011，35（6）：1340-1344.

［12］OKUMOTO T，SATO A，YAMADA T，et al. Correct diagnosis of vascular encasement and longitudinal extension of hilar cholangiocarcinoma by four-channel multidetector-row computed tomography［J］．Tohoku J Exp Med，2009，217（1）：1-8.

［13］神谷顺一．肝門部の外科解剖［J］．胆道，2007，21：91-96.

[14] SHIMIZU H, HOSOKAWA I, OHTSUKA M, et al. Clinical significance of anatomical variant of the left hepatic artery for perihilar cholangiocarcinoma applied to right-sided hepatectomy [J]. World J Surg, 2014, 38 (12): 3210-3214.

[15] OHKUBO M, NAGINO M, KAMIYA J, et al. Surgical anatomy of the bile ducts at the hepatic hilum as applied to living donor liver transplantation [J]. Ann Surg, 2004, 239 (1): 82-86.

[16] EBATA T, NAGINO M, KAMIYA J, et al. Hepatectomy with portal vein resection for hilar cholangiocarcinoma: audit of 52 consecutive cases [J]. Ann Surg, 2003, 238 (5): 720-727.

[17] HIROSE T, IGAMI T, EBATA T, et al. Surgical and Radiological Studies on the Length of the Hepatic Ducts [J]. World J Surg, 2015, 39 (12): 2983-2989.

[18] OZDEN I, KAMIYA J, NAGINO M, et al. Clinicoanatomicalstudy on the infraportal bile ducts of segment 3 [J]. World J Surg, 2002, 26 (12): 1441-1445.

[19] DIWADKAR G B, SCHWAITZBERG S D. An extrahepatic biliary anomaly [J]. J Laparoendosc Adv Surg Tech A, 2003, 13 (1): 41-43.

[20] GOOR D A, EBERT P A. Anomalies of the biliary tree. Report of a repair of an accessory bile duct and review of the literature [J]. Arch Surg, 1972, 104 (3): 302-309.

[21] 二村雄次. 肝臓の外科解剖学 [M]. 医学書院, 1996: 74-75.

[22] 章中春, 蔡德亨. 副肝管的解剖及其临床意义 [J]. 浙江医学, 1980, 6: 18-22.

[23] 王坚, 吴志勇, 施维锦. 医源性胆胰肠结合部损伤的诊断与处理 [J]. 外科理论与实践, 2009, 14 (2): 147-149.

[24] KUNE G A. Surgical anatomy of common bile duct [J]. Arch Surg, 1964, 89: 995-1004.

[25] YAMAUCHI S, KOGA A, MATSUMOTO S, et al. Anomalous junction of pancreaticobiliary duct without congenital choledochal cyst: A possible risk for gallbladder cancer [J]. Am J Gastroenterol, 1987, 82 (1): 20-24.

[26] WANG H P, WU M S, LIN C C, et al. Pancreaticobiliary diseases associated with anomalous Pancreaticobiliary ductal union [J]. Gastrointest Endosc, 1998, 48 (2): 184-189.

[27] NAKAO A, HARADA A, NONAMI T, et al. Lymph node metastases in carcinoma of the head of the pancreas region [J]. Br J Surg, 1995, 82 (3): 399-402.

[28] TRAN K T, SMEENK H G, VAN EIJCK C H, et al. Pylorus preserving pancreaticoduodenectomy versus standard Whipple procedure: a prospective, randomized, multicenter analysis of 170 patients with pancreatic and periampullary tumors [J]. Ann Surg, 2004, 240 (5): 738-745.

[29] KAYAHARA M, NAGAKAWA T, OHTA T, et al. Role of nodal involvement and the periductal soft-tissue margin in middle and distal bile duct cancer [J]. Ann Surg, 1999, 229 (1): 76-83.

[30] 徐恩多. 胰管的临床解剖学研究 [J]. 实用外科杂志, 1991, 11 (21): 480-482.

[31] 郭金光. 胆胰肠结合部的应用解剖 [J]. 中国实用外科杂志, 2010, 30 (5): 395-399.

[32] IBUKURO K. Vascular anatomy of the pancreas and clinical applications [J]. Int J Gastrointest Cancer, 2001, 30 (1/2): 87-104.

[33] 姜翀弋, 王巍. 腹腔镜胰十二指肠切除术的血管解剖与手术径路分析 [J]. 腹腔镜外科杂志, 2018, 23 (5): 329-332.

[34] 王巍, 姜翀弋, 陈寅涛, 等. 腹腔镜胰十二指肠切除术钩突部位动脉解剖研究 [J]. 中国实用外科杂志, 2016, 36 (2): 206-209.

[35] JIANG C Y, LIANG Y, WANG W, et al. Management of the uncinate process via the artery first approach in laparoscopic pancreatoduodenectomy [J]. J Hepatobiliary Pancreat Sci, 2019, 26 (9): 410-415.

第三章

胆管癌的流行病学及发病机制

第一节　胆管癌的流行病学

胆管癌总体发病率较低,约占所有消化道肿瘤的 3%。既往流行病学研究大多将肝内胆管癌、肝门部胆管癌与肝癌分为一组,而将肝外胆管癌与胆囊癌归为一组。实际上,不同类型的胆管癌存在明显的流行病学差异。目前尚缺乏全面、系统的胆管癌流行病学调查研究。

一、地理和人群特征

自 20 世纪 70 年代以来的 40 余年间,各国研究者对胆管癌的流行病学特征进行了大量研究,结果显示:在全球范围内,胆管癌的发病率显示出明显的地理与人群差异。东南亚地区胆管癌发病率较高,年发病率为(0.1~80.0)/10 万,其中以泰国东北部最高,可能与肝吸虫感染有关。欧洲地区胆管癌的总体发病率为(0.4~1.8)/10 万,而美国的发病率为(0.6~1.0)/10 万。胆管癌多发生于 40 岁以上的中老年人,发病年龄中位数约为 65 岁。男性发病率较女性略高,为女性的 1.2~1.5 倍。

二、发展趋势

总体而言,肝内胆管癌的发病率和病死率在全球范围内呈上升趋势,而肝外胆管癌则保持稳定,甚至有下降趋势。研究显示,1973—2012 年美国肝内胆管癌的发病率增加了 128%,而肝外胆管癌趋于稳定。西欧地区的数据也体现了类似的趋势:在过去的 30 年中,肝内胆管癌的标准化发病率增加,而肝外胆管癌的发病率则呈稳定下降趋势,但这种发展趋势变化的原因尚未明确。

三、职业特征

胆管癌流行病学的职业特征尚不明确。有研究表明,印刷业工人中胆管癌的发病率增加,可能与印刷作业中使用的二氯丙烷和二氧化钍等化学暴露有关。而一项基于人群的病例对照研究显示,职业性石棉暴露是肝内胆管癌的危险因素,但与肝外胆管癌发病无关。

第二节　胆管癌的病因与危险因素

目前认为,胆管癌的病因及危险因素复杂多样,包括原发性硬化性胆管炎、肝硬化、病毒性肝炎、肝吸虫病、胆道结石、胆管囊肿、炎症性肠病、糖尿病、吸烟、肥胖等。

一、原发性硬化性胆管炎

原发性硬化性胆管炎（primary sclerosing cholangitis，PSC），又称为纤维性胆管炎或狭窄性胆管炎，是以胆管壁纤维化、进行性炎症及胆道梗阻为特征的慢性胆汁淤积性疾病。欧洲和北美洲地区 PSC 的患病率为（3.85~16.2）/10 万，发病率为（0.41~1.22）/10 万，而亚洲地区患病率和发病率明显低于欧美地区。有资料显示，8%~15% 的 PSC 患者伴胆管腺癌，PSC 患者胆管癌的终身发病率约为 15%（相当于一般人群的398 倍）。PSC 患病的持续时间和胆管癌发病之间的关系还不清楚，多变量分析提示静脉曲张出血是胆管癌唯一重要的危险因素（OR=24.2）。PSC 受长期理化因素刺激，如淤积的胆汁中内源性诱变剂及慢性细菌感染，最终可能诱发胆管癌。

二、胆道结石

（一）肝内胆管结石

肝内胆管结石在东亚地区较为常见，患病率为 2%~25%，欧美地区患病率为 0.6%~1.3%。研究表明，超过 70% 的胆管肿瘤患者的手术标本中有肝内胆管结石，5%~13% 的肝内胆管结石患者最终会转变为肝内胆管癌。在韩国的一项病例对照研究中，肝内胆管结石是肝内胆管癌的重要危险因素（OR=50.0）。

（二）胆囊结石和肝外胆管结石

Petrick 等研究证实，肝外胆管结石可增加肝外胆管癌和肝内胆管癌的发病风险，其危险比分别为14.22 和 6.94；相比于肝外胆管结石，胆囊结石增加的肝外胆管癌和肝内胆管癌的发病风险较小，但危险比仍达到 5.29 和 3.93。胆囊结石和肝外胆管结石均可明显增加肝内外胆管癌的发病风险，且与结石的大小及患病时长密切相关。胆道结石导致的慢性炎症、胆汁淤积和细菌感染可能是诱发胆道肿瘤的重要原因。

三、慢性感染性疾病

（一）肝吸虫感染

肝吸虫病主要是麝猫后睾吸虫（opisthorchiasis viverrini）、猫后睾吸虫（opisthorchiasis felineus）和华支睾吸虫（clonorchiasis sinensis）所引起的感染性疾病。肝吸虫感染在中国、泰国、韩国、越南、老挝和柬埔寨等部分亚洲地区流行，这些地区胆管癌发生率较高。流行病学资料也证实了麝猫后睾吸虫和华支睾吸虫是导致胆管癌的重要病因。目前认为肝吸虫引起的机械损伤、感染性炎症及排泄/分泌产物的毒性作用是主要的致癌机制。

（二）病毒性肝炎

流行病学研究表明，乙型肝炎病毒（hepatitis B virus，HBV）和丙型肝炎病毒（hepatitis C virus，HCV）及其所致的肝硬化也可能是胆管癌（特别是肝内胆管癌）发生的危险因素。一项针对肝内胆管癌发病危险因素的研究发现，肝硬化的危险比为 22.92，HBV 为 5.10，HCV 为 4.84，病毒性肝炎病程中炎症因子的释放在引发肝纤维化的同时可以促进肿瘤细胞增殖。

此外，伤寒杆菌、幽门螺杆菌、HIV 感染的患者，其胆管癌的发病率要明显高于正常人群。病毒和细菌引起的慢性感染直接或间接的影响肝内外胆管，导致细胞基因突变、细胞增殖及肿瘤的发生。

四、其他致病因素

饮酒、吸烟、二氧化钍等有害物质的暴露及接触；糖尿病、肥胖、非酒精性脂肪肝等代谢及内分泌异常；胆总管囊肿、慢性胆管炎、胆胰管系统先天畸形等胆道系统疾病；炎性肠炎、慢性胰腺炎、上消化道溃疡等消化系统疾病均是引起胆管癌的潜在因素。

胆管癌恶性程度较高，多数患者就诊时已是晚期，手术切除率较低且预后差。病因的防治是预防胆管癌的重要手段。虽然上述因素与胆管癌发病相关，但还有许多胆管癌患者没有任何已知的病因，且各种病因存在着地域及时间的差异。针对胆管癌的病因有待进一步研究，以便制订出针对性的防治方案。

第三节   发 病 机 制

一、遗传学异常

肿瘤的发生发展实质上是机体局部组织的细胞异常增生而形成的异常病变。采用现代分子生物学技术检测肿瘤细胞基因突变的情况,是当前肿瘤研究和临床肿瘤治疗的重要内容。研究证实,胆管癌患者中抑癌基因 p53 突变率为 20%~80%。p53 通过调控转录、促进 DNA 修复、促进细胞凋亡等生物学行为发挥抗肿瘤作用,但 p53 基因一旦发生突变,就会促进细胞转化和过度增殖,从而诱导肿瘤形成。Ras 基因是一类原癌基因,哺乳动物的 Ras 基因家族有三个成员,分别是 H-ras、K-ras、N-ras。K-ras 在肝内胆管癌中突变率高达 56%,在肝外胆管癌中突变率高达 100%。Ras 基因发生突变后,其编码的 P21 蛋白失去降解 GTP 酶的能力,使磷脂酶 C 持续活化,细胞过度增殖,从而导致癌症的发生。此外,有研究证实 Bcl-2、Myc、NF1、SMAD4、KEAP1、TRY1/2、IDH1/IDH2 等基因突变也参与胆管癌的发生。

染色质异常与胆管癌的发生相关,但相关研究较少。研究证实,在欧洲人群的胆管癌患者中出现染色质 1q、7p、8q、17q、20q 重复和 1p、3p、4q、6q、8p、9pq、13q、14q、17p、18q、21q 缺失。

二、表观遗传学异常

表观遗传学是指研究不涉及 DNA 序列变化,但可稳定遗传的基因表达或蛋白质表达改变的遗传学分支领域。其研究对象是表观遗传修饰,目前认识到的表观遗传修饰主要包括 miRNA、DNA 甲基化、组蛋白修饰和染色质重塑等。

miRNA 是一类由内源基因编码的非编码单链 RNA 分子,参与转录后基因表达的调控。早期研究证实,在胆管癌中 miR-200b 低表达可促进原癌基因 Suz12 激活和抑制上皮细胞标志物 E-cadherin 的表达,增强肿瘤干细胞增殖及肿瘤细胞的侵袭转移能力;miR-21 高表达可抑制抑癌基因 PTEN 的表达,抑制肿瘤细胞的凋亡。此外,miR-193b、miR-148a、miR-152 等 miRNA 也参与胆管癌的发生进展。

DNA 甲基化是指在 DNA 甲基化转移酶的作用下,基因组 CpG 二核苷酸的胞嘧啶 5′碳位共价键结合一个甲基基团,可导致对应基因的表达沉默。近年来,DNA 异常甲基化与胆管癌的相关性研究取得了一定进展。有研究显示,胆管癌中抑癌基因 p16 的启动子甲基化率为 77%,且 p16 基因甲基化的患者预后较差。此外,RASSF1A、MLH1、FHIT、E-cadherin 等基因如发生甲基化,可通过促进肿瘤细胞增殖、侵袭转移,抑制凋亡、基因修复等方式促进肿瘤发生进展。

三、胞内信号通路异常

Notch 信号通路是多细胞生物控制细胞分化、增殖与凋亡的重要途径。经转基因小鼠证实,在细胞内过表达 Notch1 可导致胆管癌的发生。Hedgehog 信号通路在胚胎发育过程中参与细胞分化,决定细胞的命运。肝损伤可以刺激胆管上皮细胞分泌 Hedgehog 配体,其与胆管上皮细胞受体结合可调控细胞的抗损伤反应;过量的 Hedgehog 配体可以导致慢性肝炎、纤维增生及癌症的发生。Gankyrin 是锚蛋白重复序列家族中的一个成员,可提高信号转导体的磷酸化水平和信号转导及转录活化因子(signal transducer and activator of transcription3,STAT3)的活性,使磷酸化 p-STAT3 在细胞核中发生易位,抑制白介素-6(interleukin-6,IL-6)/STAT3 途径,进而干涉 Gankyrin 信号通路,从而抑制肿瘤的发生。此外,NGF-TrkA、PI3K/AKT 及 K-Ras/MAPK 等信号通路也与胆管癌的发生密切相关。

四、胞外炎症

炎症是导致癌症的重要的始动因素,IL-6、肿瘤坏死因子 α(tumor necrosis factor-α,TNF-α)、环氧合酶 2(cyclooxygenase-2,COX-2)等炎性介质通过调控胞内信号通路影响细胞的生物学行为。研究表明,IL-6 可下调 miR-148a 和 miR-152 表达,促进 DNA 甲基转移酶 DNMT1 过表达,进而上调抑癌基因

RASS1A 和 *P16INK4a* 甲基化水平,促进基因的表达。此外,IL-6 还可通过激活转录因子 STAT3,促进 *Mcl-1* 表达,抑制细胞凋亡,促进细胞增殖。TNF-α 可上调 *AID* 的表达,诱导抑癌基因 *p53* 和原癌基因 *MYC* 的突变,促进胆管癌的发生。

　　总之,胆管癌是一种多基因疾病,其发生进展过程中的分子调控网络具有复杂性、不确定性等特点,其发病机制有待进一步研究。

第四节　高危人群的监测

　　胆管癌恶性程度高,早期易发生侵袭转移,预后差。因此,针对胆管癌高危人群的监测和以预防为主的早期干预具有重要意义。目前尚无统一的胆管癌监测体系或策略。研究显示,肿瘤标记物糖类抗原 19-9(carbohydrate antigen 19-9,CA19-9)结合影像学检查有益于监测原发性硬化性胆管炎患者胆管癌的发生,而胆管细胞学检查或活组织检查可用作早期检测细胞异型性的监测手段。对于有胰胆管汇合异常(malfusion of pancreatobiliary ducts)的患者,强烈建议行预防性外科手术治疗。伴胆管扩张的胰胆管汇合异常患者,预防性切除胆囊、胆总管属于合理的治疗。在肝脏感染性疾病流行的高风险地区,可通过早期抗感染治疗来预防胆管癌。对出现临床症状的胆总管囊肿患者应尽早手术以避免囊肿发生癌变。而胆管结石合并复发性胆管炎、阻塞性黄疸或引起相应肝组织萎缩、纤维化时,应选择合适时机进行外科干预,且组织标本应广泛取材行病理检查。

　　出现下列情况时,建议间隔 6~12 个月行腹部 B 超检查,必要时需结合血清肿瘤标志物 CA19-9 和 ERCP、MRCP、CT 等检查:①年龄>65 岁;②肥胖者;③糖尿病患者;④炎症性疾病,如原发性硬化性胆管炎、胆管结石、胆肠吻合术后、肝硬化等;⑤感染性疾病,如肝吸虫感染、病毒性肝炎感染等;⑥胰胆管汇合异常及胆总管囊肿(图 3-1)。

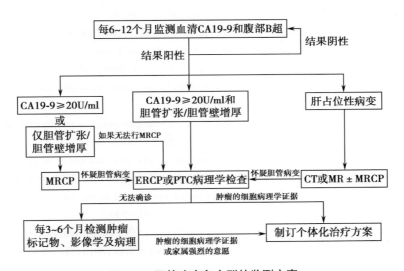

图 3-1　胆管癌高危人群的监测方案

（邓正栋　王剑明）

参考文献

[1] BERGQUIST A,VON S E. Epidemiology of cholangiocarcinoma[J]. Best Pract Res Clin Gastroenterol,2015,29(2):221-232.

[2] BANALES J M,CARDINAL E V,CARPINO G,et al. Expert consensus document:Cholangiocarcinoma:current knowledge and future perspectives consensus statement from the European Network for the Study of Cholangiocarcinoma[J]. Nat Rev Gastroenterol Hepatol,2016,13(5):261-280.

[3] TYSON G L,EL-SERAG HB. Risk factors for cholangiocarcinoma[J]. Hepatology,2011,54(1):173-184.

［4］ SAHA S K,ZHU A X,FUCHS C S,et al. Forty-year trends in cholangiocarcinoma incidence in the US:intrahepatic disease on the Rise［J］. Oncologist,2016,21（5）:594-599.

［5］ VLAANDEREN J,STRIAIF K,MARTINSEN J I,et al. Cholangiocarcinoma among workers in the printing industry:Using the NOCCA database to elucidate the generalisability of a cluster report from Japan［J］. Occup Environ Med,2013,70（12）: 828-830.

［6］ FARIOLI A,STRAIF K,BRANDI G,et al. Occupational exposure to asbestos and risk of cholangiocarcinoma:a population-based case-control study in four Nordic countries［J］. Occup Environ Med,2018,75（3）:191-198.

［7］ ISAYAMA H,TAZUMA S,KOKUDO N,et al. Clinical guidelines for primary sclerosing cholangitis 2017［J］. J Gastroenterol, 2018,53（9）:1006-1034.

［8］ CHALASANI N,BALUYUTA,ISMAIL A,et al. Cholangiocarcinoma in patients with primary sclerosing cholangitis:a multicenter case-control study［J］. Hepatology,2000,31（1）:7-11.

［9］ LABIB P L,GOODCHILD G,PEREIRA S P. Molecular pathogenesis of cholangiocarcinoma［J］. BMC Cancer,2019,19（1）: 22-26.

［10］ KIM H J,KIM J S,JOO M K,et al. Hepatolithiasis and intrahepatic cholangiocarcinoma:a review［J］. World J Gastroenterol, 2015,21（48）:13418-13431.

［11］ KHAN S A,TAVOLARI S,BRANDIG. Cholangiocarcinoma:Epidemiology and risk factors［J］. Liver International,2019,39 （S1）:19-31.

［12］ CHEN M F,PERIPHRAL. Cholangiocellular carcinoma:clinical features,diagnosis and treatment［J］. J Gastroenterol Hepatol,1999,14（12）:1144-1149.

［13］ LEE T Y,LEE S S,JUNG S W,et al. Hepatitis B virus infection and intrahepatic cholangiocarcinoma in Korea:a case-control study［J］. Am J Gastroenterol,2008,103（7）:1716-1720.

［14］ El-SERAG H B,ENGELS E A,LANDGREN O,et al. Risk of hepatobiliary and pancreatic cancers after hepatitis C virus infection:A population-based study of US veterans［J］. Hepatology,2009,49（1）:116-123.

［15］ PALMER W C,PATEL T. Are common factors involved in the pathogenesis of primary liver cancers？ A meta-analysis of risk factors for intrahepatic cholangiocarcinoma［J］. J Hepatol,2012,57（1）:69-76.

［16］ GORAL V. Cholangiocarcinoma:New Insights［J］. Asian Pac J Cancer Prev,2017,18（6）:1469-1473.

［17］ SANDHU D S,SHIREA M,ROBERTS L R. Epigenetic DNA hypermethylation in cholangiocarcinoma:potential roles in pathogenesis,diagnosis and identification of treatment targets［J］. Liver Int,2008,28（1）:12-27.

［18］ PENG F,JIANG J,YUU Y,et al. Direct targeting of $SUZ_{12}/ROCK_2$ by miR-200b/c inhibits cholangiocarcinoma tumourigenesis and metastasis［J］. Br J Cancer,2013,109（12）:3092-3104.

［19］ WANG L J,HE C C,SUI X,et al. MiR-21 promotes intrahepatic cholangiocarcinoma proliferation and growth in vitro and in vivo by targeting $PTPN_{14}$ and PTEN［J］. Oncotarget,2015,6（8）:5932-5946.

［20］ HONG S M,CHOI J,RYU K,et al. Promoter hypermethylation of the p16 gene and loss of its protein expression is correlated with tumor progression in extrahepatic bile duct carcinomas［J］. Arch Pathol Lab Med,2006,130（1）:33-38.

［21］ ZHENG T,HONG X,WANG J,et al. Gankyrin promotes tumor growth and metastasis through activation of IL-6/$STAT_3$ signaling in human cholangiocarcinoma［J］. Hepatology,2014,59（3）:935-946.

［22］ BRACONIC,HUANG N,PATEL T. Micro RNA-dependent regulation of DNA methyltransferase-1 and tumor suppressor gene expression by interleukin-6 in human malignant cholangiocytes［J］. Hepatology,2010,51（3）:881-890.

第四章

胆管癌 TNM 分期和病理学

第一节　胆管癌 TNM 分期

一、肝内胆管癌

美国癌症联合委员会（American Joint Committeeon Cancer，AJCC）发布的最新版（第 8 版）癌症分期系统在第 7 版的基础上进行修改（表 4-1），更加注重对患者预后的指导，临床操作性更强。T 分期根据原发灶大小及浸润的深度进行划分。由于无肝内血管浸润的单发肿瘤（T_1 期）的大小对患者预后有影响，第 8 版根据肿瘤大小将其分为 T_{1a} 期（直径 ≤5cm）和 T_{1b} 期（直径 >5cm）。而第 7 版中的 T_{2a} 期（单个病灶伴血管浸润）和 T_{2b} 期（多发病灶伴或不伴血管浸润）在预后方面无差异，第 8 版将其合并为 T_2 期。目前肿瘤生长方式对肝内胆管癌的预后判断仍不明确，第 8 版舍弃以"沿胆管周围浸润生长"的肿瘤生长方式作为 T_4 期标准，更新为"肿瘤直接浸润至肝外组织结构"，但推荐同时记录肿瘤生长方式。N 分期方面，第 8 版区域淋巴结定义范围不变，按是否发生淋巴结转移分为 N_0 和 N_1。为了准确判断 N 分期，建议最少检出淋巴结数为 6 枚。肿瘤分期方面，I 期肿瘤根据 T_{1a} 和 T_{1b} 划分为 I_A 期和 I_B 期，T_4 或 N_1 由 IV_A 期更新为 III_B 期，IV 期仅包含发生远处转移（M_1）的患者。

表 4-1　AJCC 第 8 版肝内胆管癌 TNM 分期标准

原发肿瘤（T）	远处转移（M）
T_{is}：原位癌	M_0：无远处转移
T_{1a}：单个病灶无血管浸润，≤5cm	M_1：有远处转移
T_{1b}：单个病灶无血管浸润，>5cm	分期
T_2：病灶浸润血管；或多发病灶，伴或不伴血管浸润	0：T_{is}、N_0、M_0
T_3：穿透腹膜，未侵及局部肝外结构	I_A：T_{1a}、N_0、M_0
T_4：直接侵及局部肝外结构	I_B：T_{1b}、N_0、M_0
局部淋巴结（N）	II：T_2、N_0、M_0
N_0：无区域淋巴结转移	III_A：T_3、N_0、M_0
N_1：有区域淋巴结转移	III_B：T_4、N_0、M_0；任何 T、N_1、M_0
	IV：任何 T、任何 N、M_1

二、肝门部胆管癌

AJCC 发布的最新版（第 8 版）癌症分期系统定义了肝门部胆管癌的 TNM 分期（表 4-2）。T 分期根据原发灶浸润胆管的深度及周围器官侵犯程度进行划分;与以往采用淋巴结转移部位划分不同,新版分期采用转移淋巴结数目来表示 N 分期;M 分期以有无远处转移进行划分。新版主要更新内容包括:①扩展了 T_{is} 定义,将高级别上皮内瘤变定义为原位癌;②双侧二级胆管浸润(Bismuth-Corlette Ⅳ型)不再划分为 T_4 期;③T_4 期肿瘤分期由Ⅳ期修订为Ⅲ$_B$ 期;④区域淋巴结分组根据阳性淋巴结数目分 2 组,N_1 为阳性淋巴结数 1~3 枚,N_2 为阳性淋巴结数目 ≥4 枚;⑤N_1 期肿瘤分期由Ⅲ$_B$ 期修订为Ⅲ$_C$ 期,N_2 期肿瘤分期修订为Ⅳ$_A$ 期。第 8 版肝门部胆管癌 TNM 分期更注重临床实用性,对预后的指导意义更趋合理。T 分期方面,仍然根据肿瘤浸润深度及肝动脉、门静脉受累程度进行分期。而 N 分期首次采用区域淋巴结转移阳性数划分为 N_1 和 N_2,可以更好地反映肝门部胆管癌的预后,实用性更强。肝门部胆管癌的区域淋巴结定义为沿肝门、胆囊管、胆总管、门静脉、肝动脉和胰十二指肠后方分布的淋巴结。超出区域淋巴结转移者归类为 M_1。

表 4-2   AJCC 第 8 版肝门部胆管癌 TNM 分期标准

原发肿瘤(T)
T_{is}:原位癌/BilIn-3
T_1:局限于胆管,可达肌层或纤维组织
T_{2a}:超出胆管壁达周围脂肪组织
T_{2b}:浸润邻近的肝实质
T_3:侵及门静脉或肝动脉的一侧分支
T_4:侵及门静脉或其双侧属支,或肝总动脉,或双侧二级胆管;或一侧二级胆管肿瘤侵及对侧门静脉或肝动脉

局部淋巴结(N)
N_0:无区域淋巴结转移
N_1:1~3 枚区域淋巴结转移
N_2:≥4 枚区域淋巴结转移

远处转移(M)
M_0:无远处转移
M_1:有远处转移

分期
0:T_{is}、N_0、M_0
Ⅰ:T_1、N_0、M_0
Ⅱ:$T_{2a\sim2b}$、N_0、M_0
Ⅲ$_A$:T_3、N_0、M_0
Ⅲ$_B$:T_4、N_0、M_0
Ⅲ$_C$:任何 T、N_1、M_0
Ⅳ$_A$:任何 T、N_2、M_0
Ⅳ$_B$:任何 T、任何 N、M_1

注:BilIn-3. bilary intraepithelial neoplasi-3,胆管上皮内瘤变 3 级。

三、中下段胆管癌

中下段胆管癌的划分标准不一,黄志强将胆囊管开口至壶腹部以上的胆管癌称为中下段胆管癌。黄洁夫将发生于胆囊管开口至十二指肠上缘之间的胆管癌称为中段胆管癌,将发生于十二指肠上缘至十二指肠乳头之间的胆管癌称为下段胆管癌。日本《胆管癌处理规约》将肝外胆管分为肝门部胆管和上、中、下段胆管。左内叶与左外叶汇合部及右前叶与右后叶汇合部的胆管至肝左、右管汇合部下缘为肝门部胆管;将肝门部胆管下缘至胰腺上缘的胆管二等分,上半部为上段胆管,下半部为中段胆管;胰腺上缘至胆总管穿入十二指肠壁处为下段胆管。

（一）肉眼分型

黄志强将胆管癌的肉眼分型分为四型：①息肉样或乳头状癌；②结节性胆管癌；③硬化性胆管癌；④浸润性胆管癌。

日本《胆管癌处理规约》根据肿瘤形态和癌的浸润方式进行肉眼分型：①乳头型，此型为急性隆起性病变，高度在 2mm 以上，可以有蒂或无蒂，隆起部为瘤体所组成，该型又分为乳头膨胀型和乳头浸润型；②结节型，又分为结节膨胀型和结节浸润型；③平坦型，又分为平坦膨胀型和平坦浸润型；④其他型。

（二）病理学分型

世界卫生组织（World Health Organization，WHO）对原发性肝外胆管癌的病理分类：

（1）腺癌（adenocarcinoma）：腺癌可以分为高、中、低分化三种，其中高分化腺癌的诊断标准为腺体结构占肿瘤的 95% 以上，中分化为 40%~94%，而占 5%~39% 的为低分化腺癌。中、高分化腺癌是肝外胆管癌中最常见的恶性肿瘤，由长短不等的管状腺样结构组成，这些管状腺样结构又由高度不等的矮立方形或长圆柱形细胞构成，可分泌黏蛋白，个别情况下胞外黏蛋白还可发生钙化。约有 1/3 的高分化腺癌内可见杯状细胞和内分泌细胞，可表现为局灶性肠上皮化生（focal intestinal differentiation），内分泌细胞数量众多，且与血清素和激素具有免疫反应性，但不能诊断为神经内分泌瘤，腺癌可呈现筛状或血管肉瘤状形态。

（2）乳头状腺癌（papillary adenocarcinoma）：被认为是腺癌的组织学变异导致，该型肿瘤主要由立方形或圆柱形细胞排列形成的乳头状结构所构成，某些肿瘤内可见杯状细胞、内分泌细胞和帕内特细胞（Paneth cell）而呈现出肠上皮化生。乳头状腺癌在侵入胆管壁前可先充满管腔，且有约 10% 的乳头状腺癌可呈跳跃性生长。

（3）肠内型腺癌（adenocarcinoma，intestinal type）：这种癌由腺癌变异而来，比较鲜见，镜下可见三种细胞，即杯状细胞、结肠上皮细胞及内分泌细胞，其中前两种细胞可单独或同时存在，而内分泌细胞可有可无，这些细胞排列成乳头状结构或管状腺样结构从而形成乳头状腺癌。

（4）胃小凹型腺癌（adenocarcinoma，gastric foveolar type）：是分化程度极高的腺癌，具有胃小凹的表型，与腺瘤结构相似。

（5）黏液腺癌（mucinous adenocarcinoma）：发生于肝外胆管的黏液腺癌与发生于其他部位的黏液腺癌区别不大，有超过 50% 的黏液腺癌含有细胞外黏蛋白，有两种组织学变异，第一种是由轻中度核异型性的杯状细胞排列，因充满黏蛋白而膨胀形成的新生腺样结构；第二种类型的特点是细胞排列形成小的群落或集簇，周围充满黏蛋白。因富含黏蛋白，所以显得细胞较少。

（6）透明细胞腺癌（clear cell adenocarcinoma）：极为少见，由富含糖原的透明细胞所构成，透明细胞胞质界线清晰，胞核深染。除了透明细胞，还有一类胞质含嗜酸性颗粒的细胞。透明细胞可排列成腺状、巢状、板状、束状、条状或乳头状结构。其中心区域内含有局灶性黏蛋白产物是其与转移性透明细胞癌的区别。某些透明细胞中还含有可在分泌期子宫内膜见到的核上性空泡。

（7）印戒细胞癌（signet-ring cell carcinoma）：也是腺癌的一种变异类型，细胞含有胞内黏蛋白导致胞核向外周移位，形似戒指而得名，也可见数量不等的胞外黏蛋白，某些病例可呈现弥漫性浸润，形似皮革胃。

（8）腺鳞癌（adenosquamous carcinoma）：此种类型肿瘤含两种成分，一种是腺样结构，另一种是鳞状细胞。两种成分分化程度不同，但多以中分化为主。乳头状结构中常见角化珠，黏蛋白常见于新生腺体中。

（9）鳞状细胞癌（squamous cell carcinoma）：全部由鳞状上皮细胞构成，分化程度差异很大，角质化和非角质化细胞同时存在，在某些低分化肿瘤中梭形细胞含量较多，易与肉瘤相混淆，可通过免疫荧光检测细胞角蛋白鉴别，鳞癌可由鳞状上皮化生衍生而来。

（10）小细胞癌（small cell carcinoma）：与肺部的小细胞癌在细胞数量和生长方式上都很相似，大多数肿瘤由圆形或梭形细胞构成，呈束状、条状排列，偶可见花纹样或管状结构，广泛坏死和上皮下生长是其特征性表现。在坏死区可见大量嗜碱性染色的血管,肿瘤细胞胞核深染,呈圆形或卵圆形,核仁不多见,有时可见肿瘤巨细胞(tumour giant cell),有时还可见类似于腺癌的腺样结构和鳞状化生。有丝分裂象比较常见,大多数小细胞癌可见散在的 Grimelius 嗜银染色阳性细胞。另外,细胞 EMA、AE1/AE3 及 CEA 阳性;内分泌指标神经元特异性烯醇化酶(neuron specific enolase,NSE)、嗜铬粒蛋白 A(chromogranin A)、Leu7、血清素(sero-tonin)、生长抑素(somatostatin)及促肾上腺皮质激素(adrenocorticotropic hormone,ACTH)染色阳性,还可见少量的内分泌颗粒。

(11)大细胞神经内分泌癌(large cell neuroendocrine carcinoma)。

(12)未分化癌(undifferentiated carcinoma):是腺癌的一种特殊类型,腺体结构占肿瘤不足 5% 就称为未分化癌。镜下腺样结构缺失是低分化癌的特征性表现,低分化癌有四种组织学变异类型:纺锤形和巨细胞型是最常见的类型,形似肉瘤,这些肿瘤也曾被称为多形性纺锤形细胞癌、巨细胞癌和肉瘤样癌,由不同比例的纺锤形细胞、巨型细胞和多形性细胞构成,但进一步观察发现有些病灶中还可见到高分化的腺样结构,也可见鳞状化生结构,甚至可以见到破骨样巨细胞,在梭形细胞内可见细胞角蛋白是有别于癌肉瘤的特征;破骨样巨细胞型未分化癌中包含单核细胞和大量破骨样巨细胞,单核细胞与细胞角蛋白和上皮细胞膜抗原具有免疫反应性,而破骨样巨细胞 CD68 染色阳性;小细胞型未分化癌含有大量的圆形细胞,这些圆形细胞含有泡状核和丰富的核仁,偶可见胞质黏蛋白;结节性或小叶性未分化癌是第四种类型,内含导管或小叶而形似乳腺癌。胆管囊腺癌(biliary cystadenocarcinoma)是单房性或多房性的腺样肿瘤,可能由胆管囊腺瘤恶性转化而来。

(三)浸润方式

1. 胆管壁内浸润　肝外胆管由黏膜层、纤维肌层、浆膜下层和浆膜层组成。胆管癌的组织学浸润深度与浆膜面露出程度见表 4-3。

表 4-3　胆管癌的组织学浸润深度与浆膜面露出

组织学的浆膜面露出	组织学的浸润深度	组织学的浆膜面露出	组织学的浸润深度
S(-)	m	S(+)	se
	fm		st
	ss		

注:m. 局限于黏膜层内;fm. 局限于纤维肌层内;ss. 侵及浆膜下层;se. 已露出浆膜面;st. 已越过浆膜,浸润其他脏器,如胰腺、肝十二指肠韧带、肝等。

组织学浸润深度在黏膜内或纤维肌层内,无论有无淋巴结转移,均为早期胆管癌。胆管壁内腺体的上皮内癌无论发生在哪一层,均作为黏膜内癌对待。

胆管癌还可沿管壁向肝侧和十二指肠乳头侧浸润,肉眼所见的肿瘤边缘与组织学浸润边缘有一定距离,各家报道不一,肝侧变化幅度较大,为 5.3~19.1mm,十二指肠侧为 4~5.9mm。黏膜层浸润较黏膜外的壁内浸润广泛;经淋巴管沿黏膜外的管壁更易向肝侧浸润。

2. 神经浸润　胆管癌神经浸润的发生率高,有研究证实胆管癌浸润神经的方式有五种类型:Ⅰ型,包绕神经束膜生长;Ⅱ型,神经周围间隙内生长;Ⅲ型神经纤维内弥漫性生长;Ⅳ型,神经内膜间隙内生长;Ⅴ型,直接浸润无被膜包绕的神经末梢。同一患者病灶内肿瘤浸润神经的方式相似,但可有多种浸润方式并存,肿瘤浸润神经方式的发生频率由高至低依次是:Ⅱ型>Ⅲ型>Ⅴ型>Ⅰ型>Ⅳ型。有研究认为,肿瘤是沿着"最小阻力"方向侵犯神经的,或是沿着血管和淋巴管途径转移的,电镜下观察神经周围间隙与血管、淋巴管并不是连续的;肿瘤浸润神经的三维重建也显示肿瘤浸润神经是肿瘤的直接延续,但也有学者认为肿瘤浸润神经是一相对"独立的事件",不是经过血管、淋巴管途径,而是肿瘤侵犯胆管壁全层后直接蔓延的结果,但肿瘤浸润神经时伴有血管增生,增生的血管可能进一步促进了肿瘤对神经的侵犯和远处转移。另外,肿瘤在神经纤维内部生长时也不是沿着最小阻力方向生长的,肿瘤在神经纤维内部的生长方式也是多样的,可以在神经纤维内部弥漫性生长,最终破坏整条神经纤维。

胆管癌的神经周围浸润和转移机制目前尚不清楚,可能与下面的因素有关:①神经周围的潜在间隙有利于胆管癌细胞移动和扩散生长;②肿瘤细胞表面有噬神经的黏附分子存在;③自分泌或旁分泌激素的作用,胆管癌细胞可能通过分泌蛋白酶,降解神经束膜,侵入神经周围间隙,在某些自分泌或旁分泌激素的作用下,通过影响肿瘤细胞运动迁移能力导致肿瘤细胞嗜神经浸润(neurotropic tumor infiltration,NTI)。胆管壁及其周围有丰富的内脏神经纤维分布,这些神经纤维与肿瘤细胞密切接触。研究发现,与支配肿瘤起源组织的神经纤维相比,肿瘤中神经纤维的化学性质发生明显改变。肿瘤细胞与神经组织作用,能够导致蛋白水解酶释放、某些化学趋化或促进因子释放,以及细胞增殖,通过细胞黏附分子与神经纤维作用影响肿瘤细胞的神经周围浸润过程。神经细胞黏附分子(neural cell adhesion molecule,NCAM)在神经周围组织有较高浓度,能够介导细胞-细胞、细胞-基质黏附,NCAM 的表达与胆管癌的组织学分型有关,随细胞恶性程度的增加 NCAM 阳性率增高,NCAM 与胆管癌神经周围浸润显著相关,提示当胆管癌突破生长屏障后,癌细胞表面的 NCAM 可能诱导癌细胞向神经细胞移动、黏附,在肿瘤浸润神经的过程中发挥"导航"和"停泊"作用。

3. 淋巴结转移 淋巴转移的方式在上段与中段相似,而下段有所不同。中、上段胆管癌的主要淋巴转移方式是沿肝总动脉、门静脉周围及胰头上方的淋巴结转移,而下段胆管癌的淋巴转移主要位于胰头周围,转移率以胰头后淋巴结最高,其次为肝十二指肠韧带、肠系膜根部等部位淋巴结。

4. 血行转移 血行转移也是胆管癌的主要转移途径之一,胆管的血液由至少 7 条动脉供应,其中主要的动脉是胆囊动脉、胰十二指肠后上动脉、肝右动脉、门静脉后动脉;动脉在胆管壁上有 3 种吻合方式,分别是形成血管网、沿着管壁纵向吻合和形成动脉环。胆管旁的静脉系统起源于胰十二指肠上后静脉和幽门十二指肠静脉的几个小支,在门静脉的前方沿胆总管和肝动脉向上走行,在肝十二指肠韧带内及肝门附近形成静脉网,并发出小支分布于肝门附近的肝段。肝内和肝外胆管表面均有静脉丛覆盖,在肝总管和十二指肠上段的胆总管表面,静脉丛引流到所谓的 3 点和 9 点边缘静脉;较低的边缘静脉和胆管静脉丛与胰十二指肠静脉丛汇合,接着汇入胰十二指肠后上静脉。较高位的边缘静脉分成数支,一些与静脉丛和门静脉相邻的分支随着肝左、右管进入肝,而其他分支有的直接进入或通过肝门静脉丛进入Ⅳ段肝内或尾状叶内。在肝总管分叉以上的静脉引流直接进入尾状叶和Ⅳ段肝内。

以上是胆管癌血行转移的解剖学基础,但胆管癌侵袭血管、发生血行转移的机制尚不完全明确,肿瘤细胞与细胞外基质成分黏附的相互作用在肿瘤细胞的神经浸润和转移过程中具有重要作用。研究表明,细胞外基质蛋白成分中,如纤连蛋白(fibronectin)、层粘连蛋白(laminin)、玻连蛋白(vitronectin)、血小板应答蛋白(thrombospondin)及多种胶原(collagen),在体外直接促进肿瘤细胞的黏附与运动;肿瘤细胞通过趋向作用直接向上述成分密度高的方向迁移,且速率较对照组明显加快;体内接近肿瘤细胞处的特异细胞外基质成分密度的局部变化同样会影响肿瘤细胞的迁移。肿瘤细胞在与细胞外基质黏附相互作用的过程中,能够产生并释放大量蛋白水解酶,如金属蛋白酶(metalloproteinase)、丝氨酸酯酶(serine esterase)和巯基蛋白酶(thiol protease)等,其含量随肿瘤细胞的恶性程度而增加。通过破坏包括血管内皮、基底膜在内的各种细胞外基质结构,肿瘤细胞得以进入血液或淋巴循环,并到达特定部位继续生存。除此之外,肿瘤细胞还可以在发生转移的初始阶段,自行排列成管道样结构,逐渐形成新生血管,新生血管会增加肿瘤生长过程中的血液供应,可能也在肿瘤的血行转移过程中发挥重要作用。

5. 腹膜转移 中、下段胆管癌晚期可发生腹膜种植转移。

(四) 临床分期

中、下段胆管癌的临床病理分期有多种标准,临床上多采用 2017 年 AJCC 第 8 版的胆管癌 TNM 分期(表 4-4、表 4-5)。

表 4-4 AJCC 远端胆管癌 TNM 分期(第 8 版,2017)

解剖分期/预后分组	T	N	M
0	T_{is}	N_0	M_0
I	T_1	N_0	M_0

续表

解剖分期/预后分组	T	N	M
II_A	T_1	N_1	M_0
	T_2	N_0	M_0
II_B	T_2	N_1	M_0
	T_3	N_0	M_0
	T_3	N_1	M_0
III_A	T_1	N_2	M_0
	T_2	N_2	M_0
	T_2	N_2	M_0
III_B	T_4	N_0	M_0
	T_4	N_1	M_0
	T_4	N_2	M_0
IV	任何 T	任何 N	M_1

注:① T. 原发肿瘤;T_x. 原发肿瘤无法评估;T_{is}. 原位癌;T_1. 肿瘤浸润胆管壁,深度<5mm;T_2. 肿瘤浸润胆管壁,深度 5~12mm;T_3. 肿瘤浸润胆管壁,深度>12mm;T_4. 肿瘤侵及腹腔静脉,肠系膜上动脉和/或肝动脉。

② N. 区域淋巴结;N_x. 区域淋巴结不能评价;N_0. 无区域淋巴结转移;N_1.1~3 个区域淋巴结转移;N_2.4 个以上区域淋巴结转移。

③ M. 远处转移;M_0. 无远处转移;M_1. 有远处转移。

表 4-5 AJCC 远端胆管癌组织分级(第 8 版,2017)

组织分级(G)	
G_x	分级不能评价
G_1	高分化
G_2	中分化
G_3	低分化

中、下段胆管癌 AJCC 第 8 版分期相较于第 7 版分期更新内容较广泛,基本重新定义了全部 T、N 分期标准。第 7 版中基本按照解剖信息决定 T 分期,T_2、T_3 期涵盖范围十分广泛,对临床预后指导价值有限。在 N 分期中,第 7 版仅进行了有/无的划分,而第 8 版分期认为不同的区域淋巴结转移数目将影响患者预后。此外,第 8 版在肿瘤分期方面同样进行了很大调整(表 4-6),并提及了不在 TNM 分期考量范围内的其他预后相关临床因素(表 4-7)。

表 4-6 AJCC 远端胆管癌 TNM 分期第 8 版相较于第 7 版更新内容

解剖分期	更新内容
T 分期	将肿瘤侵袭深度纳入肿瘤分类
N 分期	区域淋巴结受累现在根据阳性结节数进行分期
M 分期	无变化
肿瘤分期	
0 期	无变化
I 期	取消 I_A、I_B 分期,仅包括 $T_1N_0M_0$
II 期	调整 II_A、II_B 范围
III 期	增加 III_A、III_B 亚类
IV 期	无变化

表 4-7　AJCC 远端胆管癌 TNM 分期（第 8 版）其他预后相关的临床因素

预后因素	意义
切除范围	R0 切除仍是重要预后因素
邻近器官浸润	仍建议记录邻近器官浸润状态
组织学特点	低分化、神经周围浸润等均提示预后差
血清 CA19-9	升高提示预后差

依照 TNM 分期，WHO 制定了基于病理结果的 pTNM 分期。其标准可与 AJCC 远端胆管癌 TNM 分期第 8 版相对应（表 4-8）。

表 4-8　pTNM 分期与 AJCC 远端胆管癌 TNM 分期（第 8 版）对应关系

解剖分期	对应关系
pT 分期	
pT_X	原发肿瘤在组织学上无法评估
pT_0	无原发肿瘤的组织学证据
pTis	原位癌
pT_{1-4}	组织学上原发肿瘤大小和/或范围增加
pN 分期	
pN_X	区域淋巴结转移无法评估
pN_0	区域淋巴结阴性（组织学检查要求，包括至少 12 个淋巴结），如果淋巴结检查阴性，但检查的淋巴结数目没有达到要求，仍可归类为 pN_0 分期
pN_1	区域淋巴结切除标本阳性
pM 分期	
pM_0 和 pM_X	并不是有效分期
pM_1	镜下证实有远处转移

（刘连新）

第二节　胆管癌的病理学取材和报告

一、标本的规范化取材

由于胆管癌解剖部位不同，具有高度的异质性，手术方式和范围差异很大，全面、规范、精准病理取材、诊断及报告是胆管癌诊治过程的关键环节，在胆管癌诊断、治疗和预后评估等方面具有重要作用。目前国内尚缺乏有关胆管癌的规范化取材和病理报告的指南及共识，胆管癌临床取材不规范可导致术后病理报告及分期欠准确，从而影响预后评估及辅助治疗。因此，亟待建立胆管癌标本取材和报告的规范化流程，以提高胆管癌的病理诊断规范化水平。

（一）标本规范化取材的重要性

胆管癌由于解剖位置深在，术前患者多合并有黄疸及肝功能损害，手术复杂，范围较大，常需联合肝切除、胆管切除和/或胰十二指肠切除等，术中及术后取材复杂，需要对多处切缘及淋巴结转移状态进行病理评估，以确定手术方式及范围。因此，规范化取材是完整、准确病理报告的基础，有助于预后评估及指导辅助治疗。

目前国内尚缺乏有关胆管癌规范化病理学取材和报告的指南与共识，表现为术中组织冷冻切片送检率较低，取材不规范，导致手术方式及范围不规范，术后病理分期及报告欠准确，亦不利于疗效评估和多中心研究比较。外科病理学是胆道外科的重要支撑学科之一,全面、规范、准确病理学取材、诊断及报告是临床正确判断胆道恶性肿瘤预后、采用与分期相对应外科治疗及辅助治疗的关键,也是胆道外科和病理科医师共同面对的课题。因此,应充分认识到标本规范化取材的重要性,建立以外科医师和病理科医师为核心的多学科诊疗模式。

（二）胆管癌取材要点

1. 术中取材要点　由于肿瘤发生部位不同,采取的手术方式也不尽相同,包括肝切除、胆囊切除、胆管切除、胰十二指肠切除等,同时还要联合区域淋巴清扫,目的是做到 R_0 根治性切除。胆管癌术中病理检查主要方式为组织快速冷冻切片检查,重点在于避免早期肿瘤的漏诊、确定手术切缘是否有癌残余及区域淋巴结转移状态,同时有助于全面评估肿瘤 TNM 分期,从而确定手术方式和范围。既往认为 TNM 分期是术后病理诊断,对手术方式的决策帮助不大,这一观念要转变为以术中 TNM 分期来指导胆道肿瘤手术方式和范围。

（1）外科医师术中取材的关注点主要包括以下几方面:①定性诊断,避免误诊。如漏诊早期肿瘤,或良性病变如硬化性胆管炎等误诊为恶性,实施不必要的手术。②肿瘤浸润深度（T 分期）。局部浸润深度是决定手术方式和范围的基础。③切缘是否有癌残余。根据手术部位不同,相关的切缘包括肝切除面、胆囊管、胆管远近端及联合切除的血管/脏器切缘,如肝动脉、门静脉、结肠、胃及胰腺等。不同部位的胆道肿瘤多需要联合胆管切除,胆管切缘有无癌残余是影响预后最重要的因素之一。研究表明,肿瘤距切缘的远近与肝门部胆管癌预后相关。必要时术中需多次送检近端胆管切缘,力争做到 R_0 切除。④淋巴结转移状态（N 分期）。淋巴转移是胆道肿瘤主要的转移方式,亦是影响预后的重要因素,同时也决定手术方式和范围。手术医师首先应当熟悉与胆道肿瘤相关的区域淋巴结分组,按照不同部位胆道肿瘤的治疗指南清扫各组淋巴结,并分组标记。

病理科医师进行术中冷冻切片快速诊断时,在遵循病理规范诊断的同时必须关注和满足外科医师的需求。为了更好地满足临床需求,建议外科医师和病理科医师共同取材,相互沟通。

（2）术中冷冻切片取材应遵循的要点:①外科医师切取标本离体后必须做好解剖学标记,认真填写冷冻切片快速病理检查申请单。②病理科医师验收标本后认真核对,编号登记,全面检查送检标本并用染料涂染外科切缘。③详细检查并剖开标本,记录肉眼形态观察。④选取具有代表性的肿瘤组织取材1~2 块,取材时要贯穿胆管壁全层,必要时肿瘤全部取材,以能相对准确判断肿瘤浸润深度为标准。⑤准确选取外科切缘,肿瘤距切缘较远时与切缘平行取材,较近时与切缘垂直取材,以能充分评估切缘是否受累为原则。⑥术中送检淋巴结全部取材,并详细记录淋巴结取材部位。

术中取材及快速冷冻组织病理检查由于受到时间限制及取材局限性,一般关注上述几方面即可,术中报告主要为肿瘤的组织学类型,如能分辨,尽量报告肿瘤侵犯深度（T 分期）。完整、详细的标本取材留待术后进行。

2. 术后标本取材

（1）取材前注意事项。外科医师必须提供详细的病理申请单,包括内容如下:①对手术切缘、重要血管和胆管切缘用染料或缝线进行详细的标记。②标记肝左、右管,上、下切缘及位置。③提供必要的术中描述,如是否合并有结石、发现脱落的乳头、息肉等。④注意标本离体 30 分钟内尽快送达病理科切开固定,防止细胞自溶。⑤外科医师检查切除标本时尽量不要破坏原有的解剖关系,并且要标记标本方位,有助于病理科医师取材。⑥建议外科医师和病理科医师术后共同取材,相互沟通,必要时标本拍照存档。

（2）取材原则及方法。①总体原则:所切取的标本应包括肿瘤组织、正常组织、肿瘤与正常组织交界（癌旁组织）、所有切缘及清扫的所有淋巴结,取材时应做好部位编号。②标本剖开的原则:尽可能充分显露黏膜面的病变。如果肿瘤部位显露困难,位于三管汇合处（如胆总管、肝总管和胆囊管,或者胆总管、主胰管和副胰管）,可采用 5mm 连续切片（图 4-1）。③胆管的切开方法（图 4-2）:病灶中心对侧面纵向切开,环周的病变后壁纵向切开。胰十二指肠切除标本,胆管后壁自胆管上切端至乳头部纵向切开。合并肝切除的标本,胆管游离肝脏侧自下切端至上切端纵向切开。④其他注意事项:各切端需要 1mm

宽度的环形切缘。如肿瘤沿长轴发展，则沿长轴方向切取；如肿瘤属于往胆管壁外方向生长，则垂直长轴切取。

（3）不同部位胆管癌取材

①肝内胆管癌：取材可参考原发性肝癌的 7 点取材法，另外要切取胆管切缘组织检查。②肝门部胆管癌：对于切除的肝外胆管组织，首先要取近端胆管和远端胆管切缘，并且对胆管组织要连续切片，分别描述管腔和管壁异常，并标记做进一步病理检测（图 4-3）。对于联合肝切除和血管切除，要切取相应肝切缘和血管切缘检查。③远端胆管癌：胰十二指肠切除术后标本取材（图 4-4），可留取肿瘤局部组织、癌旁组织和肿瘤上切缘较多正常胆管壁。

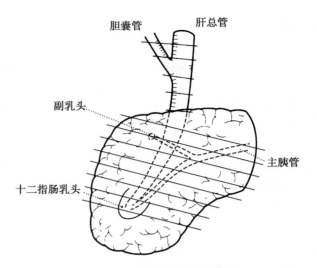

图 4-1　胆管连续切片示意图

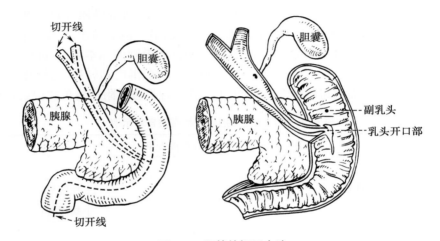

图 4-2　胆管的切开方法

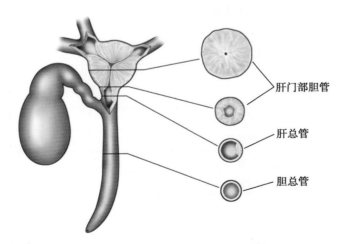

图 4-3　肝门部胆管癌局部切除标本取材示意图

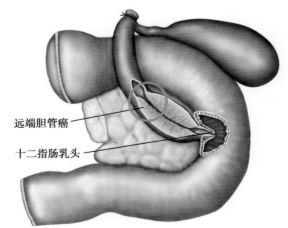

图 4-4　远端胆管癌胰十二指肠切除标本取材示意图

二、规范化病理报告

全面、规范、准确的病理学诊断及报告，是临床正确判断胆道恶性肿瘤预后、采用与分期相对应外科治疗及辅助治疗的关键。另外,病理学诊断模式也在不断更新,如肿瘤病理学的诊断内涵就已从简单的定性诊断拓展到对转移能力、复发风险、分子靶点和治疗预后等肿瘤生物学特性的评估上。这些都需要胆道外科医师和病理科医师密切配合,学科协作,共同提高胆道肿瘤的诊断和治疗水平。

胆道肿瘤术后正确、规范的病理报告应包括完整的 TNM 分期及影响预后的病理因素,如组织学类型、肿瘤大小及浸润深度、切缘是否有癌残余、淋巴结转移状况、有无脉管侵犯及神经侵犯等,用以判断预后和指导术后辅助放化疗,同时有助于多中心之间的研究比较。

一项多中心研究对 1994—2008 年法国 22 家医院的肝门部胆管癌病理报告进行回顾性调查,发现仅有 14% 的外科医师提供了患者术前的临床和影像学资料,仅有 24% 标明了标本方位。病理报告不同程度缺失了一些重要的预后影响因素,如缺失肿瘤分化程度(27%)、血管侵犯(45%)、肿瘤厚度(99%)、胆管切缘的浸润情况(4%),缺失肿瘤距离血管切缘、肝切缘、胆管周围软组织切缘的长度分别为 87%、79%、89%,仅有 21% 的术后病理报告给出了 pTNM 分期。我国目前尚缺乏有关胆道肿瘤术后病理报告规范化的调查研究,但情况同样不容乐观。因此,亟待制订胆道肿瘤取材和报告规范化的标准,以提高我国胆道肿瘤的病理学诊断水平。

(一)胆管癌的病理诊断报告规范及要点

胆管癌病理诊断报告应突出胆道专科病理特点,着重描述胆道肿瘤性质、切缘、淋巴转移等术后复发病理危险因素。胆道肿瘤病理诊断报告一般由大体标本描述、显微镜下描述、免疫组化检查结果、其他特殊检查结果、典型病理照片及病理诊断名称等部分组成,包括胆道肿瘤标本名称、部位、肉眼类型、肿瘤大小、组织类型、分化程度、肿瘤浸润深度、脉管侵犯、周围神经浸润、淋巴结转移、切缘及是否侵及邻近器官等。此外,为便于记录和统计临床和病理学参数,也可以在病理报告后附加清单式记录表格(表 4-9)。

表 4-9　肝门部胆管癌病理检查报告单示例

肝门部胆管癌病理检查报告单			
一 般 信 息			
姓名:	性别:	年龄:	住院号:
科室:	床号:	主管医师:	病理号:
手术日期:　　年　　月　　日		主要诊断:	
手术名称:			
既往病史:	原发性硬化性胆管炎、炎症性肠病、胆道结石、胆道手术史、其他		
临床资料:	病史		
	影像学检查(B 超、CT、增强 CT、CTA、MRCP、PET 等)		
	实验室检查		
标 本 描 述			
标本来源	○肝左管		○肝右管
	○肝左、右管汇合部		○肝总管
	○胆囊管		○胆总管
	○肝		○胆囊
	○淋巴结		其他:
一般描述	形状		
	颜色		
	质地		
	切面情况		
	浸润深度		
	其他:		

续表

肝门部胆管癌病理检查报告单

肿瘤部位	○ 肝左管	○ 肝右管
	○ 肝左、右管汇合部	○ 肝总管
	○ 胆囊管	○ 胆总管
	其他：	
标本大小	肿瘤最大直径：　　　mm	
	肿瘤其他尺寸：　　　mm×　　　mm	
	其他标本尺寸：　　　mm×　　　mm×　　　mm	
取材部位	○ 肿瘤中心	○ 肿瘤交界
	○ 正常黏膜	○ 转移灶
	○ 近端胆管切缘	○ 远端胆管切缘
	○ 肝脏切缘	其他切缘：
	淋巴结　○ 8　○ 9　○ 12　○ 13　○ 16　其他	
	其他：	

镜 下 描 述

对取材部位逐一附镜下图并简要描述

病 理 诊 断

肿瘤组织学类型	○ 腺癌（无特殊表型）	○ 乳头状腺癌
	○ 黏液腺癌	○ 透明细胞腺癌
	○ 印戒细胞癌	○ 腺鳞癌
	○ 鳞状细胞癌	○ 小细胞癌
	○ 胆管囊腺癌	其他：
组织学分级	○ 难以评估	
	○ 高分化	
	○ 中分化	
	○ 低分化	
	○ 未分化	
浸润深度	○ 无原发肿瘤证据	○ 原位癌
	○ 肿瘤局限于胆管	○ 侵及胆管壁周围组织
	○ 侵及邻近的肝实质	○ 侵及单侧门静脉分支（左）
	○ 侵及单侧门静脉分支（右）	○ 侵及单侧肝动脉分支（左）
	○ 侵及单侧肝动脉分支（右）	○ 侵及门静脉主干或其双侧分支
	○ 侵及肝总动脉	○ 侵及双侧胆管
	○ 侵及一侧二级胆管	○ 侵及对侧的门静脉
	○ 侵及对侧的肝动脉	其他
淋巴管癌栓	○ 有　　　○ 无	○ 不确定
周围神经浸润	○ 有　　　○ 无	○ 不确定

续表

肝门部胆管癌病理检查报告单						
切缘	近端胆管切缘	肿瘤侵犯	○ 有		○ 无	○ 不确定
		切缘距离肿瘤最近距离　　　mm				
	远端胆管切缘	肿瘤侵犯	○ 有		○ 无	○ 不确定
		切缘距离肿瘤最近距离　　　mm				
	肝切缘	肿瘤侵犯	○ 有		○ 无	○ 不确定
		切缘距离肿瘤最近距离　　　mm				
	切缘处肿瘤不典型增生/原位癌		○ 有		○ 无	○ 不确定
	其他					

淋巴结		8 组	9 组	12 组	13 组	16 组	其他
	总数						
	阳性						

其他病理检查	○ 慢性炎症　　○ 先天性胆总管囊状扩张症　　○ 原发性硬化性胆管炎　　○ 其他		
特殊检查	免疫组化等		
TNM 分期			
肿瘤根治性	○ R_0	○ R_1	○ R_2
诊断医师：		审核医师：	
报告日期：　　年　　月　　日		审核日期：　　年　　月　　日	

　　1. 大体标本描述　　首先应仔细检查送检的大体标本,描述并记录大体标本/组织名称,是否已固定,是否已剖开,标本方位,是否有手术医师标记,测量记录标本及肿瘤大小(包括附带组织),是否合并胆囊、胆管结石及结石数量、性质,术中与手术医师沟通信息。

　　肿瘤的大体检查描述主要包括肿瘤的部位、形状、大小、特征及肿瘤侵犯程度(参考胆道肿瘤 TNM 分期)、所有切缘、区域淋巴结位置及数量。拟做病理检查的组织,肿瘤部分需要描述记录肿瘤侵犯的最深位置,覆盖的浆膜面,与相邻正常组织的分界。同时描述记录胆管肿瘤未侵犯部分,切除的肝脏(包括邻近肿瘤组织的切缘),所有的切缘及淋巴结组织,其他病变组织,冷冻切片组织,以及附带的其他组织器官。另外,留取适量的组织以备其他病理检查(免疫组化、细胞遗传学分析)及科研需要。

　　2. 显微镜下描述　　①肿瘤:主要描述包括胆道肿瘤的组织学类型、肿瘤组织分化程度、肿瘤浸润深度(T 分期),以及是否有血管、淋巴管侵犯及周围神经浸润等影响预后因素。②切缘:传统判断切缘切除是否充分的方法,多以肿瘤距切缘的最短距离病理取材来判断,有时难以准确判定。采用染料染色技术将切除肿瘤的表面分别用不同颜色的染料完整涂抹,再进行病理取材,使得胆道肿瘤手术有了较客观的操作与评估方式。此外,切缘宽度的评估在技术上也有一定局限性。如手术切除后的胆囊和胆管体外标本,由于缺乏周围组织的支撑,离体后胆管回缩,切缘的宽度可能被缩小。另外,标本表面染料可以渗透到切缘更深的部分,对于确定真正的切缘位置构成了一定干扰,有待于进一步深入研究。由于肝门部胆管空间狭小,联合肝切除的范围有限,同时要保留有效的正常胆管以进行吻合,因此采用其他胃肠道肿瘤的切缘判定标准较为困难。目前尚无统一的胆道肿瘤 R_0 切除胆管切缘的标准,建议肿瘤距切缘的最短距离 1mm 以内为阳性,1mm 以上为切缘阴性。胆管切缘高级别上皮内瘤变,即原位癌,属于 R_1 切除,其对预后的影响尚有争议。最新的研究表明,对于早期肝门部胆管癌和远端胆管癌($pT_{is\sim2}N_0M_0$),切缘原位癌残余容易导致术后复发,预后较差。③区域淋巴结:病理报告应详细描述手术清扫的各组淋巴结数量及阳性淋巴结数量。如 12 组淋巴结(2/6)有癌转移,8 组(0/4 个)有癌转移。第 8 版 TNM 分期肝门部胆管癌、远端胆管癌及胆囊癌 N 分期改为依据转移阳性淋巴结数目,因此,阳性淋巴结数目成为 N 分期的主要依据。此外,还可采取淋巴结阳性率(lymph node ratio,LNR)等淋巴结转移评价指标。④其他病理发现:如同时合并存在异型增生、肠上皮化生、胆石症、腺肌症等,均应注明。⑤其他器官/结构:如肿瘤直接侵犯或远处转移的其他器官,附带切除的肿瘤未侵犯或转移的其他组织/器官亦应报告说明。⑥其他特殊检查结果:如其他特殊免疫组化染色及分子检测等结果应当同时注明。⑦报告/结论:经过上述的大体标本检查及取材病理检查,最后得出病理报告,并且该报告要与术中同手术医师的沟通情况、附带切除的其他组织/器官及患者的临床信息相一致。

（二）不同部位胆管癌临床标本和病理报告规范及要点

1. 肝内胆管癌　①临床标本报告规范:应包括标本来源、手术方式、肿瘤大小、肿瘤数目、既往病史。②病理报告规范:应包括大体分型(肿块型/管周浸润型/管内生长型)、组织学类型、组织学分级、肿瘤生长方式、显微镜下肿瘤侵及范围、病理分期、肿瘤切缘(肝实质切缘、胆管切缘等)、淋巴侵袭、血管侵袭、周围神经浸润、免疫组化标志物等。

2. 肝门部胆管癌　①临床标本报告规范:应包括标本来源、手术方式、肿瘤部位、肿瘤大小、既往病史。②病理报告规范:应包括组织学类型、组织学分级、显微镜下局部浸润范围、标本切缘(肝实质切缘、胆管切缘、血管切缘等)、淋巴管癌栓、周围神经浸润、病理分期、免疫组化标志物等。

3. 远端胆管癌　①临床标本报告规范:应包括标本来源、手术方式、肿瘤部位、肿瘤大小、既往病史。②病理报告规范:应包括组织学类型、组织学分级、显微镜下局部浸润范围、标本切缘(胆道标本、胰十二指肠切除标本等)、淋巴或血管癌栓、周围神经浸润、病理分期、免疫组化标志物等。

（三）规范化病理报告的临床意义

1. 预后评估　pTNM 分期是影响胆道肿瘤预后的最重要因素,同时亦可以评价手术质量及进行多中心研究比较。因此,病理报告首先要能反映准确的肿瘤分期。根据病理报告提供的其他预后影响因素,如肿瘤大小、组织学类型、分化程度、切缘及淋巴转移结果,可以建立各种生存预测模型,相对准确地预测患者生存期。如一项国际多中心研究表明,脉管侵犯、淋巴结转移、肿瘤≥5cm、肿瘤数目、神经侵犯都是肝内胆管癌术后的复发高危因素,根据脉管侵犯、淋巴结转移、肿瘤≥5cm 三项指标建立的临床评分系统,评分 0 分、1 分、2 分、3 分的术后 5 年无复发生存率分别为 61.8%、36.2%、19.5% 和 9.6%。

2. 指导辅助治疗　以化疗为主的胆管癌辅助治疗近年来取得了较大进展,术后患者是否需要辅助治疗及能否获益主要取决于能否获得规范、准确的病理报告。一项多中心研究表明,脉管侵犯和神经浸润是肝内胆管癌术后辅助化疗的标准之一。另一项研究采用列线图建立生存预测模型,预测胆囊癌术后放化疗效果,显示 T_2 及 N_1 以上患者受益较多,如一位女性患者,70 岁,病理分期为 $T_3N_1M_0$,单纯手术治疗后的中位生存期是 9 个月,预测手术+化疗后中位生存期可达到 14 个月,若手术+放化疗则可以延长至 28 个月。

3. 药物治疗靶点的检测　随着近年来精准医学理念的倡导和胆道肿瘤基础研究的深入,靶向治疗成为新的研究热点。通过免疫组化染色和基因测序技术,可以筛选出胆道肿瘤组织中的相关靶点和通路,为化疗和靶向药物的设计提供用药指导。建议靶向治疗前应进行规范的分子靶点检测。现阶段晚期胆道肿瘤分子靶向治疗的研究主要集中在表皮生长因子受体(epidermal growth factor receptor,EGFR)抑制剂、血管生长因子受体(vascular endothelial growth factor receptor,VEGF)抑制剂、有丝分裂原活化蛋白激酶(mitogen-actevated protein kinase,MEPK)抑制剂 3 个方面。一项吉西他滨加奥沙利铂联合帕尼单抗(EGFR 抑制剂)治疗晚期胆道肿瘤的Ⅱ期临床试验取得了令人鼓舞的结果。正在开展的临床研究包括MEK 抑制剂(司美替尼,selumetinib)、异柠檬酸脱氢酶(isocitrate dehydrogenase,IDH)抑制剂(艾伏尼布,AG-120)及成纤维细胞生长因子受体(fibroblast growth factor receptor,FGFR)酪氨酸激酶抑制剂(厄达替尼,erdafitinib)等。胆管癌患者如出现高度微卫星不稳定性(high microsatellite instability,MSI-H)、细胞错配修复机制缺失(deficient mismatch repair,dMMR),使用程序性死亡受体(programmed death-1,PD-1)抑制剂卡瑞利珠单抗、帕博利珠单抗或纳武单抗治疗可能获益。但靶向治疗及免疫治疗胆道肿瘤的研究尚处于起步阶段,未来仍需要进一步开展多中心、大样本的深入研究。

（耿智敏）

第三节   肝内胆管癌的病理学

肝内胆管癌（intrahepatic cholangiocarcinoma，ICC）是起源于二级及以上分支胆管上皮细胞的肝恶性肿瘤，其生物学特征和临床表现存在较大的异质性，了解这些肿瘤特征的差异对于肝内胆管癌的临床治疗具有重要意义。

一、大体病理学分型

肝内胆管癌在大体上有三种基本类型：肿块型（mass-forming type，MF）、管周浸润型（periductal infiltrating type，PI）和管内生长型（intraductal growth type，IG）（图 4-5）。

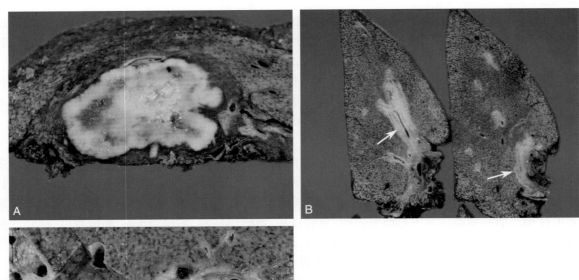

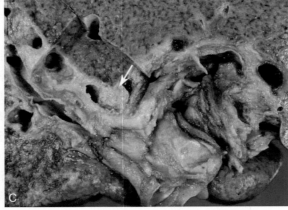

图 4-5   肝内胆管癌大体标本
A. 肿块型；B. 管周浸润型（箭头所指）；C. 管内生长型（箭头所指）。

1. **肿块型**   为最常见类型，占 60%~80%，位于肝实质内，多见于外周小胆管，由于肿瘤富含大量间质结缔组织，其表现为具有明显边界的圆形肿块，切面灰白色，质硬，无包膜，多分叶；该类 ICC 未见明确的癌前病变报道。

2. **管周浸润型**   占 15%~35%，肿瘤多位于肝门周围区或大的肝内胆管，通常先形成胆管上皮内瘤变、胆管导管内肿瘤等癌前病变，随后可沿胆管系统和门静脉系统呈弥漫性浸润，从而导致病变胆道狭窄、梗阻，进而出现胆管炎和周围胆管扩张。肿瘤本身不易通过影像学技术观察到。管周浸润型远处转移发生率高于肝内转移。不存在肝门侵犯时，其预后好于肿块型 ICC。

3. **管内生长型**   占 8%~29%，常发生于大胆管内，为胆管腔内乳头状或结节状病变，沿胆管表浅蔓延，很少发生淋巴结转移。

肿块型肝内胆管癌患者常有慢性肝炎或肝硬化病史，而缺乏慢性胆管炎相关病史；而与之相反的是，管周浸润型和管内生长型往往伴有胆管炎相关病史，如胆管结石、原发性硬化性胆管炎等，提示不同大体类型的肝内胆管癌可能具有不同的细胞起源。

肿块型肝内胆管癌中央常会出现坏死和瘢痕形成,与此相反,管周浸润型和管内生长型很少出现坏死或出血的改变。当肝内胆管癌累及肝门部时会表现出胆汁淤积、胆管纤维化、肝内胆管炎。

在一个肿瘤内,可能只有上述一种类型,也可以出现多种生长模式,如 MF+PI 型 ICC,在临床上多表现为黄疸、胆管侵犯、门静脉浸润、淋巴结转移及肿瘤切缘阳性有关,预后比其他类型的肝内胆管癌更差。

二、组织学分型

肝内胆管癌有两种主要的癌前病变:胆管上皮内瘤变(biliary intraepithelial neoplasia,BilIN)和胆管内乳头状肿瘤(intraductal papillary neoplasm of the bile duct,IPNB)。这些病变常见于较大的肝内、肝门部和肝外胆管梗阻处,常由慢性胆道炎症、胆管结石、肝吸虫等引起。而在小胆管、间隔胆管及小叶间胆管中比较少见。

从组织学来看,胆管癌主要是小胆管或腺体形成的腺癌。肝内胆管癌共同的组织学特征为肿瘤组织伴有不同程度的纤维组织增生,这些纤维组织通常分布在肿瘤的中心部位,形成伴有稀疏肿瘤细胞的局灶性钙化坏死中心。而肿瘤细胞多分布在外周,可通过压迫周围组织浸润到周围肝实质中,且往往伴有门静脉、淋巴结、肝内神经侵犯。过去通常将肝内胆管癌分为腺癌和其他罕见组织学类型:腺癌根据分化程度,可分为高、中、低分化;而罕见组织学类型则包括鳞状细胞癌、腺鳞癌、黏液腺癌、印戒细胞癌、透明细胞腺癌、未分化癌、淋巴上皮癌和肉瘤等。

然而,最新研究提出了新的 ICC 组织学分类,Liau 等将其分为胆管型(bile duct type)和细胆管型(cholangiolar type)(图 4-6)。胆管型由排列成大腺体样的高柱状细胞组成,核质比相对较低,胞质嗜酸性,富含黏蛋白,通常出现 S100P、TFF1、AGR2 过表达;细胆管型由立方到低柱状细胞组成,内含少量嗜酸性或双嗜性细胞质,通常排列成小的单腺体,N-钙黏着蛋白表达阳性(图 4-7)。Aishima 等将 ICC 分为肝门周围大胆管型 ICC 和外周小胆管型 ICC。前者出现在相当于二级胆管的大胆管中,提示肿瘤起源于大胆管,由高柱状上皮或乳头状增生组成;后者累及段胆管以下的胆管,提示肿瘤起源于小胆管,由较小的立方上皮细胞组成,排列紧密,呈条索状,缺乏高柱状细胞组成的大腺体结构。Komuta 等将 ICC 分为黏蛋白分泌型 ICC 和混合型 ICC,黏蛋白分泌型 ICC 常分布在靠近肝门等大的肝内胆管区,细胞多呈高柱状,肿瘤体积常较小,淋巴结和神经浸润较多;而混合型则多分布在外周小胆管处,由黏蛋白阴性的细胞分化而来,多呈立方或低柱状,肿瘤体积可以很大。Sempoux 等则把 ICC 分为常规型 ICC 和非常规型 ICC,常规型 ICC 指的是发生在没有潜在病变肝脏中的 ICC,而非常规型 ICC 指的是发生在非胆源性肝病(肝硬化、慢性病毒性肝炎等)背景下的 ICC,非常规型 ICC 大体类型多表现为上述的 MF 型,在临床特征和预后等方面也与肝细胞肝癌有类似之处。

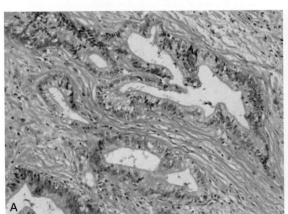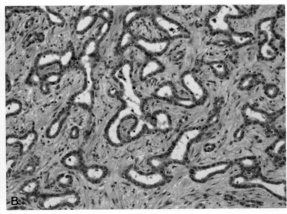

图 4-6　ICC 组织学分型 HE 染色图
A. 胆管型由高柱状细胞组成;B. 细胆管型由立方细胞组成(×200)。

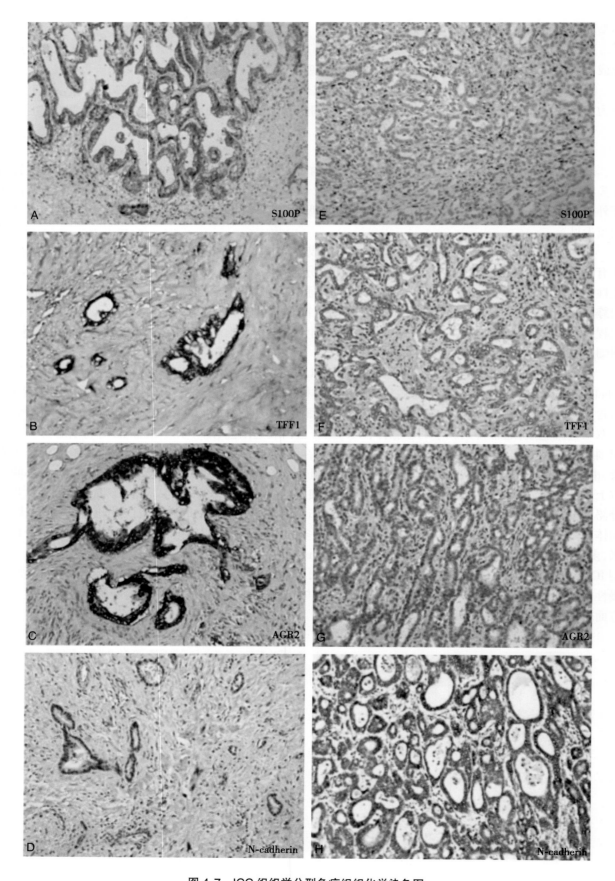

图 4-7　ICC 组织学分型免疫组织化学染色图

A、B、C、D 为胆管型，S100P、TFF1、AGR2 阳性；E、F、G、H 为细胆管型，N-钙黏着蛋白（N-cadherin）阳性（×200）。

　　在这些分类中,胆管型、肝门周围大胆管型、黏蛋白分泌型是相似的类型,细胆管型、外周小胆管型、混合型基本类似。前者可能起源于大胆管上皮细胞及管周腺体细胞,常有乳头状增生与黏蛋白生成,相对而言分化更差,更易出现神经侵犯、淋巴浸润和淋巴结转移;后者可能起源于黑林管(Hering canal)或肝细胞、肝祖细胞,与病毒性肝炎、肝硬化关系密切,5 年生存率相对前者较高。

　　在免疫组织化学方面,ICC 肿瘤细胞多表达细胞角蛋白(cytokeratin,CK)7 和 19。N-钙黏着蛋白在 ICC 中的表达明显高于肝外胆管癌,与 CK7 结合可以使诊断特异度达到 98%。黏蛋白分泌型 ICC 显示出 S100、MUC1、EMA、上皮细胞黏附分子(epithelial cellular adhesion molecule,EpCAM)阳性,而 NCAM 阴性;混合型 ICC 则表现出 ANNX3、EMA、EpCAM、TACSTD2 阳性及 NCAM 膜阳性,而 S100 则阴性。

三、分子病理学

　　现已明确与肝内胆管癌相关的基因突变有:异柠檬酸脱氢酶(isocitrate dehydrogenase,*IDH*)基因突变,其中 *IDH1* 以 R132C 位点突变为主,*IDH2* 以 R172 位点突变为主;染色质重构基因(*ARID1A*、*BAP1*、*PBRM1*、*SMARCB1*)的改变;Ras 通路(*K-ras*、*N-ras*、*BRAF*)组分的突变,其中 *K-ras* 是突变最频繁的基因,*K-ras*/*N-ras*/*BRAF* 突变相互排斥,*Ras* 突变使肿瘤对 MEK 抑制剂敏感,体现出该突变在靶向治疗中的重要性;Notch 信号转导通路失调,其发生与炎症反应关系密切;成纤维细胞生长因子受体 2(fibroblast growth factor receptor 2,*FGFR2*)融合基因;tumor protein53(*TP53*);mTOR 通路(*AKT*、*FBXW7*、*PIK3CA*、*PIK3C2A*、*PIK3C2G*、*PTEN*)基因突变;*TGF-β/Smad* 信号转导改变。其中 *IDH1/2* 基因突变和 *FGFR2* 基因融合可能是 ICC 的特异性改变,在肝外胆管癌中未检测到这种突变。免疫组化显示 EGFR 在 ICC 中过表达,可能与肿瘤神经浸润和淋巴结转移有关,而 VEGF 过表达可能与肝内转移有关。miRNA 表达失调与肿瘤细胞增殖、侵袭转移关系密切。肿瘤相关成纤维细胞(cancer-associated fibroblasts,CAFs)内 α-平滑肌肌动蛋白表达阳性,可能与肿瘤进展、转移和耐药有关,其高表达提示患者预后不良。

　　Sia 等根据肝内胆管癌分子学特征,提出增殖型 ICC(proliferation class)和炎症型 ICC(inflammation class)两种亚型,前者包括受体酪氨酸激酶(*RPTK*)通路,如 *EGFR*、*Ras*、*AKT*、*MET*,血管内皮生长因子和血小板衍生生长因子,主要活化原癌基因,与患者不良预后相关;后者以诱导免疫应答相关通路为特征,导致细胞因子和 STAT3 的过表达。

(汤朝晖)

第四节　肝门部胆管癌的病理学

　　肝门部胆管癌(hilar cholangiocarcinoma,HCC)是指起源于肝总管、肝左、右管及其汇合部胆管黏膜上皮的恶性肿瘤,1965 年 Klatskin 教授首次对肝门部胆管癌的临床及病理特征进行了详细描述,因此又称为克拉茨金瘤(Klatskin tumor)。肝门部胆管癌病理学主要包括大体病理学分型、组织学分型和分子病理学。

一、大体病理学分型

　　根据肝门部胆管癌的组织学外观,分为硬化型、结节型、乳头型及弥漫型四种类型。

　　1. **硬化型**　为最常见类型,约占 70%,常侵犯胆管周围组织,致胆管环状增厚,可侵犯周围血管及神经,局部易复发(图 4-8)。

　　2. **结节型**　约占 20%,肿瘤质硬,生长缓慢,分化良好,早期手术切除预后较好。

　　3. **乳头型**　约占 10%,向管腔内生长,不向胆管周围组织浸润,无周围血管及神经侵犯,多为高分化腺癌,切除率高,预后较好。

　　4. **弥漫型**　较少见,沿胆管上、下方向浸润,发展较快,难有手术切除机会,预后差。

二、组织学分型

　　肝门部胆管癌最常见的病理类型是腺癌,约占 90%。腺癌通常为不同分化程度的腺癌组织,可呈高、中及低分化,具体可分为胆管型、肠型及胃小凹型(图 4-9)。

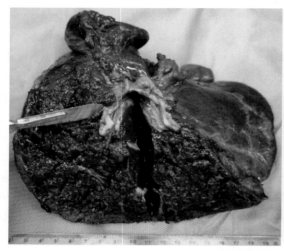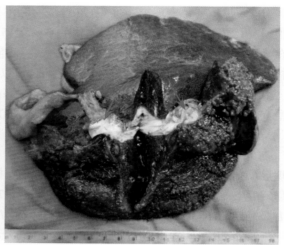

图 4-8 硬化型肝门部胆管癌大体标本

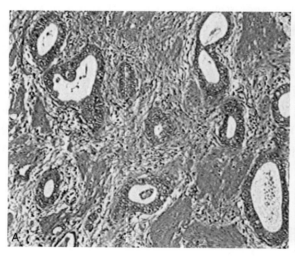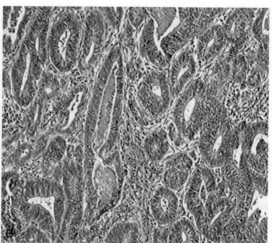

图 4-9 肝门部胆管癌组织分型
A. 胆管型腺癌;B. 肠型腺癌。

1. **胆管型** 胆管型腺癌是最常见的组织学分型,肿瘤由长短不一的管状腺体组成,表面类似胆道上皮。细胞和腺腔中常有黏液,偶尔可见细胞外黏液钙化。部分腺癌有局灶肠化,可见杯状细胞和内分泌细胞。多数胆管型腺癌 CEA、MUC1、MUC2、TP53 和 CK7 等指标免疫组化染色阳性。

2. **肠型** 胆管的浸润性肠型腺癌包括两种形态学亚型。一种亚型为最常见者,由类似于结肠腺癌的管状腺体组成,腺体被覆假复层柱状上皮细胞,细胞核呈椭圆形或杆状。另一种亚型的腺体中富含杯状细胞,以及各种神经内分泌细胞和帕内特细胞。两种亚型均表达 CDX2、MUC2、CEA 和 CK20。

3. **胃小凹型** 为少见的特殊类型,分化较好,由高柱状上皮细胞构成,表达 MUC5A。

其他少见病理类型包括黏液腺癌、透明细胞癌、腺鳞癌、鳞状细胞癌、乳头状癌、未分化癌等。其中,黏液腺癌在胆囊中发生率高于肝外胆管,>50% 的肿瘤组织可见细胞外黏液,CK 和 CEA 免疫组化染色阳性。胆管透明细胞癌由富含糖原的透明细胞组成,细胞界线清楚,细胞核居中、深染,呈腺管样或其他生长方式;一些细胞质内可见嗜酸性颗粒,PAX8 和 RCC 免疫组化检测可用于排除肾细胞癌。胆管腺鳞癌有两种恶性成分,即腺癌和鳞癌;两种成分可有不同分化程度,但通常倾向于中分化,鳞癌成分常见角珠化,肿瘤性腺体内通常含有黏液。胆管鳞状细胞癌是完全由鳞状细胞组成的恶性上皮性肿瘤,分为角化型和非角化型,可发生在鳞状上皮化生或高级别上皮内瘤变的基础上。乳头状癌多为胆管内乳头状瘤恶变,可发展为浸润性癌。未分化癌在胆囊比肝外胆管更常见,其特点为缺乏腺样结构,有4种组织学亚型:梭形细胞型、巨细胞型、小细胞型和结节型。

三、分子病理学

常用的胆道恶性肿瘤免疫组化分子标志物有 CK7、CK19、CK20、MCU-1、Ki-67、TP53、P16、mCEA、CA19-9 及 CA12-5 等。特异性黏液蛋白(如 MUC1、MUC2、MUC3、MUC4、MUC5AC、MUC5B 及 MUC6)可能对胆管癌的分类及预后判断有所帮助,其中 MUC-1 在胆管癌中的表达率为 76%。另外,CK7、CK19、MCU-1、FGFR2、IDH1/2、E-cadherin、β-catenin 等在不同部位胆管癌的表达存在差异。目前单独针对肝门部胆管癌的分子病理学研究尚不多见,多将其纳入肝外胆管癌一并阐述。其分子病理学研究主要分为免疫组织化学和分子遗传学两方面。

1. **免疫组织化学**　肝外胆管癌的免疫组织化学研究较为成熟,大多数肝门部胆管癌 CEA、MUC1、CK20 和 CK7 正常表达,在不到 50% 的病例中 MUC2 呈阳性。CEA、MUC1 等表面蛋白可能与促进肿瘤细胞侵袭的抗黏附分子有关。CEA 通常局限于正常胆管细胞的顶端膜,但在胆管腺癌细胞的胞质中表达,在晚期肿瘤或低分化腺癌中更为明显。MUC1 在浸润性病变的胞质中更为常见,且与分化不良、局部浸润、肝转移和预后不良有关;相反,MUC2 在高分化腺癌中高表达,与肿瘤进展和不良预后呈负相关。

2. **分子遗传学**　胆管癌的全基因组学研究发现,肝外与肝内胆管癌呈现出截然不同基因突变谱,但在肝门部胆管癌和远端胆管癌之间却未发现明显差异。全外显子组测序已确定染色质重塑基因突变(如 *BAP1*、*ARID1A* 和 *PBRM1*)在肝内胆管癌中出现的频率高于肝外胆管癌,同时 *FGFR2* 融合和 *IDH1/2* 突变在肝内胆管癌中也相对更为普遍。总体而言,肝外胆管癌最常见的突变基因为 *K-ras*(突变率为 21%~47%)及 *TP53*(突变率为 14%~45%),其他突变率较高的基因还有 *PRKACA/B*、*SMAD4*、*ERBB2*、*PTEN*、*ARID1A*、*APIK3CA* 及 *PBRM1* 等。已有研究通过分析国际多中心的肝外胆管癌转录组数据将其分为四种分子亚型:代谢型、增殖型、间充质型和免疫型,其中肝门部胆管癌主要由间充质型(38%)、增殖型(23%)、代谢型(8%)和一些未分类的亚型构成。同时发现约 25% 的肝外胆管癌患者具有可操作的基因突变,为靶向治疗提供了相应的依据。

(耿智敏)

第五节　中下段胆管癌的病理学

胆管癌源于胆管上皮细胞,根据发生部位可将胆管癌分为三种类型:中下段胆管癌、肝门部胆管癌和肝内胆管癌,虽都称为胆管癌,但这三种类型在患病率、病理生理及临床表现等方面均各有一些特殊性。二级胆管以下,肝总管与胆囊管汇合部以上的胆管癌称为肝门部胆管癌,占 50%~60%;二级胆管以上者称为肝内胆管癌,约占 20%;肝总管与胆囊管汇合水平以下即原发肿瘤位于胆总管中下段者称为中下段胆管(胆总管)癌,占 20%~30%。胆管腺瘤、胆管囊腺瘤、胆管上皮内瘤变、胆管胰管汇合异常、胆管囊肿及原发性硬化性胆管炎等是中下段胆管癌确定的危险因素。

一、大体病理学分型

大体所见,中下段胆管癌可表现为硬化型、结节型、乳头型及弥漫浸润型。硬化型最为常见,呈浸润性生长,界线不清,往往难以确定癌灶的大体边界,可致胆管局部增厚及狭窄,常合并病灶组织的弥漫性浸润和纤维化,临床表现为阻塞性黄疸。结节型表现为突入胆管腔内的不规则结节,与硬化型特征可伴随出现,易于侵犯胆管壁周围组织。乳头型也称息肉型,质软而易碎的息肉样组织占据胆管腔。弥漫浸润型常沿胆管壁直线扩散。

二、组织学分型

胆管癌的组织学分型见表 4-10。

表 4-10   胆管癌的组织学分型

腺癌	
	腺癌,胆管型(肝外胆管癌)
	腺癌,肠型
	黏液腺癌
	透明细胞腺癌
	印戒细胞癌(低黏附性癌)
	腺鳞癌
	黏液性囊性肿瘤伴相关浸润癌
其他类型	
	鳞状细胞癌
	未分化癌
	大细胞神经内分泌癌
	小细胞神经内分泌癌
	混合性神经内分泌-非神经内分泌肿瘤(混合性腺神经内分泌癌)

(一)腺癌,胆管型

胆管型高-中分化浸润性腺癌是中下段胆管癌最常见的恶性上皮性肿瘤。肿瘤由长短不一的管状腺体组成,被覆立方或高柱状细胞,表面类似胆道上皮(图 4-10)。细胞和腺腔内常有黏液,偶尔可见细胞外黏液。约 1/3 高分化腺癌有局灶肠上皮化生,可见杯状细胞和内分泌细胞。

(二)腺癌,肠型

肠型腺癌分为两种形态亚型,一种亚型为最常见者,由类似于结肠腺癌的管状腺体组成(图 4-11)。腺体被覆复层柱状上皮细胞,细胞核呈椭圆形或杆状,另一种亚型的腺体组成富含杯状细胞,并且常见各种神经内分泌细胞和帕内特细胞。

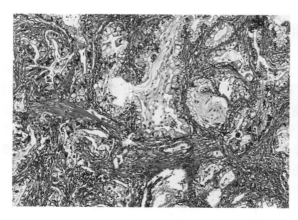

图 4-10   胆管腺癌,胆管型(HE×100)

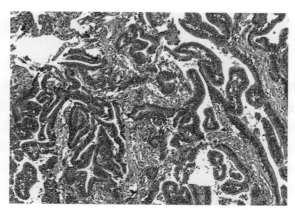

图 4-11   胆管腺癌,肠型(HE×100)

(三)黏液腺癌

黏液腺癌形态与其他解剖部位发生者相同。>50% 肿瘤可见细胞外黏液(图 4-12)。黏液腺癌应与良性黏液囊肿鉴别。

（四）透明细胞腺癌

透明细胞腺癌较为少见,由富含糖原的透明细胞组成,细胞界线清楚,细胞核居中、深染,呈腺管样或其他生长方式。一些细胞胞质内可见嗜酸性颗粒。常可见局灶分泌黏液的经典型腺癌成分,有助于与转移性肾透明细胞癌鉴别。

（五）印戒细胞癌

印戒细胞癌的腺癌细胞含有胞质内黏液,将核挤向周边(图 4-13)。常见多少不等的细胞外黏液。

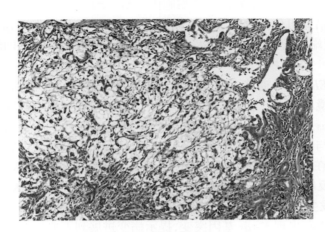

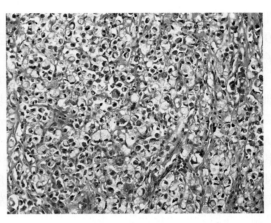

图 4-12　胆管黏液腺癌(HE×100)　　　　图 4-13　胆管印戒细胞癌(HE×200)

（六）腺鳞癌

腺鳞癌包括两种恶性成分,即腺癌和鳞癌,两种成分可有不同分化程度,但通常倾向于中分化。鳞癌成分常见角化珠,肿瘤性腺体内通常含有黏液。

（七）腺癌,胃小凹型

胃小凹型少见但易辨别,分化较好,被覆高柱状细胞,核位于基底,胞质富于黏液。

（八）鳞状细胞癌

鳞状细胞癌是完全由鳞状细胞组成的恶性上皮性肿瘤,分为角化型和非角化型。

（九）未分化癌

未分化癌缺乏腺样结构。有 4 种组织学亚型:梭形细胞型、巨细胞型(包括破骨细胞样巨细胞腺癌)、小细胞型、结节型/小叶型。

（十）混合性神经内分泌-非神经内分泌肿瘤(混合性腺神经内分泌癌)

2019 年 WHO 第 5 版消化系统肿瘤分类中,将该类肿瘤的名称由"混合性腺神经内分泌癌"更新为"混合性神经内分泌-非神经内分泌肿瘤(mixed neuroendocrine-non-neuroendocrineneoplasm,MiNEN)",这个更新的重点在于指出这类混合性肿瘤既可能是两种癌的混合,也可能是分级高的"癌"与分级低的"瘤"的混合,无论是何种混合方式,每一组分各自应该占有≥30% 的比例,病理报告需要按照两种不同肿瘤成分分别进行分级诊疗。发生于胆管的该类肿瘤主要表现为混合性腺癌-神经内分泌癌(小细胞神经内分泌癌或大细胞神经内分泌癌)。腺癌最常见的类型是肠型腺癌,神经内分泌成分可具有单纯神经内分泌瘤(neuroendocrine tumor,NET)或神经内分泌癌(neuroendocrine carcinoma,NEC)的特征,呈实性和/或小梁状结构(图 4-14),

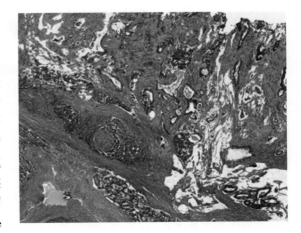

图 4-14　胆管混合性腺神经内分泌癌(HE×100)

细胞内分泌标记阳性。神经内分泌的检测标志物主要有三个:突触素、嗜铬粒蛋白 A 和 CD56,通常需要两个标记物阳性表达。胆管 MiNENs 患者预后很差,Kim 等研究发现胆管 MiNENs 的预后与 NEC 相当,无病生存期为 5.3 个月,总生存期为 12.2 个月。目前多数研究和报道倾向于 NEC 决定 MiNENs 的预后。

三、分子病理学

高达 18% 的肝外胆管癌中发现 *HER2* 基因扩增,并且在淋巴结转移患者中,*HER2* 基因可能与预后不良有关。*TP53* 与肝内外胆管癌均有关。约 50% 的胆管癌患者肿瘤细胞内 *TP53* 蛋白过表达,原发硬化性胆管炎等非肿瘤性病变无 *TP53* 蛋白表达,借此可作为两者鉴别依据之一。Argani 等研究发现,*p53* 和 *DPC4*(另一种抑癌基因)在远端胆管癌比在近端胆管癌明显高表达,这些差异反映出肿瘤具有不同的分子生物学基础癌,并提示病因的不同。

Ras/RAF/MEK/ERK 信号通路又称为 *MAPK/ERK* 信号通路,可被多种不同的受体酪氨酸激酶激活,调控细胞的分化、迁移和侵袭,还可促进肿瘤微环境的形成。在 *Ras* 基因家族中,*K-ras* 与人类肿瘤的发生发展最为密切,20%~30% 的胆管癌患者存在 *K-ras* 基因的突变,除通过 *Ras/RAF/MEK/ERK* 序列传递信号外,*K-ras* 还能交叉影响 *PI3K/AKT/mTOR* 通路。与 *TP53* 过表达类似,*K-ras* 基因突变和 *SMAD4* 丢失发生频率从近端胆管到远端胆管呈增高态势,但即使在远端胆管癌中其突变频率也低于胰腺癌,胰腺癌 *K-ras* 基因突变率大于 90%,*SMAD4* 丢失率大于 50%,反映出两种脏器肿瘤在发生发展中的生物学差异。*K-ras* 突变在合并有胰胆管合流异常胆管癌患者中的发生率较高,支持 *K-ras* 突变与胰液刺激是导致癌变的可能机制。在原发性硬化性胆管炎的患者中,胆管细胞出现 *K-ras* 基因突变,提示病变进展到不典型增生甚至癌变,有助于诊断及鉴别诊断。

肝内胆管癌和肝外胆管癌有一些相同的基因改变,如 *TP53*、*K-ras*、*SMAD4*、*ARID1A*、*GNAS* 等,肝外胆管癌尚有一些特异性的基因改变,如 *PRKACA/PRKACB* 融合、*ELF3* 和 *ARID1B* 突变等(图 4-15)。

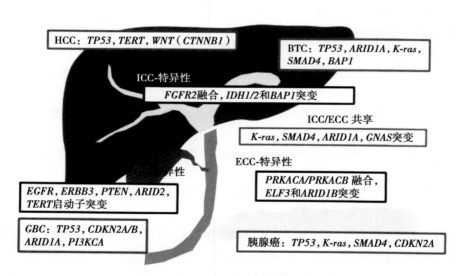

图 4-15　肝胆胰肿瘤常见的基因组学异常
GB. 胆囊;GBC. 胆囊癌;ICC. 肝内胆管癌;HCC. 肝门部胆管癌;ECC. 肝外胆管癌;BTC. 胆道系统癌。

(张继新　杨尹默)

参考文献

[1] MAHUL B A,STEPHEN E,FREDERICK L G,et al. AJCC Cancer Staging Manual[M]. 8th ed. New York:Springer,2016.

[2] 汤朝晖 田孝东,魏妙艳,等 . 美国癌症联合委员会胆道恶性肿瘤分期系统(第 8 版)更新解读[J]. 中国实用外科杂志,2017,37(3):248-254.

［3］黄志强 . 现代腹部外科学［M］. 长沙：湖南科学技术出版社，2002.

［4］李成刚，黄志强，韦立新，等 . 肝门部胆管癌神经浸润特征的临床病理学分析［J］. 世界华人消化杂志，2008，16（4）：379-384.

［5］郑秀海，王曙光 . 胆管癌浸润转移途径及其机制［J］. 世界华人消化杂志，2007，15（3）：276-281.

［6］耿智敏，巩鹏，宋天强，等 . 多学科团队开展胆道肿瘤病理学取材及报告规范化的意义［J］. 中华消化外科杂志，2017，16（1）：47-51.

［7］ENDO I，HOUSE M，KLIMSTRA D，et al. Clinical significance of intraoperative bile duct margin assessment for hilar cholangiocarcinoma［J］. Ann Surg Oncol，2008，15（8）：2104-2112.

［8］中华医学会外科学分会胆道外科学组，解放军全军肝胆外科专业委员会 . 肝门部胆管癌诊断和治疗指南（2013 版）［J］. 中华外科杂志，2013，51（10）：865-871.

［9］中国抗癌协会肝癌专业委员会，中华医学会肝病学分会肝癌学组，中国抗癌协会病理专业委员会，等 . 原发性肝癌病理诊断指南（2015 版）［J］. 中华肝胆外科杂志，2015，21（3）：145-151.

［10］李明武，韩国宏 . 分子靶向药物治疗晚期胆道肿瘤的研究进展［J］. 临床肝胆病杂志，2014，30（11）：1212-1216.

［11］汤朝晖，全志伟 . 从肿瘤异质性看肝内胆管细胞癌外科及综合治疗的策略选择［J］. 中华外科杂志，2018，56（5）：328-332.

［12］YAMASAKI S. Intrahepatic cholangiocarcinoma：macroscopic type and stage classification［J］. J Hepatobiliary Pancreat Surg，2003，10（4）：288-291.

［13］NAKANUMA Y，SATO Y，HARADA K，et al. Pathological classification of intrahepatic cholangiocarcinoma based on a new concept［J］. World J Hepatol，2010，2（12）：419-427.

［14］陈亚进，商昌珍 . 肝内胆管细胞癌诊治策略［J］. 中国实用外科杂志，2015，35（1）：43-45.

［15］SATO Y，SASAKI M，HARADA K，et al. Pathological diagnosis of flat epithelial lesions of the biliary tract with emphasis on biliary intraepithelial neoplasia［J］. J Gastroenterol，2014，49（1）：64-72.

［16］MENG Z，Pan W，HONG H，et al. Macroscopic types of intrahepatic cholangiocarcinoma and the eighth edition of AJCC/UICC TNM staging system［J］. Oncotarget，2017，8（60）：101165-101174.

［17］IMAI K，YAMAMOTO M，ARIIZUMI S. Surgery for periductal infiltrating type intrahepatic cholangiocarcinoma without hilar invasion provides a better outcome than for mass-forming type intrahepatic cholangiocarcinoma without hilar invasion［J］. Hepatogastroenterology，2010，57（104）：1333-1336.

［18］SHIMADA K，Sano T，SAKAMATO Y，et al. Surgical outcomes of the mass-forming plus periductal infiltrating types of intrahepatic cholangiocarcinoma：a comparative study with the typical mass-forming type of intrahepatic cholangiocarcinoma［J］. World J Surg，2007，31（10）：2016-2022.

［19］KLOPPEL G，ADSAY V，KONUKIEWITZ B，et al. Precancerous lesions of the biliary tree［J］. Best Pract Res Clin Gastroenterol，2013，27（2）：285-297.

［20］VIJGEN S，TERRIS B，RUBBIA-BRANDT L. Pathology of intrahepatic cholangiocarcinoma［J］. Hepatobiliary Surg Nutr，2017，6（1）：22-34.

［21］李昊昱，李俊，沈锋 . 肝内胆管癌常见分型方法及诊治回顾［J］. 临床与病理杂志，2019，39（5）：1123-1128.

［22］LIAU J，TSAI J，YUAN R，et al. Morphological subclassification of intrahepatic cholangiocarcinoma：etiological，clinicopathological，and molecular features［J］. Mod Pathol，2014，27（8）：1163-1173.

［23］AISHIMA S，KURODA Y，NISHIHARA Y，et al. Proposal of progression model for intrahepatic cholangiocarcinoma：clinicopathologic differences between hilar type and peripheral type［J］. Am J Surg Pathol，2007，31（7）：1059-1067.

［24］KOMUTA M，GOVAEREO，VANDECAVEYE V，et al. Histological diversity in cholangiocellular carcinoma reflects the different cholangiocyte phenotypes［J］. Hepatology，2012，55（6）：1876-1888.

［25］SEMPOUX C，JIBAR A，WARD S，et al. Intrahepatic cholangiocarcinoma：new insights in pathology［J］. Semin Liver Dis，2011，31（1）：49-60.

［26］ZOU S，LI J，ZHOU H，et al. Mutational landscape of intrahepatic cholangiocarcinoma［J］. Nat Commun，2014，5：5696.

［27］JIAO Y，PAWLIK T，ANDERS R，et al. Exome sequencing identifies frequent inactivating mutations in BAP1，ARID1A and PBRM1 in intrahepatic cholangiocarcinomas［J］. Nat Genet，2013，45（12）：1470-1473.

［28］ROSS J，WANG K，GAY L，et al. New routes to targeted therapy of intrahepatic cholangiocarcinomas revealed by next-generation sequencing［J］. Oncologist，2014，19（3）：235-242.

［29］COULOUARN C，CAVARD C，RUBBIA-BRANDT L，et al. Combined hepatocellular-cholangiocarcinomas exhibit progenitor features and activation of Wnt and TGF beta signaling pathways［J］. Carcinogenesis,2012,33(9):1791-1796.

［30］ARAKI K,SHIMURA T,SUZUKI H,et al. E/N-cadherin switch mediates cancer progression via TGF-beta-induced epithelial-to-mesenchymal transition in extrahepatic cholangiocarcinoma［J］. Br J Cancer,2011,105(12):1885-1893.

［31］KIPP B,VOSS J,KERR S,et al. Isocitrate dehydrogenase 1 and 2 mutations in cholangiocarcinoma［J］. Hum Pathol,2012,43(10):1552-1558.

［32］YOSHIKAWA D,OJIMA H,IWASAKA M,et al. Clinicopathological and prognostic significance of *EGFR*,*VEGF*,and *HER2* expression in cholangiocarcinoma［J］. Br J Cancer,2008,98(2):418-425.

［33］SIRICA A. The role of cancer-associated myofibroblasts in intrahepatic cholangiocarcinoma［J］. Nat Rev Gastroenterol Hepatol,2011,9(1):44-54.

［34］SIA D,HOSHIDA Y,VILLANUEVA A,et al. Integrative molecular analysis of intrahepatic cholangiocarcinoma reveals 2 classes that have different outcomes［J］. Gastroenterology,2013,144(4):829-840.

［35］吴孟超,吴在德. 黄家驷外科学［M］. 7 版. 北京:人民卫生出版社,2007:1823.

［36］JARNAGIN W,WINSTON C. Hilar cholangiocarcinoma:diagnosis and staging［J］. HPB(Oxford),2005,7(4):244-251.

［37］唐浩文,蒙轩,吕文平,等. 胆管癌诊断及预后相关分子标记物研究进展［J］. 解放军医学院学报,2018,39(2):165-167.

［38］RIZVI S,GORES G J. Emerging molecular therapeutic targets for cholangiocarcinoma［J］. J Hepatol,2017,67(3):632-644.

［39］LABIB P L,GOODCHILD G,PEREIRA S P. Molecular pathogenesis of cholangiocarcinoma［J］. BMC Cancer,2019,19(1):185.

［40］WIGGERS J K,RUYS A T,GROOT K B,et al. Differences in immunohistochemical biomarkers between intra- and extrahepatic cholangiocarcinoma:a systematic review and meta-analysis［J］. J Gastroenterol Hepatol,2014,29(8):1582-1594.

［41］中国抗癌协会. 远端胆管癌规范化诊治专家共识(2017)［J］. 中华肝胆外科杂志,2018,24(1):1-8.

［42］KIM J,LEE W J,LEE S H,et al. Clinical features of 20 patients with curatively resected biliary neuroendocrine tumors［J］. Dig Liver Dis,2011,43(12):965-970.

［43］ARGANI P,SHAUKAT A,KAUSHAL M,et al. Differing rates of loss of *dpc4* expression and of *p53* overexpression among carcinomas of the proximal and distal bile ducts:evidence for a biologic distinction［J］. Cancer,2001,91(7):1332-1341.

阻塞性黄疸和高胆红素血症被认为是胆管癌围手术期免疫反应受损、凝血障碍、肝肾功能障碍等并发症的危险因素。1935 年 Whipple 首次提出术前胆管引流（preoperative biliary drainage，PBD）的概念后，外科界就一直对于"PBD 的必要性"和"PBD 的具体方式"存有争议。尽管一直以来围绕 PBD 开展了一系列研究，但是至今仍然没有一个公认的标准。

第一节　术前胆道引流的指征

一、肝门部胆管癌术前胆道引流的指征

伴有阻塞性黄疸的肝门部胆管癌患者是否需要 PBD，尚存争议。目前主要有两个观点：一些学者（以日本学者为主）认为阻塞性黄疸即是需要进行 PBD 的指征，其中多数医疗中心选择性地对血清胆红素高于 10mg/dl 的肝门部胆管癌患者行 PBD，直至胆红素低于 2~3mg/dl 才实施根治性手术干预；而另一些学者则不建议将黄疸作为立即进行 PBD 的指征，除非出现胆管炎、长期黄疸、营养不良、低白蛋白血症、肿瘤不可切除需要进行综合治疗或未来残余肝体积（future remnant liver volume，FRLV）<30% 等一系列情况，才需要进行 PBD。

二、远端胆管恶性梗阻术前胆道引流的指征

远端胆管的恶性梗阻往往是由于胰头癌、中下段胆管癌及壶腹部癌引起的。对于此类患者是否需要常规行 PBD，仍有争论。从目前的循证医学证据来看 PBD 适用于术前需要进行新辅助治疗的阻塞性黄疸患者，以及合并胆道感染的患者，但是不推荐作为常规术前准备。

第二节　术前胆道引流的方式

目前 PBD 主要有两种方式：①内镜胆管引流（endoscopic biliary drainage，EBD），包括内镜下鼻胆管引流（endoscopic nasobiliary drainage，ENBD）（图 5-1）或内镜下胆管支架置入术（endoscopic biliary stents，EBS）（图 5-2、图 5-3），后者可根据支架类型的不同大致可以分为塑料支架和金属支架两类；②经皮经肝胆管引流术（percutaneous transhepatic biliary drainage，PTBD）（图 5-4），穿刺部位需要根据具体情况而定，一般主张单侧引流即可，且推荐引流预留肝。

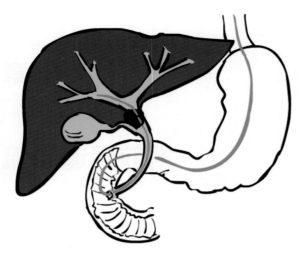

图 5-1　ENBD 引流肝门部胆管恶性梗阻

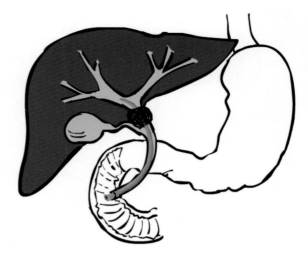

图 5-2　EBS 引流肝门部胆管恶性梗阻

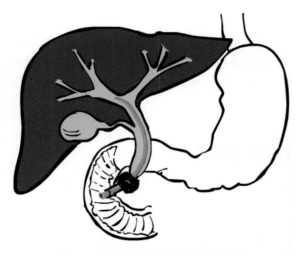

图 5-3　EBS 引流远端胆管恶性梗阻

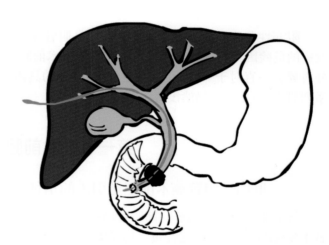

图 5-4　PTBD 引流远端胆管恶性梗阻

第三节　术前胆道引流的疗效

一、术前胆道引流远端胆管恶性梗阻的疗效

对于预计可切除的远端胆管恶性梗阻疾病的患者行 PBD 的临床疗效尚不确定。早期一项回顾性研究在 90 例行胰十二指肠切除术的患者中评估了 PBD 对术后结局的影响：大部分患者为胰腺癌，其中 62% 进行了 PBD，38% 直接手术；直接手术组的再次手术率显著增高（4% vs. 15%，$P=0.02$）；然而，两组的 30 天和 90 天死亡率不存在显著差异。2010 年发表在《新英格兰杂志》上的一项多中心前瞻性随机对照试验（randomized controlled trial，RCT）将 202 例可切除性胰腺癌患者（总胆红素 2.3~14.6mg/dl）随机分为两组，一组行 4~6 周的 PBD 后实施手术，另一组直接手术治疗（确诊 1 周内实施）。与直接手术组相比，PBD 组的严重并发症发生率显著较高（74% vs. 39%），但两组的死亡率并无显著差异。需要指出的是，PBD 组的首次 ERCP 失败率为 25%，远高于其他研究和常规临床实践中的失败率；所有患者使用的都是塑料支架而非金属支架，这两个因素可能都是导致术前引流组患者结局更差的原因。

最近的研究进一步阐述了 PBD 引流远端胆管恶性梗阻的疗效。2016 年的一项单中心回顾性研究纳入了 1 000 例行胰十二指肠切除术的患者，其中 500 例行 PBD，500 例直接手术；结果发现两组在术后 90

天的并发症发生率和围手术期死亡率方面无显著差异,但是 PBD 组的伤口感染率显著增高(19% vs. 9%,*P*=0.001)。2018 年,另外一项单中心回顾性研究纳入 1 500 例行胰十二指肠切除术的患者,并分为有黄疸行 PBD、有黄疸未行 PBD 及无黄疸未行 PBD 三组。该研究结论同样认为 PBD 不会增加手术并发症发生率及患者死亡率,但是 PBD 会增加手术部位感染的概率;同时,通过对 258 例已经出现黄疸但是未行 PBD 患者的临床资料进行亚组分析,发现当总胆红素高于 7.5mg/dl 时,并发症发生率显著增高,故建议当总胆红素高于 7.5mg/dl 时行 PBD。

近期的两项 Meta 分析也分别就该问题进行了研究。2016 年的一项研究纳入 25 项临床研究(22 项回顾性研究、3 项随机对照研究),共计 6 214 例恶性病变位于胰头的患者,分析发现 PBD 组与直接手术组相比较总体并发症发生率(*OR*=1.40;95%*CI* 1.14~1.72;*P*=0.002)和伤口感染的概率(*P*<0.000 01)显著增加,PBD 对死亡率、胰瘘发生率或腹腔内脓肿的形成无显著影响。该研究由此得出结论:PBD 对于远端胆管恶性梗阻的患者未能提供术后康复方面的益处,反而会增加并发症和伤口感染的概率,因此不推荐该类患者常规行 PBD。

综上所述,对于远端胆管恶性梗阻的患者是否需要常规行 PBD 仍有争论。目前的大部分循证医学证据认为 PBD 不能使预计可切除的远端胆管恶性梗阻患者显著获益,相反会增加部分并发症发生率。

二、术前胆道引流肝门部胆管恶性梗阻的疗效

早期的一些随机对照试验显示,PTBD 和 ENBD 对于肝门部胆管癌患者围手术期的预后改善效果并不明显,同时还会明显提高患者住院的费用。一些回顾性研究则发现 PBD 不能降低患者的术后并发症发生率和死亡率,而通过 EBS 的方式进行 PBD 会增加胆汁污染和术后感染的发生率,并且对黄疸的缓解效果也不理想。在一项 Meta 分析中,Sewnath 等筛选出 5 篇随机对照试验(level1 研究,共包含了 302 例患者)和 18 篇队列研究(level2 研究,共 2 853 例患者),分析显示,进行 PBD 与不进行 PBD 的患者在生存率方面没有区别,而进行 PBD 反而会提高并发症发生率、延长患者的住院时间。另一项 2012 年进行的 Meta 分析也得出了相似的结论,同时还认为进行 PBD 会增加严重不良反应的发生率,安全性无法保障(表 5-1)。

表 5-1　以黄疸为指征时 PBD 对肝门部胆管癌患者预后影响的对比

作者	研究类型	引流方式	病例数	围手术期死亡率/%	并发症发生率/%	结论
Hatfield,1982	RCT	外引流	29(BD)	14.0	NA	常规 PBD 不能使患者获益
			28(NBD)	15.0		
McPherson,1984	RCT	PTBD	34(BD)	32.0	NA	PTBD 不能降低死亡率
			31(NBD)	19.0		
Pitt,1985	RCT	PTBD	37(BD)	8.1	57.0	PTBD 不能改善预后,且增加住院费用,不推荐常规使用
			38(NBD)	5.3	53.0	
Lai,1994	RCT	ENBD	43(BD)	14.0	41.9	常规 ENBD 没有明显收益
			44(NBD)	13.6	38.6	
Wig,1999	RCT	PTBD	20(BD)	5	25	PTBD 组并发症率低
			20(NBD)	20	55	
Sewnath,2002	META 分析	NA	157(BD)	15.9	57.3	PBD 不能改善预后,并发症多,不推荐使用
			155(NBD)	13.5	41.1	
Fang,2012	META 分析	NA	265(BD)	14.9	60.0	PBD 没有明显收益,且导致严重并发症,不建议常规进行
			255(NBD)	13.3	27.0	
Ramanathan,2018	回顾性研究	PTBD EBD	134(BD)	NA	NA	除输血量在 PBD 组有统计学差异(49.3% vs. 26.9%),在其他并发症及死亡率方面两组无显著差异
			52(NBD)			

注:RCT. 随机对照试验;PTBD. 经皮经肝胆管引流术;ENBD. 内镜下鼻胆管引流术;EBD. 内镜胆管引流;BD. 引流组;NBD. 未引流组;NA. 无相关数据。

目前在肝门部胆管癌 PBD 的临床研究中,RCT 研究数量很少且样本量较小,大部分都是回顾性研究,且均以患者出现黄疸作为 PBD 的指征,而最终的结果则显示,不论 PBD 选择何种方式,大部分研究认为不能提高患者的生存率,相反还可能会提高手术并发症发生率,给患者带来不良预后,消耗更多的医疗资源,因此大部分研究者认为将黄疸作为 PBD 指征是不合适的。然而,以上研究的纳入病例包含了大量不进行根治手术的患者,不同研究间的引流程序也没有统一的标准,同质性差、样本量小,因此参考价值相对有限。

与此同时,研究者们逐渐发现,除了黄疸,决定是否需要进行 PBD 还要考虑一些其他的因素。有研究指出,PBD 为不同 FRLV 的患者带来的收益并不相同:当 FRLV>30% 肝总体积时,进行 PBD 并不能改善患者围手术期的预后;但是当 FRLV<30% 肝总体积时,进行 PBD 可以降低患者的肝衰竭发生率、手术死亡率及术后并发症发生率。通过临床风险评分来预测肝门部胆管癌患者肝大部切除术后的 90 天死亡率,Wiggers 的研究也得到了类似的结果:根据 FRLV 将 287 例行肝大部切除术的肝门部胆管癌患者分为小体积组(FRLV<30%)、中体积组(FRLV=30%~50%)、大体积组(FRLV>50%),发现胆管引流不充分是小体积组和中体积组的重要不良预后风险因素,而大体积组死亡率不受引流情况的影响(表 5-2)。一项包含欧洲 11 家医院 1997—2008 年 366 例肝门部胆管癌患者的回顾性研究则发现,PBD 的效果在左肝大部切除患者和右肝大部切除患者中存在差别。该研究表明,进行 PBD 虽不影响总的 90 天生存率,但可以降低右肝大部切除患者的 90 天死亡率(OR=0.29,95%CI 0.11~0.77,P=0.013),增加左肝大部切除患者的 90 天死亡率(OR=4.06,95%CI 1.01~16.3,P=0.035);与此相应,血清胆红素高于 3mg/dl 是右肝大部切除患者死亡率增加的危险因素(OR=7.02,95%CI:1.73~28.52,P=0.002),但不影响进行左肝大部切除的患者。

表 5-2　PBD 在不同剩余功能性肝体积及切除不同肝叶患者中效果的对比

作者	研究类型	引流方式	病例数	结论
Kennedy,2009	回顾性研究	NA	60	FRLV<30% 时,PBD 可以改善患者预后
Farges,2013	回顾性研究	ERCP PTBD	366	可改善右肝大部切除预后,对左肝大部分切除无显著影响
Wiggers,2016	回顾性研究	EBS	287	FRLV<50% 时,PBD 可以改善患者预后

注:ERCP. 内镜逆行胰胆管造影;PTBD. 经皮经肝胆管引流术;EBS. 内镜下胆管支架置入术;FRLV. 未来残余肝体积;NA. 无相关数据。

因此是否进行 PBD 并不单纯由黄疸程度决定,还与 FRLV,甚至引流肝叶密切相关,但是目前这些方面的研究在细节上还无法统一,比如,FRLV 多大时进行 PBD 可以改善预后等。如何在阻塞性黄疸、FRLV 等因素间取舍和平衡,选取恰当的 PBD 指征,从而保证 PBD 能为患者带来获益,需要更多的临床数据和研究来探讨和验证。

第四节　术前胆道引流的争议

一、引流方式的选择

EBD 和 PTBD 是目前 PBD 的最主要两大引流方式。哪种引流方式更好？仍无定论！

1. **远端胆管恶性梗阻方面**　2017 年的一项回顾性研究纳入 88 例远端胆管癌患者,其中 PTBD 组 25 例,EBD 组 63 例,研究结果发现 PTBD 组 5 年预后较 EBD 组差(24% vs. 52%,P=0.020);多因素分析发现 PTBD 是唯一的预后不良危险因素,PTBD 组的肝转移发生率也高于 EBD 组(32.0% vs. 13.3%,P=0.034);因此该研究不推荐行 PTBD。2017 年的一项 Meta 分析纳入 3 项 RCT 研究和 11 项回顾性研究,其中 PBD 组 2 246 例、EBD 组 8 100 例;研究结果发现在引流成功率、生存率、胆瘘发生率、术后 30 天死亡率及十二指肠穿孔率方面两组差异无统计学意义;PTBD 在胆管炎和胰腺炎发生率方面较低,但是在出血率和支架移位率方面较高。该研究认为 PTBD 和 EBD 各具优势,建议根据患者胆道梗阻的部位、引流目的和治疗中心在胆道引流方面的经验等多个因素综合考虑。2018 年一项针对预行胰十二指肠切除术患者行 PBD

的 Meta 分析纳入 13 项研究共计 2 334 例患者,研究发现 PTBD 组和 EBD 组在术后严重并发症、死亡率、胰瘘和伤口感染方面无显著差异,PTBD 组发生引流相关并发症和术后总体并发症发生率更低。

2. **肝门部胆管恶性梗阻方面** Kawakami 研究发现,EBS、PTBD 和 ENBD 三组患者的术后死亡率差异无统计学意义,但 EBS 组的引流相关并发症发生率与胆道梗阻发生率显著高于 ENBD 和 PTBD,且引流效率不佳(EBS、ENBD、PTBD 的引流方式更换率分别为 95.0%、21.7% 和 4.2%),而 PTBD 会导致严重并发症(血管损伤率 8% 和肿瘤种植率 4%)。也有研究报道,进行 PTBD 的患者生存率显著低于 ENBD 组的患者($P=0.004$),而且认为 PTBD 是不良预后的独立危险因素。一些研究表明 ENBD 的成功率和有效率较高,Bismuth-Corlette Ⅲ 型和Ⅳ型的患者也适用此法。另有报道称 ENBD 并发症发生率较低,包括术后再介入风险较低($OR=0.26,95\%CI\ 0.08\sim0.76,P=0.012$)和术后胰腺炎发生率低(14%)。

以上这些研究均认为,ENBD 更适合作为 PBD 的首选引流方式。而一项对比 EBS 和 PTBD 的研究发现,首选 EBS 和 PTBD 的患者,引流成功率分别为 81% 和 100%,并发感染率分别为 48% 和 9%,引流操作次数分别为 2.8 和 1.4,引流时间分别为 15 周和 11 周,除此之外,还有 30 例进行 EBS 的患者由于效果不佳而需要转行 PTBD 以缓解黄疸,因此 PTBD 优于 EBS。2018 年的一项 Meta 分析认为,目前的循证依据不足以证明在肝门部胆管癌患者中 PTBD 优于 EBD,尽管 PTBD 在术后短期安全性方面更佳,但是在远期预后方面两者无显著差异。鉴于 PTBD 引流成功率较高,有学者建议肿瘤位置较高的患者应首选 PTBD,而首选 EBS 或 ENBD 的学者也常将 PTBD 作为 ENBD 或 EBS 失败后的补救措施。Wiggers 建立模型筛选出了 ENBD 失败率较高的患者,发现 Bismuth-Corlette Ⅲa 型和Ⅳ型肿瘤是进行 ENBD 失败需要转行 PTBD 的高危因素,对该类患者直接进行 PTBD,可以减少引流过程,减轻患者负担。一项评估 ENBD 有效率的研究则发现,其与 Bismuth-Corlette 分型有明显相关性,在Ⅰ型、Ⅱ型、Ⅲa 型、Ⅲb 型、Ⅳ型患者中 ENBD 的有效率分别为 100%、94%、70%、80% 和 13%,因此作者认为 ENBD 比较适合 Bismuth-Corlette Ⅰ型、Ⅱ型、Ⅲ型患者使用,而Ⅳ型患者则应考虑首选 PTBD。Kawakubo K 的研究也得出了类似的结论,其认为 Bismuth-Corlette Ⅲ型和Ⅳ型均为 ENBD 失败的危险因素($OR=7.88,95\%CI\ 1.33\sim155.0,P=0.010$)。这三个研究表明,PTBD 和 ENBD 在不同分型的肿瘤患者中的引流效率差别较大,出于改善患者预后、减轻患者痛苦和降低医疗费用的考虑,应该在不同的 Bismuth-Corlette 分型肿瘤患者中选择不同的引流方法。

二、支架的材质和类型

目前支架主要分为塑料支架和金属支架两大类。2015 年 Gut 的一项前瞻性多中心 RCT 临床研究结果显示:对于可切除胰腺癌患者,金属支架相对于塑料支架 PBD 相关并发症发生率更低(24% vs. 46%,$P=0.011$)、支架相关并发症发生率也更低(6% vs. 31%),两组的手术相关并发症无显著差异(40% vs. 47%);金属支架组、塑料支架组和直接手术组三组总体并发症发生率分别为 51%、74%、39%。该研究认为,对于可切除胰腺癌患者更推荐金属支架用于 PBD。然而,2016 年的另一项前瞻性多中心 RCT 研究则发现:对于可切除的恶性胆道梗阻患者,塑料支架和金属支架在放置成功率和临床疗效方面无显著差异,但考虑到支架本身的费用,该研究推荐放置塑料支架。同年的一项 Meta 分析认为:对于可切除的远端胆管恶性梗阻患者,金属支架较塑料支架引流更为有效,但是仍需要更高级别的 RCT 研究进行论证。

选择覆膜支架还是无覆膜支架取决于狭窄位置和病因等因素。对于外源性压迫造成狭窄的患者,无覆膜支架或可满足治疗需要,而覆膜支架可能有益于腔内肿瘤患者。值得注意的是,不推荐对近端胆道梗阻患者使用覆膜金属支架,因为覆膜支架可能会阻塞肝左、右管的开口。此外,几项临床研究评估了覆膜与无覆膜金属支架在治疗远端胆管恶性梗阻疾病时支架通畅率之间的差异。各项研究的结果各不相同。一项 Meta 分析纳入 11 项试验共 1 272 例远端恶性胆道狭窄患者,发现覆膜支架与无覆膜支架在引流效率方面无显著差异($HR=0.7,95\%CI\ 0.4\sim1.2$)。相比于无覆膜支架,覆膜支架的移位率($OR=5.1,95\%CI\ 1.8\sim14.1$)和胆泥形成率($OR=2.5,95\%CI\ 1.4\sim4.4$)较高,支架内肿瘤生长率较低($OR=0.2,95\%CI\ 0.1\sim0.5$)。这两种支架在胆囊炎、胆管炎、胰腺炎、穿孔和出血等不良事件方面的差异无统计学意义。

三、肝门部胆管恶性梗阻引流方式

对于肝门部胆管恶性梗阻患者,使用单侧还是双侧支架引流仍存在争议。许多专家认为,置入单侧支架即可,因为仅 25%~30% 的患者需要通过引流来缓解黄疸。然而,也有专家认为,只行单侧引流可能无法完全缓解黄疸,而且可能增加胆管炎的风险。一项随机试验将 157 例患者分入单侧或双侧肝引流组。单侧支架引流组的 79 例患者中有 70 例(89%)成功置入支架,双侧支架引流组的 78 例患者中有 60 例(77%)成功置入支架($P=0.04$)。该研究分析显示,两组患者在引流成功率、并发症发生率和死亡率方面没有差异。然而,在成功置入支架的患者中进行意向治疗分析发现,单侧支架置入组的引流成功率更高(81% vs. 73%)。另外,单侧支架组患者的早期并发症发生率更低(19% vs. 27%),很大程度上是因为胆管炎的发生率更低(9% vs. 17%)。

四、种植转移

自 PTBD 用于 PBD 以来,种植转移的病例报道从未停息,主要包括腹膜转移、管道转移、皮肤转移等。由于种植转移常被视作"致命的并发症",所以在临床上不断影响医师选择 PBD 方式的决策,直接导致了目前 ENBD 被广泛推广而 PTBD 常常被用于补救措施的现状,但关于种植转移的实际发生率、对患者预后的真实影响等问题目前还存在争议。根据 Takahashi 的研究,PTBD 经管道的转移率可以高达 5.2%,且发生转移患者的预后较无转移患者更差(中位生存期分别为 22.8 个月和 27.3 个月)。Kang 的研究结果与此类似,PTBD 的种植转移率为 2.6%,种植转移的患者即使切除了转移灶,其预后相比其他患者也更差(中位生存期分别为 17.5 个月和 23 个月)。Sakata 报道 PBD 的种植转移率约 4.48%,同时总结 1966—2004年的相关临床试验,发现报道的 PBD 种植转移发生率为 0.6%~6%。Hirano 则发现 PTBD 组患者的腹膜种植转移发生率更高,多变量分析显示 PTBD 是唯一的腹膜种植转移的独立预测因素。Balzani A 在一篇皮肤转移的病例报道中指出,部分发生在肝实质的种植转移病例,在术中或尸检中发现转移灶时,常常会错误地归结为血源性或淋巴源性转移,因此种植转移的发生率应该比临床报道的更高。出于对种植转移的担忧,相当多的临床工作者放弃 PTBD 作为 PBD 首选方式,但也有一些研究认为种植转移的风险还有待商榷。如 Hwang 对比了 ENBD 与 PTBD 的种植转移情况后发现,PTBD 种植转移的发生率为 1.7%,且这些患者的平均术后生存时间与进行姑息性手术的患者持平(25 个月);未发现与 PTBD 术后种植转移相关的危险因素,而 ENBD 无种植转移发生,作者认为,虽然 PTBD 复发的问题客观存在而且不能忽视,但其复发率与之前报道的复发率相比低了很多,当需要进行 PBD 时不应因种植转移的问题而放弃 PTBD。一项多中心的回顾性研究显示,PTBD 与 ENBD 两种方法的患者生存率相似,且两者的种植转移率无明显统计学差异(PTBD 组 3.4%,ENBD 组 2.7%)。同时,大部分研究也认为种植转移后的预后较差,这些报道都为 PTBD 在临床上的使用带来了极大的负面影响,相比之下,ENBD 的种植转移报道则较为罕见。然而,由于偏倚、滞后及种植转移本身确诊标准的差异和确诊难度较大等因素,PTBD 的种植转移发生率有多高,与 PTBD 的操作、设备及技术的相关性有多大,是否高到足以因此放弃首选 PTBD,为什么 PTBD 和 ENBD 的预后情况似乎没有受到种植转移的直接影响,ENBD 的种植转移的具体情况又如何等一系列问题,目前还缺乏有力的证据和统一的观点。

第五节　术前胆道引流的选择策略

PBD 曾经一度被认为能够降低术后死亡率和并发症发生率。然而,最近研究则提出了一些相反的观点。PBD 是否有益?何种 PBD 方式最好?由于既往的研究大部分是回顾性研究,为数不多的 RCT 研究则样本量较小,论证力度相对较低。因此,亟须大样本量前瞻性多中心的 RCT 研究来建立 PBD 的最佳模式,并分别评估 PBD 对远端胆管恶性梗阻和肝门部胆管恶性梗阻患者的潜在益处。

综上所述,是否行 PBD 需要结合患者的一般情况、肿瘤部位、黄疸程度、治疗策略及未来残余肝体积等因素综合考虑。目前大部分研究认为,对于预计可切除且一般情况良好的远端胆管恶性梗阻患者,不推荐常规行 PBD;对于计划需大范围肝切除的可切除肝门部胆管恶性肿瘤患者,术前需要 PBD。未来残余肝体积是行 PBD 与否的重要参考指标。

(刘厚宝)

参考文献

[1] NAKANISHI Y,TSUCHIKAWA T,OKAMURA K,et al. Risk factors for a high Comprehensive Complication Index score after major hepatectomy for biliary cancer:a study of 229 patients at a single institution[J]. HPB(Oxford),2016,18(9):735-741.

[2] MIYAZAKI M,YOSHITOMI H,MIYAKAWA S,et al. Clinical practice guidelines for the management of biliary tract cancers 2015:the 2nd English edition[J]. J Hepatobiliary Pancreat Sci,2015,22(4):249-273.

[3] WIGGERS J K,GROOT KOERKAMP B,CIESLAK K P,et al. Postoperative mortality after liver resection for perihilar cholangiocarcinoma:development of a risk score and importance of biliary drainage of the future liver remnant[J]. J Am Coll Surg,2016,223(2):321-331.

[4] KAWASHIMA H,ITOH A,OHNO E,et al. Preoperative endoscopic nasobiliary drainage in 164 consecutive patients with suspected perihilar cholangiocarcinoma:a retrospective study of efficacy and risk factors related to complications[J]. Ann Surg,2013,257(1):121-127.

[5] HIRANO S,TANAKA E,TSUCHIKAWA T,et al. Oncological benefit of preoperative endoscopic biliary drainage in patients with hilar cholangiocarcinoma[J]. J Hepatobiliary Pancreat Sci,2014,21(8):533-540.

[6] KAWAKUBO K,KAWAKAMI H,KUWATANI M,et al. Lower incidence of complications in endoscopic nasobiliary drainage for hilar cholangiocarcinoma[J]. World J Gastrointest Endosc,2016,8(9):385-390.

[7] JANG S I,HWANG J H,LEE K H,et al. Percutaneous biliary approach as a successful rescue procedure after failed endoscopic therapy for drainage in advanced hilar tumors[J]. J Gastroenterol Hepatol,2017,32(4):932-938.

[8] WIGGERS J,GROOT KOERKAMP B,COELEN R,et al. Preoperative biliary drainage in perihilar cholangiocarcinoma:identifying patients who require percutaneous drainage after failed endoscopic drainage[J]. Endoscopy,2015,47(12):1124-1131.

[9] WIGGERS J,GROOT KOERKAMP B,COELEN R,et al. Percutaneous preoperative biliary drainage for resectable perihilar cholangiocarcinoma:no association with survival and no increase in seeding metastases[J]. Ann Surg Oncol,2015,22(Suppl 3):S1156-S1163.

[10] LEE J,LEE Y,CHUNG J,et al. A case of cutaneous metastatic cholangiocarcinoma on the percutaneous transhepatic biliary drainage catheter insertion site[J]. Ann Dermatol,2015,27(2):220-221.

[11] LEE P J,PODUGU A,WU D,et al. Preoperative biliary drainage in resectable pancreatic cancer:a systematic review and network meta-analysis[J]. HPB(Oxford),2018,20(6):477-486.

[12] WRONKA K,GRAT M,STYPULKOWSKI J,et al. Relevance of preoperative hyperbilirubinemia in patients undergoing hepatobiliary resection for hilar cholangiocarcinoma[J]. J Clin Med,2019,8(4):458.

[13] RAMANATHAN R,BORREBACH J,TOHME S,et al. Preoperative biliary drainage is associated with increased complications after liver resection for proximal cholangiocarcinoma[J]. J Gastrointest Surg,2018,22(11):1950-1957.

[14] NAKAI Y,YAMAMOTO R,MATSUYAMA M,et al. Multicenter study of endoscopic preoperative biliary drainage for malignant hilar biliary obstruction:E-POD hilar study[J]. J Gastroenterol Hepatol,2018,33(5):1146-1153.

[15] LIU J,WU J,WANG J,et al. Endoscopic biliary drainage versus percutaneous transhepatic biliary drainage in patients with resectable hilar cholangiocarcinoma:a systematic review and meta-analysis[J]. J Laparoendosc Adv Surg Tech A,2018,28(9):1053-1060.

[16] DORCARATTO D,HOGAN N M,MUNOZ E,et al. Is percutaneous transhepatic biliary drainage better than endoscopic drainage in the management of jaundiced patients awaiting pancreaticoduodenectomy? A systematic review and meta-analysis[J]. J Vasc Interv Radiol,2018,29(5):676-687.

[17] DE PASTENA M,MARCHEGIANI G,PAIELLA S,et al. Impact of preoperative biliary drainage on postoperative outcome after pancreaticoduodenectomy:an analysis of 1 500 consecutive cases[J]. Dig Endosc,2018,30(6):777-784.

[18] AOKI T,SAKAMOTO Y,KOHNO Y,et al. Hepatopancreaticoduodenectomy for biliary cancer:strategies for near-zero operative mortality and acceptable long-term outcome[J]. Ann Surg,2018,267(2):332-337.

[19] SCHEUFELE F,SCHORN S,DEMIR I E,et al. Preoperative biliary stenting versus operation first in jaundiced patients due to malignant lesions in the pancreatic head:A meta-analysis of current literature[J]. Surgery,2017,161(4):939-950.

［20］ MIURA F,SANO K,WADA K,et al. Prognostic impact of type of preoperative biliary drainage in patients with distal cholangiocarcinoma［J］. Am J Surg,2017,214（2）:256-261.

［21］ DUAN F,CUI L,BAI Y,et al. Comparison of efficacy and complications of endoscopic and percutaneous biliary drainage in malignant obstructive jaundice:a systematic review and meta-analysis［J］. Cancer Imaging,2017,17（1）:27.

［22］ TOL J,VAN HOOFT J,TIMMER R,et al. Metal or plastic stents for preoperative biliary drainage in resectable pancreatic cancer［J］. Gut,2016,65（12）:1981-1987.

［23］ SONG T,LEE J,LEE S,et al. Metal versus plastic stents for drainage of malignant biliary obstruction before primary surgical resection［J］. Gastrointest Endosc,2016,84（5）:814-821.

［24］ AHORA K,MORALES-OYARVIDE V,FERRONE C,et al. Preoperative biliary drainage does not increase major complications in pancreaticoduodenectomy:a large single center experience from the Massachusetts General Hospital［J］. J Hepatobiliary Pancreat Sci,2016,23（3）:181-187.

［25］ CRIPPA S,CIROCCHI R,PARTELLI S,et al. Systematic review and meta-analysis of metal versus plastic stents for preoperative biliary drainage in resectable periampullary or pancreatic head tumors［J］. Eur J Surg Oncol,2016,42（9）: 1278-1285.

［26］ BARON T,GRIMM I. Relief of obstructive jaundice from pancreatic cancer:the end of the plastic stent era？［J］. Gut,2016, 65（2）:191-192.

［27］ UMEDA J,ITOI T. Current status of preoperative biliary drainage［J］. J Gastroenterol,2015,50（9）:940-954.

［28］ MIYAZAKI M,YOSHITOMI H,MIYAKAWA S,et al. Clinical practice guidelines for the management of biliary tract cancers 2015:the 2nd English edition［J］. J Hepatobiliary Pancreat Sci,2015,22（4）:249-273.

［29］ VAN DER GAAG N,RAUWS E,VAN EIJCK C,et al. Preoperative biliary drainage for cancer of the head of the pancreas［J］. N Engl J Med,2010,362（2）:129-137.

第六章

肝门部胆管癌术前门静脉栓塞

肝门部胆管癌（hilar cholangiocarcinoma，HCC）是指累及胆囊管开口及以上 1/3 的肝外胆管，并常扩展至肝胆管汇合部及一侧或双侧肝管的胆管癌，又称中央型胆管癌或 Klatskin 瘤，占肝外胆管癌的 58%~75%。由于特殊解剖关系及生物学特征，HCC 早期诊断较困难，误诊率高，手术切除率低，预后差。随着对其生物学特性的深入了解，磁共振胰胆管成像（MRCP）、螺旋 CT 等先进临床成像技术的出现和外科手术技术的不断进步，胆管癌的诊断率及切除率显著提高，其治疗理念及方法也不断得到更新。

目前影响手术远期疗效的因素主要为残留癌细胞和淋巴结转移。术后切缘阴性者的生存期较切缘阳性者明显延长。根治性切除仍然是可能治愈胆管癌的首选方法，目前已有几种术式应用于临床，其中联合半肝切除术被认为是治疗胆管癌的标准术式。近年来手术均有术区逐渐扩大的趋势，但切除范围大，手术风险也随之上升。Gerhards 报道 12 例扩大肝切除和血管切除者，围手术期死亡率达到 50%（6/12），且均死于术后肝肾衰竭。肝大部分切除术往往会切除大于 70% 的肝实质，可导致门静脉压力的突然增加。这些打击都会增加术后并发症的发生率，并可能最终导致致命的肝衰竭的发生。因此，肝门部胆管癌的外科治疗的研究方向，仍然是如何使患者安全地耐受因扩大肝切除范围所带来的机体功能改变。

术前肝内门脉支栓塞（portal vein-branch embolization，PVE）是一种介入治疗，1986 年日本学者 Kinoshita 等首次报道了 PVE 的应用，并观察到栓塞侧的肝叶萎缩、未栓塞侧肝叶肥大的现象。这些增生的未来残余肝（future remnant liver，FRL）可以为肝大部分切除术提供足够的肝功能储备。随后，Matsuoka 又对 PVE 和栓塞材料做了进一步研究，1989 年指导性地提出了 PVE 的四个主要目的：①扩大外科手术适应证；②防止肿瘤沿门静脉播散；③防止门静脉瘤栓形成；④配合动脉灌注使肿瘤完全坏死。

近年来，因 PVE 能有效诱导 FRL 的体积增大和改善肝功能，被广泛用于肝肿瘤的肝切除术前，以扩大手术适应证，减少术后肝衰竭、感染、出血的发生。PVE 作为一种术前辅助性治疗可提高肝门部胆管癌、转移性肝癌和肝细胞癌手术切除的安全性。

第一节　门静脉系统解剖

肝是一个实质性器官，内部结构复杂，丰富的血液循环长期以来阻碍着肝外科的发展。门静脉是肝脏血液的主要来源（约占 70%），起源于腹腔消化器官（消化管、胰、脾等）的毛细血管，经逐级汇集形成（图6-1）。在行 PVE 前准确掌握门静脉的解剖结构、位置关系及常见的分支变异情况对每一个外科医师来说都是十分必要的。

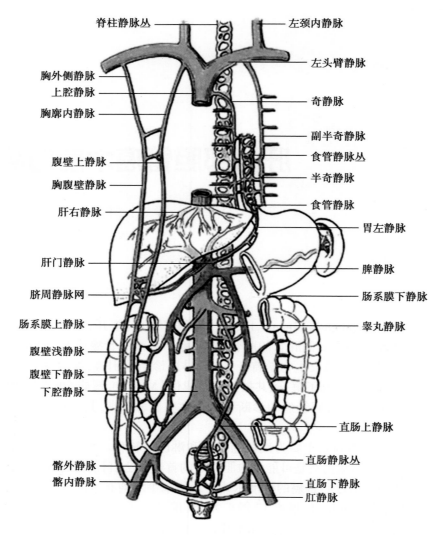

图 6-1   门静脉及其属支

一、门静脉的主要属支

门静脉主要属支包括:①肠系膜上静脉,位于同名动脉的右侧并与之伴行,除收集同名动脉分布区的血液外,还收纳胃十二指肠动脉分布区的血液。②脾静脉,由脾的数支静脉组成,在胰腺后方走行,除收集同名动脉分布区的血液外,还接受肠系膜下静脉的汇入。③肠系膜下静脉,收纳同名动脉分布区的血液,居于同名动脉的左侧,在胰腺后面汇入脾静脉,有时汇入肠系膜上静脉或直接汇入门静脉(在脾静脉和肠系膜上静脉汇合的交角处)。④胃左静脉,胃冠状静脉,与同名动脉伴行并收集同名动脉分布区的血液,沿胃小弯左行再转向右后汇入门静脉主干。在贲门处食管静脉丛有小支汇入胃左静脉,其主支食管静脉汇入奇静脉或半奇静脉,从而使门静脉系和上腔静脉系沟通。⑤胃右静脉,与同名动脉伴行,汇入门静脉干。胃右静脉常接受幽门前静脉的汇入,该静脉在术中常用以作为确定幽门的标志。⑥胆囊静脉,收集胆囊壁的血液,汇入门静脉干或其右支。⑦附脐静脉,为数条细小的静脉,起于脐周静脉网,沿肝圆韧带走行,汇入门静脉或其左支(图 6-1)。

在肝十二指肠韧带游离缘,一般没有门静脉的属支。在十二指肠第一部后方,有来自胃、胰十二指肠的静脉直接注入门静脉。在第一肝门的位置,门静脉分为粗短的右干和细长的左干,门静脉左干和右干分别发出 1~3 条小静脉至尾状叶和左右段,有部分患者的右前支门静脉也直接从门静脉主干发出,或来自门静脉左干的横部。门静脉在胰颈后方约相当于第 2 腰椎高度,下腔静脉的前方,由肠系膜上静脉和脾静脉以直角汇成。肠系膜下静脉汇入脾静脉者占52.02%,汇入肠系膜上静脉者占24.60%,或由脾静脉、肠系膜上、下静脉共同汇成门静脉,占13.29%。

二、门静脉的变异

门静脉的变异虽不常见(10%~15%),但熟知门静脉变异对于术前PVE及手术切除的成功尤为重要。门静脉可分3叉(11%),也可以分4叉。只有1%的门静脉是没有分叉的,其中右侧门静脉肝内分支的变异类型较多(图6-2)。

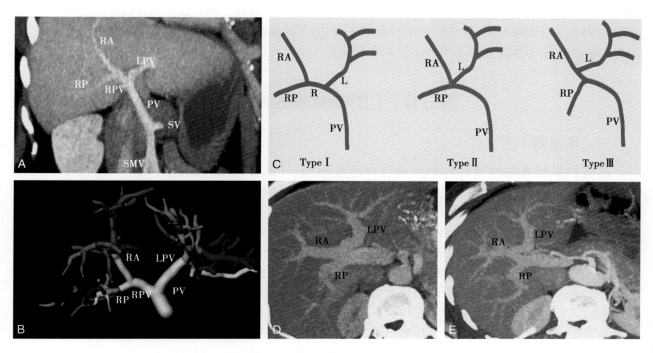

图6-2 肝门静脉及分支变异

A.冠状面增强CT造影;B.模拟图;C.肝门静脉的三种常见解剖结构;D.Ⅱ型变异:增强造影CT显示肝门静脉分叉成右后、右前肝门静脉和左肝门静脉;E.Ⅲ型变异:增强造影CT显示来自门静脉主干的右后支。
LPV.肝门静脉左支;RPV.肝门静脉右支;RA.右前支;RP.右后支;PV.门静脉;SV.脾静脉;SMV.肠系膜上静脉。

门静脉在肝内反复分支,最终形成小叶间静脉,与肝动脉的小分支一起进入肝小叶内的肝血窦,经中央静脉汇入小叶下静脉,最后经肝静脉进入下腔静脉。小叶间静脉在进入肝血窦前,与肝动脉的小分支之间存在着交通支。正常情况下这些交通支不开放,只有在肝硬化窦状间隙变窄时才开放,压力高的肝动脉血流又流入压力低的门静脉,从而增高门静脉的压力。错误地选择分支栓塞会导致肝衰竭甚至死亡。

第二节 门静脉栓塞的适应证

PVE作为一种术前辅助介入治疗适用于:术前估计需行肝大部分切除,术后未来残余肝不足以满足肝功能需要的患者。通过术前对未来残余肝体积的判断,应用栓塞术使未栓塞部位代偿性增大,可充分满足术后肝功能储备要求;另外,对于某些已经不具备手术条件的患者,PVE联合TACE可以通过阻断肿瘤供血的途径使肿瘤体积缩小甚至死亡。对于PVE治疗的适应证,目前国际上没有统一的标准,但多数学者和专家同意PVE治疗应依据肝功能情况和FRLV而定。Kubota等提出通过拟行切除肝体积决定PVE的标准,这一标准通过CT和$ICGR_{15}$计算获得。在肝功能正常的患者中,如$ICGR_{15}<10\%$,当FRLV<40%时可进行PVE。对于患有黄疸或$ICGR_{15}>10\%$的患者,当FRLV<50%时可进行PVE。

Tadatoshi Takayama 提出以下 3 项作为肝切除患者需要行 PVE 的标准：①肝功能正常需行 60% 以上肝切除的患者；②ICGR$_{15}$ 偏离正常值 10%~20%，或有阻塞性黄疸史的需行 40%~60% 肝切除术的患者；③需联合行胰十二指肠切除术的患者。

上海东方肝胆外科医院肝门部胆管癌术前 PVE 选择标准：①无肝硬化且黄疸/胆管扩张至 PVE 时间<8 周、未来残余肝体积/全肝体积<50%；②有肝硬化或发现黄疸/胆管扩张≥8 周、未来残余肝体积/全肝体积<60%。

笔者认为，既然 PVE 的目的是使患者尽量免除肝大部切除术后肝衰竭的风险，那么对于急性或慢性肝功能损害的患者就没有必要设定 FRLV<40% 限制，应该适当放宽。PVE 选择最终的发展趋势必然是：合理的 PVE 及肝切除策略，精确的 FRL 功能状态评估，个体化的 FRL 增生潜能评估，与其他促进 FRL 再生方法联合应用，以及应该为术中或术后 FRL 可能的二次打击留有余地。

第三节 门静脉栓塞的术前准备

一、栓塞剂

目前 PVE 经典的栓塞材料是由吸收性明胶海绵、纤维蛋白胶、碘化油、氰基丙烯酸酯和无水乙醇，伴或不伴栓塞钢圈组成。近年来已发展出一些新的栓塞剂如 N-丁基氰基丙烯酸酯（N-Butyl cyanoacrylate，NBCA）与碘化油的混合液、聚乙烯醇缩乙醛（polyviny lacetaldehyd，PVA）颗粒（非球形颗粒，355~1 000μm）。一份报告表明，小球栓塞颗粒在栓塞血管能力程度上比大的非球形粒子明显提高。这些微球的好处在于：可根据准备栓塞门静脉分支的尺寸选择颗粒的大小范围；可以使用较小颗粒堵塞远侧分支，而用较大颗粒堵塞近侧分支。组织学结果显示：在切除的肝中，三丙烯基微球比 PVA 能造成更多的远侧栓塞。小微球不仅可以堵塞门静脉血流，还可以通过阻断肝微循环的动静脉交通支，从而减少动脉血流。

事实上，各种栓塞剂均能使未栓塞肝叶体积增大，达到满意效果。但究竟哪种材料为最佳材料，尚无定论。Matsuoka 最早将碘化油与不同物质混合，观察栓塞狗门静脉的效果，提出碘油凝血酶混合物适于短期栓塞、碘油纤维蛋白黏附混合物适于中期栓塞、碘油氰丙烯酸盐混合物适于长期栓塞的观点。

在选择栓塞剂时还应该注意不同的栓塞剂对肝及胆管的损伤情况。

氰基丙烯酸盐入血会迅速聚合成硬块，长期不溶解，导致快速可靠的栓塞。栓塞后对侧叶平均体积增大 90%，明显高于吸收性明胶海绵和不锈钢圈。虽然氰丙烯酸盐栓塞效果明确，但常出现广泛的胆管炎、胆管硬化、肝细胞坏死，并可出现明显的一过性肝功能恶化的副作用。此外，由于其凝固速度快，常不能栓塞远端血管，因而会使未栓塞部分形成部分侧支循环。

吸收性明胶海绵作为栓塞剂，虽然未栓塞叶肥大程度相对较低（30%），并有栓塞后再通的报道，但其对于肝功能影响是暂时性的，仅表现为 GPT、GOT、TB 的轻微升高。栓塞叶的镜下改变主要为大量细胞凋亡而无明显炎症、坏死。有学者报道吸收性明胶海绵加用聚多卡醇（polidocanol，Asclera）具有更好的栓塞效果。

对于钢圈栓塞，de Baere 和 Yamakado 发现不锈钢圈常会出现异位栓塞，术后未栓塞叶的门静脉主干内血栓形成增多，且只引起近端栓塞，其远端常通过侧支循环而再通，认为其不适用于 PVE。Hemming 报道了不锈钢圈和 PVA 颗粒的联合应用，但这也仅弥补了不锈钢圈近端栓塞的缺点。Park 和 Ko 等报道通过乙烯醋酸盐部分水溶反应得到一种新的栓塞剂——Embol-78，并与无水乙醇和非离子对比剂混合后，分别在猪的实验中和临床应用中均取得了较好效果，认为其优点在于当球囊阻塞门静脉血流趋于缓慢、停滞时，栓塞剂能缓慢固化，并可完全栓塞远端血管而无反流出现，也无栓塞血管再通出现，同时组织反应和对肝功能影响轻微；但不利之处是导致轻、中度腹痛，栓塞剂充满门静脉管腔后需要 10~15 分钟才能固化，以及所用的球囊导管不易被插进较小的门静脉分支等。

二、术前准备和残余肝体积的评估

术前先行全面的体检,以确定患者是否耐受 PVE 治疗,当 TB>51μmol/L 时应考虑胆汁引流,术前及术后还应预防性使用广谱抗生素。目前,计算 FRLV 的方法主要采用 CT 体积测量法。每个患者的体形不同,对剩余肝组织体积的需求量也不同,故采用估计肝总体积来计算 FRL 率,FRL 率=预计残余肝体积/估计肝总体积。预计残余肝体积通过 CT 测定。肝总体积根据 Ursta 公式可求得:肝总体积(cm^3)= 706.2×体表面积(m^2)+2.4[体表面积计算公式(body sueface area,BSA)BSA=0.035W+0.1(W≤30);BSA= 1.05+(W−30)×0.02(W>30),W 表示体重,单位 kg]。尽管 CT 体积测定是衡量 FRLV 的可靠指标,但应该明白:PVE 和肝大部分切除术一样,肝再生都是功能代偿优先于体积代偿,而且前者更加灵敏。评估肝功能、储备功能的方法有很多,经典实用的指标包括 TB、转氨酶、PT、血清前白蛋白等。不过大部分血清学指标都是反映全肝功能,不便估计 FRL 功能。目前,一些 PVE 前 FRL 功能的评估主要通过药物肝代谢试验指标,如吲哚菁绿清除率(indocyanine green retention rate,ICGR),乘以 FRL 占全肝的体积比例来实现的。^{99m}Tc-GSA 肝动力单光子发射断层扫描是肝切除术前评估剩余肝功能的另一个有用的方法。因为 PVE 后非栓塞叶不仅体积增加,而且第 1 周 ^{99m}Tc-GSA 摄取也增加,但术后肝衰竭时患者 ^{99m}Tc-GSA 摄取却会明显减少。

第四节　门静脉栓塞的基本操作步骤

PVE 的实施途径有以下 3 种:①超声引导下经皮经肝门静脉栓塞术;②开腹手术中经回结肠静脉插管门静脉栓塞术;③腹腔镜下经回结肠静脉插管门静脉栓塞术。

根据穿刺方法又可分为:同侧穿刺(穿刺部位与栓塞部位在同侧)和对侧穿刺。目前超声引导下经皮经肝门静脉栓塞术是最为常用的方法。以需行右半肝扩大根治术的患者为例,在 B 超引导下 18G 穿刺针穿刺 8 段门静脉背侧支成功后,置入 F$_7$ 导鞘建立通路。造影导管先进行门静脉造影以确认门静脉分支形态。置入 F$_6$ 球囊导管进入门静脉后支,膨胀球囊阻断血流,推入吸收性明胶海绵,保留 5 分钟后置入不锈钢圈 2 枚。同法处理余 5、6、7 段。确认以上几段门静脉栓塞后,退出导管,闭合穿刺口。在推入栓塞剂时建议分级推入,粒径小的栓塞剂用于远端分支,而粒径大的栓塞剂用于近端分支。

第五节　门静脉栓塞后肝功能和生理功能的变化

一、血流动力学变化

PVE 治疗前和治疗后第 4、7、15 天对患者进行彩色多普勒检查,测量门静脉各部位的最大血流速度。对于检测时 B 超探头的位置,在测量门静脉主干流速时应采用右肋间位置,于门静脉主干中点、管腔中央处采样;在测量非栓塞门静脉支流速时,门静脉右支测量采用右肋间位置,于右支距汇合部 1cm 处采样,左支测量采用剑突下位置,于矢状部中点处。检测结果显示门静脉主干血流速度在 PVE 治疗前后变化不大,而 PVE 治疗后门静脉非栓塞支血流速度明显快于 PVE 前,并在 PVE 治疗后第 4 天血流速度达到峰值。栓塞叶的门静脉阻力指数(resistance index,RI)显著增高,血流量明显下降,非栓塞叶则相反。上述血流动力学改变提示富含营养的门静脉血液由于栓塞侧的压力增高流速减慢后被重新分配到非栓塞叶,导致未栓塞叶的肥大。对于门静脉非栓塞支血流速度及血流速度增长率与肝叶增生速度是否成线性相关,尚无定论。

二、肝细胞因子的变化

PVE 是对于门静脉高位结扎,会导致结扎一侧肝叶萎缩,对侧叶肥大这一实验现象的临床应用。门静脉分支闭塞引起的血流动力学变化所起的作用已经被广泛讨论;然而,PVE 后栓塞叶肝萎缩、非栓塞叶肝肥大的分子学机制却知之甚少。最新的一项研究试图解决生长刺激和抑制因子是否影响 PVE 后肝萎缩和肥大这一问题。

PVE 的治疗效果很特殊——在同一个体中肝叶的萎缩和增生并存，这种现象与 PVE 后肝叶中一些生长因子的分泌活动有关，因此，就 PVE 后肝叶中生长刺激及抑制因子的动员情况目前各国学者们进行了深入研究。虽然正常肝的分裂是静态的，但肝叶切除后肝实质细胞和非实质细胞都将增殖并会迅速恢复。一些促细胞分裂素，如转化生长因子-α（transforming growth factor-α，TGF-α）和肝细胞生长因子（hepatocyte growth factor，HGF），被认为在肝再生过程中起促进作用，也有一些抑制肝细胞增殖的因子，如转化生长因子-β（transforming growth factor-β，TGF-β）和激活素，被报道在肝部分切除后早期表达也得到上调。另外，相比部分肝叶切除术产生的效果，门腔静脉分流对肝叶大小的影响则与之相反，门腔分流术会造成肝细胞凋亡，导致肝萎缩。最近一项新的研究表明，尽管包括肝细胞生长因子和 TGF-α 在内的一些活性肽的表达都有上调，但门腔分流术后肝仍然会萎缩，同时这些嗜肝因子的表达上调时 TGF-β 的表达也上升。动物实验表明，肝脏的增殖和萎缩过程受生长刺激因子和生长抑制因子双重控制。

Ki-67 是一种除休眠细胞外表达在细胞分裂周期的所有阶段的核抗原。Ki-67 的表达与胸腺嘧啶掺入相关，表达模式与用溴脱氧尿嘧啶核苷掺入得到的标记类型有关，从而以此可确定发生 DNA 复制的肝细胞数目。通过测定 Ki-67 阳性、TdT 介导的 dUTP-生物素缺口末端标记阳性肝细胞的数目（TdT-mediated dUTP nick end labeling，TUNEL），以及每个肝叶的体积变化，可以评估栓塞肝叶和未栓塞肝叶的肝细胞增殖及凋亡情况。

Ki-67 的阳性细胞数目增加证明，在非栓塞叶可观察高水平肝细胞增殖；相比之下，用 TUNEL 法测定发现相当数量凋亡的肝细胞在栓塞叶中。肝叶体积的变化密切地反映在这些细胞的动力学参数的差异中。正常肝组织中，TGF-α 和 TGF-β 的表达水平均较低。然而，在发生增殖的非栓塞叶，TGF-α 的表达显著升高。观察整个肝小叶，TGF-α 的表达呈现出类似的 Ki-67 阳性细胞的分布格局。TGF-β 在胆碱缺乏诱导的肝细胞凋亡后和部分切除后再生的肝叶中表达上升，TGF-β 已被报道在体外和体内均有强烈诱导肝细胞凋亡的作用。目前研究结果表明，诱导细胞凋亡，并导致栓塞叶萎缩，可能是由于或至少一部分是由于 TGF-β。在栓塞叶萎缩的过程中，TGF-α 的表达也升高，但其表达的程度比在非栓塞叶少得多。此外，在非栓塞增生叶中 TGF-β 的表达也升高，但与栓塞叶相比程度较小。在肝叶部分切除术后再生的大鼠肝叶中，TGF-β 也有类似的增高，推测这一增高是防止再生肝的无节制增长。目前针对人类的研究结果与动物实验相同。肝肥大和萎缩的程度，反映在 PVE 后的体积比上，该比例与 TGF-α、TGF-β 的比密切相关。这一发现表明，阻断门静脉的血流会造成肝脏从静息状态到生长刺激和抑制因子都增加的状态。单个肝叶的增生或萎缩及程度的大小与这些因子的平衡有关。

目前在人类研究方面的主要局限在于，肝生长因子 TGF-α 和 TGF-β 的表达评估仅在 PVE 后的一个单一时间点（平均 16 天）。由于肝切除后肝再生的信号出现有时间依赖性，因此无论是在人类或动物模型上都需更全面的研究评估，PVE 后生长因子按时间顺序表达并以此证实目前的发现。此外，虽然很多研究中把 TGF-α 和 TGF-β 分别看成是刺激肝细胞生长和诱导肝细胞凋亡的因子，但增生或萎缩的肝叶可能是由于别的肝细胞生长因子的作用，如 HGF 和/或表皮生长因子受体。

总之，这些研究表明，PVE 后 TGF-α 和 TGF-β 的表达增加分别与肝细胞的增殖与萎缩有关。观察模型可知这两个因子的均衡比失调会导致肝萎缩或增大。

三、肝功能及形态学变化

PVE 后肝功能的变化主要表现为酶学指标的一过性轻度升高，栓塞后 $ICGR_{15}$ 较栓塞前会有所降低。PVE 后肝脏的形态学改变呈个体化差异，一般在行 PVE 后，非栓塞区肝会有 40% 左右的肥大（图 6-3）。通常认为，男性，糖尿病患者，存在基础肝病（如肝硬化）的患者栓塞后非栓塞叶的体积增大比例较小。Farges 和 Wakabayashi 的两组研究表明，慢性肝功能损害患者的非栓塞叶的肥大程度（23%~35%）明显低于肝功能正常的患者（34%~44%）。伴有慢性肝炎、肝硬化等肝损害的患者非栓塞叶的肥大程度较低或许与肝细胞对肝营养因子的反应能力下降有关。此外，非栓塞区肝体积的肥大还与所使用的栓塞剂有

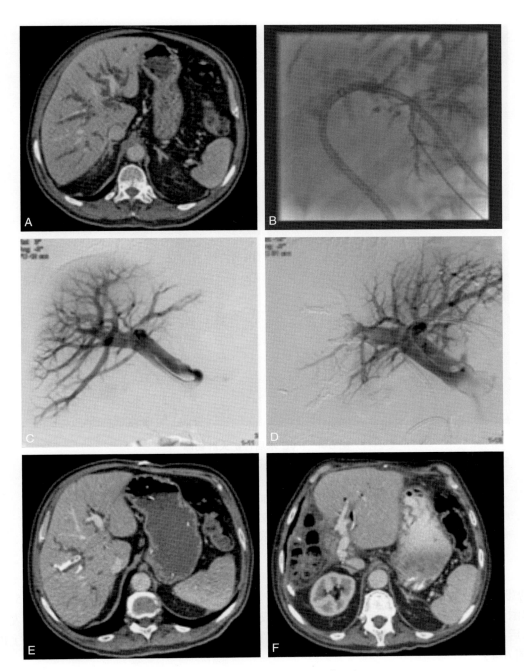

图 6-3　PVE 术后非栓塞区肝脏肥大

A. 轴向 CT 扫描显示肝门部胆管癌（Bismuth-Corlette Ⅲa）引起的胆道阻塞；B. 使用 NBCA 行 PVE 之前；C、D. 门静脉造影图；E. 3 周后进行轴向 CT 扫描显示左叶肥大（增加 19%）；F. 肝切除术后 2 个月进行轴向 CT 扫描显示残余肝进一步肥大（增加 78%）。

关，但目前无法肯定哪种栓塞剂最好。在随后的肝切除术中观察到栓塞肝叶表面会出现细小的结节，病理结果显示肝小叶中央静脉周围肝细胞发生变性、坏死及凋亡。

第六节　PVE 应用于肝外科手术中的研究

日本学者 Tadatoshi Takayama 和 Masatoshi Makuuchi 在 20 世纪 90 年代对 203 例接受 PVE 和肝切除的患者进行了系统回顾。右肝 PVE 后，左肝体积从 107ml 急速增大到 299ml。在 PVE4 周后行肝切除术，

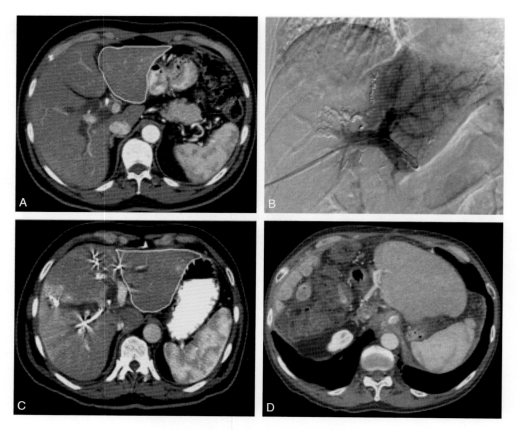

图 6-4　PVE 术后行扩大肝切除

胆管 MRI 检查显示双侧胆管扩张,胆管汇合处突然中断。进行内镜逆行胰胆管造影(ERCP),
刷细胞学检查显示恶性细胞。将支架放置在肝左管中。A. ERCP 后 CT 扫描显示肝右管扩张,
术后肝左管扩张改善,标准的残余肝(第Ⅱ和第Ⅲ段)体积 19%;B. 右 PVE 扩展到第Ⅳ肝段门静
脉分支;C. PVE 后 4 周 CT 扫描显肝Ⅱ段、Ⅲ段肥大(残余肝体积 26%)。进行了扩大右半肝联
合 I 段肝切除;D. 随访 3 年后 CT 扫描未显示复发。

有 70% 的患者可以耐受半肝切除。肝切除术后的并发症发生率为 16%~46%,总体死亡率为 5.3%。大部
分患者都耐受肝大部分切除、肝胰十二指肠切除术或扩大的半肝切除术。因此,右肝 PVE 后左叶的增生
可降低术后并发症发生率。目前多数研究结果均证实了对于需要行扩大肝切除的患者术前行 PVE 的临
床价值(图 6-4)。

第七节　门静脉栓塞的禁忌证及并发症

一、禁忌证

1. **绝对禁忌证**　肿瘤广泛全肝转移、明显的门静脉高压症,靶静脉已受侵闭塞,严重的凝血功能障
碍等。

2. **相对禁忌证**　区域淋巴转移、肿瘤侵犯门静脉、FRL 胆道扩张,轻度门静脉高压症等。

二、并发症

PVE 是一个安全的方法,相关并发症一般也以轻度多见,如腹痛、发热、恶心、呕吐等。Nagino 等报道
经皮经肝插入三腔球囊导管,38 例患者全部成功,无胆道出血、腹腔内出血等早期并发症,有 1 例出现腹

痛。Kodama 等报道 47 例经皮经肝穿刺插管操作,45 例(95.7%)成功,并发症 7 例(14.9%),包括气胸 2 例,穿刺到动脉、假性动脉瘤、胆道出血、门静脉血栓各 1 例,无 1 例死于并发症。Jirtle 等报道 47 例行肝细针穿刺的患者,副作用包括不同程度的肝区疼痛(80%,38 例)、低热(57.4%,27 例)、恶心呕吐(19.1%,9 例),未出现异位栓塞、局部出血、胆漏等严重并发症。总体而言,PVE 的成功率接近 100%,一般无须特殊处理,仅需住院观察 1~2 天。50% 的患者无明显改变,一般术后 1、2 天会有转氨酶等指标升高但不会超过 PVE 前基线的 3 倍,且常在术后 1 周降至基线水平。PVE 的严重并发症有肝包膜下出血、胆道出血、假性动脉瘤、动静脉瘘等。

第八节　门静脉栓塞的应用拓展

一、联合选择性导管肝动脉化疗栓塞的治疗

肝门部胆管癌因其位置的特殊性,晚期极易向肝内转移。肝内的肿瘤供血一方面受门静脉供应,另一方面还受肝动脉供应,且受肝动脉供应的比例较多。在栓塞部位阻断门静脉的血流会增加动脉血流,从而在 PVE 治疗后引起肿瘤细胞的快速增殖。此外,存在严重的基础肝病患者的 PVE 疗效也不明显。血管分流在肝硬化患者及肝转移癌患者中也很常见,会造成 PVE 效果的不理想。笔者建议,对有慢性肝病的患者进行肝切除术之前将 TACE 和 PVE 结合起来,结合的目的:①在 PVE 至肝切除术之间的时间里应用 TACE 阻止肿瘤的增殖;在等待未来残余肝增生的过程中肿瘤的变化是非常重要的,无论是在栓塞肝段还是非栓塞肝段,经 PVE 治疗后转移性肝肿瘤体积比肝实质细胞体积的增加快很多,因此,等待肝再生时间内可应用 TACE 抑制。②通过 TACE 阻断任何一个可能存在的动脉分支,增强 PVE 治疗效果。

目前,所有接受连续治疗的患者在治疗初始阶段均先接受 TACE 治疗,再进行 PVE 治疗,动脉和门静脉双重闭塞有引起栓塞的肝实质细胞发生梗死的可能。

PVE 引起的门静脉栓塞不会引起坏死和炎症反应,治疗后 GOT 和 GPT 水平基本保持稳定;但患者在接受 TACE 治疗后再接受 PVE,GPT 和 GOT 水平有显著提高,这说明 TACE 后肝实质细胞会发生炎症反应,不过这些改变都是暂时的。

二、治疗复杂性难治性瘘

Yamakado 等报道 1 例患者上段胆管和空肠形成难治性瘘,用无水乙醇选择性栓塞该段门静脉分支,导致相应区域肝叶萎缩,不能分泌胆汁,成功治愈。Yoshimitsu 也报道 PVE 用于治疗肝内门静脉系统多发瘘患者的病例。

三、联合基因治疗

PVE 时促进有丝分裂的生长因子(表皮生长因子、转化生长因子、细胞因子,如肿瘤坏死因子-α、IL-6)分泌量增加,可加速基因诱导及再生。利用 PVE 诱导肝细胞分裂的特点,配合逆转录病毒转染肝细胞,可达到将目的基因整合到宿主细胞基因的目的。

四、联合干细胞治疗

干细胞是一种未充分分化、尚不成熟的细胞,具有再生各种组织器官的潜在功能,医学界称之为"万能细胞"。自体骨髓干细胞移植就是采集患者自身的骨髓从中分离出干细胞,并将干细胞经肝动脉输入到肝脏内。干细胞能够多方向分化繁殖,在肝脏这一特殊环境内,干细胞会分化成肝细胞,同时修复受损的细胞。Am Esch 等报道了在 PVE 时,自体 CD133+骨髓干细胞通过门静脉输注到肝脏。在 PVE 完成后,CD133+细胞选择性地作用于非栓塞肝脏门静脉分支。临床中发现,在 PVE 后联合骨髓干细胞的应用组,非栓塞肝区日平均体积增幅高于单纯 PVE 组。对于行单纯 PVE 后体积增加不充分的患者,这一方法可能为将来的治疗开辟一种新的思路。

第九节　有待研究和解决的问题

众多试验和临床实践证明了 PVE 在提高患者行肝大部分切除术的耐受性、扩大手术指征、增加手术安全性、改善患者长期预后方面的疗效。但随着试验研究的进一步深入、临床操作样本量的不断增多，一些新的问题和争议也不断出现，如拟行右三叶切除前是否有必要栓塞Ⅳ段、部分患者残余肝增生不全后处理、PVE 反应性的循环生长因子释放促进非栓塞侧转移瘤增生、新型栓塞剂的研究、PVE 联合其他术前辅助治疗等问题，这些问题都需要通过临床实践不断探索和研究来解决。

（施伟斌）

参考文献

[1] D'ANGELICA M I,JARNAGIN W RBLUMGART L H. Resectable hilar cholangiocarcinoma:surgical treatment and long-term outcome[J]. Surg Today,2004,34(11):885-890.

[2] LILLEMOE K DCAMERON J L. Surgery for hilar cholangiocarcinoma:the Johns Hopkins approach[J]. J Hepatobiliary Pancreat Surg,2000,7(2):115-121.

[3] TSAO J I,NIMURA Y,KAMIYA J,et al. Management of hilar cholangiocarcinoma:comparison of an American and a Japanese experience[J]. Ann Surg,2000,232(2):166-174.

[4] KLATSKIN G. Adenocarcinoma of the hepatic duct at its bifurcation within the porta hepatis. An unusual tumor with distinctive clinical and pathological features[J]. Am J Med,1965,38:241-256.

[5] BISMUTH HCORLETTE M B. Intrahepatic cholangioenteric anastomosis in carcinoma of the hilus of the liver[J]. Surg Gynecol Obstet,1975,140(2):170-178.

[6] LAUNOIS B,CAMPION J P,BRISSOT P,et al. Carcinoma of the hepatic hilus. Surgical management and the case for resection[J]. Ann Surg,1979,190(2):151-157.

[7] LAI E C,TOMPKINS R K,MANN L L,et al. Proximal bile duct cancer. Quality of survival[J]. Ann Surg,1987,205(2):111-118.

[8] TSUZUKI T,OGATA Y,IIDA S,et al. Carcinoma of the bifurcation of the hepatic ducts[J]. Arch Surg,1983,118(10):1147-1151.

[9] SUGIURA Y,NAKAMURA S,IIDA S,et al. Extensive resection of the bile ducts combined with liver resection for cancer of the main hepatic duct junction:a cooperative study of the Keio Bile Duct Cancer Study Group[J]. Surgery,1994,115(4):445-451.

[10] KAWARADA Y,ISAJI S,TAOKA H,et al. S4a+S5 with caudate lobe(S1) resection using the Taj Mahal liver parenchymal resection for carcinoma of the biliary tract[J]. J Gastrointest Surg,1999,3(4):369-373.

[11] KAWASAKI S,MAKUUCHI M,MIYAGAWA S,et al. Radical operation after portal embolization for tumor of hilar bile duct[J]. J Am Coll Surg,1994,178(5):480-486.

[12] MIYAGAWA S,MAKUUCHI MKAWASAKI S. Outcome of extended right hepatectomy after biliary drainage in hilar bile duct cancer[J]. Arch Surg,1995,130(7):759-763.

[13] KAWASAKI S,IMAMURA H,KOBAYASHI A,et al. Results of surgical resection for patients with hilar bile duct cancer:application of extended hepatectomy after biliary drainage and hemihepatic portal vein embolization[J]. Ann Surg,2003,238(1):84-92.

[14] SEYAMA Y,KUBOTA K,SANO K,et al. Long-term outcome of extended hemihepatectomy for hilar bile duct cancer with no mortality and high survival rate[J]. Ann Surg,2003,238(1):73-83.

[15] HEMMING A W,REED A I,FUJITA S,et al. Surgical management of hilar cholangiocarcinoma[J]. Ann Surg,2005,241(5):693-699.

[16] KINOSHITA H,SAKAI K,HIROHASHI K,et al. Preoperative portal vein embolization for hepatocellular carcinoma[J]. World J Surg,1986,10(5):803-808.

[17] IMAMURA H,SHIMADA R,KUBOTA M,et al. Preoperative portal vein embolization:an audit of 84 patients[J]. Hepatology,1999,29(4):1099-1105.

[18] YAMAKADO K,TAKEDA K,NISHIDE Y,et al. Portal vein embolization with steel coils and absolute ethanol:a comparative experimental study with canine liver[J]. Hepatology,1995,22(6):1812-1818.

［19］KANEKO T,NAKAO ATAKAGI H. Clinical studies of new material for portal vein embolization：comparison of embolic effect with different agents［J］. Hepatogastroenterology,2002,49（44）:472-477.

［20］KANEKO T,NAKAO ATAKAGI H. Experimental studies of new embolizing material for portal vein embolization［J］. Hepatogastroenterology,2000,47（33）:790-794.

［21］PARK S,YOON H K,LEE N,et al. Portal vein embolization with use of a new liquid embolic material：an experimental study［J］. J Vasc Interv Radiol,1999,10（3）:339-345.

［22］HEMMING A W,REED A I,HOWARD R J,et al. Preoperative portal vein embolization for extended hepatectomy［J］. Ann Surg,2003,237（5）:686-691.

［23］MADOFF D C,HICKS M E,ABDALLA E K,et al. Portal vein embolization with polyvinyl alcohol particles and coils in preparation for major liver resection for hepatobiliary malignancy：safety and effectiveness--study in 26 patients［J］. Radiology,2003,227（1）:251-260.

［24］KUBOTA K,MAKUUCHI M,KUSAKA K,et al. Measurement of liver volume and hepatic functional reserve as a guide to decision-making in resectional surgery for hepatic tumors［J］. Hepatology,1997,26（5）:1176-1181.

［25］易滨,姜小清. 经皮肝门静脉栓塞在肝门部胆管癌根治性切除中的应用［J］. 肝胆外科杂志,2010,18（5）:331-332.

［26］SHIMADA K,SANO T,SAKAMOTO Y,et al. Safety and effectiveness of left hepatic trisegmentectomy for hilar cholangiocarcinoma［J］. World J Surg,2005,29（6）:723-727.

［27］NAGINO M,KAMIYA J,ARAI T,et al. "Anatomic" right hepatic trisectionectomy（extended right hepatectomy）with caudate lobectomy for hilar cholangiocarcinoma［J］. Ann Surg,2006,243（1）:28-32.

［28］JIRTLE R L,CARR B ISCOTT C D. Modulation of insulin-like growth factor-Ⅱ/mannose 6-phosphate receptors and transforming growth factor-beta 1 during liver regeneration［J］. J Biol Chem,1991,266（33）:22444-22450.

［29］WADA K,NOMURA S,MORII E,et al. Changes in levels of mRNAs of transforming growth factor（TGF）-beta1,-beta2,-beta3, TGF-beta type Ⅱ receptor and sulfated glycoprotein-2 during apoptosis of mouse uterine epithelium［J］. J Steroid Biochem Mol Biol,1996,59（5/6）:367-375.

［30］LEE K C,KINOSHITA H,HIROHASHI K,et al. Extension of surgical indications for hepatocellular carcinoma by portal vein embolization［J］. World J Surg,1993,17（1）:109-115.

［31］FUJII Y,SHIMADA H,ENDO I,et al. Changes in clinicopathological findings after portal vein embolization［J］. Hepatogastroenterology,2000,47（36）:1560-1563.

［32］FARGES O,BELGHITI J,KIANMANESH R,et al. Portal vein embolization before right hepatectomy：prospective clinical trial ［J］. Ann Surg,2003,237（2）:208-217.

第七章

胆管癌的影像学检查

第一节 概　　述

　　由于胆管癌解剖位置、结构的特殊,多年来一直是临床诊断和治疗的难题,其早期诊断更是影像学检查的难点,用于肝外胆管癌诊断及术前评估的影像学方法包括 CT、MRI、超声成像(ultrasonic,US)、核素显像及数字减影血管造影(digital subtraction angiography,DSA)等手段,多种检查手段综合应用能明显提高诊断的准确性。胆管癌的特点是肿瘤沿着胆管壁或胆管周围结缔组织生长,较少形成结节或包块,在影像检查中很难发现胆管肿瘤的块状影,早期征象是不明原因的肝内胆管及肝左、右管汇合部扩张,一侧肝叶萎缩而对侧肝脏代偿肥大或仅有亚临床的肝内胆管扩张,若能早期发现并及时手术治疗,效果理想。由于手术切除胆管癌在技术上要求很高,因此确定可切除性和准确的术前分期至关重要。术前行 MDCT 和 MRI 增强胰胆管造影,评估肿瘤纵向和横向扩散范围,血管受累、淋巴结受累、远处转移、肝脏受累程度,胆道及动静脉解剖变异等,对手术方案的选择至关重要。

　　肝门部胆管癌大体病理分为浸润型、外生肿块型、腔内结节型。以浸润型最常见,表现为胆管管壁环形或不规则增厚,管腔呈向心性狭窄或闭塞,增厚管壁延迟期明显强化,内镜逆行胰胆管造影(endoscopic retrograde cholangiopancreatography,ERCP)、CT 仿真内镜(CT virtual endoscopy,CTVE)显示突然管腔狭窄;外生肿块型表现为胆管周围肿块,扩张胆管不能汇合,动脉期及门静脉期肿块轻度强化,延迟期肿块强化明显,ERCP 后对比剂不能通过,CTVE 显示胆道闭塞;腔内结节型表现为胆管内乳头样软组织密度结节,门静脉期强化明显,ERCP 显示胆管内充盈缺损,CTVE 显示明显肿物突起。肝门部胆管癌以腺癌多见,其病理特点是细胞少,纤维组织丰富,对比剂进入和廓清速度较慢,浸润型及外生肿块型多呈延迟强化,腔内结节型表现为门静脉期明显强化,轴位图像呈"半月征"改变,多平面重建(multiple planar reformatting,MPR)重组图像及 CTVE 显示管腔内乳头结节突起。应用门静脉期及延迟期图像进行 MPR 重组、最大密度投影(maximum intensity projection,MIP)重建、最小密度投影(minimum intensity projection,MinIP)重建,可清晰显示胆管梗阻部位、肿瘤大小及与胆管关系。

第二节　影像学检查在胆管癌诊断中的价值

一、超声

　　常规超声是评估肝门部胆管癌的首选影像学方法。常规超声对发现肝门部胆管癌的灵敏度较高,能够观察到患者胆道梗阻的水平、肿瘤的形态、回声、边界等信息。常规超声可以评价肿瘤累及胆管的范围,但是准确程度并不高。常规超声能发现几乎所有的肝门部胆管病变,但分型的准确率仅为 23.3%,因为:①普通超声下难以准确判断扩张胆管级别,扩张的肝右管被误认为是肝总管;②常规超声进行肝门部胆管癌分型对操作者依赖性较大,不同级别、不同经验的医师诊断结果不一样;③部分胆管癌的回声同肝实质相似,难以区分肿瘤边界。

上段胆管癌又称肝门部胆管癌,超声定位诊断准确率为 97.1%。肝门部胆管癌以浸润型最多见,易形成局限性狭窄,无明显肿块形成,因此超声易于漏诊。中段胆管癌和下段胆管癌超声定位的诊断准确率分别为 85.7%、66.7%,漏诊的主要原因为胆道系统肿瘤致胆道梗阻时可引起消化系统功能紊乱,受大量气体遮盖或肥胖等因素的干扰,使超声对中、下段胆管癌的检出率降低,故对于未发现病灶而又有肝内、外胆管高度扩张的中老年患者,应高度怀疑胆管癌。检查胆总管中、下段时应不断改变体位,全面观察胆总管,尽量显示胆总管中、下段,并可通过饮水充盈胃或应用药物排气后进行检查,调整增益、借助增大的胆囊做透声窗检查亦可提高胆总管中、下段定位诊断的检出率。

超声造影技术能够较好地反映病变组织的血供及周围浸润情况,对于微循环具有较高的灵敏度,提高了胆管癌的定性准确率。超声对比剂是一种纯血池对比剂,能够直接进入肿瘤的微血管内,而无法由血管内皮细胞的间隙进入组织,因此胆管癌的超声造影强化方式表现为"快进快出",能更好地反映病变与正常组织的差异。

胆管癌发生转移病例以肝转移多见,因为胆管癌邻近门静脉,另外,一旦淋巴结发生转移造成淋巴管梗阻,也易使癌细胞进入周围的静脉系统,继而进入肝脏。超声对肝转移的诊断率为 73.3%,对腹主动脉旁的淋巴结转移诊断率较低,因此,检查阻塞性黄疸的患者时应扫查腹腔淋巴结。

超声作为一种非侵入性检查方法,对胆管癌的定性、定位诊断率均较高,不仅能直观显示胆管扩张的范围、程度及肿瘤的部位,而且对肿瘤浸润、转移也能提供较丰富的信息,为胆管癌手术方式的选择及预后判断提供依据。

二、CT

随着技术的发展,CT 对肝外胆管癌(extrahepatic cholangiocarcinoma,ECC)的检出率和确诊率不断提高,已成为 ECC 诊断和术前评估的重要手段;尤其是多层螺旋 CT 的普及,其扫描速度快和薄层扫描的优点,减小了部分容积效应和运动伪影的干扰,其各种硬件优势为各种强大的后处理功能提供了有力的保障,较大提高了胆管癌诊断的正确率;同时,空间分辨力的提高为显示胆管细微病变提供了基础,为早期诊断 ECC 提供了条件,迭代重建技术的应用减少了辐射剂量。

螺旋 CT 各期扫描均十分必要。平扫可确定梗阻部位,为动态扫描制订相应计划打下基础;动脉期可了解肿瘤的血供情况及其与动脉的关系;门静脉期肝脏与肿瘤密度差最大,可观察病变的大小、范围及其与静脉的关系;延迟期主要用于定性及鉴别诊断。由于螺旋 CT 的高密度分辨率和结合 MPR,在显示小肿块病灶方面优于其他影像检查手段,MIP 及 MinIP 重建对于评估浸润性或管腔内息肉样病变的范围至关重要;多期动态扫描优于单期;薄层扫描对于小病灶、肿块不明显者价值更大;另外,低张药物的运用,使胃肠道充盈情况更佳,使得解剖结构的辨别较不用低张药物或不充盈胃肠道时更佳。

术前 CT 可用于进行 TNM 分期。T_{is}、T_1 期影像学检查常无明显异常显示,诊断较为困难;T_2 期之后,可发现较明显的异常病灶,容易做出诊断;到 T_3 与 T_4 期时,病灶对周围组织、血管等造成侵犯,通过后处理技术可为诊断及判断与周围组织的关系提供很大帮助。经淋巴转移是胆管癌的主要转移方式之一,以局部淋巴结转移为主,较少发生远处淋巴结转移,上段胆管癌的主要淋巴转移方式是沿肝总动脉、门静脉周围及胰头上方的淋巴结转移,CT 后处理技术有助于诊断淋巴结转移及远处转移,进行 N 分期。CT 对远处转移显示较好。

术前 CT 诊断肝门部肿瘤侵犯胆管范围准确率较高。Bismuth-Corlette Ⅰ型及Ⅱ型判断较准确;Ⅲ型和Ⅳ型中可出现高估和低估。肝门部胆管癌沿胆管侵犯范围长短及浸润深度是肿瘤能否手术切除的重要因素之一,特别是近端胆管侵犯范围的准确判断。CT 横断面结合冠状面诊断胆管癌侵犯范围优势较明显,若联合采用 CT 胰胆管成像(CT cholangiopancreatography,CTCP),则诊断准确率更高。

由于胆管壁薄,故肿瘤易侵犯胆管周围组织,形成较坚实、增厚的灰白色纤维组织增生环,大多数肝门部胆管癌常伴胆管周围结缔组织增生并压迫或包裹肝动脉、门静脉,使根治性手术切除非常困难或无法切除。因此,术前准确判断肝门血管有无受侵犯,显得十分重要。CT诊断肝动脉、门静脉主干及属支有无受侵犯准确率不高。分析原因可能是由于血管细小(特别是肝动脉),细节显示不满意,若非血管壁明显增厚、僵硬、管腔狭窄,则判断较困难;而门静脉虽管径较宽,较肝动脉显示更清楚,但易受扩张的胆管及肝门部肿块影的混淆而不易区分,特别是肝门肿块大时,更无法判断门静脉是否受侵犯。有报道多层螺旋CT血管探针(vessel probe)对判断血管壁是否受侵犯有帮助。

三、MRI

MRI是目前无创性诊断肝胆系统疾病的金标准。MRI具有较高软组织分辨力,且能够多序列多方位扫描。MRI平扫可显示软组织肿块,压脂T$_2$WI可以避免肝门及胆管周围脂肪掩盖小病灶。MRCP可显示胆管梗阻部位、形态及其上方扩张的胆管。MRI动态增强中延迟强化是胆管癌的特点,表现为动脉期病灶轻至中度强化,门静脉期及延迟期中至明显强化,且较大病灶呈向心性强化(中心区通常为不完全强化)。上述胆管癌强化特点与其组织学密切相关,因为这类肿瘤绝大多数是乏血管肿瘤,肿瘤中心含丰富的纤维组织而癌细胞较少,对比剂在纤维组织间质与血管之间扩散慢,即经血管进入纤维间质内的过程较慢,从纤维间质内再经血管清除也慢,这样就导致胆管癌产生延迟强化的现象。肝脏容积加速采集成像(liver acquisition with volume acceleration,LAVA)增强是目前多期动态增强的一种新技术,该序列是一种快速三维容积T$_1$加权脂肪抑制成像技术,采用了全新的脂肪抑制技术和K空间填充技术,其特点是扫描层厚更薄、扫描范围更大、扫描速度更快、空间分辨力更高、脂肪抑制更均匀,另LAVA序列较常规序列有一明显优势在于能进行多种方法的三维重建。LAVA和MRCP联合应用能较好地对肝外胆管癌进行诊断,提高早期管壁浸润型胆管癌的检出率,并能准确描述和评价胆管癌扩散及浸润范围,是不可缺少的术前检查手段。弥散加权成像(diffusion-weighted imaging,DWI)序列可用于检测小病变或早期病变,提高导管内肿瘤的检出率,评估肿瘤的治疗效果。

四、MRCP

MRCP是利用重T$_2$加权脉冲序列能够显示具有特别长T$_2$弛豫时间的组织结构的技术。实质性器官(如肝、脾及胰腺)的T$_2$弛豫时间较短,则会在重T$_2$加权序列上表现为较低的信号。脂肪组织则具有中等长度的T$_2$弛豫时间,需通过应用各种脂肪抑制技术(如频率选择或反转抑制)对有干扰的脂肪信号进行抑制。快速流动的液体(如门静脉或肝静脉内的血液)流空现象在影像上表现为信号缺失,只有少数静止或相对静止的液体表现为高信号。胆管系统内的胆汁恰恰属于相对静止的液体,因而MRCP对胆管系统的形态结构具有较强的显示能力。

MRCP包括多种扫描方法,可根据患者的不同情况加以选择。主要的扫描方法有两种,一种方法是单层面厚层MRCP成像,采集时间仅为5秒,图像质量较高,并可根据不同病灶沿不同轴线采集成像,但层面厚度常受周围结构的影响,使胆道的显示有可能欠清晰。但对梗阻部位较明确且耐受力差的患者,则是一个比较好的检查方法,能快速定位,并结合MRI平扫与动态增强扫描做出诊断。另一种方法为快速自旋回波重T$_2$加权序列,即不屏气二维多平面薄层采集的后处理3D重组图像,可多方位、多角度旋转,并可结合原始采集的二维图像、二维重建图像、曲面重建图像等,观察胆管管壁及其周围组织,进行全面分析,但成像时间长,需要后处理。对较小、梗阻部位欠明确的病灶,应选取后一种方法进行检查,有助于病变部位的检出,有利于提高病灶的显示率。应用这两种方法时,对肠液较多的患者,可口服稀释的葡萄糖酸亚铁阴性胃肠对比剂,以抑制胃肠内的液体信号,突出胰胆管的信号,从而提高MRCP的图像质量,有助于病变部位的显示。

随着近些年来MRI设备及软件功能的不断提高与完善,更多高场强MRI应用于临床检查,目前MRCP检查已经能够达到准确、快速和无创地评估胆管系统疾病的要求。有文献报道,其诊断能力与胆道造影术相近,对胆管梗阻定位的准确率达90%~100%。肝外胆管癌的MRCP表现是胆道扩张、胆管中断,梗阻端的形态分为截断状、锥状和鼠尾状狭窄梗阻,梗阻端的形态主要取决于肿瘤的生长方式和病理类型,但也与 MRCP 的成像有关。梗阻上方的胆管扩张多呈"软藤状"或"蟹足样",阻塞远端的胆管细小呈现"鼠尾征",也可表现正常。对梗阻端形态观察分析固然十分重要,但应结合 MRI 和 MRCP 原始图像的重建图像进行分析。这样可提供更多的胆管形态和胆管外围组织的信息,对诊断恶性胆管梗阻有其更重要的意义。有研究报道,MRI 增强扫描结合 MRCP 图像,定性准确率达 98%。梗阻远端的胆管如在排空的萎陷状态,MRCP 可能不显示梗阻远端的胆管或显示假象。关于判断胆管扩张的标准,有学者认为,60岁以下者胆总管最大径>7mm,60 岁以上者胆总管最大径>9mm,行胆囊切除术者>10mm。但当肿瘤以向外侵袭生长为主时,胆道狭窄梗阻及扩张可不明显,在诊断中应注意鉴别。

MRCP 对梗阻性质的判断主要依靠梗阻端管腔形态、胰胆管扩张程度等一些特征性改变,但尚不够精确,分析有如下原因:①MRCP 不能直接显示管腔内的异常肿块及其细节;②MRCP 各种征象与疾病之间并非绝对对应,尤其当肿块体积较小或同时合并结石等复杂情况时;③MIP 重建时易受容积效应及操作切面等因素影响,梗阻端形态可表现多样性。Kim 等研究后首先提出 MRCP 检查必须结合常规 MR 扫描,而不宜作为一种单独的检查方法。文献报道,MRI 常规平扫结合增强扫描对胆道非结石性病变的定性诊断准确性较高。容积式插入法屏气检查(volumetric interpolated breath-hold examination,VIBE)具有多期扫描、薄层以显示细节、重建图像分辨率高等优点;但相比较而言扫描要求增加,部分患者屏气不佳时图像质量受影响,并且加重患者经济负担。

MRCP 可在一定程度上反映肝门部胆管癌的大体病理类型,总的来说,当有较长段的胆管呈不规则狭窄,特别是当病灶近心端胆管扩张不很明显时,多支持浸润型胆管癌;充盈缺损则是息肉型胆管癌的典型征象;胆管阻塞多为硬化型和结节型胆管癌。由于 MRCP 影像的空间分辨力相对较低,所以 MRCP 难以很好地区分出高度狭窄与完全梗阻,两者均表现为阻塞性改变,故硬化型和结节型胆管癌均表现为梗阻样改变。而当硬化型胆管癌所引起的胆管变窄程度相对较轻时,其病灶近心侧胆管扩张程度较弥漫浸润型显著,可间接反映其梗阻程度更明显。

MRCP 作为非创伤性的胆管成像技术,近年来已成为诊断胆胰系疾病最精确的无创评估检查方法。MRCP 显像速度快,一次屏气可以完成,受呼吸运动影响小,运动伪影少,胆管重建效果好,能够完整、直观地显示肝内、外胆管树图像,还可以显示胆管的狭窄及管内的充盈缺损和胆管梗阻远、近端情况,明确肿瘤的部位、大小及肿瘤累及肝管的范围。MRCP 结合了常规 MRI 和原始图像,综合了 US、CT 和 ERCP。经皮穿刺肝胆道成像(percutaneous transhepatic cholangiography,PTC)的优点能够全面地显示胆道系统的形态及周围组织结构的病理改变情况,提高了对胆管癌诊断的特异度。MRCP 除明确诊断外,可为评价手术可切除性、肿瘤临床分期及决定治疗方案提供有价值的影像学依据。

总之,完善的磁共振检查提供了有关肝胆系统、肿瘤范围和局部浸润的准确信息,在诊断和评估肿瘤的可切除性方面优于其他无创性检查方法。MRI 增强扫描、MRCP 及 DWI 的腹部综合成像方案,是目前诊断胆管癌、制订手术方案及对于高危人群进行定期随访的首选方法。

第三节　胆管癌的影像学表现

一、肝门部胆管癌的 CT 影像表现

肝门部胆管癌为肝左、右管及其汇合部、肝总管的肝外胆管癌,包括肿块型、腔内生长型、管壁浸润型,以管壁浸润型多见。肿块型可表现为肝门区边界不清的软组织肿块,可累及邻近肝实质,肿块体积常较大,浸润周围门静脉分支,CT 表现为密度不均匀的乏血管性肿块,增强扫描动脉期及门静脉期病灶呈边缘环形强化,延迟期病灶可出现特征性延迟强化,延迟扫描可清楚显示软组织肿块及其侵犯范围,此增强特征反映了肿瘤促结缔组织增生的特性,肿瘤周围胆管因肿瘤阻塞而常可见扩张(图 7-1)。在腔内生长型胆管癌中,由于肿瘤阻塞、黏液分泌增加或肿瘤碎片脱落,胆管可见扩张,类型常为乳头状胆管癌。胆管扩张常为不对称性,通常肿块所在的胆管扩张更为显著。腔内生长型胆管癌肿瘤位于胆管

腔内,不累及周围肝实质,这与肿块型或管壁浸润型胆管癌截然不同,后两者通常表现为周围明显浸润。CT 上表现为结节样边界清晰的肿块,胆管壁完整,增强肿块显著强化(图 7-2)。管壁浸润型胆管癌常见于肝门部胆管癌,多数为中高分化腺癌,胆管壁环形不规则增厚、僵硬,近端胆管多见明显扩张。CT 可见受累的胆管弥漫性狭窄或闭塞。管壁浸润型通常在动脉期和门静脉期呈轻中度强化,延迟期则可见明显增强(图 7-3、图 7-4)。少见情况下,管壁浸润型在动脉期就出现快速显著强化,类似于腔内生长型胆管癌。

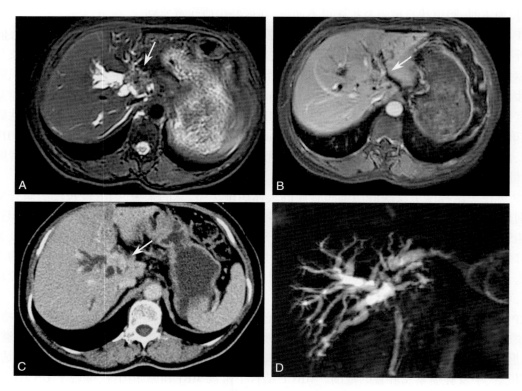

图 7-1　肿块型肝门部胆管癌影像表现

A. T₂WI 及增强扫描平衡期;B. MRI 图像显示肝门部一不均质病灶(箭头),T₂WI 呈稍高信号,增强之后呈轻度强化;C. 为同一患者的 CT 增强图像,可见门静脉期病灶呈边缘环形强化;D. 磁共振胰胆管成像检查示肝内胆管重度扩张,肝门部扩张的左右胆管不汇合。

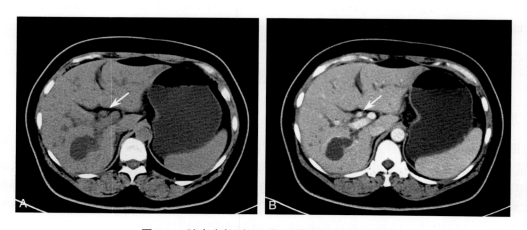

图 7-2　腔内生长型肝门部胆管癌 CT 影像表现

A. 平扫见肝总管管壁增厚,管腔内见结节状软组织密度影,肝内胆管扩张;B. 增强扫描可见增厚的肝总管呈明显强化。

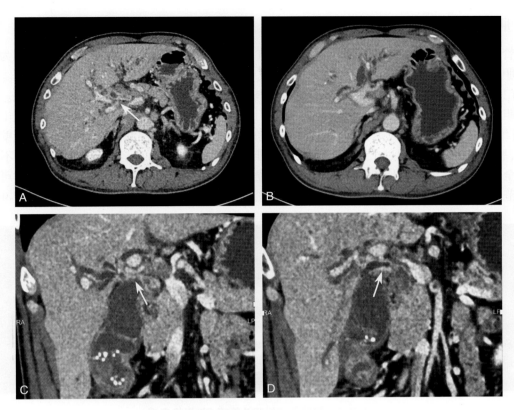

图 7-3　管壁浸润型肝门部胆管癌 CT 影像表现

A. 肝左管、肝左右管汇合处及肝总管管壁增厚,管腔变窄,肝右管扩张,增强后增厚的管壁呈明显强化;B. 左右叶肝内胆管扩张;C. 斜冠状位显示肝左管、肝左右管汇合处及肝总管管壁增厚,管腔变窄,增强后明显强化;D. 斜冠状位显示胆总管上段管壁增厚,管腔变窄,增强后明显强化。

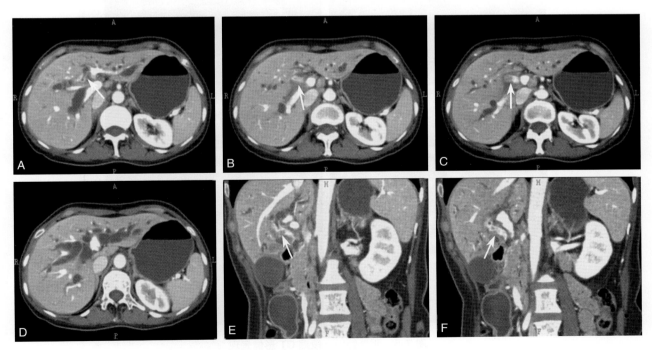

图 7-4　管壁浸润型肝门部胆管癌 CT 影像表现

A. 肝左、右管及汇合处管壁增厚,管腔变窄,增强后增厚的管壁呈明显强化;B、C.胆总管上段管壁增厚,管腔变窄,增强后增厚的管壁呈明显强化;D. 肝左右叶多发肝内胆管扩张;E、F. 斜冠状位显示胆总管上段管壁增厚,管腔变窄,增强后明显强化。

二、胆总管癌的 CT 影像表现

胆总管癌以腔内生长型和管壁浸润型多见,其 CT 表现特点与位于肝门区者基本相同,表现为近段胆总管及肝内胆管的广泛扩张,扩张的胆总管突然狭窄或中断,并可见局部管壁增厚或软组织肿块。增强扫描动脉期和门静脉期可呈中度到明显强化,以门静脉期较著,强化密度多较均匀,部分见环形强化。延迟强化并非诊断胆总管癌的必要条件,即使出现,也不及肝门区肿块型表现明显,可能因为癌组织缺乏丰富的纤维组织,而纤维组织是引起典型延迟强化和向心性强化的关键物质。管壁浸润型典型表现为胆管壁明显不对称性增厚,恶性胆道增厚常超过 1.5mm,可累及一段胆管或胆总管全程,甚至达肝内胆管,管腔不同程度狭窄甚至完全闭塞,增强扫描管壁多呈明显强化,横断位呈明亮的圆环状。多层螺旋 CT 三维重建可清晰显示病变浸润范围,在胆管长轴像上可见病变呈"轨道征",与正常管壁的分界多较清晰(图 7-5~图 7-9)。

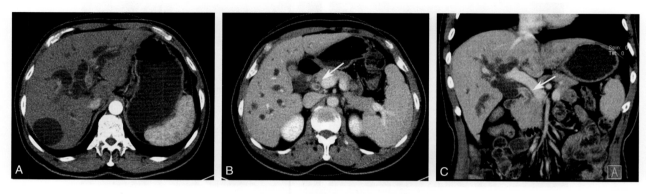

图 7-5   管壁浸润型胆总管癌 CT 影像表现

A. 肝内胆管软藤样扩张;B. 增强扫描可见胆总管壁环形不规则增厚,增强之后呈圆环样强化;C. 冠状位重建显示增厚的管壁明显强化,呈"轨道征"。可见病灶以上胆总管及肝内胆管广泛扩张。

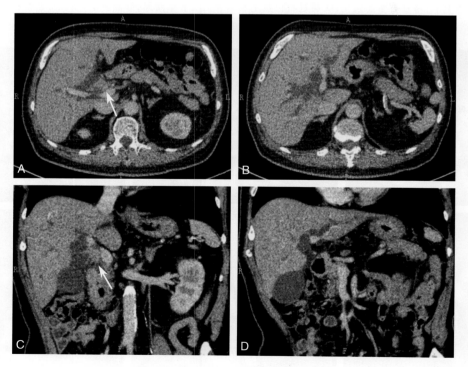

图 7-6   胆总管中上段癌 CT 影像表现

A. 胆总管中上段管壁增厚,管腔变窄,增强后增厚的管壁呈中度强化;B. 肝左右叶多发肝内胆管扩张;C. 斜冠状位显示胆总管中上段管壁增厚,管腔变窄,增强后中度强化;D. 斜冠状位显示肝左右叶多发肝内胆管扩张。

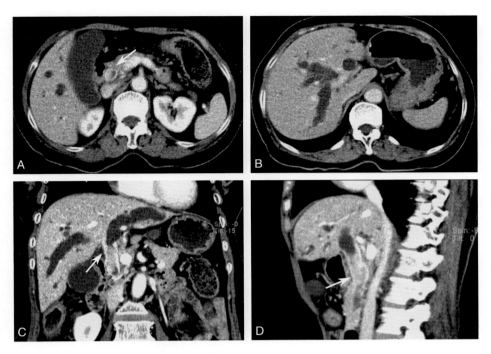

图 7-7　胆总管中下段癌 CT 影像表现

A. 增强扫描可见胆总管中下段壁环形不规则增厚伴腔内软组织肿块，增强之后呈明显强化；胆囊明显增大；B. 胆总管及肝内胆管广泛扩张；C. 冠状位重建与 D. 矢状位重建显示增厚的管壁明显强化，呈"轨道征"，以及腔内软组织肿块明显强化。

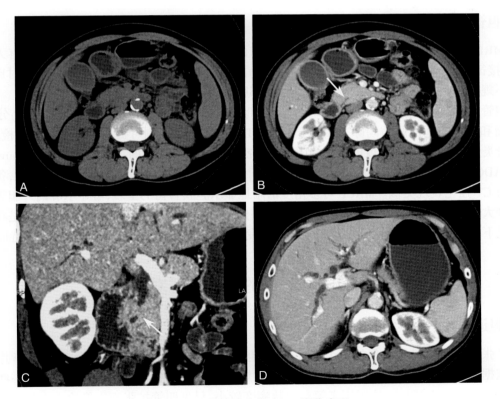

图 7-8　胆总管胰腺段癌 CT 影像表现

A. 胆总管胰腺段管壁增厚，管腔明显变窄；B. 增强扫描可见增厚的管壁呈中度强化；C. 斜冠状位显示胆总管胰腺段管壁增厚，伴腔内软组织结节形成，管腔明显变窄；D. 肝内胆管软藤样扩张。

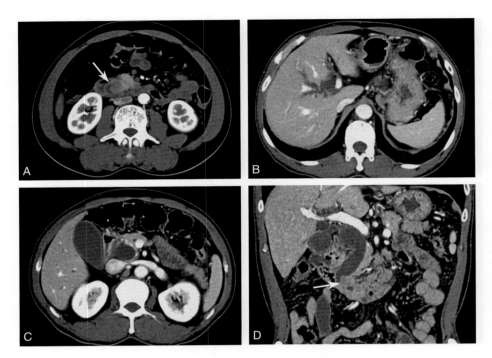

图7-9　壶腹部癌 CT 影像表现

A. 壶腹部胆总管管壁增厚,腔内见软组织肿块,增强扫描可见增厚的管壁及肿块呈中度强化;B. 肝内胆管软藤样扩张;C. 胆囊明显增大,胆总管明显扩张;D. 冠状位重建显示肿块位于胆总管下段管腔内,增强后呈中度强化。

三、胆管癌的 MRI 表现

常规 MRI 可清晰显示肿瘤原发部位与周围组织的毗邻关系,判断肿瘤性质,了解肿瘤有无扩散及转移等,其直接征象表现为 T_1WI 低信号, T_2WI 不均匀稍高信号肿块。MRCP 可在非侵入和无对比剂情况下显示管腔不规则狭窄、中断及梗阻情况以判断肝门部胆管癌侵犯的范围。

由于胆管癌多为硬癌,富含纤维结缔组织,故其 T_2WI 信号常为稍高信号。据文献报道,高分辨率 T_2WI 在显示肿瘤和血管之间的脂肪间隙方面优于增强 CT 或 MRI。DWI 则可提高肝外胆管癌的检出率,有助于鉴别胆管炎,常表现为不同程度的弥散受限;有研究显示,肝外胆管癌的表观扩散系数(apparent diffusion coefficient,ADC)与肿瘤的分化程度具有相关性,肿瘤分化越低,ADC 越低。MRI 增强扫描时,各型肝外胆管癌表现与 CT 强化表现类似。MRCP 可多角度清晰地显示胆胰管树的全貌,可显示肝内外胆管软藤样扩张及胆囊肿大。有文献指出,其显示肿瘤沿着胆管树分支的生长延伸比 ERCP 更准确,尤其是在胆管高度狭窄的情况下。在 MRCP 上,扩张的肝左、右管多不发生汇合是管壁浸润型肝门部胆管癌的特征性表现。

第四节　胆管癌的影像学继发征象

一、胆道表现

胆管扩张是胆管癌最常出现的一个间接征象,也是胆管癌存在的一个重要提示,而且常作为病变定位的主要依据。胆管扩张的原因主要是肿瘤本身或坏死组织脱落造成管腔的阻塞,此外,一些胆管癌可分泌黏液,亦可引起管腔阻塞,这可用来解释少数病变较小,只见胆管扩张而影像检查未找到明显病灶的病例。肝门部胆管癌常沿胆管长轴方向生长,准确评估沿长轴方向上胆管侵犯范围对可切除性评价有重要意义。在 MRI 断面成像和 MRCP 图像上,胆管受侵常表现为管腔狭窄、中断和管壁不规则增厚,伴梗阻部位以上胆管扩张,常呈"软藤"样或"蟹足"状改变。肿瘤段胆道狭窄主要表现为向心性狭窄,如"胡萝卜样"改变或"染色体样"改变;偏心性狭窄,如"鼠尾状"改变;不规则狭窄,如"迂曲静脉样"改变;突然截断等几种形式。其中,以"染色体样"改变和"鼠尾状"改变较常见,主要见于浸润型胆管癌。扩张胆管突然截断多见于肿块型胆管癌,"迂曲静脉样"改变常见于腔内生长型胆管癌。增强扫描可显示腔内软组织结节和管壁异常强化。肿瘤段胆管腔的改变在一定程度上反映了胆管癌的形态学改变及生物学行为,但是仅是一种间接征象,无特异性,不能作为诊断的主要依据。MRCP 可直观、清晰地显示胆道的形态变化、梗阻的部位,并可测量扩张或狭窄胆管的长度、管腔的直径。MRCP 结合横断面和冠状面增强扫描影像,可清晰显示肝门区肿块的形态、大小、边界及邻近组织受侵情况,参照受侵管壁各期信号或密度的改变,能较准确测量病变管壁的厚度和长度,有利于评估胆管受侵的程度。

二、胆囊的改变

胆囊管未受侵犯的病例,胆囊大小可无改变;肝门部肝总管完全梗阻,胆囊可萎缩;晚期胆囊管受到侵犯时,胆囊可明显增大。

三、肝叶萎缩

肝叶萎缩是胆管癌的一个间接征象,表示肝实质损伤已至晚期。Carrr 等认为,胆管的阻塞致门静脉血流转向、血液不能再进入梗阻的肝叶内、肝细胞代谢呈蛋白负平衡状态、肝细胞萎缩及梗阻后纤维化,共同导致了肝叶萎缩。肝叶萎缩是肝门区胆管癌的一个重要提示征象,绝大多数见于左叶,可能与肿块多靠近左叶或左叶血供代偿不及右叶有关。但是,肝叶萎缩并不只见于肝门区胆管癌,其他一些位于肝门区或邻近肝门区,能引起胆管梗阻的占位性病变亦可造成肝叶萎缩,如邻近肝门区的肝内胆管癌、肝细胞肝癌及肝门区的肿大淋巴结等,且肝内胆管癌较肝门区胆管癌更易出现肝叶萎缩,所以对于出现肝叶萎缩的病例应结合其他征象全面考虑,以期准确定位和定性。肝叶萎缩还是评估肿瘤能否切除及制订手术方案时需要考虑的重要因素之一,因为只残留萎缩的肝组织的肝脏切除是不可行的。

四、肝内转移

肿瘤无包膜,肿瘤细胞可沿血流或格利森系统指状扩散并于肝内形成转移灶,CT 表现为肝内低密度影,增强扫描动脉期强化不明显,门静脉期和延迟扫描轻度强化。MRI 上表现为肝实质内单发或多发类圆形的不均匀低密度或呈稍长 T_1、稍长 T_2 信号,增强表现为不规则环状强化。MRI 脂肪抑制成像序列可降低肝门区及肝实质内脂肪的信号,有利于肝门部胆管癌的诊断和判断肝内有无转移灶。

五、病灶周围的异常强化区

病灶周围的异常强化可能与门静脉阻塞后动脉血流代偿性增加有关,还可能与肿瘤周围肝实质的直接侵犯、充血及炎症有关。

六、淋巴结转移

淋巴结转移较血行转移多见,肝门部胆管癌淋巴结的转移发生率为 30%~60%,胆总管旁淋巴结受累最常见,其次为门静脉周围淋巴结、肝门部淋巴结,后期可见腹膜后淋巴结转移。MRI 对转移淋巴结的判断通常依据其大小、信号的改变,对明显增大、坏死、强化的淋巴结诊断灵敏度较高,尤其当增大的淋巴结呈融合状和/或呈不均匀强化时,转移的可能性较大,而对直径 ≤1cm 且信号均匀的淋巴结则难以判断是否为转移淋巴结。MRI 的压脂序列对肿大淋巴结的显示敏感。肝门区肿大淋巴结在 MRI 上常呈现"古钱征",为门静脉流空现象、肝门区肿大淋巴结包绕门静脉而未侵入腔内所形成的征象。淋巴结多明显强化,中心坏死时可见不规则无强化区。

七、血管侵犯

肝门部胆管癌沿胆管浸润生长的同时向邻近组织扩散,胆管周围血管受侵的程度与治疗方案的选择和预后密切相关。有学者认为肝门区胆管癌为嗜血管性肿瘤,其对于血管的侵犯较具有特征性,动脉异常为螺旋样动脉或局限性狭窄,门静脉异常为管壁浸润、缩窄或锥状闭塞,血管一侧壁变扁平或不光滑也提示肿瘤侵犯,据此可与肝细胞肝癌造成的门静脉癌栓相鉴别,后者多表现为管腔内的实性肿块,或将门静脉包埋侵蚀,且常可出现动静脉瘘。在 CT 图像上,门静脉容易与扩张的胆管及肝门区肿块混淆而不易分辨。而 MRI 的真稳态进动梯度回波序列(true fast imaging with stead-state precession,true FISP)、动态增强扫描对门静脉系统的显示较为清楚。

八、线状征

线状征表现为肿瘤实质内有线状高密度影,其病理基础是肝内胆管癌呈浸润性生长,局部的门静脉为肿瘤浸润发生包埋时对比剂的进入而出现此征象。

第五节　动态增强 CT 诊断肝门部胆管癌的价值

MSCT 多期扫描对肝门部胆管癌的诊断具有重要的价值。以往单排螺旋 CT 扫描速度较慢,增强扫描期相对单一,对于强化特征不典型的病灶,与肝门区其他病变如肝门部肝癌鉴别困难,常规多期增强扫描更能全面观察病灶的强化特征,整体了解病灶的动态强化曲线,可明显提高诊断准确性。

肝门部胆管癌大体病理分浸润型、外生肿块型、腔内结节型。浸润型最常见,直接征象表现为胆管管壁环形或不规则增厚,管腔呈向心性狭窄或闭塞,肿物延迟期明显强化。外生肿块型直接征象表现为胆管周围肿块,胆管扩张且不能汇合,动脉期及门静脉期肿块轻度强化,延迟期肿块强化明显;腔内结节型表现为胆管内乳头样软组织密度结节,静脉期强化明显。MSCT 多期增强扫描延迟强化是胆管癌比较特异的 CT 征象,有助于与肝脏其他占位性病变相鉴别。多数学者认为肝门部胆管癌多为乏血供肿瘤,内部存在丰富纤维基质和较少细胞成分,而包绕腺腔密集的纤维基质储留对比剂的时间比肿瘤实质长,故 CT 增强时,早期往往呈现低密度或等密度,而在延迟图像上呈现高密度或相对高密度,此即胆管癌延迟强化的病理基础。病灶较小的结节型和管壁浸润型肝门区胆管癌动脉期强化更明显,常为明显环状和结节状强化,这可能是因为较小的肿瘤纤维基质和坏死成分较少、血供相对丰富。门静脉期肝组织明显强化,而肿瘤强化不明显,二者之间密度差最大,多数肿瘤呈现出相对低密度,肿瘤边界较动脉期显示更为清楚,利于病变范围的观察。最新文献报道,胆管癌肿块在平衡期 2~5 分钟已开始强化,6~8 分钟时密度已超过肝实质而逐渐呈现高密度,10 分钟时相对高密度达高峰,15 分钟以后密度逐渐下降,更长的延迟时间对肿块检出无明显意义。

第六节　CT 和磁共振新技术在胆管癌诊断中的价值

一、CT 灌注

当肿瘤较小或仅表现为管壁轻度不规则增厚时,在定性诊断及鉴别诊断方面,常规 CT 检查存在一定困难,这时从血流动力学方面检查病变可能更加敏感和准确。CT 灌注成像扫描技术可以在静脉注入对比剂的同时,对选定层面进行同层动态扫描,可以全面地反映肿瘤的 CT 增强特点及 CT 值变化过程。利用后处理工作站绘制时间密度曲线(time-density curve,TDC)并计算出各种灌注参数,生成色彩 256 色血流灌注图,根据癌组织的血流量(blood flow,BF)、血容量(blood volume,BV)达峰时间(time to peak,TTP)表面通透性(permeability surface area product,PBV)和彩色血流图,从而直观表达组织器官的灌注状态及癌肿病变的实际范围,在功能学成像方面为常规 CT 检查提供重要补充,并可能推测出胆管癌的血供情况及其生物学行为和预后。

肝外胆管癌的主要灌注参数中,BF、BV 及 pBV 反映胆管癌的血供特征;PS 可能与肿瘤邻近的小动脉内膜增生导致血管硬化、肿瘤侵犯血管及肿瘤坏死有关;BF、BV、PS 及 pBV 这几个灌注参数综合分析可提高肝外胆管癌诊断的准确性,而 TTP 诊断价值则不大。MDCT 增强及 1mm 薄层重建结合双源 CT 灌注扫描检查不仅可大大提高胆管癌诊断的准确性,也能为临床评价靶向治疗提供一个客观的功能学指标。CT 灌注成像对胆总管末段肿瘤及胰头部实质性肿瘤有一定的鉴别意义,具体价值需待进一步研究。CT 灌注方法在功能学方面可提供更多的诊断信息,为临床鉴别诊断及评价疗效提供重要依据,但应注意利用 CT 灌注诊断时需将两种计算方法的各灌注参数值相结合。MSCT 灌注检查能从功能学方面观察病变的血液灌注情况,根据其灌注特点,势必可以更早地发现早期肝外胆管癌病变,为指导临床治疗提供帮助。此外,CT 灌注检查仅对病变层面进行同层动态扫描,对不需观测的部位可以不做检查,大大减少患者进行 CT 检查时受到的 X 射线辐射剂量,符合目前医学界要求低剂量检查的发展趋势。

利用 MSCT 灌注成像方法,不仅能提高诊断的准确率,而且能显示肿瘤的生理学特性及病变的实际范围,定量反映肝外胆管癌的血供特点,对胆管慢性炎性梗阻及胰头部实质性占位可能有一定的鉴别意义。MSCT 灌注也存在不足之处。首先,灌注扫描过程中,年龄偏大或身体状态较差的患者屏气时间短,患者的腹部呼吸运动难以彻底消除,势必造成灌注层面的漂移,很容易导致灌注失败;其次,由于胆管结构的特殊性(管壁薄),测量其灌注参数值比较困难,且容易受部分容积效应影响,因此只能采取测取点 CT 值的办法。要想进一步探讨 CT 灌注成像对肝外胆管癌的临床应用价值,亟须解决上述两点不足之处。双 CT 灌注扫描同时可进行 4 层动态增强,灌注范围较宽,Z 轴覆盖范围较大,能够覆盖大部分肝外胆管癌的病变范围。随着 CT 设备及灌注软件的进一步发展,CT 灌注扫描的范围势必进一步扩大,将有可能覆盖整个肝外胆道系统,而且 CT 扫描速度的提高也能减少患者的屏气时间,不仅可从功能学上反映更大扫描范围内的灌注情况,也能大大提高灌注扫描的成功率。因此,CT 灌注成像的临床应用价值及优势会日益突出。

二、磁共振扩散加权成像

DWI 反映的是水分子的微观运动情况,可从细胞及分子水平研究生物体的组织结构和功能状态。随着以平面回波成像序列为代表的快速成像技术的开发,有关腹部 DWI 的成像技术得到迅速发展,DWI 已被应用于肝、胰、肾、胃、结肠与前列腺等脏器,目前 DWI 已在肝内外胆管癌的研究中发挥重要作用。

DWI 能探测或显示水分子的随机运动(Brow、n 运动)及水分子运动受限状态的序列,是目前唯一能够在活体组织内探测水分子自由扩散运动的影像学技术,属于功能成像。当组织病变使细胞的功能和代谢发生异常时,病变组织与正常组织的水分子离散程度会有不同,其信号降低的程度与正常组织之间形成差别,从而发现病变而被 DWI 序列检出。由于机体内水分子的运动还受血流灌注、呼吸运动、心脏搏动及细胞膜、细胞质结构的生理因素影响,难以精确测得扩散系数 D,而只能用表观扩散系数(ADC)来表达。在疾病的诊断方面,DWI 技术可提供 DWI 图像、ADC 图像和主要指标 ADC3 项资料。DWI 图像和 ADC 图像可以推断病变组织的生理、病理改变,ADC 可以取得组织、病变扩散的量化指标,可通过不同病变具有不同的 ADC 而对疾病做出定性诊断。

生物组织中水分子的扩散程度与组织细胞密度和细胞膜的完整性呈负相关;已发现水分子的运动程度与 DWI 的信号衰减成正比。但一个非常长的 T_2 弛豫时间在 DWI 上可表现为持续高信号,可被误认为扩散受限,此称为 T_2 穿透效应(T_2 shine-through 效应)。ADC 能够克服 T_2 穿透效应,通过观察应用不同 b 值获得的图像上信号的相对衰减,使基于水分子扩散差异的组织定性成为可能。b 值即扩散敏感系数,b 值决定检测组织水分子扩散的灵敏度。b 值越大,水分子间相位离散越重,信号降低越明显,且越接近于 D 值,越能真实地反映组织内水分子扩散运动;同时受 T_2 穿透效应影响越小,对扩散的灵敏度越高,测量的 ADC 越准确。随着 b 值的增大,病灶 ADC 逐渐下降,各种伪影逐渐增多,信噪比(signal to noise ratio,SNR)下降,可严重影响图像质量,使小病灶容易漏诊;当 b 值太低时,对水分子扩散运动的检测不敏感,也使图像信号和 ADC 变化较大。在生物组织内,扩散加权图像上的信号衰减不但取决于水分子的弥散效应,还取决于毛细血管微循环的灌注作用,有学者报道选用低 b 值时,得到的 ADC 主要反映组织的血液灌注情况。因此应该利用大的 b 值来反映病变水分子真实的扩散情况。值得注意的是,加大 b 值,必然引起扩散梯度脉冲时间延长,TE 值增大,从而降低 DWI 图像信噪比,影响图像质量。研究表明,随着b值的增加,病灶的SNR逐渐降低。目前对于正常肝组织ADC及肝良、恶性病变ADC的研究报道越来越多,但对胆管癌ADC及肝良、恶性病变ADC的界线等问题的研究报道较少,且结论也很不一致,不同机型研究的结果差别很大。为了兼顾DWI图像质量及ADC更接近于D值,根据经验,选用b值为500~800s/mm²,使DWI图像受T₂穿透效应影响较小,图像质量佳。

近年来DWI在上腹部的应用渐多,技术也日趋完善、成熟。Low等研究发现,腹部肝、胰等实质脏器肿瘤在DWI上均显示为明显高信号,故DWI对发现腹部实质脏器肿瘤的灵敏度非常高。陈志仁等报道,肝门部胆管癌在DWI上肝门水平见不规则异常高信号,显示率为100%。DWI影像上的信号强度与组织内的细胞密度具有密切相关性。胆道系统的恶性肿瘤发生、发展形成一定体积的软组织肿块,在DWI上凸显为高信号,这是因为其增殖活跃、生长迅速,为富细胞组织。这种恶性肿瘤细胞排列紧密、数目多、体积大,造成细胞外间隙缩小;胞内异型细胞核大,核浆比值高,又造成细胞内间隙减小,因此水分子的扩散受限,ADC降低而在DWI上呈现为高信号。DWI的另一大优点是对于恶性肿瘤转移灶的明确显示,转移灶因与原发灶具有相似的生物学行为及病理基础,同样会在DWI图像上以高信号清晰显示,特别是一些较小的转移淋巴结,常规MRI扫描易漏诊,反之DWI则能轻易做出诊断。但DWI的空间分辨率尚不够高,而且图像的信噪比较低,微小病灶有时不易显示。

DWI在肝外胆管癌的诊断中显现出以下明显的优势:①DWI的信号强度受水分子扩散影响,恶性肿瘤组织内水分子扩散受限,因此MRCP显示的梗阻部位一旦在DWI上出现高信号肿块,高度反映恶性肿瘤的存在;据此又可直观地与一些胆管结石、胆管炎等良性胆道梗阻性疾病鉴别。即MRCP联合DWI检查实现精确定位与可靠定性的有机结合。②评价肝外胆管癌的转移情况更敏感,而转移灶的检出反过来又印证恶性肿瘤的存在。目前,传统DWI又衍生出一种全身扩散加权成像技术,2004年由Takahara等首次报道以来,随软件开发和技术成熟已经成为筛查恶性肿瘤全身转移灶的有力工具。③肝外胆管癌术后常造成局部解剖结构紊乱,胆管树失去正常形态,常规MRI序列及MRCP评价其预后情况较为困难,但DWI对肿瘤组织的高灵敏度则能为术后随访提供可靠的依据。④DWI完成一次扫描时间为60s,与其他MRI序列比较扫描时间更短,对危重患者很容易实施检查;与一些动态增强扫描序列相比,其价格较低,又无注射对比剂的痛苦,容易为患者接受。

在b=700s/mm²的DWI图像上,正常肝组织、肝囊肿、肝血管瘤、肝细胞癌、肝转移瘤及胆管癌的信号衰减程度不同,肝囊肿信号接近或低于肝实质,胆管癌、肝细胞癌及转移瘤的信号衰减低于正常肝实质呈高信号,血管瘤信号介于肝囊肿与胆管癌及肝恶性肿瘤(肝细胞癌及肝转移瘤)之间。但也有学者持相反的意见,认为胆管癌及肝恶性肿瘤的ADC均大于正常肝组织,推测原因可能是活体肿瘤组织处于高代谢状态,细胞内外乃至肿瘤组织内外的物质交换较正常组织快速且频繁,肿瘤组织微循环较正常组织快,此外,对肿瘤血管的研究也发现肿瘤血管的通透性高于正常组织的血管,因此肿瘤组织细胞外水分子比率增加,细胞内外水分子运动也增加,致胆管癌及肝恶性肿瘤的ADC高于正常肝组织。

ADC与肝外胆管癌分化程度,即生物组织中水分子的扩散程度,与组织细胞密度和细胞膜的完整性呈负相关。肿瘤的细胞结构对水分子扩散的影响通过ADC的改变反映出来,细胞密度高扩散受限表现为低ADC,反之表现为高ADC。有学者对恶性肿瘤的研究表明,肿瘤的ADC可用于肿瘤的分级预测,恶性度高的肿瘤的ADC低于恶性度低的肿瘤。这是因为随着肿瘤恶性程度的增高,细胞增殖旺盛导致细胞密度增加,组织细胞间隙缩小,以及细胞内大分子物质和细胞器的增加均会使水分子运动受限制,而致使肿瘤ADC降低。有研究对高分化和中、低分化两组肝外胆管癌进行比较,高分化组肿瘤实体部分的ADC高于中、低分化组肿瘤实体部分的ADC。随着分化程度的降低,ADC呈下降趋势,且差异有统计学意义。Lee等研究发现,ADC可以在术前预测肿块型肝内胆管癌的无病生存率和总生存率。此外,已有研究表明微血管浸润(microvascular invasion,MVI)是肝内胆管癌预后不良的重要因素,常规横断面CT或MRI通常能发现大血管浸润,随着DWI序列发展,Zhou等研究认为肝内胆管癌ADC与MVI密切相关,ADC可作为MVI的重要评判指标。因此,外科手术前可参考扩散图像胆管癌ADC预测肿瘤的分化程度及MVI评判,对选择适当的治疗方案、评估预后有非常重要的意义。

到目前为止,胆管磁共振DWI仍存在一些问题。首先,所用EPI-DWI采用小矩阵扫描,空间分辨率及信噪比较低;其次,高频切换的高强度梯度场容易产生涡流及对磁场不均匀性的高度敏感都导致产生图像上不可避免的空间几何扭转伪影和部分图像信号丢失,特别在组织-空气界面处更为明显,随着 b 值增高,这类伪影更加严重;再次,为避免化学位移伪影,使用脂肪抑制技术,进一步损失图像细节。病灶直径小于 0.5mm 时,DWI 病灶检出率仍较低,虽可发现病灶,但无法准确测量或存在明显测量偏差。相信随着 MRI 技术不断发展,DWI 的图像质量会进一步提高。

第七节　CT 后处理在胆管癌诊断中的价值

由于 MSCT 探测器的多层排列,使其时间及空间分辨率明显提高,可常规行多期、薄层容积扫描,另外 MSCT 强大的后处理功能可以多平面、全方位观察病变,弥补了常规螺旋 CT 的不足,图像质量明显提高,这对于肝门部胆管癌,特别是病灶较小(<2cm)的肝门部胆管癌在发现病灶及是否侵犯肝门部血管等方面有明显优势,同时,MSCT 对提示淋巴结及腹腔侵犯转移有一定的作用。为进行准确的临床分型及分期提供可靠依据,有助于术前对肿块的可切除性进行评估及术中更彻底地清除病灶。

三维重组技术包括 MPR、MIP、MinIP、容积再现 VR 和 CTVE 等。前两者的应用最广泛,也可相互结合使用。MPR 简便易行,可以从各个角度了解病灶情况,包括大小、范围及与周围组织的关系。MPR 能够在忠实于解剖关系的基础上显示病变胆管的某一节段,但不能显示胆管全貌,不利于准确辨别患病部位和范围。MSCT 胆道增强 MPR 图像可以明确肿瘤与周围大血管的关系,尤其是肠系膜上动、静脉和门静脉有无侵犯等,对判断手术指征,制订手术方案起着非常重要的作用。有时单纯应用 MPR 技术并不能获得理想的图像重建效果,此时需结合曲面重组(curved planar reformation,CPR)技术,运用该技术能将弯曲的胆管“拉直”,再配合多角度旋转,可使目标胆管及病变全程展现,有利于确定梗阻部位,显示胆管截断处的形态。CPR 软件使弯曲部位能够在一个层面上得到直观展示,可以在一个平面中显示出弯曲的胆管全貌。以往胆管癌未形成明确肿块时很难显示,诊断非常困难。采用 CPR 方法能够较清晰地显示出胆囊管的不规则增厚和小结节影,从而做出正确判断。这种方法虽对操作者技术要求较高,但获得的图像直观、清晰、可靠,能够准确识别病变胆管的位置,清晰显示病变范围及邻近组织侵犯程度。由于 CPR 要把弯曲的胆道拉伸到同一平面中显示,周围解剖关系不可避免地产生扭曲,因此判断胆管周围病变位置时需要结合轴位图像和 MPR 图像。MinIP 操作简单,能够显示胆道狭窄形态和胆系扩张全貌,评价胆管扩张程度和类型;可突出含气或液体等低密度结构,起到类似 MRI 水成像的作用。在后处理工作站,三者转换非常容易,可相互补充和印证,特别有利于胆道结构的观察,达到早期诊断的目的。

CTVE 利用低密度的胆汁与增强后高密度的胆管壁密度之差显像,能够应用于大部分中段胆管癌和下段胆管癌病例,但在胆管扩张程度较轻和胆汁浓缩密度升高时不能清晰显像。CTVE 可从正反两个方向观察管腔黏膜是否光滑、有无结节或肿块,管腔有无僵直变形、狭窄和闭塞;与 CPR 相结合,更加直观全面地显示胆管全貌。因病变节段胆管壁强化的达峰时间不同,大部分病例应用静脉期数据行 CTVE 效果最佳,少数病例延迟期效果最佳。CTVE 不成功的主要原因:首先,胆管扩张程度不够;其次,胆汁浓缩密度较高,其与强化的病变区胆管壁之间的密度差较小。而新技术胆管造影下的 CT 三维重建技术完整显示了胆管树及肝左、右管受侵狭窄情况,为周围组织受侵情况提供依据。

三期增强扫描结合 ERCP 后图像后处理技术,容积 CT 能获得 2D、3D 影像信息,观察胆管腔内、外病变情况的同时,还可以获取脏器及淋巴结情况的信息,三维图像整体显示胆系、血管的大体空间关系,不但术前评估完成初步 TNM 分期,还能为治疗方案的制订及手术方式的选择提供指导意义。容积 CT 薄层图像大大提高了 Z 轴分辨率,应用 VR 重建技术,可在动脉期清晰显示 HA 主干及其分支绕侵犯情况,门静脉期直观显示 PV 腔内是否存在瘤栓,并且在显示病变同时,发现肝动脉起源及走行变异,避免术中误伤血管。优良的三期强化扫描能在术前准确显示是否存在淋巴结、肝及腹膜等转移,有利于临床医师准确做出 TNM 分期,但 CT 容积成像(volume-CT,VCT)还不能显示 5mm 以下淋巴结存在转移的情况。相信随着 CT 技术不断发展,VCT 增强扫描特别是结合 ERCP 后图像后处理技术将在肝门部胆管癌诊断及术前评估中体现出更高价值。经过 VR 的处理,可容积再现胆道的三维影像,以最合适的角度多方位显示 3~4 级胆管树的细微结构及受累胆管的部位和管壁情况,也可以很好地显示梗阻近侧扩张胆管的细节。结合不同扫描时相(动脉期、门静脉期、延迟期)并利用 MPR 等后处理技术,可同时评估胆道周围结构。

肝门部主要血管是否受侵是肝门部胆管癌可切除性评价的一项重要指标。以往判断血管是否受侵的金标准是 DSA,但其为有创检查。多排螺旋 CT 血管造影(muti-detector row CT angiography,MDCTA)具有无创、清晰、准确的优势,有利于更加直观地显示肿瘤和血管的空间位置关系,判断肿瘤累及肝门血管的部位、范围及程度,提高术前评价肝门部胆管癌血管是否受侵的灵敏度、特异度及准确率,为进一步可切除提供重要依据。结合轴位图像及多种重建图像,有助于更加全面地对肝动脉及门静脉的情况进行准确评价。

硬化型是肝门区胆管癌中最常见的类型,常常表现为沿管壁浸润,缺乏明确的软组织肿块影,以往 CT 很难发现其直接征象,常依据胆管扩张等间接征象进行诊断。对于此型 ECC,CPR 可以显示管壁不均匀增厚,CTVE 表现为管壁僵硬,部分环状皱襞变浅甚至消失,结合增强 CT 表现,诊断不难。早期结节型和乳头型胆管癌可通过 CPR 直接显示,其 CTVE 表现为结节或息肉状影突入管腔内、管腔狭窄或闭塞;之后可见肿块沿管壁浸润,CPR 效果尤佳,同时能清楚地观察到各期扫描病灶的强化特点及周围血管的受侵犯情况,明显提高了诊断的准确率,降低了小病灶的漏诊率。CPR 可直观显示胆管癌近端胆管的扩张程度,胆管癌的形态、侵及范围及邻近组织结构的受累情况,更好地显示胆总管的连续性,对肝外胆管癌的诊断、鉴别诊断及切除可能性的判断具有重要价值。弥漫型 ECC 可广泛侵犯肝内、外胆管,有时难以确定原发部位。壶腹癌侵及十二指肠壁时,可以自十二指肠内(含对比剂)用 CTVE 进行观察,用于确定病变形态、侵犯范围及评估十二指肠狭窄情况。借助 CPR 和 CTVE 还可以观察扩张胆管壁的形态,但作为一种诊断的间接征象,并不十分可靠。在硬化型 ECC 和胆管炎,扩张的胆管常常呈鼠尾状;而结节型和乳头状型 ECC 及胆管结石时,扩张的胆管常常表现为突然中断。CPR 使得难以于 1 幅 2D 图像上显示的器官和病变清晰显示,可作为原始横断像及其他充足图像的良好补充,无论产生过程还是诊断都离不开原始图像,CPR 质量有很大个体差异性,重组后器官扭曲,不能单纯依赖 CPR,必须结合横断像及 MPR,以保证其全面性。

MSCT 胆管成像是利用 MSCT 对受检者进行连续扫描,运用计算机软件对原始数据进行后处理,最终重建成胆管立体影像的技术。有学者通过术前放置的猪尾巴管进行 MSCT 下的直接胆管成像,重组的胆管树图像均能够清晰地显示梗阻的部位及范围,在术前作出正确的 Bismuth 分型,与手术探查所见对比,证实术前分型与术中情况相一致,诊断符合率达 100%。MSCT 胆管成像能够直观、全面地反映胆管内的进展状况,比 MRCP 及 PTC 立体感更强、图像空间分辨力更高,且可以任意角度旋转观察,从而能对肿瘤进行更为准确地定位、定性及分型,在高位胆管癌术前分型及肿瘤切除的可行性评估方面显示出独特的优势。但是,由于术前需要放置 PTBD 管,MSCT 胆管成像也会对患者产生一定创伤;且需要控制对比剂浓度,浓度太高会造成伪影,影响观察,浓度过低会显示欠佳。术前 MSCT 诊断病灶范围广泛伴血管分支侵犯者,应结合临床实际情况谨慎判断。该方法对早期胆管壁浸润而无管腔狭窄者和肝实质侵犯者的灵敏度低于 MSCT 薄层增强扫描的灵敏度,因此结合 MSCT 增强扫描可提高诊断准确性。

MSCT 胆管成像具有三维图像空间分辨力更高,更具立体感,图像具有重复性且可以任意角度旋转观察的优点,能对高位胆管癌进行准确地定位、定性,从而在术前作出准确的 Bismuth 分型,为临床制订最佳的治疗方案提供参考依据,为临床高位胆管癌已行经皮肝穿胆管引流患者术前分型提供了一个新的方法和依据。其中,MPR、CPR 和 MinIP 的应用较为普遍;CTVE 虽然受到解剖位置、管腔扩张、胆汁密度及管壁强化程度等因素的局限,仍适用于大多数中段胆管癌和下段胆管癌病例。

第八节   胆管癌的影像鉴别诊断

一、硬化性胆管炎

胆管癌浸润一般较局限,管壁呈不规则增厚;而硬化性胆管炎范围较广,管壁均匀性增厚呈枯枝样改变,增强后无明显强化。但胆管壁不均匀增厚不足以作为胆管癌与胆管炎鉴别诊断的关键因素,仅能作为一种参考。胆管内炎性息肉、阴性结石等都会造成胆管壁局限性增厚的假象。胆管扩张不明显,常呈跳跃性、串珠样扩张,长范围的胆管鼠尾状狭窄,末端既不显示结石,也不显示软组织肿块,则倾向于慢性胆管炎。有学者认为肝门区胆管管壁厚度超过 5mm,胆总管壁厚度超过 1.5mm,应高度怀疑胆总管癌的可能性,若低于此限度,则应考虑炎性增厚。

二、IgG4 相关性胆管炎

血清 IgG4 检测在诊治中有较重要的价值,可作为早期鉴别诊断、激素疗效评估、复发检测和预后判断的指标。IgG4 相关性胆管炎通常表现为胆管多处或单处狭窄,多处狭窄之间的胆管相对正常。发病部位以胰腺段的胆管最常见,约 70%,而仅仅发生于肝门部的胆管较少,约 9%。Kamisaw 等提出 IgG4 相关性胆管炎分型:Ⅰ型仅胆管下段狭窄;Ⅱ型肝内胆管及胆管下段同时狭窄,其中Ⅱa 型肝内胆道狭窄伴远端扩张,Ⅱb 型胆管全程狭窄,无远端扩张;Ⅲ型肝门部胆管和胆管下段梗死狭窄;Ⅳ型仅肝门部胆管狭窄。

三、胆管结石

结节型胆管癌应和胆管结石相鉴别,后者一般密度较高,但少数可呈等密度或略低密度,增强扫描时由于容积效应的影响可能会造成病灶强化的假象而误诊为胆管癌。反之,对于一些强化不明显的胆管癌可能会被误诊为结石,此时应结合超声检查综合分析。胆管结石在 T_2WI 上呈低信号,梗阻端管壁表面光整,梗阻处呈倒杯口状充盈缺损;增强扫描结石无强化;肝内胆管扩张不及肝门部胆管癌明显。

四、肝门部肝细胞肝癌

肝门部胆管癌需与靠近肝门部的肝细胞肝癌鉴别,后者可压迫主肝管造成肝内胆管扩张,其影像表现与肝门部的胆管癌很相似,仔细观察胆管情况可以鉴别,其对肝门部的胆管以压迫为主,从而导致肝内胆管扩张,但扩张的程度多较轻。此外,肝细胞肝癌多有慢性肝炎、肝硬化病史,AFP 升高。肝癌病灶具有快进快出的 CT 征象,与胆管癌的慢进慢出表现不同。肝细胞癌在门静脉内形成癌栓较肝门部胆管癌更为常见;肝细胞肝癌可有假包膜,而胆管癌没有假包膜,这是一个重要的鉴别点。

五、肝细胞癌合并胆管癌栓

肝细胞肝癌的病灶远端均见与肝脏肿瘤相连,并延伸至肝外胆管,直接 CT 征象为:①肝脏肿瘤,增强扫描呈典型或不典型强化。②胆管癌栓表现为沿着胆管壁管腔生长的软组织影。CT 平扫,胆管内稍低或等密度影,呈结节样、柱状、条索状或不规则柱形生长,增强扫描部分呈动脉期高密度、门静脉期及平衡期呈低密度的典型早进早退表现。

六、转移癌

少血供肝转移瘤,尤其是胃肠道来源的腺癌,CT 表现可与胆管癌相似,但其造成的胆管扩张程度一般较胆管癌轻。肝转移性肿瘤的典型 CT 增强图像表现为"牛眼征",病灶内常没有网格状的强化表现,延迟扫描对两者间的鉴别诊断有一定帮助。转移瘤强化形式多样,边缘血供较中心丰富,边缘部分早期强化明显,后期可视静脉引流情况迅速或缓慢下降,但无延迟强化特征。此外,肝内胆管扩张、肝叶萎缩等征象,有助于胆管癌的诊断,如有原发癌灶的存在则支持转移。

七、肝门淋巴结转移

淋巴结多来源于胃肠道、胰腺等肿瘤,压迫肝总管或胆总管分叉部可引起高位梗阻,增强时无强化或边缘环形强化,其造成的胆管扩张程度一般较胆管癌轻,无胆管壁不规则增厚及腔内肿块形成,且常可在肝内或腹腔其他部位发现原发病灶。

八、胰头癌

胆总管下端癌还应与胰头癌鉴别,二者均可出现黄疸症状,如果胆管癌侵犯胰头鉴别诊断会有困难。

九、胰腺结核

CT 表现呈多样化,但有一定特征性,伴有多发斑点状钙化灶或呈蜂窝状强化的胰腺肿块,可提示胰腺结核的诊断;与胰腺结核共存的腹内结核特别是特征性淋巴结结核有助于该病的诊断。

十、壶腹癌和十二指肠乳头状癌

壶腹周围癌占消化道恶性肿瘤的 5%,是低位胆道梗阻的常见原因,主要包括壶腹癌、胆总管下端癌和十二指肠乳头癌,在诊断中会有一定困难。壶腹癌瘤体小,易向十二指肠腔突出,中心位于十二指肠腔内,肿瘤与胆胰管、胰周血管的关系均可清晰显示,扩张的胆管及胰管靠近(扩张的胆胰管末端间距≤5mm)。

十一、肝脏恶性纤维组织细胞瘤

肝脏恶性纤维组织细胞瘤增强范围主要在肿瘤的边缘非坏死区,瘤内一般无钙化或结石,无胆管扩张或胆管被肿瘤包埋等征象,肿瘤中央坏死区密度仍均匀。

第九节   胆管癌的比较影像学

临床主要通过超声、CT、MRI、MRCP、ERCP、PTC、PTCS 等手段对高位胆管癌进行分型。超声检查通常为首选,可发现梗阻以上胆管扩张及胆管癌的异常回声,但易受肠气及呼吸运动影响,缺乏直接的胆管图像,不能提供确切的诊断依据,应用受到限制。普通 CT 横断扫描及 MRI 检查对胆管扩张显示良好,对梗阻定位准确性很高,但主要是通过间接征象来做出诊断,多数不能清晰显示肝门区胆管肿瘤范围。MRCP 能清晰显示胆管影像,是一种无创伤性、安全、简便、不需要对比剂即可显示胆胰系形态的新技术,其三维重建图像类似于直接胆胰管造影图像,并可多方位旋转,多角度观察,显影成功率高。但检查过程过长,受肠气及呼吸运动影响明显,成像质量较难保证。高质量 MRCP 对肝外胆管癌的定位和定性诊断均优于 CT、超声、ERCP 和 PTC。ERCP 及 PTC 为直接胆管成像检查,可清晰显示肝外胆管肿瘤的部位、形态和范围,对定位及定性具有较高的意义,明显优于超声、CT 及 MRI,在目前被认为是诊断胰胆管疾病的金标准,但直接胆道造影也存在一些缺点:第一,有放射损害和碘过敏的可能;第二,不能直接显示肿瘤本身,其图像缺乏立体效果,没有重复性;第三,在评估肝门部胆管癌时需要与其他断层影像学方法结合;第四,PTC 与手术对照仍有一定的差距。有日本学者主张 PTC 后使用经皮经肝胆管镜检查(PTCS)来评估胆管受累范围。经皮超声引导下胆管造影(percutaneous ultrasound-guided cholangiography,PUSC)是一种新的直接胆管造影技术,PUSC 显示肝内胆管树的能力与 PTC 一致,在判断胆道梗阻水平上也能与 PTC 相媲美,诊断符合率可达 73%,且克服了 PTC 的一些缺陷。但 PUSC 检查前需建立窦道,有一定的创伤和痛苦,并存在一定的技术和设备要求,因此,PUSC 广泛应用受到很大的限制,临床上常有选择地使用这种检查。

PUSC 和 PTC 相比,在评估肝门部胆管癌分型上具有如下优势。首先,PTC 只能显示有对比剂分布的胆管,当肿瘤侵犯二级胆管分支使局部胆管完全闭塞时,闭塞远端的胆管树因为无对比剂进入将无法显示,这可能导致 PTC 评估分型错误;而 PUSC 能够克服这一缺陷,当 PUSC 结合二维超声的信息,能够识别扩张但不显影的肝内胆管,从而提高对此类肝门部胆管癌的分型准确率。其次,虽然 PTC 能够通过结合其他断层影像学方法来提高自身评估肿瘤分型的准确率,但是由于胆道造影图像与断面图像是分开的,缺乏直观性与便利性。而 PUSC 结合二维超声,将胆道造影图像和断面图像同时融合在同一幅影像中,能够实时显示未受侵犯的肝左管或肝右管的长度,显然为分型提供了更加直观、便利的评估依据。此外,PUSC 避免了放射损害,可允许短时间内复查,并且几乎不会发生对比剂过敏。PUSC 提高了超声评估肝门部胆管癌的能力,能够对肝门部胆管癌进行较为准确的 Bismuth 分型,为外科医师提供有用的信息,但 PUSC 和 PTC 都有低估或高估分型的倾向。Lee 等联合应用 CT 和胆道造影评估肝门部胆管癌胆管侵犯范围,认为肿瘤的浸润性生长方式是影像学低估分型的原因,而坏死物在胆管内沉积与高估分型有关。PUSC 低估分型的原因除上述因素外,可能是因为超声胆管造影只能呈现二维造影图像,不能实时显示胆管树的立体结构,因而对肿瘤早期侵犯缺乏足够的灵敏度。

MRI 在显示病灶沿胆管壁浸润及腔内较小病变方面比 CT 更有优势,原因可能在于 CT 虽然具有较高的空间分辨率,但只能做轴位扫描,尽管可进行多平面重建等后处理手段,但对肝门结构的显示还是不够细致直观,对胆管、周围血管的分辨及病变浸润程度的显示亦较为困难。而 MRI 可进行多序列、多方位扫描,尤其是斜冠状位扫描更能细致直观地反映肝门部结构,同时,MRI 对胆汁、血管信号敏感,组织分辨率高,可清晰显示胆管内外的浸润情况,较其他方法有明显的优势。因此,MRI 在肝门区胆管癌早期准确诊断、术前评估及预后方面具有更大的优势。

目前,国内外广泛采用肝门部胆管癌 Bismuth 分型和 TNM 分期来判断肝门部胆管癌可切除性。肿瘤横向侵犯的评估是对肝门部胆管癌准确分期、判断可切除性的一个重要方面。在多层螺旋 CT 二维(2D)轴位像(AI)上,肝门部胆管癌的肝叶侵犯及肝叶萎缩情况较易分辨;而当血管侵犯时常意味着肿瘤无法得到根治性切除,这时判断血管和胆管等管状结构是否受侵犯,就需要进一步的影像学诊断技术来协助诊断。而 CT、MPR 对显示肿瘤范围、密度,有无血管侵犯及器官转移效果较好;CT 3D 成像可以立体、直观地显示肝动脉、门静脉及各分支有无受肿瘤侵犯及受侵血管的长度,为评估肿瘤与相邻管道的关系提供更精确的信息。直接法胆管造影包括 PTC 和 ERCP,并已被用作判断肿瘤沿胆管纵向浸润的重要参考标准。基于肝门部胆管癌患者就诊时往往有不同程度的黄疸,部分患者术前需要减黄,PTC 基础上可以行经皮经肝胆管引流(percutaneous transhepatic cholangial drainage,PTCD),而 ERCP 基础上可以行 ENBD,故临床上更多地采用直接法胆管造影。

B 超、CT、ERCP 和 MRCP 均是诊断肝胆管结石并发肝胆管癌的较好方法。与 B 超相比,术前 CT、ERCP 和 MRCP 对肝胆管结石并发肿块型肝胆管癌的诊断率明显提高,其中 CT 最适用;ERCP 和 MRCP 对结节型的诊断率明显提高,MRCP 同时也对腔内乳头型和胆管壁增厚型的诊断率均明显提高。对于肝胆管疾病单独使用一种影像学检查手段常常不够准确和全面,这就需要两种或多种影像学检查手段相互结合,以达到对患者准确而又全面诊断的目的。同时,也要根据患者的具体情况来选择经济有效的联合检查,以减轻患者的负担。

第十节　胆管癌影像学误诊、漏诊原因的分析

造成胆管癌超声误诊、漏诊的主要原因是:①超声未检出明确的肿块。部分位于胆总管上段或肝总管,甚至Ⅱ级分支的狭窄型胆管癌,病变处仅见胆管壁轻度增厚,管腔轻度狭窄,由于对这种征象认识不足而被忽略漏诊。少数截断型胆管癌在截断处呈不规则回声斑块而被误认为是气体干扰而漏诊。部分位于胆总管下段的胆管癌,由于胃肠气体干扰或肥胖等因素,难以显示胆管下段病变而漏诊。②病变表现不特异。文献报道,有些胆管癌的肿块回声较强又伴有微弱声影而被误诊为胆总管结石。结石多呈较规整的强回声团,后方有声影,可移动,而癌肿多为等回声或弱回声团,无声影,不移动,与胆管壁分界不清等。但对于一些回声较低、无声影、不移动的结石或一些回声较强、形态较规则的癌肿则较难鉴别,此时须注意多体位的扫查及观察胆管壁的连续性。因胆管癌的肿块难以显示血流,采用彩色多普勒血流成像(color Doppler flow imaging,CDFI)对这类肿块进行鉴别诊断的实际意义不大。以管壁浸润增厚为主的肝门部胆管癌易漏诊,管壁增厚型及截断型胆管癌多表现为管壁不规则、不均匀地增厚,胆管壁有受侵犯的征象或胆管壁的连续性中断,当管壁增厚不明显时,超声易于漏诊。③病变定位错误。部分胆总管中段癌因其轮廓模糊,与胰腺界线不清而被误诊为胰腺癌。部分胆总管下段癌与壶腹部界线不清而被误诊为壶腹部癌。肝内等回声、团块型胆管癌误诊为原发性肝癌,先天性胆总管囊肿癌变并肝转移误诊为上腹部混合性肿块,当胆管癌肿瘤增大并浸润周围组织,超声均表现为团块型时,与邻近脏器肿瘤来源鉴别困难;病变定位错误的原因是胃肠气体干扰、肥胖、仪器分辨率低等。

　　导致胆管癌超声误诊、漏诊的原因较多,如果采取相应措施,则可降低胆管癌的误诊、漏诊率:①对于超声检查到有胆管扩张的患者,尤其是老年患者,临床上无明显腹痛症状,应提高警惕,注意有无胆管病变。②如果沿扩张的胆管从上段至下段扫查到某一位置时不再扩张,应注意对该部位的仔细观察,有无肿块或管壁有无增厚。特别要注意不要忽略仅有管壁轻度增厚、管腔轻度狭窄的情况。③如果不能显示肿块,或管壁未见明显增厚,则可采用饮水、口服对比剂、脂餐等方法,提高对胆管下段病变显示率。但由于胆管癌患者多系老年体弱者,对于不能耐受者,则不能采用这些方法。④采用特殊体位,如胸膝位、头低足高位等,可有助于胆管下段病变的鉴别。

　　近年来,随着影像学技术的发展,MSCT 对于胆管癌病灶的定位准确率明显提高,对邻近组织器官的侵犯及远处转移的诊断符合率亦有所提高,并且可以仔细评估肿瘤的范围及与肝血管等重要结构之间的关系;但仍较术中所见有所差距,其原因考虑如下:①腹部脏器多而密集,肿块浸润周围脂肪间隙或腹膜肠系膜结构使脏器间分界欠清,而误诊为脏器受侵;②肿块形态多欠规则,肿大的淋巴结与肿块邻近或融合及较小的转移淋巴结 CT 较难显示;③有单个较大淋巴结误为转移,病检为反应性增生,总之 MSCT 对转移淋巴结的诊断符合率不高;④胆道支架置入后引起的炎症性胆管壁增厚及明显强化,被误诊为肿瘤的周围浸润,从而引起过度分期。

　　目前,MRCP 检查已经能够达到准确、快速和无创地评估胆管系统疾病的要求,但仍存在误诊、漏诊现象,主要表现在:①对病变范围评估不准确,即对病灶上界位置判断错误和病灶下界未显示;②图像采集时间长,易受运动伪影影响;③术前影像判断病变限于肝左、右管而术中见二级肝管分叉部也已受侵犯,分析误诊原因为患者年龄较大,检查过程中屏气欠佳,扫描层面较厚,影像有重叠且伴有腹水形成的高信号干扰,MRCP 图像欠清晰,导致对病变位置的判断出现偏差。由于明确病灶上界位置在临床治疗中具有重要作用,因此 MRCP 检查对病灶上界确定的准确性更具临床意义。

第十一节　胆管癌可切除性影像学研究

　　对胆管癌可切除性的评估是 MSCT 诊断的重要方面。通常来说,当肝门部胆管癌 MSCT 评估出现以下几种情况时被视为手术不可切除:①肝实质内广泛转移及远隔脏器的广泛转移。②肿瘤侵犯肝动脉及门静脉,肝动脉及门静脉被截断、包埋或癌栓形成且范围较广。③一侧肝叶萎缩,而另侧肝动脉、门静脉及胆管受侵犯。④肝胃韧带、肝十二指肠韧带周围淋巴结广泛转移。无上述四种情况存在时认为可切除。术前判断可切除的患者中绝大多数可行完全手术切除,也有少数患者术前认为可切除,但在切除过程中发现由于肿瘤侵犯门静脉周围组织导致出血,终止手术,这提示 MSCT 对血管结构受累的判断仍显不足,应引起注意。虽然 MSCT 对肝门部胆管癌的诊断符合率很高,但与术中所见仍然存在一些差异:①单个较大的淋巴结诊断为转移,病理检查却为反应性增生。②肿大的淋巴结与肿块邻近或融合,而 CT 直接诊断为肿块。③肿块侵犯周围的韧带或网膜使脏器间分界不清,而 CT 误诊为脏器受侵。这些导致的 TNM 分级差异将影响临床治疗策略的选择,因此应予以关注。不能进行肿瘤根治手术的原因主要为肿瘤范围较大、侵犯血管及肝门区的广泛播散,对于此类患者不宜行手术治疗,可选择 ERCP 取活检证实。

　　MR 对胆汁信号比较敏感,MRCP 可以清晰显示胆管树结构,MR 结合 MRCP 可较准确分析肝内胆管、血管及肝实质受累情况,能够对肝门部胆管癌的可切除性进行评估。肝门部的胆管与门静脉主干及其分叉、肝动脉紧密相邻,肿瘤向外浸润时非常容易侵犯门静脉及肝动脉,甚至完全包绕门静脉,门静脉侵犯常是肝门部胆管癌不能切除的主要原因。低场 MRI 的门静脉血管成像不如高场 MRI,但结合常规的平扫及增强门静脉血管壁的不规则增厚、僵硬或不连续,血管腔的狭窄,基本上可以确认门静脉已被侵犯。因此,术前腹部血管磁共振成像对判断肿瘤与肝门部血管的关系意义较大,可以准确直观地观察门静脉主干的情况。

　　肝门部胆管癌首选手术治疗,能否根治性切除,有赖于术前影像评估。MSCT 可以较好地显示肿瘤部位及侵犯范围、病变近端胆管扩张程度,显示门静脉栓塞、脏器及淋巴结转移受累、腹膜浸润情况;行血管三维重建还可以评估肝门血管主干是否受侵、血管变异情况;最大密度投影技术获取胆管冠状位图像,能清晰显示胆管的 1、2 级胆管结构;再经过容积再现(volume rendering,VR)技术从三维图像多方位显示 3、4 级胆管树的细微解剖结构,以及受累胆管部位和管壁侵犯情况、对肝尾状叶肝实质及胆管侵犯情况。当左、右胆管同时受侵时,根治性切除概率降低。肝门血管明显受侵,多预示难行根治性切除。术前,优良的三期强化扫描能准确显示淋巴结、肝及腹膜等有否转移,有利于临床医师准确 TNM 分期。门静脉期直观显示 PV 腔内有否瘤栓。肝叶萎缩也是肝门部胆管癌常见继发征象,同时显示肝叶萎缩及代偿性肥大情况,有利于术前详细评估肝功能储备情况,避免术后肝衰竭。腹腔脏器多发转移者,多选择介入或其他姑息性治疗,制订合理的治疗方案对提高患者生存质量大有好处。

(特别感谢上海交通大学医学院附属新华医院放射科汪心韵、赵建溪、郭辰、包磊、陈健、贺文广、唐文和倪婧医生的鼎力支持!)

(任　刚)

第十二节　PET/CT 和 PET/MR

一、PET/CT 和 PET/MR 成像技术原理

正电子发射计算机体层显像仪(positron emission tomography and computed tomography,PET/CT)及 PET/MR 是目前最先进的核医学分子影像设备,主要应用 ^{11}C、^{15}O 或 ^{18}F 等正电子发射型放射性核素标记的机体代谢底物或放射性探针,在细胞及分子水平,无创、动态、定量可视化这些代谢底物、功能蛋白(受体、酶)和功能基因表达及其相互作用,真正实现在活体中、不改变或影响体内原有代谢过程的可视化成像。目前,PET/CT 及 PET/MR 已经成为临床医学特别是肿瘤学临床应用和研究最重要的研究工具之一,承载着基础研究与临床应用的直接联系,并认为将直接影响与变革现代和未来医学模式,是现代分子医学及转化医学能否进入临床实践的重要载体。

PET 是通过符合探测技术同时进行 γ 光子对的探测并成像,是专门用于正电子类放射性药物显像的影像设备。^{11}C、^{15}O 或 ^{18}F 等正电子发射型放射性核素主要发生正电子衰变。正电子(β+)与物质的相互作用主要是发生湮灭反应,转变为两个运动方向相反的 511kev 的 γ 光子。PET 通过探测器环,对有效视野内相对 180° 方向的湮灭光子进行符合探测成像。但由于 PET 对组织解剖结构的分辨率较差,对病灶的定位不够精确,在一定程度上限制了 PET 的推广应用。PET/CT 是将 PET 与 CT 有机地结合在同一设备上的医学影像设备,由 CT 提供病灶的精确解剖定位,PET 提供病灶详尽的功能与代谢等分子信息,可得到受检者在同一条件下的解剖结构与功能代谢相融合的图像,具有灵敏、准确、特异及定位精确等特点,一次显像可获得全身各方位的断层图像。世界上第一台 PET/CT 于 2001 年 3 月安装在瑞士的苏黎世大学医学院,我国在 2002 年 9 月开始将 PET/CT 应用于临床。临床实践证明,PET/CT 具有对肿瘤、心血管疾病和神经系统疾病综合诊断的功能,特别是对肿瘤的定性、定位具有更高的准确性,对肿瘤的早期诊断和分期具有重要的临床价值,PET/CT 的发展大大促进了医学的进步。

然而,PET/CT 也存在以下局限性:①CT 虽然能够提供一定的解剖学信息,但是软组织分辨率不高;②PET/CT 成像时,由于 PET 与 CT 扫描时间的不匹配,患者呼吸运动及患者不经意移动会导致扫描期间形成图像伪影,从而降低图像质量;③CT 所产生的高剂量辐射,限制了其不能应用于一些特殊人群,如儿童、青少年及孕妇;④CT 无法进行功能成像。

PET/MR 是全新的影像学设备,将 MR 和 PET 一体化设计,真正同步采集 MR 和 PET 的数据,将 PET 探测器植入 MR 磁体内,二者融于一体,代表了业内最为先进的技术水平。一次扫描同时采集 MR 和 PET 的信息,一次进床完成全身扫描,中间无须线圈摆放和患者定位。同步采集 PET 和 MR 的信息,显示病变更加精准。与 CT 相比较,磁共振成像具有出色的软组织分辨率,能进行多参数、多序列、多平面图像采集,3D 扫描能一次容积采集任意平面重建。在功能与分子成像方面,MRI 较 CT 具有无可比拟的优势。PET/MR 将 PET 与 MR 两种技术的优势特点结合起来,能够更好地获得人体结构、功能和代谢等全方位的信息,并减少辐射伤害。

二、PET/CT 和 PET/MR 在胆道系统恶性肿瘤中的应用

与正常组织细胞不同,肿瘤细胞更多地依靠糖酵解来产生细胞增殖所需的能量和大量合成前体物质,这种肿瘤代谢方式即"Warburg 效应"是肿瘤的一个重要特征,这也是目前在临床上广泛应用的 ^{18}F-2-氟-2 脱氧-D-葡萄糖-正电子发射断层显像(^{18}F-2-dexyo-glucose-postrion emission tomography, ^{18}F-FDG PET)在肿瘤应用的生化基础。^{18}F-FDG 是葡萄糖的类似物,肿瘤细胞中 ^{18}F-FDG 的聚集主要依赖于葡萄糖转运蛋白(glucose transporter,GLUT)和己糖激酶。^{18}F-FDG 首先通过 GLUT 由细胞外转运到细胞内,然后细胞内的己糖激酶将 ^{18}F-FDG 磷酸化生成 FDG-6 磷酸。由于 FDG 本身携带脱氧结构,FDG-6 磷酸不能被进一步分解,从而在细胞内聚集,因而能够通过 ^{18}F-FDG PET 显像评估肿瘤细胞的糖酵解能力。目前,^{18}F-FDG PET/CT 已经成为临床肿瘤应用最为广泛的分子显像技术。

(一)^{18}F-FDG PET/CT 和 PET/MR 对胆道系统恶性肿瘤原发灶诊断

^{18}F-FDG PET/CT 显像对胆道系统恶性肿瘤的诊断灵敏度各家报道不一,其主要原因可能与胆管癌的病例组成存在明显差异有关。^{18}F-FDG PET/CT 对胆道系统恶性肿瘤诊断总的灵敏度、特异度分别为 80.5%~91.7%、51.3%~69.8%。^{18}F-FDG PET/CT 对肝内胆管癌诊断的灵敏度高于肝外胆管癌(图 7-10)。张建等报道 ^{18}F-FDG PET/CT 诊断肝内胆管癌原发灶的灵敏度、特异度分别为 92.3%、95.0%,而 ^{18}F-FDG PET/CT 诊断肝外胆管癌原发灶的灵敏度、特异度分别为 61.7%、77.3%(图 7-11、图 7-12)。^{18}F-FDG PET/CT

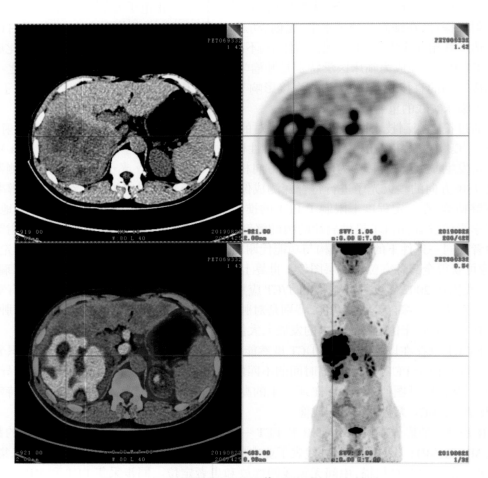

图 7-10　肝内胆管癌原发病灶 ^{18}F-FDG PET/CT 图像

肝右叶实质内见多发低密度团片结节影,范围约 93mm×101mm,形态不规则,边界模糊,中央见低密度坏死,实性部分 FDG 代谢升高,SUV$_{max}$=20.7。肝门区、腹主动脉旁、胰腺背侧见多发淋巴结,较大位于肝门区直径约 17mm,FDG 代谢升高,SUV$_{max}$=16.8(肝右叶肿块活检病理:胆管癌Ⅱ~Ⅲ级)。

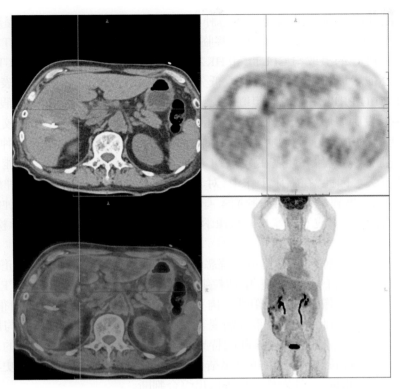

图 7-11　肝门部胆管癌原发灶 ^{18}F-FDG PET/CT 图像

肝门区胆管腔内见大小约 26mm×20mm 结节样软组织密度影,FDG 代谢增高,SUV_{max}=5.3(胆管肿块穿刺病理:中低分化腺癌)。

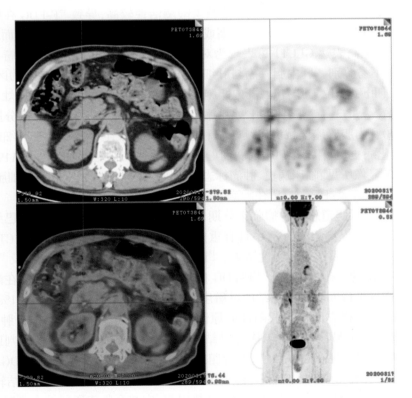

图 7-12　胆总管下端癌原发灶 ^{18}F-FDG PET/CT 图像

胆总管下端见结节样密度增高影,大小约 16mm×12mm,边界欠清,FDG 代谢增高,SUV_{max}=6.1(手术病理:胆管腺癌Ⅱ级)。

显像对胆道系统恶性肿瘤诊断的灵敏度可能与肿瘤细胞 GLUT1 和 HK2 的表达程度有关。由于肿瘤 ^{18}F-FDG 摄取与 GLUT1、HK2 表达密切相关,一些临床研究对胆管癌细胞系中 GLUT1、HK2 的表达进行了检测,结果证实,[18]F-FDG 的摄取与 GLUT1 和 HK2 的染色评分有显著相关性,GLUT1 是胆管癌主要的葡萄糖转运蛋白,HK2 能增加葡萄糖的代谢;中、低分化胆管癌的 GLUT1 和 HK2 的表达高于高分化胆管癌。同时需注意,[18]F-FDG PET/CT 显像对胆道系统恶性肿瘤原发灶的检测存在部分假阴性。出现假阴性的原因包括:①某些原发肿瘤原发灶较小,本身不摄取 ^{18}F-FDG 或摄取 ^{18}F-FDG 量较少。②原发肿瘤由于机体免疫状态的变化,如放化疗等使肿瘤处于代谢抑制状态。③与胆道系统恶性肿瘤的组织病理学类型有关。一些高分化胆管癌或黏液性癌在 ^{18}F-FDG PET/CT 显像表现为假阴性,可能与其肿瘤组织表达 GLUT1 和 HK2 较低有关。因此,在临床工作中,对于临床高度怀疑胆道系统恶性肿瘤患者,而 ^{18}F-FDG PET/CT 显像为阴性时,要想到是否是由于肿瘤本身较小、特殊病理类型的肿瘤,或肿瘤处于代谢活性抑制状态,这时尚需结合增强 CT 或 MR 等其他影像学资料,以及肿瘤标志物等血液学检查资料,以减少假阴性的出现。

^{18}F-FDG 为非特异性显像剂,不仅被胆道系统恶性肿瘤所摄取,而且被体内许多正常器官或良性病理学改变组织所摄取。炎症病灶的巨噬细胞、中性粒细胞等葡萄糖代谢活跃,使其对 ^{18}F-FDG 的摄取增加,所以,当有炎症病灶时 PET 显像会出现假阳性。肉芽组织摄取 ^{18}F-FDG 的程度一般很高,包括炎性肉芽肿、术后瘢痕、吻合口炎等。因此,当胆道系统病变表现为 ^{18}F-FDG 高摄取时,需要与胆管炎等良性疾病鉴别。因此,为了提高胆道系统恶性肿瘤诊断的特异性,除了要注意胆道系统病灶的形态、大小、与邻近组织关系,以及病灶 ^{18}F-FDG 摄取情况外,还要多结合患者的临床病史,如有无发热史,有无胆石症、胆道手术史等,同时结合血液学指标、其他影像学检查做出综合判断。

肝内胆管癌一直被认为是原发性肝癌中的一种病理学类型,但其在 ^{18}F-FDG PET 显像上的表现与原发性肝细胞肝癌差异很大。大量研究认为,[18]F-FDG PET 在原发性肝细胞肝癌诊断中的假阴性率为 40%~50%。虽然肝内胆管癌和原发性肝细胞肝癌都以葡萄糖为肿瘤细胞能量来源,但两者葡萄糖的摄取有所区别。分化程度较好的肝细胞肝癌细胞葡萄糖磷酸酶活性较高,导致 ^{18}F-FDG 在肿瘤细胞中浓聚程度较低,在 PET 显像上表现为 ^{18}F-FDG 摄取不增高或与周围的正常肝脏组织相似,从而表现为假阴性。而肝内胆管癌因其肿瘤细胞高表达 GLUT1 可表现为对 ^{18}F-FDG 的高摄取。肝内胆管癌与肝细胞肝癌病灶均位于肝内,有时两者不易鉴别。肝内胆管癌与肝细胞肝癌在 ^{18}F-FDG PET 显像上的区别主要包括:①病灶位置与大小。肝细胞肝癌多位于肝右叶,肝内胆胞癌于肝左叶多见;肝细胞肝癌病灶往往比肝内胆管癌大。②[18]F-FDG 摄取情况。1/3~1/2 肝细胞肝癌患者 ^{18}F-FDG PET 显像阴性,而大部分肝内胆管癌表现为 ^{18}F-FDG 的高摄取。③肝内胆管癌区域淋巴结转移和远处转移的发生率明显高于肝细胞肝癌。④肝细胞肝癌多有肝炎和肝硬化病史,且伴有 AFP 升高,而肝内胆管癌往往伴随着 CEA 及 CA19-9 的升高。因此,综合分析 ^{18}F-FDG PET 显像所见、临床病史、肿瘤标志物有助于鉴别肝内胆管癌和肝细胞肝癌。

(二)[18]F-FDG PET/CT 和 PET/MR 在胆道系统恶性肿瘤淋巴结转移中的价值

局部淋巴结是否受侵对胆道恶性肿瘤临床分期十分重要,术前准确判断有无淋巴结转移对于外科手术彻底清除淋巴结转移灶、提高患者存活率具有重要意义。对于淋巴结转移情况,CT、MRI 主要根据淋巴结大小进行诊断,易产生假阳性或假阴性结果。[18]F-FDG PET 结合淋巴结的大小及 ^{18}F-FDG 摄取信息,提高了对淋巴结转移检出的准确性。关于 ^{18}F-FDG PET/CT 诊断胆道系统恶性肿瘤在淋巴结转移效能的文献显示,[18]F-FDG PET/CT 诊断转移淋巴结的灵敏度为 51.6%~88.4%,特异度为 69.1%~91.4%。[18]F-FDG PET/CT 显像诊断淋巴结转移方面存在假阴性的原因包括:①部分转移淋巴结位于肿瘤附近,被原发灶的 ^{18}F-FDG 摄取所掩盖而不易区分;②转移淋巴结较小,[18]F-FDG 摄取低,而难以判断;③转移淋巴结 ^{18}F-FDG 摄取与原发灶代谢往往存在一致性,部分胆道系统恶性肿瘤原发病灶 ^{18}F-FDG 摄取较低,相对应的转移淋巴结很可能也表现为 ^{18}F-FDG 低摄取。[18]F-FDG PET/CT 显像在诊断淋巴结转移方面也有假阳性的存在,假阳性多由于淋巴结炎性增生及活动性结核引起,应结合临床资料综合判断。

(三)[18]F-FDG PET/CT 和 PET/MR 在胆道系统恶性肿瘤远处转移中的价值

^{18}F-FDG PET/CT 和 PET/MR 全身检查的一大优点就是一次扫描能获得全身各器官的详细信息,有助

于发现除了原发灶之外其他部位的转移情况,对恶性肿瘤诊断、临床分期及治疗方案的制订具有重要的作用。Lamarca A 等报道,^{18}F-FDG PET/CT 显像诊断胆道系统恶性肿瘤远处转移灶的灵敏度及特异度分别为 79.5%~90.2%、86.0%~92.7%(图 7-13)。

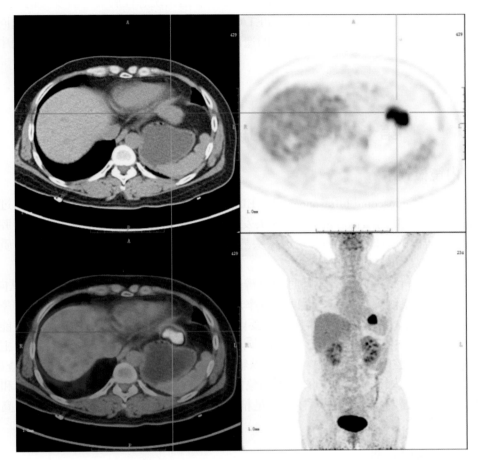

图 7-13　肝内胆管癌术后复查发现左侧膈肌转移 ^{18}F-FDG PET/CT 图像

左侧膈肌下见大小约 36mm×24mm 软组织肿块影,与膈肌分界不清,FDG 代谢异常增高,SUV_{max}=12.5(膈肌转移灶手术病理:横纹肌及周围软组织内见低分化腺癌,累及神经束,伴坏死)。

对肺内转移灶,病灶较大者,PET 表现为高摄取,CT 于相应部位可见软组织密度影,诊断并不困难;肺内转移病灶较小,PET 显像受部分容积效应及分辨率等因素的影响,常常表现为低摄取,仅在同机 CT 上表现为多发小结节影。除部分肺内转移灶因转移瘤较小而表现为 ^{18}F-FDG 低摄取外,绝大多数远处转移病灶表现为 ^{18}F-FDG 高摄取。据文献报道,^{18}F-FDG PET/CT 诊断腹膜转移的灵敏度约为 74.4%,高于 CT。^{18}F-FDG PET/CT 显像对骨转移的诊断灵敏度较高,部分骨转移灶在尚未出现骨质密度及结构改变时,图像上已有 ^{18}F-FDG 高摄取的表现,加之 ^{18}F-FDG PET/CT 融合图像可对骨转移灶精准定位,因而能够清楚显示骨转移灶的位置及范围。

(四) ^{18}F-FDG PET/CT 和 PET/MR 在胆道系统恶性肿瘤疗效监测中的价值

胆道系统恶性肿瘤恶性程度高,预后非常差,术后容易出现复发及转移。因此,术后监测肿瘤有否残留和复发就显得尤为重要。胆道系统恶性肿瘤患者的常规随访包括肿瘤指标,如 CA19-9、CEA 等,以及影像学检查 CT、MRI 等,由于技术限制,这些常规随访手段对检测复发的效果不甚理想。^{18}F-FDG PET/CT 和 PET/MR 显像在胆道系统恶性肿瘤疗效监测中有其独特优势。在胆道肿瘤术后复发及转移早期,常规影像学检查包括 CT、MRI 等难以发现复发及转移病灶的解剖形态变化,而 ^{18}F-FDG PET 显像容易发现

复发病灶的 ^{18}F-FDG 摄取增加,因而胆道肿瘤术后复发或转移病灶在 ^{18}F-FDG PET 显像上表现为阳性摄取。而且 CT、MRI 由于受扫描范围的限制,不能发现扫描范围以外的转移病灶,而 ^{18}F-FDG PET/CT 和 PET/MR 显像不受扫描范围的限制,且能够同时提供病灶的解剖信息和代谢情况,从而更加准确地发现术后复发及转移病灶。研究表明,^{18}F-FDG PET/CT 显像诊断胆道系统恶性肿瘤术后复发的灵敏度及特异度分别为 84.4%~94.3%、74.4%~90.4%。^{18}F-FDG PET/CT 和 PET/MR 以功能显像和解剖影像同机融合的突出优势,一次扫描可完成全身检查,避免了病灶的遗漏,因而在胆道系统恶性肿瘤疗效监测中发挥着越来越重要的作用。

(陈若华　刘建军)

第十三节　超声内镜用于胆管癌的诊治

一、超声内镜检查术

　　超声内镜检查术(endoscopic ultrasonography,EUS)是将超声探头安置在内镜前端,通过内镜插入消化道腔内后,直接观察管腔内结构,同时超声探头发射和接受声波信号得到扫查范围内管腔层次结构及腔外毗邻脏器组织结构的声像图。由于超声探头插入体腔内,减少空气、脂肪、骨骼等介质造成的声衰减,从而很大程度上提高了声波成像质量。

　　超声分辨率,即分辨目标的能力,包括时间分辨率(帧频)和空间分辨率(横向分辨和纵向分辨),是超声探头成像性能最为重要的评价指标。时间分辨率反映超声实时动态成像能力,空间分辨率反映声像图细节、对比度等图像质量。影响超声分辨率的主要因素有介质声学特征、电子系统处理性能等。根据超声探头扫描方式不同,EUS 可以分为环形扫描式(环扫)和线阵(纵轴)扫描式。环扫 EUS 主要优点是操作相对简便,可以获得管腔四周 360°结构特征。纵轴 EUS 需要将目标区域调整至探头扫查区域,才可以得到声学图像,对操作者内镜操控和立体解剖构象能力均有较高要求。而拥有强大振元和数字化处理能力的纵轴 EUS,可以提供优质的声学图像,满足精准诊断的需求,成为当前最具前景的高级诊疗内镜技术。

二、胆道超声内镜检查

　　应用 EUS 自壶腹部起对胆道系统进行动态扫查追踪,可以实现对肝内外胆管、胆囊结构的清晰显示。此外,相比于体表超声,超声内镜极少受肠气和脂肪干扰,可以获得满意的中下段胆管的声相图。一般而言,在降部扫查确定主乳头后即可得到胰腺头部图像,调整角度可以分别定位胰管和胆总管胰腺段(图7-14A),显示胰胆管汇合开口于十二指肠主乳头。向上追踪胆总管,可以显示胆总管与胆囊管汇合(图7-14B)。胆囊管走行迂曲,逐步汇至胆管颈(图7-14C)。EUS 可以清晰显示胆囊壁的层次结构,发现胆囊早期病变(图7-14D)。但是胆囊游离度大,确认胆囊管后进行胆囊追踪是有效的办法。追踪至肝门部可以定位格利森鞘,确定肝总管后,微调旋钮可以显示肝左、右管起始段,甚至肝内二级分支(图7-14E)、肝总管和肝左、右管起始段(图7-14F)。因此,通过 EUS 动态扫查获得胆系清晰准确的图像特征,有助于鉴别胆道早期疾病和良、恶性肿瘤。值得一提的是,由于探头配置、声学主机性能、操作者经验等因素的存在,EUS 诊断水平存在着差异。在十二指肠降段扫查壶腹部容易受肠气干扰,而通过注水淹没主乳头是避免这一问题的有效办法。超声下确定乳头结构后再进行胆胰管扫查得到的图像才是比较可靠的,具有参考价值。壶腹部是多管道的软组织,容易受外力压迫后发生结构和管径的变化,因此该处扫查时应尽量避免超声探头对主乳头的直接挤压。

三、超声内镜用于壶腹部占位

　　壶腹部是指由胰胆管末端开口、共同通道、十二指肠乳头及相连的十二指肠共同构成的区域。复杂的解剖学结构使壶腹部肿瘤生物学行为异质性较大,目前检查手段难以对肿瘤局部进行充分判断。第8

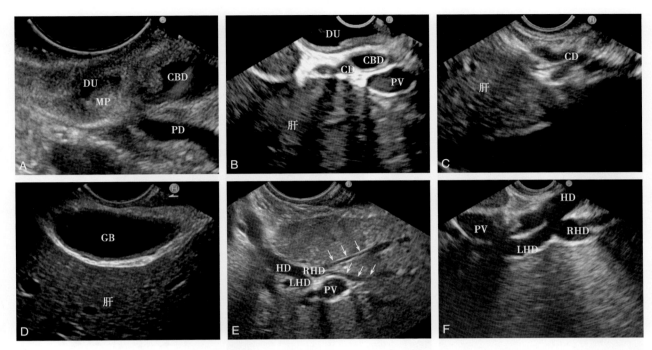

图 7-14　超声内镜检查显示胆系结构

CBD. 胆总管；PD. 胰管；CD. 胆囊管；HD. 肝总管；RHD. 肝右管；LHD. 肝左管；GB. 胆囊；PV. 门静脉；DU. 十二指肠；MP. 主乳头；箭头. 肝右管分支。

版 AJCC 分期中着重强调了壶腹部肿瘤三维浸润生长模式,因此对肿瘤邻近组织侵犯深度的评估对于指导治疗方案、判断预后具有重要作用。

EUS 可以直接贴近扫查主乳头,甚至观察胰胆管末端汇合结构,因此被认为是对于壶腹部肿瘤分期有效的工具。荟萃分析表明,EUS 对于 T_1 期灵敏度、特异度达 77%、78%,对 T_4 期灵敏度、特异度达 84%、74%,对 N 分期灵敏度、特异度达 70%、74%。Margo 等比较了 EUS 和 CT 对 27 例壶腹周围癌术前评估的价值,指出 EUS 的肿瘤检出灵敏度高于 CT(97% vs. 82%),判断血管侵犯的特异度也高于 CT(100% vs. 87%)。Artifon 等前瞻性研究数据表明,对于 T 分期,EUS 能提供更高的灵敏度和特异度,与术后病理的一致性均显著高于 CT(T 分期 Kappa 0.51 vs. 0.11,N 分期 Kappa 0.59 vs. 0.05)。因此临床中,EUS 特别适用于排查 CT 阴性的可疑壶腹部占位,并对 CT 无法肯定的血管侵犯做进一步评估。

随着内镜技术的发展,部分局限于黏膜层的壶腹部良性肿瘤可考虑内镜下切除。肿瘤是否发生胰胆管内侵犯是完整内镜下切除的重要预测指标。回顾性分析指出,EUS 判断壶腹部腺瘤胰胆管内延伸的灵敏度和特异度分别为 80% 和 93%,与有创性 ERCP 检查相比差异无统计学意义。

Adsay 总结 249 例壶腹部癌临床病理特征,将壶腹部癌分为壶腹内型、壶腹导管型、壶腹十二指肠周围型、非特殊型。不同类型壶腹癌具有独特的生物学特征,而目前只有通过术后病理才能对其进行有效区分。优质 EUS 图像质量结合内镜医师的鉴别诊断,是实现壶腹部肿瘤精准个体化评估的核心。复旦大学附属肿瘤医院内镜科实践经验表明,通过纵轴 EUS 扫查有望实现对壶腹部癌组织起源进行辨别(图 7-15),以指导治疗方案选择和远期预后判断。因此,当前壶腹部肿瘤临床管理决策中,EUS 是不可或缺的诊断工具。

四、超声内镜用于胆管癌

良、恶性胆道梗阻的鉴别诊断仍然是临床上棘手的难题,而对治疗决策选择和预后判断却具有重要价值。胆管癌是最常见的恶性胆道梗阻,而早期诊断往往可以获得治愈性手术切除。MRI、MRCP 可以敏感地发现狭窄段以上胆系扩张,但是对狭窄性质鉴别能力不理想。CT 可以准确评估淋巴结、血管及远处

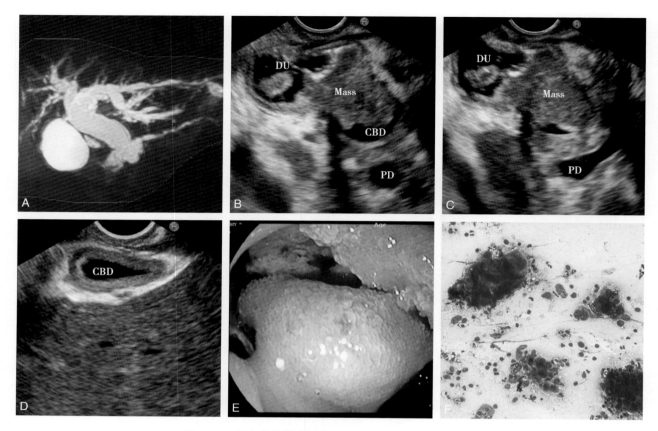

图 7-15　超声内镜检查诊断十二指肠主乳头癌侵犯胆管

A. MRCP 提示胆总管末端占位,考虑癌可能大,伴肝内外胆管梗阻扩张;B、C. EUS 发现主乳头占位,沿胆管内生长侵犯,主胰管未受侵犯;D. 梗阻上段胆管壁增厚;E. 内镜视野显示主乳头肿大,伴深凹溃疡形成;F. EUS 引导下乳头内深活检组织印片细胞学提示腺癌。

CBD. 胆总管;DU. 十二指肠;Mass. 肿瘤;PD. 胰管。

转移等信息,但对肿瘤显示不佳。ERCP 可以显示胆道狭窄特征并获取组织细胞学标本进行病理学诊断,但是细胞病理诊断效率有限,荟萃分析表明其总体灵敏度约 49%,往往需要外科手术探查做进一步诊断。荧光原位杂交等技术的引入在一定程度上提高了诊断灵敏度,但容易将炎性狭窄如 PSC 等误诊为胆管癌。SpyGlass 胆管镜是一种可以直视观察胆管内结构,并行组织活检的内镜技术。研究报道其胆道活检成功率可达 96%,但诊断恶性狭窄准确性却只有 49%。此外,探查过程中为了获得较好的内镜视野需要充分注水观察,容易导致术后胆管炎和感染等并发症。

　　EUS 扫查胆道的主要内容是追踪。将探头下至主乳头水平确定胆管,然后往外拉内镜逐步获得完整胆道系统的声学图,同时对局部狭窄进行针对性的精细检查。一项对 81 例胆管癌患者影像检查结果的回顾性分析发现,EUS 阳性检出率达 94%(76/81),MRI 检出率为 42%(11/26),而 CT 检出率仅为 30%(23/75)。进一步分析表明,EUS 检出所有下段胆管癌,仅有的 5 例上段胆管癌漏诊。下段胆管癌需要与胰头癌压迫侵犯胆管进行区分。纵轴 EUS 在主乳头水平位置观察下段胆管时,位置相对固定,可以清晰显示胆管走行与肿块的关系。下段胆管癌多表现为管壁偏心性增厚,管腔堵塞,管壁浸润性破坏(图 7-16),而胰头癌则以胰腺组织低回声不规则占位为主,胆管壁可表现为环形增厚或外压性改变(图 7-17)。而在观察上段胆管及肝门部时,超声探头多位于球降交界,镜身拉伸状态时不易固定,因此扫查技术难度大,但以最近距离扫查得到的胆道声学动态图像仍是其他影像学技术无法比拟的。

　　一项前瞻性研究对比了 EUS 与 SpyGlass 胆管镜探查对胆道狭窄的价值。在纳入的 40 例肝外胆道狭窄患者中 98%(39 例)经 EUS 探查获得了阳性发现,其中 60%(24 例)患者因为接受 EUS 而避免了

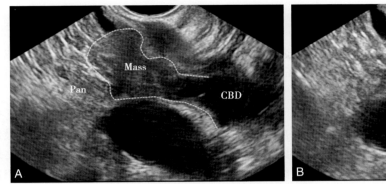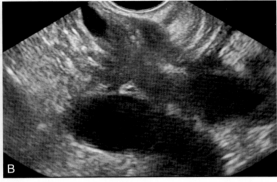

图 7-16　超声内镜诊断下端胆管癌侵犯胰腺

EUS 显示胆总管中下段可见一不规则占位,管壁破坏,与胰腺实质分界不清,侵犯胰腺。手术病理证实:胆管中分化腺癌,浸润至胆总管全层至胰腺组织。

CBD. 胆总管;Mass. 肿瘤;Pan. 胰腺。

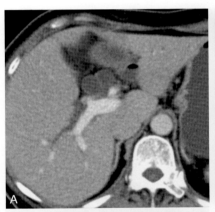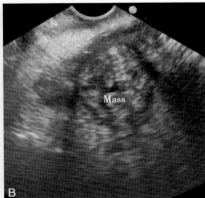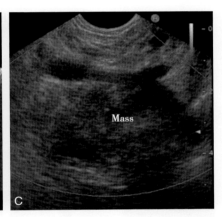

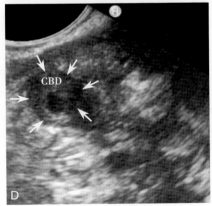

图 7-17　超声内镜诊断胰腺癌压迫胆管

A. CT 显示扩张胆管;B. EUS 扫查显示胰头占位;C. 胃内 EUS 扫查显示胰头占位;D. 胆总管下段受压,但分界仍存在。手术病理证实:胰腺高分化导管腺癌侵犯十二指肠,胆总管未见侵犯。

CBD. 胆总管;Mass. 肿瘤。

SpyGlass 胆管镜的使用,将胆管炎发生风险降低至 2.5%,因此,从诊断效率和患者获益等角度分析,EUS 可显著优于 SpyGlass 胆管镜。

评估可否手术切除是胆管癌临床诊治中重要的内容,包括血管侵犯、淋巴结侵犯、远处转移等。而目前影像学检查评估的充分性有待提高,术中探查仍作为主要参考手段。有部分研究探讨了术前 EUS 对胆管癌治疗方案的指导价值。Fritscher-Ravens 等报道 83% 局部转移性胆管癌可以被术前 EUS 正确判断为不可切除,Mohamadnejad 等指出术前 EUS 判断肿瘤不可切除灵敏度为 53%,优于 CT(33%)。由于受到操作者技术水平和超声内镜设备性能等多方面因素影响,目前尚没有更多高质量研究评估纵轴 EUS 用于胆管癌术前的指导价值,仍需要未来更多的研究。

五、超声内镜引导下介入技术

EUS 不仅可以实时动态扫查病变,还可以引导进行一系列穿刺介入操作,尤其在经皮及其他方式难以达到的深部组织具有显著的优势。EUS 介入在胆管癌中的应用主要包括 EUS-FNA 和胆管引流术(EUS-BD)。

EUS-FNA 可以提供充分的细胞组织标本,用于胆管癌的病理诊断(图 7-18)。前瞻性研究指出 EUS-FNA 诊断恶性胆道狭窄的灵敏度和准确度均为 94%,而 ERCP 活检技术仅为 50% 和 53%。最近的荟萃分析报道 EUS-FNA 诊断恶性胆道狭窄的灵敏度、特异度和准确度分别为 75%、100%、和 79%,均显著高于 ERCP 活检(49%、96.3% 和 60.7%)。因为入组病例中大部分为胰腺头部占位导致的恶性胆道狭窄,因此 EUS-FNA 较 ERCP 显然具有绝对的优势。近期一项回顾性研究直接对比了 EUS-FNA 与 ERCP 活检技术对于肝外胆管癌的诊断价值,结论指出,在灵敏度、特异度和准确度方面,两者比较差异均无统计学意义,但是 EUS-FNA 操作相关并发症风险显著低于 ERCP(0 vs. 25.9%)。胆漏发生风险是进行 EUS-FNA 需重点评估的内容,尤其是阻塞性黄疸尚未充分胆道引流时。鉴于理论上存在针道转移风险,有研究评估了 EUS-FNA 对于胆管癌预后的影响,结论指出是否行术前 FNA 和穿刺次数并不影响患者术后无进展生存期。总体而言,EUS-FNA 对于胆管癌诊断是一项安全有效的技术手段。

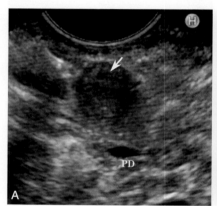 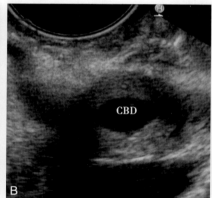 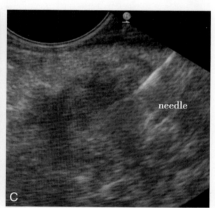

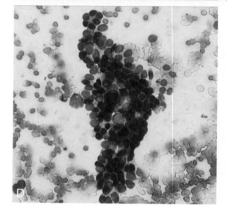

图 7-18　超声内镜引导下细针穿刺诊断胆管癌
A. EUS 显示下段胆管占位,肿块内部见偏心性管腔(箭头);B. 远端胆管扩张伴管壁增厚;C. 行细针穿刺(FNA);D. 病理报告为腺癌。
CBD. 胆总管;PD. 胰管;needle. 细针。

EUS-BD 技术可以在实时监控下对目标位置实施穿刺,目前常作为 ERCP 或 PTCD 引流失败的补救措施。EUS-BD 分为经肝内胆管和肝外胆管路径两种方式,前者包括肝胃吻合术和顺行支架置入,后者包括胆管十二指肠吻合术(EUS-CDS)和会师术(EUS-RV)。荟萃分析表明,EUS-BD 的总成功率为 90%~94%,不良事件发生率为 16%~23%,且肝内外两种引流方式的成功率和临床缓解率比较差异无统计学意义。EUS-BD 常见不良事件包括出血(4%)、胆漏(4%)、气腹(3%)、支架移位(2.7%)、胆管炎(2.4%)、腹痛(1.5%)和腹膜炎(1.3%)。其他少见但严重的不良反应包括穿孔(0.5%)和脓毒症(0.3%)。

超声内镜肝胃吻合术是通过胃壁穿刺进入扩张的肝左叶肝管,随后经导丝置入支架将胆汁引流入胃中。术后胆漏和支架移位是常见的并发症。支架的长度是预防术后胆漏的重要因素,有研究报道胃腔留置支架长度大于 3cm 可以明显降低支架移位风险。超声内镜顺行支架置入与超声内镜肝胃吻合术方式类似,是将支架越过胆道狭窄部后将胆汁引流至十二指肠。因原穿刺路径可能会产生胆漏,可使用自膨式金属支架,既可以保证引流效果又能减轻穿刺路径的扩张程度。超声内镜顺行支架置入与超声内镜肝胃吻合术联合应用有利于预防并发症的发生。

　　超声内镜胆管十二指肠吻合术适用于十二指肠降段梗阻或乳头占位无法行 ERCP 的患者,是经十二指肠球穿刺进入扩张的胆总管,放置跨越十二指肠-胆总管支架。支架移位是主要术后并发症。超声内镜会师术适用于十二指肠降段可以到达,但常规 ERCP 失败的患者。其穿刺方法同超声内镜胆管十二指肠吻合术,经穿刺部位的胆管置入导丝,使导丝顺行穿过末端胆管及十二指肠乳头,此时更换十二指肠镜以常规 ERCP 方式置入胆管。因为是通过自然腔道引流,该手术的支架移位、胆漏及胆管撕裂的风险均小于超声内镜胆管十二指肠吻合术和超声内镜肝胃吻合术,常常作为首选。

（陈　柯　杨秀疆）

第十四节　内镜逆行胰胆管造影术在胆管癌中的诊断与治疗作用

一、内镜逆行胰胆管造影术的诊断作用

（一）影像学诊断

　　超声检查往往是黄疸患者的首选检查手段。超声检查可以识别胆总管和肝内胆管是否扩张,可初步筛查肝门或肝外胆管肿瘤。CT 可以确定病变的程度、位置,是否伴有肝萎缩和肝内转移。MRI 可识别肿瘤局部侵犯范围,以及是否有淋巴结肿大和肝内转移;磁共振胰胆管成像（MRCP）可以识别胆管扩张的程度,推断梗阻端肿瘤范围,是疑似胆管癌患者的首选检查手段。超声内镜检查（EUS）可用于鉴别肝门及肝外肿瘤和肿大的淋巴结,还可对疑似占位行穿刺活检,使诊断灵敏度从 75% 提升至 89%。

　　ERCP 的胆道造影图像可描绘胆管树的形态,明确梗阻段的部位和占位形状。胆管造影可分辨长度大于 10mm 的恶性狭窄,具体特征表现为边缘不规则,近端正常自然管道突然中断,也称为肩颈征（图 7-19）。

　　ERCP 下特殊的诊断方法,包括以下方面。

　　1. 导管内超声（intraductal ultrasound,IDUS） IDUS是将高频超声探头通过 ERCP 经腔道到达可疑占位部位,以获取胆管壁和邻近结构的详细图像。提示恶性肿瘤的特征

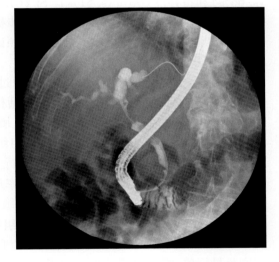

图 7-19　肝门部胆管癌胆道造影图像

包括胆管壁内径不规则的偏心壁增厚,低回声肿块浸润邻近脏器,不均匀回声侵入周围组织淋巴和血管。IDUS 优势为能够识别局部是否发生转移。Domagk 等将 IDUS 与 MRCP 进行了比较,发现 IDUS 诊断胆管恶性肿瘤准确率为 88%,而 MRCP 为 58%（P<0.05）。Stavropoulos 等比较 ERCP 联合或不联合 IDUS 诊断胆管癌的效率,发现联合组可将准确率从 58% 提高到 90%。

　　2. SPYGLASS SPYGLASS 是在 ERCP 过程中,通过小口径光纤内镜经十二指肠镜的工作腔道直接观察胆管内病变,并对可疑肿块进行活检（图 7-20）。由于应用于临床的时间较短,尚未确定区分良恶性胆道狭窄的图像特征。Shah 等对 62 例患者进行了 72 次 SPYGLASS 检查,发现 53 例出现异常,其中一部分患者在 SPYGLASS 直视下进行组织活检,另一部分在 SPYGLASS 的辅助下进行组织活检,发现灵敏度为 89%,特异度为 96%,漏诊的 2 例均为肝内胆管癌。Tischendorf 等研究了 53 例伴有胆道狭窄的 PSC 患者,比较有无 SPYGLASS 引导下取活检和细胞刷检查的准确性,发现 SPYGLASS 组具有较高的灵敏度（92%

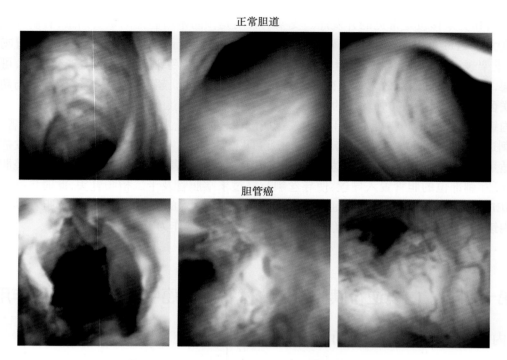

图 7-20　SPYGLASS 下正常胆道和胆管癌图像

vs. 66%）和特异度（93% vs. 51%）。SPYGLASS 相较传统的胆道造影图像在诊断胆管癌中具有较高的灵敏度和特异度，联合直视下取活检将进一步提高诊断效率。由于设备费用的限制，SPYGLASS 技术还未在医院中大规模推广，有待大样本的随机对照试验来肯定其诊断价值。

（二）病理学诊断

影像学表现疑似胆管癌的患者只有通过病理学诊断才能确诊。病理组织的提取可以通过细胞刷、组织活检钳、胆汁抽取或这些技术的组合。活检组织也可以通过 SPYGLASS 镜在直视下获得。

ERCP 下细胞刷用于诊断胆管癌的灵敏度为 30%~50%，特异度接近 100%。为了提高灵敏度，尝试联合胆汁抽取或提取胆道支架上的残留组织行细胞学检查，然而，研究证明效果不佳。可行狭窄段胆管扩张，随后行细胞刷检查。De Bellis 等进行了一项前瞻性研究，比较了扩张之前和之后的细胞刷检查的灵敏度，发现行胆道扩张后细胞刷的检出率从 33% 提高至 44%（P<0.01）。笔者认为，扩张后可获得更多的组织样本，从而增加了细胞刷检出的灵敏度。Fogel 等进行了一项前瞻性随机研究比较使用标准细胞刷和头端更长的细胞刷，发现尽管获取的组织细胞量增加，癌症检出率没有变化。Mansfield 等使用螺旋支架取出器获取组织并将结果与标准细胞刷检查进行比较，发现普通细胞刷灵敏度更高。笔者认为，细胞刷是最简单、安全、有效的组织收集手段，应尽量在多个部位取活检，同时提高样本量，这样诊断灵敏度更高。

ERCP 下组织活检具有 40%~80% 的诊断灵敏度，但很大程度依赖于内镜术者的经验和获得的组织样本量。大量数据支持在 ERCP 过程中使用多种采样技术可提高诊断率。研究发现，联合细胞刷和组织活检钳可将诊断灵敏度从 40% 提高到 70%。在笔者单位中，诊断胆管癌时常规联合组织活检和细胞刷检查。

已知 80% 的胆管癌出现非整倍体，包括细胞内染色体数目的异常或基因缺失/扩增，因此对于活检阴性的疑似胆管癌患者，可以采用区别于组织病理学的细胞学诊断技术，这些方法包括数字图像分析（digital image analysis，DIA）和荧光原位杂交（fluorescent in situ hybridization，FISH）。

1. **数字图像分析**　DIA 对个体的 DNA 含量（非整倍体或四倍体）用分光光度法进行量化。2004 年发表的一项研究中，对 100 例胆道狭窄患者（其中 33 例为胆管癌）进行 DIA 与常规细胞学检查方法的比较，发现 DIA 和细胞学检查的灵敏度分别为 39.3% 和 17.9%，特异度分别为 77.3% 和 97.7%。联合方案的灵敏度为42.9%。Moreno-Luna等研究了DIA和FISH的诊断效率,发现DIA不能提高诊断准确性,而FISH可使灵敏度从35%提高到60%。

在最近的一项前瞻性研究中,对86例不确定的胆道狭窄患者进行IDUS、细胞学、FISH、DIA的比较,发现DIA灵敏度为38%、特异度为95%,但是在合并PSC的狭窄患者中,灵敏度下降到21%。

2. **荧光原位杂交** FISH技术使用荧光标记的DNA探针来检测染色体异常。FISH常规检查3、7、17号染色体和9号染色体21区。Kipp等研究了133例胆道狭窄患者(其中39例为胆管癌),常规细胞学检查与FISH比较发现两者的灵敏度分别为15%和34%($P<0.01$),特异度为98%和91%。因此,FISH检测的灵敏度更好,但特异度较差。

据报道,在胆管癌患者中FISH发现7号染色体为三体的灵敏度可达64%,特异度达82%。而DIA和FISH联合具有70%的灵敏度和82%的特异度。在胆管癌合并PSC患者中,FISH与FISH+DIA灵敏度稍低,分别为64%和70%。

Fritcher等在用细胞刷获得组织样本后行细胞学、DIA和FISH技术判断恶性狭窄性质。在纳入的498例患者中(152例为胆管癌,189例为PSC),FISH技术的灵敏度为42.9%,明显高于细胞学的20%($P<0.001$),而其特异度稳定在99.6%。笔者认为,在细胞学诊断为阴性的患者中,加做FISH检查可排除假阴性,提高诊断的灵敏度。

二、内镜逆行胰胆管造影术的治疗作用

手术切除是唯一可能治愈胆管癌(CCA)的手段,然而大多数CCA病例确诊时已无法切除。CCA典型的临床表现是进行性无痛性黄疸。因此,ERCP下胆道引流可以帮助围手术期患者减黄,提高手术安全性;也可以作为姑息性手段用于晚期CCA患者减黄和降低胆管炎的发生风险。胆道引流可采用多种手段,包括手术引流、经皮经肝引流、通过鼻胆管引流或置入胆管支架。其他姑息性的治疗方式包括放化疗、经动脉化疗栓塞、消融治疗,如近距离放射治疗、光动力学疗法(photodynamic therapy,PDT)和射频消融(radiofrequency ablation,RFA)等。

(一)胆管引流

手术切除是唯一可能治愈CCA的方式,阻塞性黄疸患者肝切除术后死亡和并发症发生率显著高于肝功能正常的患者。因此,术前进行胆道引流术可逆转胆汁淤积性肝功能不全,降低肝切除术后死亡率。

ERCP治疗由CCA引起的恶性胆道狭窄已成为治疗常规。ERCP相关并发症发生率较低。美国胃肠病学会关于"ERCP术后并发症"的指南指出,ERCP术后胰腺炎的发生率约为3.5%(范围1.6%~15.7%),出血为1.3%,穿孔为0.1%~0.6%。ERCP术后胆管炎发生率是1%或更低,但这种风险在恶性狭窄患者中有所增高。

ERCP行胆汁引流时仍需考虑多种情况,包括:单侧还是双侧胆管的胆道引流?放置塑料支架(plastic stent,PS)还是SEMS?

1. **单侧还是双侧胆管引流** 在Bismuth I型肝门部胆管癌患者中,肿瘤累及肝外胆管而未到达左、右胆管汇合部时,单个支架引流已足够。而在Bithmuth分级更高的肝门部胆管癌患者中,有学者提出,只要引流25%体积的肝脏就可以达到减黄的目的。因此,常规认为在肝脏的一侧肝叶留置单个支架足以解除大部分病例的黄疸。放置单侧支架的原因还在于有些病例部分肝脏受肿瘤累及而萎缩,置入双侧胆道支架技术难度较高。然而,近几年关于Bithmuth II型、III型或IV型CCA,行单侧或双侧胆管引流仍存在争议。

Chang等回顾了ERCP下行胆道减压的141例肝门部胆管癌患者,单侧造影加引流或双侧造影加双侧引流的患者,术后胆管炎发生率明显低于双侧造影加单侧引流患者。研究结果表明,选择单侧或双侧支架置入取决于是否行该侧胆道造影、插管的难易程度,以及引流肝脏是否有萎缩等因素。

有研究认为,引流肝脏的体积超过50%与提高生存期相关。在一项大宗回顾性研究中,480例肝门部胆管癌患者行ERCP引流,双侧支架置入术(使用SEMS或PS)的支架通畅时间显著高于单侧支架术

置入术（PS 组结果为 18 周 vs. 17 周；SEMS 组结果为 27 周 vs. 20 周）（$P<0.0001$）。

2001 年，De Palma 等对肝门部恶性胆道梗阻（约 57%HCC）的患者进行随机分组，分别行单侧或双侧支架置入术。行单侧 10Fr PS 治疗的成功率显著高于双侧 PS，术后胆道感染率单侧显著低于双侧（8.8% vs. 16.6%，$P=0.013$），术后 30 天死亡率、晚期并发症和中位生存期两组之间没有显著差异。结论提示复杂肝门部胆管癌患者行双侧支架置入技术难度较高，而且往往需要扩张和反复造影，从而增加了术后并发症的发生率。笔者认为，由于放射成像的进步，薄层 CT 和 MRCP 可以在 ERCP 术前识别肿瘤阻塞区域，因此可针对胆道梗阻区域进行减压，不必勉强追求双侧胆道引流，从而避免过度使用对比剂增加胆管炎的风险及其他并发症风险。

2. PS 还是 SEMS　在胆管癌引起的恶性胆道狭窄中放置 PS 还是 SEMS 仍存在争议。塑料支架口径较小，比 SEMS 更容易堵塞。PS 需要每 3 个月更换一次，而 SEMS 可保留 6~12 个月或更长的时间。Raju 等发现 SEMS 的中位通畅时间为 5.6 个月而 PS 为 1.9 个月，因此长期来说，SEMS 的费用可能更少。PS 的优势在于其可更换性，因此更适合在预期寿命长于支架寿命的患者使用。金属支架分为无覆膜、部分覆膜或完全覆膜。完全覆膜的 SEMS 可以更换，但在肝门部胆管癌恶性狭窄患者中使用可能会无意中堵塞正常肝内胆管。覆膜 SEMS 也更容易移位。无覆膜 SEMS 因为肿瘤向支架内生长可保持不移位。在诊断不明确或仍有手术可能的患者中往往倾向于放置 PS。

多项非随机和随机试验已经证明，在无法手术的胆管癌患者中使用 SEMS 可以获得较 PS 更久的通畅度。2003 年，Kaassis 等发表了一项随机研究，发现放置 SEMS 和 PS 两组患者的生存率差异无统计学意义，然而再次出现黄疸的时间 SEMS 组明显长于 PS 组（$P=0.007$）。笔者建议，对于未发现肝转移的胆管癌患者，由于其生存时间更长（有转移时间为 5.3 个月 vs. 2.7 个月），金属支架较塑料支架更为合适。

一项对 480 例胆管患者进行的回顾性研究发现，SEMS 放置后的症状缓解率（定义为治疗后胆红素降到治疗前水平的 75%）与 PS 比较有显著提高（84.8%，$P<0.001$）。此外，PS 组早期并发症发生率明显增加。多变量分析表明，是否放置 SEMS 和双侧引流（$P<0.01$）是与预后相关的独立危险因素。

2012 年，Sangchan 等进行了一项随机对照试验比较在无法手术的肝门部胆管癌患者中置入 PS 和 SEMS 的预后。180 例患者随机分至 SEMS 组和 PS 组（7Fr 或 10Fr PS），SEMS 引流成功率组明显大于 PS 组（70.4% vs. 46.3%，$P=0.011$），平均生存时间 SEMS 组也明显长于 PS 组（126 天 vs. 49 天，$P=0.0021$）。

2013 年，开展了一项随机对照试验比较 SEMS 与 PS 在恶性胆道狭窄中的作用。这项研究提示 SEMS 组的支架通畅时间明显高于 PS 组（$P=0.0012$）。Kaplan-Meir 分析显示，50% 的支架通畅率 SEMS 组为 359 天，对照组 PS 组为 112 天（$P=0.0002$）。此外，支架堵塞的干预次数 SEMS 组（0.63 次/例）显著低于 PS 组（1.80 次/例，$P=0.0008$），治疗的总费用 SEMS 组显著低于 PS 组（$P=0.0222$）。

这些研究表明，在恶性胆道狭窄患者的姑息性治疗中，当肿瘤累及左、右胆管汇合处，预期生存期超过 3 个月，且患者无远处转移时，放置 SEMS 优于 PS。然而，随着 ERCP 下射频消融技术的进步，对不可切除的胆管癌患者行消融治疗后，部分患者的生存期甚至超过 SEMS 的使用寿命。对于这部分患者，重复 ERCP 引导下的肿瘤射频消融，重复放置塑料支架也是另一种治疗选择，需临床试验来验证其有效性。

（二）ERCP 引导下光动力学治疗

光动力学疗法（photodynamic therapy，PDT）是用光敏药物和激光活化治疗肿瘤疾病的一种新方法。用特定波长光照射肿瘤部位，能使选择性聚集在肿瘤组织的光敏药物活化，引发光化学反应破坏肿瘤，可在 ERCP 下诱导胆管肿瘤坏死和细胞凋亡。静脉注射光敏剂常采用卟吩姆纳（Porfimer sodium）。卟吩姆纳通常是在 ERCP 术前 48 小时（甚至 72 小时）以 2mg/kg 静脉内给药。用 10Fr 探针导管（SBDC-10）或胆管镜（SpyGlass）通过导丝导引推进至恶性狭窄的胆管。然后使用激光纤维提供激活光（在 630nm，750s，光剂量为 $180J/cm^2$）。当光敏剂激活后，氧自由基在局部释放造成组织破坏。自从 1991 年第一次报道 PDT 治疗胆道肿瘤以来，多项研究均证明 PDT 可以实现肿瘤的局部控制，还可以改善晚期肿瘤患者的生活质量。在放置支架之前应用 PDT 较单独使用金属支架，支架通畅时间有明显提高（中位时间为 244 天 vs. 177 天，$P=0.002$）。2003 年，Ortner 等进行了一项多中心前瞻性研究，在无法手术的胆管癌患者中比较是否联合 PDT（使用 Porfimer sodium）放置支架，结果显示前者生存时间有显著的延长（中位数为 493 天 vs. 98 天，$P<0.000\ 1$），同时胆汁淤积程度和生活质量指数显著改善。Zoepf 等的一项随机对照试验比较了 PDT（使用 Photosan-3，SeeLab，Wesselburenerkoog，Germany）和单独支架置入术治疗无法手术的胆管癌患者，研究结果表明使用前者的患者生存期显著延长（21 个月 vs. 7 个月，$P=0.010\ 9$）。

多项队列研究证实在无法手术的胆管癌患者中，PDT 可使生存获益。2012 年，Leggett 等进行了一项荟萃分析（共纳入 6 项研究），其中 170 例胆管癌患者接受 PDT 联合胆道支架置入，157 例行单独支架置入。分析发现 PDT 联合支架组取得了生存时间的显著延长（加权平均差值为 265 天，$P=0.01$）和生活质量的改善（加权均数差为 7.74，$P=0.01$）。目前的研究结果仅限一次 PDT 治疗，尚不清楚多次 PDT（每隔几个月完成 1 次）是否会使生存获益，也未证实 Bithmuth Ⅳ 型肝门部胆管癌时，双侧 PDT 是否优于单侧 PDT。

PDT 的优点在某种程度上受到其副作用的影响。在评估使用 Porfimer 的 PDT 的安全性研究中发现，治疗相关死亡率或 4 级毒性反应发生率明显提高，其并发症包括光致敏导致的烧伤、出血、胆道狭窄和胆漏。PDT 要求患者术后须避免直接或间接阳光照射 4~6 周，这可能会严重影响生活质量。为避免这种副作用而采用更新的光敏剂 meta-tetra（hydroxyphenyl）chlorin（Foscan，Biolitec AG，Jena，Germany），并在小型研究中证明新药可消除光致敏导致的烧伤作用。PDT 的另一个缺点是费用昂贵，一名体重 75kg 的患者使用 Porfimer sodium 进行 PDT 单次治疗的成本平均约为 3 万美元。

（三）ERCP 引导下射频消融

经皮和 ERCP 引导下射频消融（RFA）可局部控制晚期胆管癌，或作为根治手术的辅助手段。RFA 也可用于手术切除或肝移植术后复发的 CCA 患者。RFA 的相关并发症包括胆漏、需要经动脉栓塞的出血、肝静脉假性动脉瘤、急性肝衰竭、脓肿形成和肿瘤的针道种植转移。

ERCP 引导下 RFA 通过双极导管造成肿瘤细胞凝固性坏死来治疗恶性胆道狭窄。2011 年，Steel 等进行的单中心研究表明，ERCP 下 RFA 可以安全有效地应用于伴有胆道狭窄的晚期胰腺癌或胆管癌患者。所有 21 例患者接受了 RFA+SEMS 支架置入，除 1 例患者外，其余患者支架通畅时间都在 30 天以上。Figueroa-Barojas 等报道了 25 例使用 ERCP 下 RFA 治疗恶性胆道狭窄患者（11 例为胆管癌），术后平均胆管直径较术前增加 3.5mm（$P<0.000\ 1$）。其中，5 例患者发现术后疼痛，1 例患者出现轻度胰腺炎，1 例患者出现胆囊炎。

2014 年，Sharaiha 等的一项回顾性研究中，66 例恶性胆道狭窄患者（36 例为胆管癌）均接受 SEMS 或 RFA 联合 SEMS 治疗。结果显示操作成功率为 100%，虽然两组之间支架通畅率无差异，然而多因素回归发现，RFA 是影响预后的独立危险因素（HR=0.29，95% CI 为 0.11~0.76，$P=0.012$）。笔者认为，RFA 可以阻止肿瘤向无覆膜 SEMS 内生长，延长支架通畅时间。同时，RFA 可以对已阻塞 SEMS 支架的胆道肿瘤进行消融，使支架再通。与 PDT 相比，RFA 的优势在于不需要提前注射光敏剂、不需要避免阳光照射及价格较低，缺点在于 RFA 要求直接接触肿瘤组织进行消融，因此没有 PDT 溶瘤范围广。

2014 年，Strand 等比较 ERCP 引导下 RFA 与 PDT 治疗胆管癌。在这项回顾性队列研究中，48 例晚期胆管癌患者接受 RFA（$n=16$）或 PDT（$n=32$）治疗，然后行塑料或金属胆道支架置入。两个治疗组的中位生存期差异无统计学意义（RFA 后 9.6 个月 vs. PDT 之后 7.5 个月，$P=0.799$）。此外，RFA 组的塑料支架重置次数较少（0.45 vs. 1.10，$P=0.001$），但是支架堵塞率较高（0.06 vs. 0.02，$P=0.008$），术后胆管炎发生率较高（0.13 vs. 0.05，$P=0.008$）。

（翁明哲　王雪峰）

第十五节　数字三维重建成像

目前，临床上胆管癌的影像评估手段主要依靠增强 CT、MRI、MRCP 等，但它们存在以下的不足：①传统的影像学资料的图片均为二维图像，无法三维立体显示。②传统的影像学资料难以准确显示肿瘤、肝动脉、门静脉、肝静脉及相互关系，更不能三维立体显示肿瘤与各管道的解剖空间关系。③传统的影像学资料均不能将脏器、肿瘤、各种血管根据诊断及术前评估的需要,赋以不同颜色、透明度进行整体展示,亦不能根据临床需求调整肿瘤与不同管道之间的关系。④传统的影像学手段只能由影像专业人员或具有丰富临床经验的肝胆外科医师进行阅片分析。⑤传统的影像学手段不具有术前规划及仿真手术的功能,不能对患者进行术前规划及反复多次的仿真手术。

目前,对胆管癌患者,我国大多数医院还是基于患者的临床表现及影像资料完成术前预估,据此来判定可否进行根治效果的切除术。临床上常因胆管癌疾病本身的生物学特性及复杂的解剖空间关系,难以取得较满意的临床治疗效果。而术前利用 MI-3DVS 软件构建三维可视化模型,可以用三维立体的方式更加精确地显示人体腹腔实质脏器和腹腔血管的解剖结构特点,以及彼此间空间立体关系,有助于医师术前更好地感知肝内管道有无变异、肿瘤的部位和形状、肝外胆道狭窄的部位及扩张的程度、肝内血管的走行和变异,以及空间毗邻等情况。针对肝门部胆管癌病例复杂的手术方式,应用三维可视化技术能在术前就确定肿瘤切除的可能性,预见术中因解剖变异可能遇到的情况,通过借助仿真手术系统在术前进行手术规划,反复多次模拟手术,以利于选择个体化的手术方式,提高手术的安全性及促进患者术后的恢复。

一、胆管癌的三维可视化模型构建

(一) 薄层 CT 数据采集

经 CT 四期扫描(平扫期、动脉期、肝静脉期、门静脉期)后,即获得人体 CT 图像数据,在 CT 自带的 Mxview 工作站中,将层厚为 5mm 的图像数据再次处理,推薄层厚至 0.625mm,格式为 DICOM(digital imaging and communications in medicine)3.0,然后通过内部专线网络传输至制备三维立体成像的终端服务器存盘、导出,获得可用的薄层原始 CT 图像数据。

综上所述,如何获得对比度良好(即信噪比佳)的 CT 数据在构建三维可视化模型中十分关键。通过增加 CT 对比剂浓度、对比剂排泄阈值高峰扫描及调整患者呼吸动作,可获取高质量门静脉期、肝静脉期、动脉期及胆管数据。因胆管癌的最大特点是肿瘤早期侵犯门静脉,则门静脉期数据在肝门部胆管癌 CT 数据采集中更为重要。

(二) 胆管癌三维模型构建

1. 胆管癌 MI-3DVS 三维重建的图像分割 肝门部胆管癌影像学 CT 检查的特点:①肝内胆管中至重度扩张,呈软藤征;②肝门区肝左、右管汇合处见软组织肿块,呈略低密度;③增强扫描,肿瘤呈轻至中度强化。

2. 肝脏及肝内各管道三维重建方法

(1) 肝门部肿瘤三维重建方法:①合理选择重建的原始 CT 数据。选择动脉期还是静脉期进行肿瘤重建,需要根据 CT 增强扫描病变与周围组织的强化程度进行合理选择。选择肿瘤与周围组织 CT 阈值差别较大的增强扫描数据作为三维重建数据来源。②具体重建方法同肝脏重建方法。③对于边界不清晰的肿瘤图像的分割重建需要进行分步多次重建器官的方法,最后通过组合的功能完成完整的肿瘤三维重建。

(2) 肝内血管三维重建方法:①动脉三维重建。基于 CTA 数据进行体绘制重建,这种方法的优点是重建速度快,质量高。重建过程中因需要完成去骨等操作,可能在调整阈值的过程中导致一部分动脉终末分支无法重建,可采用局部血管面绘制重建的方式进行补充,然后采用组合的方式完整显示动脉系统三维重建效果。②门静脉系统三维重建。门静脉系统 CT 数据的质量一般比 CTA 略差,如果采用动脉系统体绘制三维重建的方法,因血管和周围组织阈值差别不明显,在调整阈值的过程中导致血管分支减少、血管直径变细,会导致血管三维重建结果误差变大,而面绘制的方法是采用区域生长法完成血管分割,可以有效避免上述问题,因此,通常采用面绘制方法进行门静脉系统血管重建。

3. 胆管癌三维重建的图像分割 用 MI-3DVS 对肝门部胆管癌进行 CT 图像分割时需注意以下几点:①肝门部胆管癌肝内胆管一般都呈中至重度扩张,CT 图像分割时需要将之分割出来。在用 MI-3DVS 将之分割出来时,一般可采用 CT 门静脉期,并采用低阈值(一般为 3~7),以增强格利森鞘内门静脉和胆道的密度对比。②肝门部胆管癌癌肿在CT上的图像显示边界模糊不清,癌肿密度高低不均,在进行对癌肿图像分割时,需要在癌肿图像显示的边界和中心采用不同的阈值,或采用相近密度的多次分割方法。③肝门部胆管癌是否侵犯门静脉、肝静脉及下腔静脉,在CT上难以辨别,但经MI-3DVS重建、多方位旋转观察后,能得出明确结论。

（三）三维可视化个体化脉管分型

分别应用三维可视化技术对肝动脉、肝静脉、门静脉、胆管进行分型。

1. 个体化肝动脉分型（图7-21~图7-27）　三维可视化肝动脉分型参照Michels肝动脉分型方法确立,分10型。

Ⅰ型(即正常型):肝固有动脉分出肝左动脉、肝中动脉与肝右动脉。

Ⅱ型:替代肝左动脉起自胃左动脉(即替代LHA来自LGA)。

Ⅲ型:替代肝右动脉起自肠系膜上动脉(即替代RHA来自SMA)。

Ⅳ型:替代肝右动脉起自肠系膜上动脉+替代肝左动脉起自胃左动脉(即替代RHA来自SMA+替代LHA来自LGA)。

Ⅴ型:副肝左动脉起自胃左动脉(即副LHA来自LGA)。

Ⅵ型:副肝右动脉起自肠系膜上动脉(即副RHA来自SMA)。

Ⅶ型:副肝右动脉起自肠系膜上动脉+副肝左动脉起自胃左动脉(即副RHA来自SMA+副LHA来自LGA)。

Ⅷ型:即替代肝右动脉+副肝左动脉或替代肝左动脉+副肝右动脉(即替代RHA+副LHA或替代LHA+副RHA)。

Ⅸ型:肝总动脉起自肠系膜上动脉(即CHA来自SMA)。

Ⅹ型:肝总动脉起自胃左动脉(即CHA来自LGA)。

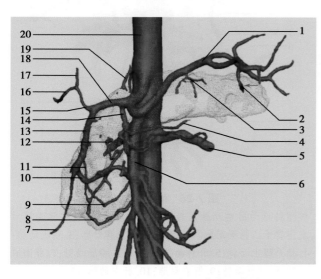

图7-21　Michels Ⅰ型:肝动脉正常型

1.脾动脉;2.胰尾动脉;3.胰大动脉;4.胰横动脉;5.左肾动脉;6.肠系膜上动脉;7.胃网膜右动脉;8.胰十二指肠下前动脉;9.胰十二指肠下后动脉;10.胰十二指肠上前动脉;11.胰十二指肠上后动脉;12.胰头上缘动脉支;13.胃十二指肠动脉;14.胰背动脉;15.肝固有动脉;16.肝右动脉;17.肝左动脉;18.肝总动脉;19.副肝左动脉;20.腹主动脉。

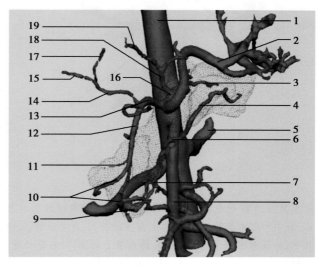

图7-22　Michels Ⅱ型

该型特征为替代肝左动脉起自胃左动脉,肝固有动脉只分出肝右、肝中动脉。肠系膜上动脉同常见型。若不做动脉的三维重建或腹腔干动脉造影,易将肝左动脉遗漏。副肝左动脉发自胃左动脉。1.腹主动脉;2.脾动脉;3.胰大动脉;4.胰横动脉;5.左肾动脉;6.胰背动脉;7.胰十二指肠下前动脉;8.肠系膜上动脉;9.胰十二指肠下后动脉;10.胰十二指肠上前动脉;11.胰十二指肠上后动脉;12.胰十二指肠动脉;13.肝总动脉;14.肝固有动脉;15.肝右动脉;16.腹腔干;17.肝左动脉;18.胃左动脉;19.副肝左动脉。

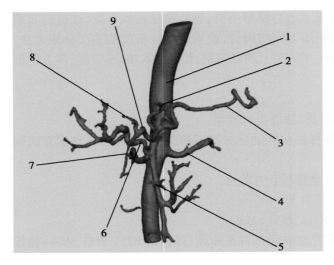

图 7-23　Michels Ⅲ型

该型特征为替代肝右动脉起自肠系膜上动脉,若不做三维重建或肠系膜上动脉造影,则难以发现肝右动脉。1.腹主动脉;2.胃左动脉;3.脾动脉;4.左肾动脉;5.肠系膜上动脉;6.肝右动脉;7.胃十二指肠动脉;8.肝左动脉;9.肝总动脉。

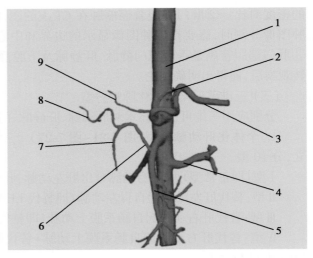

图 7-24　Michels Ⅳ型

该型同时具有 Michels Ⅱ型和Ⅲ型的特征,即替代肝左动脉起至胃左动脉,同时替代肝右动脉起自肠系膜上动脉。1.腹主动脉;2.胃左动脉;3.脾动脉;4.左肾动脉;5.肠系膜上动脉;6.肝总动脉;7.胃十二指肠动脉;8.肝右动脉;9.肝左动脉。

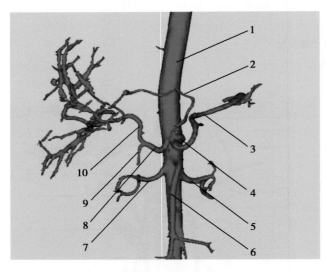

图 7-25　Michels Ⅴ型

该型特征为副肝左动脉起自胃左动脉,肝固有动脉仍有肝右、肝中和肝左动脉三个分支。1.腹主动脉;2.胃左动脉;3.脾动脉;4.腹腔干;5.左肾动脉;6.肠系膜上动脉;7.右肾动脉;8.肝总动脉;9.胃十二指肠动脉;10.肝固有动脉。

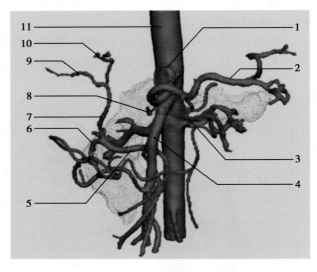

图 7-26　Michels Ⅸ型

该型特征为肝总动脉发自肠系膜上动脉,穿过胰腺实质后发出胃十二指肠动脉。1.胃左动脉;2.脾动脉;3.胰大动脉;4.肠系膜上动脉;5.肝总动脉;6.胃十二指肠动脉;7.肝固有动脉;8.胰背动脉;9.肝右动脉;10.肝左动脉;11.腹主动脉。

2. 个体化门静脉分型　三维可视化门静脉分型参照 Cheng 门静脉分型方法确立,分为 7 型(图 7-28~图 7-31)。

(1)Ⅰ型:门静脉(main portal vein,MPV)在肝门处分为左支(left portal vein,LPV)和右支(right portal vein,RPV),RPV 向右侧走行并分为右前支(right anterior portal vein,RAPV)和右后支(right posterior portal vein,RPPV)(图 7-28)。

(2)Ⅱ型:MPV 在肝门处呈三分叉状,分为 LPV、RAPV 和 RPPV(图 7-29)。

(3)Ⅲ型:MPV 先发出 RPPV,继续向右上分为 LPV 和 RAPV(LPV 和 RAPV 共干)(图 7-30)。

(4)Ⅳ型:MPV 先发出 RPPV,RAPV 发自 LPV,或 RAPV 靠近脐点(umbilical point)(图 7-31)。

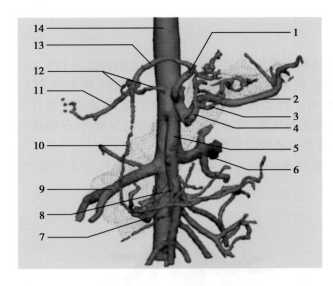

图 7-27 Michels Ⅹ型

该型特征为肝总动脉发自胃左动脉,肝内动脉与胰十二指肠动脉存在穿过肝实质的肝-胰交通支。1. 胃左动脉;2. 脾动脉;3. 胰横动脉;4. 胰背动脉;5. 肠系膜上动脉;6. 左肾动脉;7. 胰十二指肠下前动脉;8. 胰十二指肠下后动脉;9. 右肾动脉;10. 肝胰交通支;11. 肝右动脉;12. 肝左动脉;13. 肝总动脉;14. 腹主动脉。

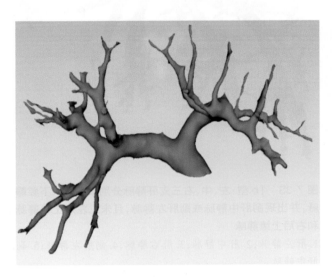

图 7-28 Ⅰ型:MPV 在肝门处分为 LPV 和 RPV,RPV 向右侧走行并分为 RAPV 和 RPPV

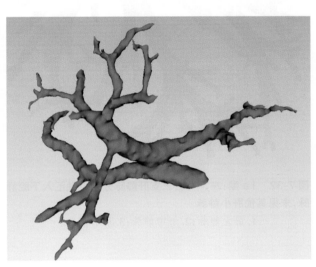

图 7-29 Ⅱ型:MPV 在肝门处呈三分叉状,分为 LPV、RAPV 和 RPPV

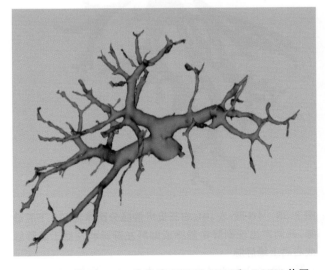

图 7-30 Ⅲ型:MPV 先发出 RPPV,LPV 和 RAPV 共干

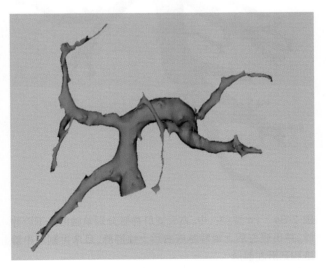

图 7-31 Ⅳ型:MPV 先发出 RPPV,RAPV 发自 LPV

（5）Ⅴ型：LPV 缺如。

（6）Ⅵ型：RPV 缺如。

（7）Ⅶ型：先发出 RPV，LPV 水平段缺如，MPV 继续向上发出 RAPV，RAPV 横向左侧转变为 LPV。

　　Endo 等报道 3D 成像评估门静脉受侵犯的灵敏度、特异度和准确度分别为 100%、80% 和 87%，评估肝动脉受侵犯的灵敏度、特异度和准确度分别为 75%、91% 和 87%。肝门部胆管癌术前，可通过三维可视化技术准确判断门静脉和病灶的位置关系，明晰是侵犯还是压迫，准确认识门静脉的变异情况，仔细研究决定术中预切除和预保留的门静脉分支，以上均为涉及手术成败的关键问题。

　　3. 个体化肝静脉分型　　三维可视化肝静脉分型参照 Nakamura 肝静脉分型方法确立，分为 3 型（图 7-32～图 7-39）。

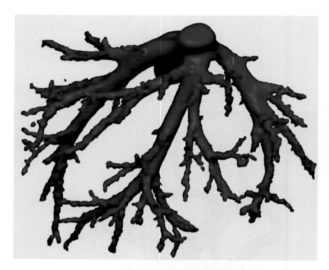

图 7-32　Ⅰa 型：左、中、右三支肝静脉分别单独汇入下腔静脉，未见其他肝小静脉

1. 肝左静脉；2. 肝中静脉；3. 肝右静脉。

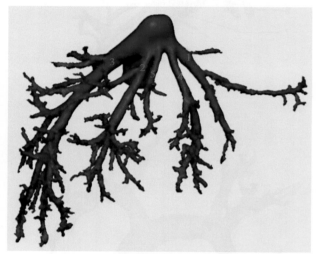

图 7-33　Ⅰb 型：左、中、右三支肝静脉分别单独汇入下腔静脉，并出现副肝中静脉或副肝左静脉，且未见左后上缘静脉和右后上缘静脉

1. 肝左静脉；2. 肝中静脉；3. 肝右静脉；4. 副肝左静脉；5. 副肝中静脉。

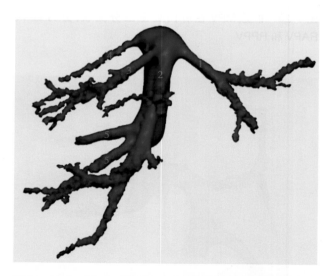

图 7-34　Ⅰc 型：左、中、右三支肝静脉分别单独汇入下腔静脉，并出现左后上缘静脉或右后上缘静脉，且未见副肝中静脉和副肝左静脉

1. 肝左静脉；2. 肝中静脉；3. 肝右静脉；4. 右后上缘静脉；5. 右后下静脉。

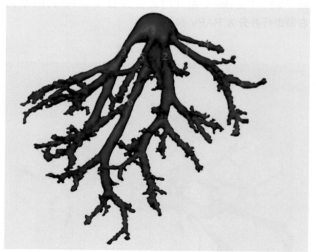

图 7-35　Ⅰd 型：左、中、右三支肝静脉分别单独汇入下腔静脉，并同时出现副肝中静脉或副肝左静脉和左后上缘静脉或右后上缘静脉

1. 肝左静脉；2. 肝中静脉；3. 肝右静脉；4. 左后上缘静脉；5. 副肝中静脉；6. 右后下静脉。

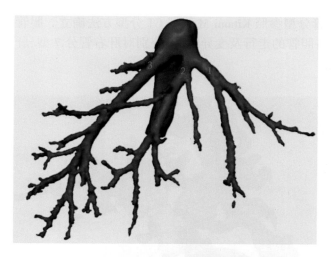

图 7-36　Ⅱa 型：肝左静脉和肝中静脉合成短干后再汇入下腔静脉，未见其他肝小静脉

1. 肝左静脉；2. 肝中静脉；3. 肝右静脉。

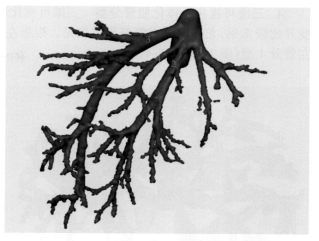

图 7-37　Ⅱb 型：肝左静脉和肝中静脉合成短干后再汇入下腔静脉，并出现副肝中静脉或副肝左静脉且未见左后上缘静脉和右后上缘静脉

1. 肝左静脉；2. 肝中静脉；3. 肝右静脉；4. 副肝中静脉。

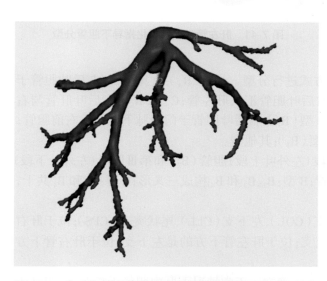

图 7-38　Ⅱc 型：肝左静脉和肝中静脉合成短干后再汇入下腔静脉，并出现左后上缘静脉或右后上缘静脉且未见副肝中静脉和副肝左静脉

1. 肝左静脉；2. 肝中静脉；3. 肝右静脉；4. 左后上缘静脉。

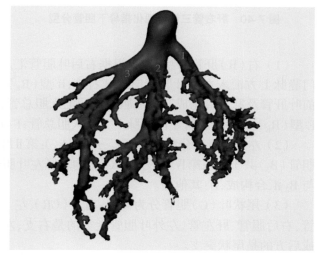

图 7-39　Ⅲ型：肝中静脉和肝右静脉合成短干后再汇入下腔静脉

1. 肝左静脉；2. 肝中静脉；3. 肝右静脉。

（1）肝左静脉（LHV）和肝中静脉（MHV）汇入下腔静脉（IVC）方式大体分型，即 LHV 和 MHV 共干汇入 ICV；LHV、MHV 分别汇入 IVC。

（2）肝右静脉（RHV）分型：根据肝右静脉（RHV）、肝右中静脉（middle right hepatic vein，MRHV）和肝右下静脉（inferior right hepatic vein，IRHV）的不同组合，分为 3 个亚型。Ⅰ型：RHV 粗大，引流肝右叶大部分，伴有小的或不伴 IRHV；Ⅱ型：RHV 中等大小，IRHV 中等大小；Ⅲ型：只有引流Ⅶ段的短小 RHV，MRHV 粗大，IRHV 较粗大。

（3）肝Ⅳ段静脉分型：可分为 3 个亚型。Ⅰ型：主要发自于 LHV，主要引流Ⅳ段区域；Ⅱ型：出现肝Ⅳ段静脉和脐静脉（走行于肝圆韧带内的称为脐静脉）；Ⅲ型 MHV 出现的肝Ⅳ分支。

因此，肝静脉的变异情况多样，肝切除术后静脉引流不畅是肝功能不全的重要影响因素，因此，应用三维可视化技术可清晰辨认肝静脉情况并予以准确分型，依此设计手术规划甚为重要。

4. 三维可视化个体化胆管分型　三维可视化胆管分型参照 Kitami M 依据 CT 分型方法确立。胆管变异比较常见,尤其以肝右管变异较多见。根据左、右胆管的走行及变异情况,分别对肝右管分 7 型、肝左管分 4 型(图 7-40、图 7-41)。

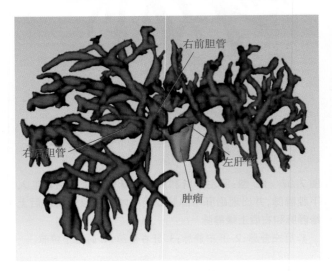

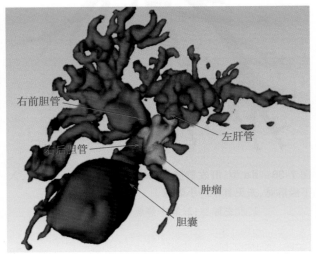

图 7-40　肝右管三维可视化指导下胆管分型　　　　　图 7-41　肝左管三维可视化指导下胆管分型

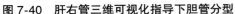

(1)右(R)肝管分型:主要根据右后叶胆管汇入方式进行分型。A 型(R_A):常见型,即右后叶胆管于门静脉上方汇入右前叶胆管形成肝右管;B 型(R_B):右后叶胆管汇入肝左管;C 型(R_C):右后叶肝管与右前叶肝管及肝左管构成三叉形胆管共同汇入胆总管;D 型(R_D):右后叶胆管于门静脉下方汇入右前胆管;E 型(R_E):右后叶胆管于门静脉下方汇入胆总管;F~J 型(R_F):其他型。

(2)左肝(L)管分型:分 4 型。A 型(L_A):第Ⅱ肝段(左外叶上段)胆管(B_2)和第Ⅲ肝段(左外叶下段)胆管(B_3)共干汇入第Ⅳ肝段胆管(B_4)构成肝左叶胆管;B 型:B_2、B_3 和 B_4 构成三叉形;C 型:B_3 和 B_4 共干,与 B_2 汇合构成;D:其他型。

(3)尾状叶(C)胆管分为 4 组:右支(CR)、左上支(COL)、左下支(CLL)、尾状突支(CPS);位于肝右管、右后胆管、肝左管、左外叶胆管上方的是右支、左上支;位于肝左管下方的是左下支;位于肝右管下方或后方的是尾状突支。

三维可视化胆管分型参照 Kitami M 依据 CT 分型方法确立。正常情况下肝内胆管无扩张,且胆汁流体力学呈低压状态,薄层 CT 数据很难构建胆道三维可视化模型;但因肝门部胆管癌患者伴有阻塞性黄疸、胆道高压,通过医师与 CT 室技师沟通及患者的配合,可获取高质量胆道薄层 CT 扫描数据,从而可构建完整的胆道三维模型。对有些术前放置 PTCD 或 ENBD 的患者,可通过夹闭 PTCD 及 ENBD 管 6~8 小时来获得较满意的胆管三维重建。

(四)三维可视化胆管癌个体化肝脏分段

三维可视化肝脏分段可根据血流拓扑关系进行,即每一个功能区域的肝段都是由独立的门静脉供血和肝静脉回流所决定。根据患者肝静脉、门静脉的特点,以“第一肝段有独立的血供及血液引流”为原则,以 Couinaud 分段为参考行个体化分段。根据肝静脉的三支主干走行分布,先将肝脏划分为四个扇区,选用多次“立体选框”法进行划分,肝静脉主干走行作为扇区边界及引流出道;按照门静脉左、右支主干分布在肝脏表面的投影位置标记多个投影点,使门静脉二级以上分支走行于肝段内部作为血液供应流入道。由此使每一肝段都有独立的血供和回流系统,可视为肝脏的一个功能单位,将肝脏分为 8 个段。若出现肝右后静脉变异,先按照肝右静脉与门静脉右支分支将右肝分为 4 个段,再以右后静脉为段边界,若右后静脉位于门静脉右支平面以上,则右半肝将分为 6 个段,肝脏可分为 10 个段;若出现Ⅳ段肝静脉,则以Ⅳ段肝静脉为段边界,将左内叶分为 2 个段,肝脏可分为 9 个段。划分好的每一肝段配以不同的颜色加以对比区分,精准定位肿瘤所处位置。

因此,三维可视化指导下肝分段方法来源于活体肝脏,能随意对其重建的肝脏结构进行个体化的分段,各段以不同的颜色加以标识,可360°空间结构任意旋转,动态观察各段的形状、大小及与肝内脉管的位置关系(图7-42~图7-44)。由于肝脏的形态存在个体化差异,门静脉的变异率高,且其肝内走行方向不尽相同,其划分的每一肝段大小和形状亦各有不同(图7-45)。通过术前三维重建以肝静脉及门静脉进行个体化的三维立体分段及体积计算,精准定位肿瘤位置,对术前进行准确的手术规划尤其具有实际指导意义。

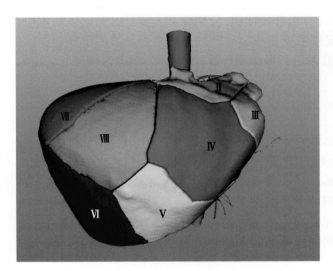

图 7-42　术前三维可视化肝分段

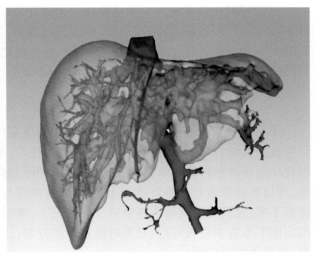

图 7-43　术前体积计算及仿真手术

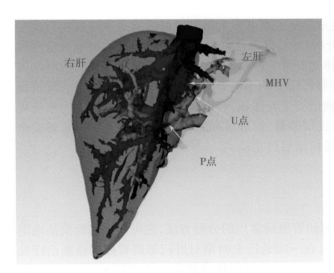

图 7-44　术前仿真手术

MHV. 肝中静脉。

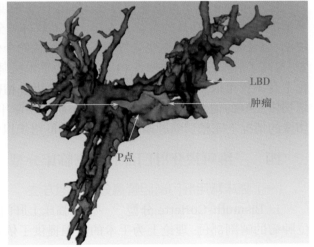

图 7-45　术前清楚显示门静脉变异 P 点位置

PV. 门静脉;LBD. 左肝胆管。

(五) 三维可视化胆管癌个体化肝段体积计算

肝体积的测量方法主要分为手工测算法和三维重建法两种。手工测算法是利用CT、MRI等断层影像逐层将目标肝脏区域的轮廓描出,由计算机软件自动计算得出各层轮廓线之内的像素量,得出其横断面积,各层面肝脏面积乘以层厚再累加得出全部体积。三维重建算法是利用三维重建软件,将肝脏薄层CT或MRI扫描的断层图像进行三维重建,进而基于体素的原理计算所需要了解肝脏区域的体积。

三维可视化后的 3D 模型采用体积测量模块分别测算去瘤肝脏和瘤体的体积,通过三维立体、多角度观察肿瘤与肝内门静脉、肝静脉的关系,任意组合观察。三维可视化系统中的肝段体积计算模块,通过计算原始 CT 图像栅格数据并进行规则化处理,准确计算出肝段体积。根据肿瘤的位置、按照个体化的肝脏分段划定预切除范围并进行虚拟的解剖性肝段切除,测算切除的荷瘤肝体积和剩余肝体积。剩余肝体积百分比=1−实际切除的功能肝体积百分比(肿瘤细胞不具备肝细胞功能,称其为无效体积;除肿瘤之外的肝脏是正常的肝细胞组织,称其为功能肝体积)。目前国际上比较通用的是分别按照患者的身高、体重算出的标准肝体积(SLV)及通过三维图像计算的切除荷瘤肝脏后的未来残余肝体积(FRLV),通过 FRLV/SLV×100% 可获得剩余肝体积的比例。

三维可视化技术的体积测量模块可个体化准确计算出肝段体积,分别测算去瘤肝脏和瘤体的体积,既可指导占位病灶的 R_0 精准切除,确保无瘤残留,又能准确估算出残肝的体积是否足以代偿肝功能,有效减少和避免术后肝衰竭的发生。应用三维可视化技术进行肝体积计算,可对肝门部胆管癌行肝切除术后的残肝体积及肝脏储备功能进行科学评估预测。

二、三维可视化指导下仿真手术

手术仿真系统也称虚拟手术系统,是虚拟现实技术在现代医学中的应用,是一个融合了计算机技术、计算机图形学、计算机图像处理技术、传感器技术、生物力学、现代医学、计算机视觉、机器人学、科学计算可视化等多种学科的多学科交叉研究领域。肝门部胆管癌患者病情复杂,影响手术成功的不确定因素较多,建议根据患者肝内各管道有无变异、肿瘤部位与肝内管道的关系、肝体积等具体情况进行个体化术前虚拟手术;尤其在出现肝内各管道变异情况下,通过术前虚拟手术可进行反复操作,验证根据三维可视化拟定的手术方案是否可行,必要时调整手术方案,让外科医师做到术前心中有数,以利于选择最佳手术方案,提高手术安全性。

三、三维可视化指导下手术规划

三维可视化技术可以更加直观、清晰、任意角度地显示肝脏各段的解剖及肝内管道系统的走行及变异情况,以及肝脏病灶的定位及大小。借助软件的分析功能,可单独或联合观察肝内血管、肿瘤及全肝的解剖,以及是否存在解剖变异等情况。使用软件个体化肝脏分段功能,可精确定位肝门部肿瘤的解剖位置,提高了肿瘤定位的准确性和可靠性,为手术医师制订精确的手术方案提供了个体化信息。三维可视化平台不仅可以用于肝脏的三维可视化,还可以精确地测量肝体积,利用其术前仿真手术功能为术前规划提供更好的辅助,选择最佳手术方案,明确切除平面肝静脉、门静脉和胆管走行情况,在保证足够安全切缘的情况下完整切除肿瘤和保留足够的肝组织以维持术后肝功能。

四、三维可视化肝门部胆管癌临床分型

(一)临床常用肝门部胆管癌分型分期方法

1. **Bismuth-Corlette 分型**　一直是临床上肝门部胆管癌最常用的分型方法,它可以快速而简洁地定位肿瘤的解剖部位,理论上为手术的范围提供了依据,在一定的历史时期对肝门部胆管癌的诊断治疗发挥了重要的作用。但受当时的技术条件所限,对疾病严重程度的认识和分型只能基于胆道受侵的大致水平和范围,而对血管侵犯、淋巴和远处脏器转移等多种信息未能进行综合评估。

2. **组织病理分期**　AJCC 和国际抗癌联盟(Union for International Cancer Control, UICC)的肿瘤 TNM 分期,基于病理组织学的标准设定,用于术后评价肿瘤局部和远处转移的情况,对肿瘤预后具有指导意义。

3. **根据肿瘤侵犯胆管和血管情况的分期**

(1)Gazzaniga 分期:增加了血管受侵犯的程度来评价肿瘤侵犯的程度,但肿瘤在胆管内扩散的评估方式具有局限性,使其在临床实践中的应用价值有限。

(2)MSKCC 分期:根据 Bismuth-Corlette 分型评价胆道受肿瘤浸润程度,增加了对血管的侵犯和肝萎

缩的评价,但分期中纳入肝萎缩的评判因素定义不清,且不完全符合临床实际情况,使临床应用的实用性受限。

（二）应用三维可视化技术进行肝门部胆管癌临床分型

应用肝脏三维可视化技术可对各个肝段进行透明化着色,隐去肝内门静脉、肝动脉、肝静脉等系统,通过放大、缩小、旋转等方式清晰观察胆管肿瘤的位置,并通过前述各种对肝内脉管系统的分型观察方法了解脉管受侵的情况。鉴于此,可在前述临床分型的基础上,建立三维可视化肝门部胆管癌的临床分型。参照 Bismuth-Corlette 分型、AJCC 等临床分型的要点,应用三维可视化技术对于肝门部胆管癌进行分型,根据肿瘤侵犯胆管、血管的部位及是否有淋巴结转移的立体成像特点等,可分为 5 型（图 7-46~图 7-52）。

（三）肝门部胆管癌三维可视化 3D 打印

对肝门部胆管癌患者进行三维可视化肝脏 3D 打印,用以术中间接导航指导精准手术切除。步骤为:①建模处理。将三维可视化图像 STL（standard template library）格式文件导入到快速成型软件 ZEditTM 3.21 中,采用 3D 打印机,使用高性能复合材料 ZP 150 逐层打印,建立肝脏脉管和肿瘤的三维可视化物理

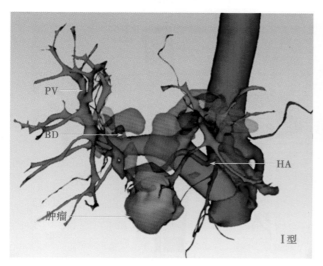

图 7-46　Ⅰ型
PV. 门静脉;BD. 胆管;HA. 肝动脉。

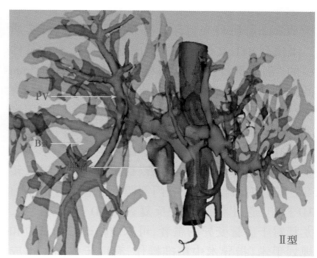

图 7-47　Ⅱ型
PV. 门静脉;BD. 胆管。

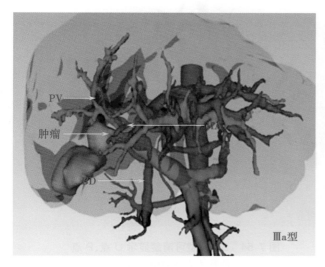

图 7-48　Ⅲa 型
PV. 门静脉;BD. 胆管;HA. 肝动脉。

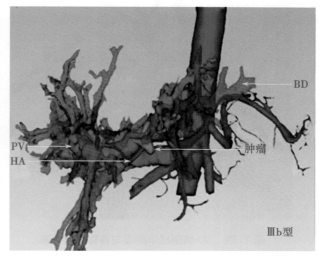

图 7-49　Ⅲb 型
PV. 门静脉;BD. 胆管;HA. 肝动脉。

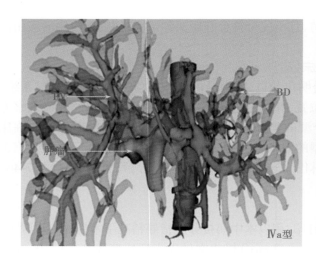

图 7-50　Ⅳa 型
PV. 门静脉;BD. 胆管。

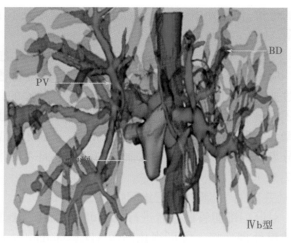

图 7-51　Ⅳb 型
PV. 门静脉;BD. 胆管。

模型。②肝脏外壳打印。将三维可视化的肝实质三维模型 STL 文件导入快速成型软件中,利用软件中的"剖空部件"功能,将模型做成 1 个壁厚 5mm 的外壳,并设计注模材料的流入、流出道。最后,将中空模型分割为可以开合的 3~4 个小模型,采用聚乳酸(polylactic acid,PLA)材料打印。

3D 打印技术对复杂的肝门部胆管癌手术实现了"看得到、看得清、摸得着、切得准"的跨越式转变。建议对Ⅲ型、Ⅳ型肝门部胆管癌患者进行术前 3D 打印,通过术前、术中反复查看 3D 等比例模型,尤其对于血管变异的患者,可术前精确诊断定位和规划手术,指导术中精准操作,有助于提高手术成功率,降低手术风险(图 7-53、图 7-54)。

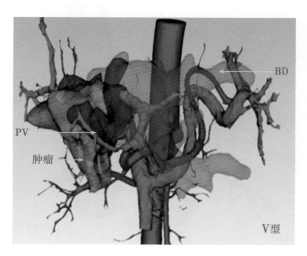

图 7-52　Ⅴ 型
PV. 门静脉;BD. 胆管。

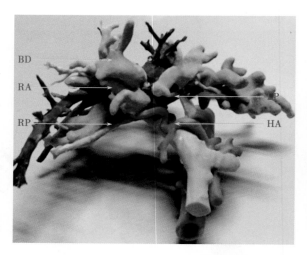

图 7-53　3D 模型显示肿瘤与各管道的关系
BD. 胆管;RA. 门静脉右前支;RP. 门静脉右后支;LP:门静脉左支;HA. 肝动脉。

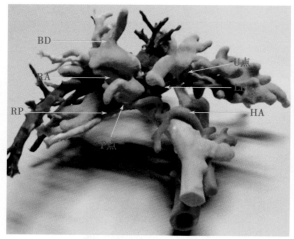

图 7-54　3D 模型可清楚显示 U 点、P 点
BD. 胆管;RA. 门静脉右前支;RP. 门静脉右后支;LP:门静脉左支;HA. 肝动脉。

(方驰华)

参考文献

［1］RIZVI S,EATON J,YANG J D,et al. Emerging technologies for the diagnosis of perihilar cholangiocarcinoma［J］. Semin Liver Dis,2018,38（2）:160-169.

［2］ITRI J N,DE LANGE E E. Extrahepatic cholangiocarcinoma:What the surgeon needs to know radioGraphics fundamentals［J］. Radiographics,2018,38（7）:2019-2020.

［3］KLATSKIN G. Adenocarcinoma of the hepatic duct at its bifurcation within the porta hepatis. An unusual tumor with distinctive clinical and pathological features［J］. Am J Med,1965,38:241-256.

［4］彭承宏,王小明. 肝门部胆管癌的临床分期与分型及其评价［J］. 中国实用外科杂志,2007,5:18-20.

［5］BISMUTH H,NAKACHE RDIAMOND T. Management strategies in resection for hilar cholangiocarcinoma［J］. Ann Surg, 1992,215（1）:31-38.

［6］OLIVEIRA I S,KILCOYNE A,EVERETT J M,et al. Cholangiocarcinoma:classification,diagnosis,staging,imaging features, and management［J］. Abdom Radiol（NY）,2017,42（6）:1637-1649.

［7］KITAMI M,TAKASE K,MURAKAMI G,et al. Types and frequencies of biliary tract variations associated with a major portal venous anomaly:analysis with multi-detector row CT cholangiography［J］. Radiology,2006,238（1）:156-166.

［8］李章柱,赵巨如,姜相森,等. 256层CT动态增强扫描及三维重建在肝门部胆管癌诊治中的临床应用［J］. 医学影像学杂志,2018,28（7）:104-108.

［9］邱识博,丁建民,王彦冬,等. 超声造影对比增强CT在诊断肝外胆管癌中的应用价值［J］. 中国超声医学杂志,2018,34（10）:50-53.

［10］朱伟年. 超声造影技术与核磁共振成像在肝外胆管癌诊断中的价值对比［J］. 世界华人消化杂志,2018,26（13）:796-802.

［11］汤朝晖,田孝东,魏妙艳,等. 美国癌症联合委员会胆道恶性肿瘤分期系统（第8版）更新解读［J］. 中国实用外科杂志,2017,37（3）:248-254.

［12］中华医学会外科学分会胆道外科学组,解放军全军肝胆外科专业委员会. 肝门部胆管癌诊断和治疗指南（2013版）［J］. 中华外科杂志,2013,51（10）:865-871.

［13］CUI X Y,CHEN H W,CAI S,et al. Diffusion-weighted MR imaging for detection of extrahepatic cholangiocarcinoma［J］. Eur J Radiol,2012,81（11）:2961-2965.

［14］SEO N,KIM D YCHOI J Y. Cross-sectional imaging of intrahepatic cholangiocarcinoma:Development,Growth,Spread,and Prognosis［J］. AJR Am J Roentgenol,2017,209（2）:W64-W75.

［15］MAO Y,ZHU Y,QIU Y,et al. Predicting peritumoral Glisson's sheath invasion of intrahepatic cholangiocarcinoma with preoperative CT imaging［J］. Quant Imaging Med Surg,2019,9（2）:219-229.

［16］JOO I,LEE J M,YOON J H. Imaging diagnosis of intrahepatic and perihilar cholangiocarcinoma:Recent advances and challenges［J］. Radiology,2018,288（1）:7-13.

［17］ASAYAMA Y,YOSHIMITSU K,IRIE H,et al. Delayed-phase dynamic CT enhancement as a prognostic factor for mass-forming intrahepatic cholangiocarcinoma［J］. Radiology,2006,238（1）:150-155.

［18］赵静,郭庆乐,刘景旺,等. 64层容积CT后处理技术在诊断肝外胆管癌中的应用［J］. 中国医学影像技术,2011,27（3）:577-580.

［19］KAMMERER S,MEISTER T,WOLTERS H,et al. Preoperative prediction of curative surgery of perihilar cholangiocarcinoma by combination of endoscopic ultrasound and computed tomography［J］. United European Gastroenterol J,2018,6（2）:263-271.

［20］NAGINO M. Perihilar cholangiocarcinoma:a surgeon's viewpoint on current topics［J］. J Gastroenterol,2012,47（11）:1165-1176.

［21］RIZVI S,GORES G J. Current diagnostic and management options in perihilar cholangiocarcinoma［J］. Digestion,2014,89（3）:216-224.

［22］HU J H,TANG J H,LIN C H,et al. Preoperative staging of cholangiocarcinoma and biliary carcinoma using ^{18}F-fluorodeoxyglucose positron emission tomography:a meta-analysis［J］. J Investig Med,2018,66（1）:52-61.

［23］LAMARCA A,BARRIUSO J,CHANDER A,et al. ^{18}F-fluorodeoxyglucose positron emission tomography（^{18}FDG-PET）for patients with biliary tract cancer:Systematic review and meta-analysis［J］. J Hepatol,2019,71（1）:115-129.

［24］杨晖,关志伟,富丽萍,等. ^{18}F-FDG PET/CT在肝外胆管细胞癌术前诊断及分期中的价值［J］. 中华核医学与分子影像杂志,2017,37（2）:65-69.

［25］PAUDYAL B,ORIUCHI N,PAUDYAL P,et al. Expression of glucose transporters and hexokinase II in cholangiocellular carcinoma compared using [^{18}F]-2-fluro-2-deoxy-D-glucose positron emission tomography [J]. Cancer Sci,2008,99 (2): 260-266.

[26] LEE J D,YANG W I,PARK Y N,et al. Different glucose uptake and glycolytic mechanisms between hepatocellular carcinoma and intrahepatic mass-forming cholangiocarcinoma with increased ^{18}F-FDG uptake [J]. J Nucl Med,2005,46 (10): 1753-1759.

[27] TRIKUDANATHAN G,NJEI B,ATTAM R,et al. Staging accuracy of ampullary tumors by endoscopic ultrasound: meta-analysis and systematic review [J]. Dig Endosc,2014,26 (5):617-626.

[28] RIDTITID W,TAN D,SCHMIDT S E,et al. Endoscopic papillectomy:risk factors for incomplete resection and recurrence during long-term follow-up [J]. Gastrointest Endosc,2014,79 (2):289-296.

[29] MOHAMADNEJAD M,DEWITT J M,SHERMAN S,et al. Role of EUS for preoperative evaluation of cholangiocarcinoma:a large single-center experience [J]. Gastrointest Endosc,2011,73 (1):71-78.

[30] NGUYEN N Q,SCHOEMAN M N,RUSZKIEWICZ A. Clinical utility of EUS before cholangioscopy in the evaluation of difficult biliary strictures [J]. Gastrointest Endosc,2013,78 (6):868-874.

[31] FRITSCHER-RAVENS A,BROERING D C,KNOEFEL W T,et al. EUS-guided fine-needle aspiration of suspected hilar cholangiocarcinoma in potentially operable patients with negative brush cytology [J]. Am J Gastroenterol,2004,99 (1):45-51.

[32] WEILERT F,BHAT Y M,BINMOELLER K F,et al. EUS-FNA is superior to ERCP-based tissue sampling in suspected malignant biliary obstruction:results of a prospective,single-blind,comparative study [J]. Gastrointest Endosc,2014,80 (1): 97-104.

[33] ONOYAMA T,MATSUMOTO K,TAKEDA Y,et al. Endoscopic ultrasonography-guided fine needle aspiration for extrahepatic cholangiocarcinoma:a safe tissue sampling modality [J]. J Clin Med,2019,8 (4):417.

[34] EL CHAFIC A H,DEWITT J,LEBLANC J K,et al. Impact of preoperative endoscopic ultrasound-guided fine needle aspiration on postoperative recurrence and survival in cholangiocarcinoma patients [J]. Endoscopy,2013,45 (11):883-889.

[35] WANG K,ZHU J,XING L,et al. Assessment of efficacy and safety of EUS-guided biliary drainage:a systematic review [J]. Gastrointest Endosc,2016,83 (6):1218-1227.

[36] KHAN M A,AKBAR A,BARON T H,et al. Endoscopic ultrasound-guided biliary drainage:a systematic review and meta-analysis [J]. Dig Dis Sci,2016,61 (3):684-703.

[37] NAKAI Y,ISAYAMA H,YAMAMOTO N,et al. Safety and effectiveness of a long,partially covered metal stent for endoscopic ultrasound-guided hepaticogastrostomy in patients with malignant biliary obstruction [J]. Endoscopy,2016,48 (12): 1125-1128.

[38] WEBER A,VON WEYHERN C,FEND F,et al. Endoscopic transpapillary brush cytology and forceps biopsy in patients with hilar cholangiocarcinoma [J]. World J Gastroenterol,2008,14 (7):1097-1101.

[39] SHAH R J,LANGER D A,ANTILLON M R,et al. Cholangioscopy and cholangioscopic forceps biopsy in patients with indeterminate pancreaticobiliary pathology [J]. Clin Gastroenterol Hepatol,2006,4 (2):219-225.

[40] ZOEPF T,JAKOBS R,ARNOLD J C,et al. Palliation of nonresectable bile duct cancer:improved survival after photodynamic therapy [J]. Am J Gastroenterol,2005,100 (11):2426-2430.

[41] ISAYAMA H,KOMATSU Y,TSUJINO T,et al. A prospective randomised study of "covered" versus "uncovered" diamond stents for the management of distal malignant biliary obstruction [J]. Gut,2004,53 (5):729-734.

[42] PARK D H,KIM M H,CHOI J S,et al. Covered versus uncovered wallstent for malignant extrahepatic biliary obstruction:a cohort comparative analysis [J]. Clin Gastroenterol Hepatol,2006,4 (6):790-796.

[43] 曾宁,方驰华,范应方,等 . 肝门部胆管癌三维可视化精准诊疗平台构建及临床应用 [J]. 中华外科杂志,2016,54 (9): 680-685.

[44] 董家鸿,项灿宏 . 肝门部胆管癌的精准外科手术治疗 [J]. 中华消化外科杂志,2013,12 (3):170-173.

[45] 杨剑,方驰华,范应方,等 . 基于亚毫米 CT 扫描数据的肝外胆管供血动脉三维可视化模型构建 [J]. 南方医科大学学报,2014,34 (7):945-949.

[46] ENDO I,SHIMADA H,SUGITA M,et al. Role of three-dimensional imaging in operative planning for hilar cholangiocarcinoma [J]. Surgery,2007,142 (5):666-675.

第八章

胆管癌的围手术期准备

第一节 手术安全性评估

一、营养评估

胆管癌患者绝大多数合并阻塞性黄疸,部分患者伴有不同程度的胆管炎,这类患者均存在不同程度的营养不良、能量供应不足、营养要素缺乏(如必需脂肪酸、脂溶性维生素、钙、磷等)。胰岛素反应降低,糖耐量下降,易发生血糖波动,同时蛋白质分解增加,机体氮丢失,血清氨基酸谱异常,大多数患者呈负氮平衡,因此,围手术期的营养支持显得尤其重要。胆管癌术前的营养评估包括营养风险筛查和营养状态评估等方面的内容。

(一)营养风险筛查

营养风险是指对患者术后结局(并发症、住院日等)产生负面影响的风险。术前对患者进行营养风险筛查(nutritional risk screening,NRS)可以预测患者潜在的营养不良,决定术前是否需要营养支持。胆管癌围手术期常用的营养风险筛查方法有以下两种:①营养风险筛查2002(nutritional risk screening 2002,NRS 2002),是欧洲肠外肠内营养学会和中国临床肿瘤学会推荐适用于住院患者的营养风险筛查方法(表8-1)。该方法操作简便,是唯一有大样本循证医学证据的营养风险筛查方法,但该方法缺乏专科针对

表8-1 NRS 2002

营养状态受损评分	指标	疾病严重程度评分	临床诊断
没有0分	正常营养状态	没有0分	正常营养需要量
轻度1分	3个月内体重丢失>5%,或前1周食物摄入比正常需要量低25%~50%	轻度1分	髋骨骨折,慢性疾病急性并发症,肝硬化,COPD,血液透析,糖尿病,一般肿瘤患者
中度2分	一般情况差,或2个月内体重丢失>5%,或前一周食物摄入比正常需要量低51%~75%	中度2分	腹部大手术,脑卒中,重度肺炎,血液恶性肿瘤
重度3分	BMI<18.5kg/m²,或一般情况差,1个月内体重丢失>5%(或3个月体重下降15%),或前1周食物摄入比正常需要量低76%~100%	重度3分	颅脑损伤,骨髓移植,大于APACHE 10分的ICU患者
分值:	+	分值:	=总分:
年龄≥70岁者总分加1分年龄调整后总分值:			

注:推荐的评估标准和处理措施是:总评分≥3分提示存在营养风险,术前应给予营养支持;总评分<3分可暂不予营养支持,1周后再次行营养风险筛查。

性,标准也较为宽泛,使用时应注意其局限性。②患者参与的主观全面评定(patient-generated subjective global assessment,PG-SGA),该方法是美国营养师协会推荐肿瘤患者首选的营养风险筛查方法,较为费时、费力,需要经过专门培训的专业人员操作,因此临床不常规使用。

(二)营养状况评估

胆管癌的术前营养评估主要包括人体测量、实验室检查和人体成分分析等方面。

1. **人体测量**   人体测量是营养评估中最常用的方法之一,主要包括以下几个指标:身高、体重、体重指数(body mass index,BMI)、上臂中点周径、三头肌皮褶厚度、上臂肌围、非利手握力。人体测量可以客观反映机体的营养状况,但是其缺点是灵敏度和特异度均较低,短时间内不能看出营养状态的失调,也不能确定存在哪一种营养素缺乏。

2. **实验室检查**   严重营养不良较易诊断,但较轻的或亚临床的营养不良,必须进行相关实验室检查。目前较为常用的检查指标包括:白蛋白、前白蛋白、转铁蛋白。另外,与炎症相关的指标——C反应蛋白对分析营养不良和蛋白丢失的原因也很有帮助。

3. **人体成分分析**   基于生物电阻抗原理的人体成分分析仪,检测方便、快速,能够较准确测量患者体液、肌肉、脂肪等在营养支持过程中的变化。评价指标包括:脂肪百分比(percent of body fat,PBF)、瘦体重(lean body mass,LBM)、总体水(total body water,TBW)、基础代谢率(basal metabolic rate,BMR)、蛋白质(protein)、肌肉(muscle mass)等。

(三)目标能量评估

胆管癌围手术期营养支持的要点是维持患者的营养平衡。过高地提供能量或其他营养物质会对机体造成损害,导致一系列代谢并发症。在总能量供给达2倍静息能量消耗(resting energy expenditure,REE)时,机体几乎完全在利用葡萄糖供能,而且耗能将葡萄糖转化为脂肪,导致脂肪在体内沉积,进而引起肝功能的损害。此外,过高的摄入氮并不能增加机体蛋白质的合成率,仅增加蛋白质的氧化率和尿氮排泄量,这将加重肝、肾功能不全患者的氮质血症。目前最准确估算患者能量目标需要量的方法是间接测热法。间接测热仪(又称代谢车)是由红外线二氧化碳分析仪、氧气分析仪、微型计算机、波形分析仪和收集气体装置组成。采用每次呼吸法测量通气量、氧气浓度、二氧化碳浓度,根据间接测热法能量守恒和化学反应的等比定律,通过计算机辅助,得出机体在一定时间内的氧气消耗量和二氧化碳呼出量,根据Weir公式计算出机体的静息能量消耗。美国肠外肠内营养协会推荐有条件做能量消耗测定时,提供1.25倍实际测得的REE给卧床的营养不良患者,提供1.5倍实际测得的REE给能自主活动的营养不良患者。在临床实践中,不同疾病程度的机体能量消耗值并不等于实际能量需要量,不同患者的能量消耗与能量利用效率之间的关系也不同。因此,确定患者实际能量需要量是一个十分复杂的问题。在当前的多学科合作时代,需要引进专业的营养评估和支持团队,才能更好地为胆管癌患者服务。

二、重要脏器功能评估

部分胆管癌患者术前存在不同程度的心、肺、肝、肾等脏器功能不全,胆管癌手术具有手术时间长、创伤大、出血多和风险大的特点,围手术期易发生脏器功能不全,如术后禁食、大量输血输液,加重心、肺、肾的负担;术后膈下感染、积液又容易导致肺不张、胸腔积液等,进而影响心肺功能。因此,胆管癌手术对患者的心、肺、肝、肾等脏器的影响更大,如何通过术前规范化评估维护和改善术前重要脏器的功能,是提高手术安全性、降低术后并发症的关键。

(一)心功能评估与处理

围手术期患者血流动力学和心脏负荷异常、冠状动脉收缩,易造成围手术期心肌缺血缺氧,诱发或加重心功能不全。

1. **心功能不全的定义**   心力衰竭(heart failure)是心脏泵血功能在各种致病因素作用下发生障碍,以致心排血量相对或绝对减少,不能满足全身各器官组织代谢需要。心功能不全(cardiac insufficiency)包括心脏泵功能由代偿阶段至失代偿阶段的全过程,而心力衰竭是指心泵功能的失代偿阶段,患者出现肺淤血和/或心排血量不足的临床表现。

2. 心功能不全的病因及诱因　心功能不全的原因包括心脏自身收缩障碍及心脏前后负荷过重,具体分类见表8-2。

表8-2　引起心功能不全的原因

心肌收缩障碍		心脏负荷过重	
心肌损害	心肌代谢异常	容量负荷过重	压力负荷过重
心肌炎	维生素 B_1 缺乏	瓣膜关闭不全	高血压
心肌病	缺血	动静脉瘘	主动脉缩窄
心肌梗死	缺氧	室间隔缺损	肺动脉高压
心肌纤维化		严重贫血	肺动脉瓣狭窄
		甲状腺功能亢进	主动脉瓣狭窄

　　胆管癌围手术期麻醉药的影响、手术创伤及术中出血、血压不稳等导致的心肌缺血缺氧和收缩功能障碍,补液过多导致的心脏负荷过重,是围手术期心功能不全发生的主要原因。

　　心功能不全的诱因主要包括感染、应激、水电解质酸碱平衡紊乱、心律失常及治疗不当等,通过增快心率、增加心肌耗氧量、加重心脏前后负荷等作用诱发心功能不全。

3. 心功能不全的危害　心功能不全患者对手术的耐受性明显低于心功能良好者,对于胆管癌等非心脏大手术,其手术时间长,术中多有输血输液,易出现水电解质酸碱紊乱,对心脏本身打击甚大,影响心脏冠状动脉供血,因此伴有心功能不全的胆管癌患者术中、术后有较高的心功能不全乃至心力衰竭的发生率,术前需认真评估与准备。

4. 术前心功能评估的方法与指标　术前心功能评估需对患者进行详尽的病史采集、体格检查及必要的辅助检查,借助多个心功能评分量表对患者心功能进行综合评估。

（1）纽约心脏协会（New York Heart Association,NYHA）心功能分级法,目前仍被广泛应用（表8-3）。

表8-3　NYHA心功能分级法

心功能级别	心功能状态
I	体力活动不受限,一般活动不引起心力衰竭症状
II	体力活动轻度受限,一般活动可引起乏力、心悸和呼吸困难等症状
III	体力活动明显受限,轻度活动即可出现乏力、心悸和呼吸困难等症状
IV	体力活动严重受限,患者不能从事任何体力活动,休息状态下即可出现乏力、心悸和呼吸困难等症状

　　如果患者心功能为 I、II 级,麻醉与手术的安全性较高,患者能顺利度过围手术期;心功能 III 级患者通过积极的术前准备,可使心功能获得改善,增加手术安全性;心功能 IV 级患者属于高危患者,麻醉和手术的风险性很大,不建议手术治疗。

（2）Glodman制订的心脏危险指数（CRI）评估,目前也经常使用（表8-4）。

表8-4　心脏危险指数评估

项目	指标	CRI评分
心肌梗死	<6个月	10
病史	年龄>70岁	5
查体	可闻及第三心音奔马律,颈静脉充盈	11
	主动脉瓣明显狭窄	3
心电图	非窦性心律或房性期前收缩	7
	持续房性期前收缩5次/min以上	7
一般情况	长期卧床,合并肝、肺、肾功能不全,化验指标:血钾<3mmol/L,HCO_3^-<20mmol/L,PO_2<60mmHg,PCO_2>50mmHg,BUN>17.85mmol/L,或Cr>265mmol/L,肝功能异常（GPT、GOT增高）	3
手术类别	胸部手术、腹部手术、主动脉等大手术	3
	急诊手术	4

严重并发症发生率和病死率:CRI 0~5 分,分别为 0.7% 和 0.2%;CRI 6~12 分,分别为 5% 和 2%;CRI 13~25 分,分别为 11% 和 2%;CRI>25 分,分别为 22% 和 56%。若危险因素总分 ≥26 分,只能施行急诊手术;13~25 分,术前应请心内科医师会诊,施行择期手术;总分<13 分,则手术安全性好。

5. 改善心功能的术前准备　①对于有心功能不全高危因素,而无器质性心脏病及心功能不全症状者,如高血压、动脉粥样硬化、糖尿病和肥胖者,控制高危因素。②对于有结构性心脏病(心肌梗死病史、左心室肥厚和射血分数降低或无症状性瓣膜病等),但未出现心功能不全症状者,可使用 β 受体阻滞剂。合并高血压者,选用血管紧张素转换酶或受体抑制剂类药物。③对于出现慢性心功能不全症状的患者,有液体潴留时,限盐及合理使用利尿药。若血容量正常,建议使用 β 受体阻滞剂。对于射血分数正常的心功能不全患者,应严格控制血压在正常范围内。心房颤动患者药物控制心室率在 100 次/min以下。

（二）肺功能评估与处理

麻醉和手术会对患者呼吸功能造成不同程度影响,甚至可引起严重的肺部并发症,尤其是术前合并有肺部疾病的患者。术前全面的肺功能检查有助于评估患者肺功能储备,以便及时发现隐匿性肺功能障碍患者,进而给予有效的治疗方案,使患者能较好地耐受胆管癌等大型手术。术前准确的肺功能评估对减少术后肺部并发症、促进术后早日康复、缩短住院周期、降低患者住院费用等均有重要意义。

1. 肺功能及肺功能障碍定义与分类　肺是呼吸系统的重要器官,其功能主要包括肺通气功能和肺换气功能,下面分别对通气功能和换气功能展开阐述。

（1）肺通气功能:肺通气是指肺与外界环境进行气体交换的过程。根据发病机制不同,肺通气功能障碍可分为限制性通气功能障碍和阻塞性通气功能障碍。

肺和胸廓的弹性变化、呼吸肌麻痹、胸腔积液及气胸等可引起肺扩张受限,而发生限制性通气功能障碍;而支气管哮喘、慢性阻塞性肺疾病、气道内异物堵塞等可引起阻塞性通气功能障碍。

（2）肺换气功能:肺换气是指肺泡与肺毛细血管血液气体交换过程。肺换气过程受呼吸膜两侧气体分压差、呼吸膜厚度、呼吸膜面积、通气血流比值、温度及气体扩散系数等影响。肺换气功能常用通气/血流(ventilation/perfusion,V/Q)比值和弥散量(diffusing capacity,DL)表示。因呼吸膜增厚、通气血流比值失调、肺泡萎陷等致肺泡气与肺毛细血管内气体交换不足所致的呼吸功能障碍称为肺换气功能障碍。

2. 肺功能障碍的病因及诱因　凡影响参与肺通气过程解剖生理结构的疾病均能引起通气功能障碍,疾病分类见表 8-5。

表 8-5　引起肺通气功能障碍的病因

限制性通气功能障碍				阻塞性通气功能障碍	
呼吸肌活动障碍	肺顺应性降低	胸廓顺应性降低	胸腔内疾病	大气道阻塞	小气道阻塞
脑出血、脑血管意外、脊髓灰质炎等	肺不张、肺叶切除术后	严重的胸廓畸形	胸腔积液	异物、肿瘤所致大气道阻塞	支气管哮喘
营养不良所致呼吸肌萎缩	严重的肺纤维化、肺淤血、肺水肿	胸膜纤维化	气胸	声带麻痹、喉痉挛	慢性阻塞性肺疾病
低钾血症、缺氧、酸中毒所致呼吸肌无力	急性呼吸窘迫综合征				

影响肺换气过程的因素主要是呼吸膜面积厚度、通气血流比值等,如肺不张、呼吸窘迫综合征、肺栓塞、肺间质纤维化等。

某些诱因如呼吸道感染、肺栓塞、应用镇静药、抑制呼吸中枢的麻醉药、静脉输液过多过快引起肺水肿等,可加重呼吸负荷,发生肺功能失代偿,从而出现肺功能障碍。

3. 术前肺功能障碍的危害　外科手术和麻醉过程对患者呼吸系统本身存在一定的打击,麻醉可引起肺活量和肺容量下降,功能残气量降低、呼吸浅快,甚至肺不张,手术可使患者呼吸减弱,气道分泌物无法完全排出,而出现肺炎、肺不张等术后肺部并发症。对于术前存在肺功能障碍的患者,若未及时有效地得到纠正,术中可能出现严重的肺部并发症,如血氧饱和度下降、二氧化碳潴留等,使手术无法顺利进行;或术后出现各类严重的肺部并发症。如果术前存在慢性阻塞性肺疾病,术后肺部相关并发症的发生率高达30%,而非慢性阻塞性肺疾病患者术后肺部相关并发症发生率下降至12.5%。因此,术前完整的肺功能检查有助于了解患者能否耐受胆管癌手术、降低术后肺部并发症发生率。

4. 肺功能评估方法与指标　　肺功能的评估包括详细的病史采集、胸片和/或胸部 CT 检查,对怀疑有肺功能异常的患者应进行肺功能检查。

（1）病史采集:胆管癌患者手术麻醉时间长,手术区域位于上腹部,术后发生肺部并发症概率较高,需详细了解相关的高危因素,如吸烟、高龄、肥胖、营养不良、意识障碍、神经肌肉系统疾病,有无哮喘、咳痰、呼吸困难、呼吸急促、水肿等症状,既往有无左心或右心衰竭病史等。

（2）肺功能检查

1）通气功能检查:评价肺通气功能的指标包括肺通气量、用力肺活量和最大呼气中段流量。

肺通气量包括静息每分钟通气量（minute ventilation at rest,VE）和最大自主通气量（maximal voluntary ventilation,MVV）。VE 是指静息状态下每分钟呼出的气体容积。VE>10L/min 提示通气过度,可引起呼吸性碱中毒;VE<3L/min 提示通气不足,可引起呼吸性酸中毒。MVV 是指在 1 分钟内以最大的呼吸幅度和频率所得的通气量,临床上常用作通气功能障碍、通气功能储备能力考核。无论是限制性还是阻塞性通气功能障碍,MVV 均降低,临床上常见于肺气肿、慢性阻塞性肺疾病及肺间质性疾病。

用力肺活量（forced vital capacity,FVC）是指深吸气后以最大速度、最大力量快速呼出的全部气量。第 1 秒用力呼气容积（forced expiratory volume in one second,FEV_1）是指深吸气后,以最快速度呼气第 1 秒内所呼出的气量。正常人 3 秒内可将肺内气体全部呼出,FEV_1、FEV_2、FEV_3 分别是 83%、96% 和 99%。其中临床上最常用的指标是 FEV_1 和 FEV_1/FVC%,用力肺活量是测定呼吸道阻塞状况常用指标,如支气管哮喘急性发作、慢性阻塞性肺疾病患者,FEV_1 和 FEV_1/FVC% 均降低。

最大呼气中期流量（maximal mid expiratory flow,MMEF）是根据用力肺活量曲线计算得出的用力呼出25%~75% 的平均流量,可作为评价早期小气道阻塞的指标。有研究发现,对于小气道疾病,当 FEV_1 和 FEV_1/FVC% 及气道阻力均正常时,MMEF 可降低,提示 MMEF 比 FEV_1 和 FEV_1/FVC% 能更好地早期发现小气道阻塞情况。

2）换气功能检查:肺有效的气体交换不仅要求足够的通气量与肺血流量,还需要两者达到平衡状态,即肺泡通气/肺血流量（V/Q）比值为 0.84。高于或低于此值,肺的气体交换效率都会降低。V/Q 比值失调是肺部疾病产生缺氧的重要原因,可见于肺实质或肺血管性疾病,如肺炎、肺不张、呼吸窘迫综合征、肺栓塞和肺水肿等。

评价换气功能的另一个指标是 DL。DL 是指气体在 1mmHg 分压差作用下,每分钟通过呼吸膜扩散的气体毫升数。影响 DL 的因素有很多,如呼吸膜面积、呼吸膜厚度、呼吸膜两侧气体分压差及气体分子量等。正常人安静时氧气的肺扩散容量约为 20ml/(min·mmHg),二氧化碳的肺扩散容量为氧气的 20 倍。DL 降低可见于呼吸膜增厚,如肺间质纤维化、石棉沉着病等,以及呼吸膜距离增加,如肺气肿、肺水肿等疾病。

3）动脉血气分析:动脉血气分析测定动脉血中氧和二氧化碳分压及 pH,进而推算出一系列指标,以反映肺通气和换气功能的状况,及评估酸碱平衡,常用于估测患者术前肺功能状况。静息状态下,动脉血氧分压低于 60mmHg,或血氧饱和度低于 90%,或二氧化碳分压超过 45mmHg,或运动试验中血氧饱和度下降 4% 以上,术后肺部相关并发症发生率将明显增加。

（3）术前肺功能常用评分系统:Torrington 和 Henderson 于 1988 年提出外科手术的肺部危险因素评分方案（表 8-6）,根据这个方案,总分 0~3 分是低危组,4~6 分为中间组,7~12 分为高危组。对于高危患者,术前进行围手术期呼吸治疗可显著降低术后肺部并发症的发生率。

表 8-6   肺部危险因素评分

肺容量测定	0~4 分
用力肺活量<50%	1
FEV_1 65%~75%	1
FEV_1 50%~64%	2
FEV_1<50%	3
年龄>65 岁	1
肥胖(超过正常体重 50%)	1
手术部位	0~3 分
胸部	2
上腹部	2
其他	1
肺部疾病	0~3 分
吸烟	1
咳嗽、咳痰	1
过去肺病史	1

5. 术前肺功能准备   术前呼吸肌功能锻炼,可减少上腹部术后的肺部并发症,同时缩短患者术后住院时间。长期吸烟患者需术前戒烟至少 2 周。合并呼吸系统感染的患者应合理有效使用抗生素,留取痰液进行涂片和培养,同时雾化吸入药物解除支气管痉挛和促进分泌物排泄,待感染症状控制后再行手术。

术前合并肺功能障碍者,除需改善患者全身状态、戒烟和加强呼吸肌锻炼外,考虑到术后肺部并发症发生率高达 30%,且主要为术后肺炎,还需在术前预防性使用抗生素,同时使用支气管舒张剂和祛痰化痰药物改善通气功能。常用的支气管舒张剂有 β 肾上腺素受体激动剂,如沙丁胺醇、特布他林,抗胆碱能药物,如异丙托溴铵、噻托溴铵,茶碱类,如茶碱缓释片、氨茶碱等。如果 FEV_1 占预计值百分比<50%,可雾化吸入糖皮质激素。

如果患者为高龄、术前肺功能差、肺功能评分为高危组以上或虽然中危度但合并有其他严重的重要脏器功能不全,经治疗后无明显改善,手术风险极高时,建议停止手术。

(三)肾功能评估与处理

肾是机体的重要排泄与内分泌器官,排泄代谢产物与调节水、电解质和酸碱平衡,维持机体内环境稳态。

1. 肾功能及肾功能不全定义   肾的主要功能可以概括为以下三个方面:①通过肾小球滤过和肾小管选择性重吸收和分泌功能,生成尿液,排泄代谢产物、药物、毒素等。②调节血压。肾通过调节细胞外液容量、红细胞生成及肾素-血管紧张素-醛固酮机制等发挥其对血压的调节作用。③调节水电解质、渗透压和酸碱平衡。肾衰竭(renal failure)是指在某些致病因素下,肾泌尿功能严重障碍,以致体内代谢产物不能充分排出,并出现水、电解质和酸碱平衡紊乱,以及肾内分泌功能失调的临床综合征。肾功能不全(renal insufficiency)是病情由轻至重、从代偿至失代偿的全过程。肾功能不全分为急性和慢性,临床上手术患者术前合并的肾功能不全基本属于慢性。

2. 肾功能不全的病因和诱因   肾功能不全的病因十分复杂,不同疾病可以引起相同的肾功能不全,而同一疾病的不同阶段,所表现的肾功能不全却各具特点。明确病因对术前改善肾功能及预后意义重大。

(1)原发性肾病是肾功能不全的常见病因。原发性肾病包括:①以肾小球损害为主的疾病,如急、慢性肾小球肾炎,肾病综合征等;②以肾小管损害为主的疾病,如肾毒物等引起的急性肾小管坏死;③以损害肾间质为主的疾病,如间质性肾炎等;④其他,如肾结核、肾结石、多囊肾等。

（2）继发性肾病是肾功能不全的重要病因。继发于全身疾病的肾损害包括:①循环系统疾病,如高血压、动脉硬化、伴有休克或充血性心力衰竭等病理过程的疾病,可使肾血液灌注减少,若持续性肾缺血,可造成肾实质损害;②代谢性疾病,如糖尿病肾病、高尿酸血症肾病等;③免疫性肾病,如系统性红斑狼疮性肾炎、过敏性紫癜性肾炎等;④感染性疾病,如流行性出血热、钩端螺旋体病;⑤其他,如重金属中毒、药物中毒、白血病、妊娠肾病等。

3. **术前肾功能不全的危害**　因术中出血降低血容量,药物作用、低血压等引起肾血管收缩,肾血液灌注减少,可诱发术中、术后急性肾损伤,加重肾损害程度,诱发急性肾功能不全或肾衰竭。术前血肌酐>106μmol/L 的患者相比血肌酐正常患者,术后并发急性肾衰竭的风险将升高 2~5 倍,且病死率显著升高。胆管癌手术创伤大、术中出血多和手术时间长,若术前合并肾功能不全或处于临界状态,术后因急性肾损伤进展为肾衰竭并不少见。因此对胆管癌患者术前应进行全面肾功能评估,发现并及时纠正促进肾功能恶化的病因及诱因,术中操作精细,降低出血量,避免血压大范围波动,维护血容量稳定,以减少患者术后肾脏并发症的发生率,防止肾功能恶化,提高手术安全性。

4. **术前肾功能不全的评估方法及指标**　评估肾功能最重要的参数是肾小球滤过率（glomerular filtration rate,GFR）。正常成人每分钟流经肾的血流量为 1 200~1 400ml,其中血浆量为 600~800ml,有 20% 的血浆经肾小球滤过,产生的原尿为 120~160ml,此即单位时间经肾小球滤过的血浆量,即肾小球滤过率。临床上可通过测定血肌酐、血尿素氮、内生肌酐清除率等测定肾小球滤过率。

血肌酐参考值为 88.4~176.8μmol/L。血肌酐增高见于各种原因引起的肾小球滤过功能减退:①急性肾衰竭,血肌酐显著进行性升高为器质性肾损害的指标,可伴有少尿或非少尿;②慢性肾衰竭,血肌酐升高程度与病变严重性一致:代偿期,血肌酐<178μmol/L;失代偿期,血肌酐>178μmol/L;衰竭期,血肌酐明显升高,>445μmol/L。

血尿素氮（blood urea nitrogen,BUN）是蛋白质代谢的终末产物,当肾实质受损害时,GFR 降低,致使血尿素氮浓度增加,因此目前临床上测定血尿素氮来粗略估计肾小球滤过功能。血尿素氮增高可见于各种原发性肾小球肾炎、肾盂肾炎、间质性肾炎等所致的慢性肾衰竭;对于慢性肾衰竭,尤其是尿毒症,BUN 增高的程度与病情严重程度一致,代偿期 GFR 下降至 50ml/min,血 BUN<9mmol/L;失代偿期,血 BUN>9mmol/L;衰竭期,血 BUN>20mmol/L。当然,严重脱水、肝肾综合征等肾前性少尿及蛋白质分解或摄入过多也会造成血 BUN 升高,故在判断肾小球滤过功能时,尚需排除上述情况的存在。

相比血肌酐和尿素氮,内生肌酐清除率能更好地反映肾小球的滤过功能。当 GFR 降低至正常值的50%,内生肌酐清除率能低至 50ml/min,而此时血肌酐和血尿素氮仍可在正常范围,因为肾的储备功能相当强大,相对血肌酐和血尿素氮,内生肌酐清除率能更及时发现 GFR 的变化。

5. **改善肾功能不全术前准备**

（1）积极治疗原发病或控制致病因素,防止肾功能进一步恶化。首先应尽可能明确引起肾损伤的病因,采取措施消除病因,如解除尿路梗阻、解除肾小管阻塞、纠正血容量不足等。同时合理用药,避免使用肾毒性药物。

（2）纠正肾功能不全并发疾病:肾功能不全常伴有高钾血症、酸中毒、体液平衡失调、贫血、营养不良、出血和易感染倾向,术前应全面检查并及时处理。

（3）正在透析治疗的肾功能不全患者:腹膜透析患者改为血液透析;正在行血液透析患者,术前最后一次血液透析应在术前 12~24 小时完成。

三、肝储备功能评估

肝储备功能是指肝脏在受到各种致病因子损伤或部分切除后,健存的肝实质细胞发挥正常功能的总和。肝储备功能评估有助于确定安全肝切除范围,从而降低术后肝功能不全等并发症的发生率。评估肝脏储备功能的方法较多,包括传统肝脏血清生物学指标及在此基础上建立的各种模型评分系统等。此外,还可结合定量肝功能实验及功能影像学检查。

肝脏储备功能评估方法的进步伴随着肝切除术的发展,不断适应手术理念变更的要求。从最早的肝脏局部切除开始,肝脏储备功能评估手段的匮乏一定程度上限制了肝脏外科的发展。20 世纪 70 年代 Child-Pugh 评分提出后,为规则性、非规则性肝切除术方式的选择提供了参考依据,降低了术后肝衰竭的发生率,提高了手术安全性。随着对肝功能认识的不断加深,以吲哚菁绿(indocyanine green,ICG)清除试验为代表的定量肝功能检查能够更加准确地量化评估肝脏储备功能,在此基础上有学者提出了结合胆红素、ICG 清除率来确定最大切除肝脏范围的标准。进入 21 世纪,影像学发展迅速,3D 重建等技术不断进步,使术前残肝体积的测量更为精确,从而更好地服务于精准肝切除理念。

随着术前评估手段的进步、手术技术的提高、围手术期管理的改进,目前普遍认为门静脉高压并非肝切除术禁忌。肝硬化程度越重,肝脏储备功能越差,且越容易引起门静脉高压。但门静脉高压的发生与肝储备功能降低并非完全线性相关。因此,作为常规肝储备功能的补充,肝硬化门静脉高压的评估在术前也不可或缺。

本节将从血清生物学指标、综合评分系统、定量肝储备功能评估、影像学肝体积、功能性影像学体积评估及肝硬化门静脉高压评估这五个方面做一简介。

(一)血清生物学指标

肝脏是体内蛋白和多种酶、胆汁合成分泌的场所,通过对肝细胞合成的酶、蛋白及胆红素等进行检测可以反映肝细胞损伤、胆汁代谢等功能。白蛋白和凝血因子只在肝脏合成,因此其血清浓度可以间接反映肝功能。血中胆红素可以间接反映肝脏的摄取、转化和排泄功能,但其浓度常常受胆道梗阻等肝外因素影响。透明质酸是由结缔组织和滑膜细胞产生的糖胺聚糖,通过肝脏上皮细胞代谢而从血中清除,可以反映肝窦上皮细胞和整体肝功能。此外,胆碱酯酶与血清前白蛋白也可一定程度地反映肝功能。但需要注意的是,单一的血清学检查仅反映肝脏某个方面的功能,在肝脏储备功能评估方面存在明显的缺陷。

(二)综合评分系统

1. Child-Pugh 评分   最初的 Child 评分系统由 Child 和 Turcotte 在 1967 年创立。Child-Turcotte 分级系统纳入血浆白蛋白、腹水、肝性脑病、血清胆红素、营养状况 5 项指标。1972 年,Pugh 用凝血酶原时间代替营养状况,并将各项指标按照病情的严重程度进行分级,建立了 Child-Turcotte-Pugh(CTP)模型分级。CTP 分级将肝脏储备功能分为 A 级、B 级、C 级三个层次。A 级患者对切肝手术的耐受性良好,术后产生并发症的风险较低;B 级患者手术风险较高,建议先行保肝治疗后转为 A 级后再考虑手术;C 级患者禁止行肝切除术。CTP 分级评分优势在于数据易得、计算方便,但存在一定局限性。首先,分级评分中使用了积液和肝性脑病等主观性较大且易受人为因素影响的项目。其次,该分级法为非连续性评分,积分相同的患者病情可能差异很大,使其区分能力有限。再次,分级评分中并未纳入肝肾综合征、消化道出血和严重感染等可能直接危及生命的肝病并发症指标,对该部分患者的病情评价存在严重偏倚。此外,该分级法可能只反映了患者肝损害的已有状态和/或肝脏的代偿现状,用于评估肝脏储备功能则尚有不足。

2. 终末期肝病评分模型(model for end-stage liver disease,MELD)   为预测肝硬化患者经颈静脉肝内门体分流的病死率和术后生存时间,有学者提出了 MELD 评分系统。MELD 评分的主要评价指标为血清肌酐、血清总胆红素、凝血酶原时间、国际标准化比值和肝硬化病因因素。有学者提出,术前 MELD 评分≥11 分是肝硬化患者肝切除术后发生肝衰竭的危险因素。MELD 评分结合了肾功能状况,考虑到了肝肾综合征这一肝硬化患者的晚期并发症,能对病情的严重程度做出较为细致的划分,也可预测患者移植术后的病死率,自 2002 年起美国开始根据 MELD 分配肝源。此外,在 MELD 评分基础上,也拓展了一些改良评分系统。如将血清钠引入 MELD 评分后建立的 MELD-Na 评分模型,以提高短期预后的评估能力。血钠水平与肝硬化患者的门静脉高压程度相关,同时还是早期肝肾综合征的独立预测因子,因此短期预后评估能力的提高更能反映肝病的危急程度。但由于血钠水平易受治疗干预而波动,该评分模型对于长期预后的预测可靠性并不稳定。

3. 白蛋白-胆红素评分(albumin-bilirubin grade,ALBI)   研究发现,胆红素和白蛋白是预测肝癌患者预后的独立因素,以此为基础建立了一种仅包含血清胆红素和白蛋白水平两项指标的评分模型,即白蛋白-胆红素评分模型。其计算公式为:ALBI=[log10 胆红素(μmol/L)×0.66]+[−0.085 × 白蛋白(g/L)]。

根据计算结果,将 ALBI≤−2.60 定义为 1 级,−2.60<ALBI≤−1.39 定义为 2 级,ALBI>−1.39 定义为 3 级。评分越高,其相应风险性越高。研究结果表明,ALBI 评分可以指导肝癌患者选择治疗方式并预测预后。ALBI 评分级别较低的患者适宜选择肝切除术治疗,反之则更适宜选择微波射频治疗。而对于已经接受射频消融治疗的患者来说,ALBI 评分越高表明患者死亡风险越高,总体生存率越低。但其临床评估价值还需大样本研究证实。

（三）定量肝脏储备功能评估

1. **ICG 清除率试验**　ICG 是一种三碳菁红外感光染料。ICG 静脉注入人体后与血浆蛋白形成共价键结合,随着血液循环进入肝脏,后以原型排泄入胆汁。ICG 的分布及代谢情况可以反映肝细胞的摄取、代谢和分泌功能。因为 ICG 在体内被肝细胞以一级动力学清除,ICG 在血液中浓度下降速度在 15 分钟后逐渐趋于平稳,故临床上绝大多数中心用 ICG15 分钟滞留率（ICG retention rate at 15 minutes,$ICGR_{15}$）作为反映肝脏排泄功能和储备功能的指标。

由于 ICG 在肝细胞中与胆红素有相同的转运载体,胆红素和胆盐均会抑制肝细胞对 ICG 的摄取,因此,高胆红素的阻塞性黄疸会明显影响 ICG 试验的准确性,目前认为胆红素水平高于 3mg/dl（51μmol/L）是影响 ICG 准确性的临界值。另外,由于 ICG 清除率除了受胆汁排泄的影响,还受肝血流量和细胞摄取的影响,若患者存在改变肝血流量的因素,如低心排血量、动脉血栓形成等,也可能会影响 ICG 清除率。

有学者根据腹水、血清总胆红素水平及 $ICGR_{15}$ 三项指标,提出了肝硬化患者肝切除范围选择标准:血清胆红素水平高于 2.0mg/dl 或出现不可控制的腹水的失代偿期肝硬化患者,不建议行任何类型的肝切除术;血清胆红素为 1.6~1.9mg/dl 的患者,只建议行肝肿瘤剜除术;血清胆红素为 1.1~1.5mg/dl 的患者,可行部分肝切除。对于没有腹水或腹水可控制,同时胆红素正常的肝硬化患者,则根据 $ICGR_{15}$ 的水平进一步分类,即 $ICGR_{15}$ 正常者,可耐受右半肝切除或左三叶切除;$ICGR_{15}$ 为 10%~19% 的患者,可耐受肝叶切除或左半肝切除;$ICGR_{15}$ 为 20%~29% 的患者,可耐受肝段切除;$ICGR_{15}$ 为 30%~39% 的患者,可耐受部分切除;$ICGR_{15}$ 大于 40% 的患者,则建议行肿瘤剜除术。目前 ICG 清除试验已成为临床评估肝储备功能最常用的定量试验,并纳入我国肝切除围手术期管理专家共识及原发性肝癌诊疗规范中。

2. **动脉血酮体比（arterial ketone body ratio,AKBR）**　AKBR 即动脉血中乙酰乙酸与 β-羟基丁酸的比率。乙酰乙酸在线粒体内膜 β-羟基丁酸脱氢酶催化下,被还原为 β-羟基丁酸,酮体是肝脏脂肪分解氧化时特有的中间产物,AKBR 可反映肝线粒体代谢功能。通过测定 AKBR 可了解肝脏线粒体的能量代谢功能。研究显示,AKBR≥0.7 时提示线粒体功能正常,ATP 的产生足够,患者能够耐受任何肝切除术类型;0.4≤AKBR<0.7 时,线粒体膜损伤,ATP 产生不足,患者只能耐受肝段或局部肝切除术;AKBR<0.4 时,线粒体受损严重,氧化磷酸化基本停止,患者无法产生 ATP,不能耐受任何类型的肝切除术。另外,研究表明,手术结束时测定患者 AKBR<0.4 提示患者预后不良,病死率为 50%~100%。

3. **利多卡因代谢试验**　由于利多卡因主要在肝内经细胞色素 P450 转化为单乙基甘氨酸二甲苯胺（monoethylglycinexylidide,MEGX）,因此静脉注射利多卡因后测定血液中 MEGX 值的变化能够快速反映肝储备功能。试验方法为静脉注射利多卡因 1mg/kg,15 分钟后对前侧壁抽取静脉血,用免疫荧光法测定 MEGX 水平,正常值为>50ng/ml。利多卡因试验有助于预测术后并发症、肝衰竭情况及肝移植术后短期生存。研究发现,MEGX>25ng/ml 时,术后并发症发生率明显较高,故建议 MEGX<25ng/ml 的患者应谨慎评估手术风险。然而 MEGX 试验的缺点在于个体差异较大,也不适用于早期肝炎患者,这限制了其在临床中的应用。

4. **氨基比林呼气试验（aminopyrine breath test,ABT）**　氨基比林是细胞色素 P450 的同工酶,在肝细胞微粒体中代谢,通过检测呼气中的 CO_2 能够准确地反映微粒体混合功能氧化酶系中 P450 的功能。ABT 是一种安全、非侵入性且使用方便的实时动态肝储备功能定量检测手段,但是其具有一定的局限性,如对于先天性代谢异常的受检者或吸收不良的肝纤维化患者,其结果并不能满足临床需要。另外,ABT 在世界范围内还没有得到标准化和统一化。氨基比林在机体内的代谢主要取决于肝细胞的代谢能力,P450 酶的活性容易受到药物、乙醇、年龄、基础代谢率、并发症的影响。

5. **口服葡萄糖耐量试验（oral glucose tolerance test,OGTT）**　肝脏是人体维持糖代谢稳定的主要器官之一,肝病患者容易发生糖代谢异常。OGTT 血糖曲线可以反映肝细胞线粒体能量代谢的状态和糖原合成的能力。肝脏进行糖代谢需要正常的肝代偿功能和足够的胰岛素。当肝储备功能正常时,OGTT 曲线呈抛物线形(parabolic pattern,P 型),提示可耐受肝切除术。当肝脏储备功能不良时,糖原合成酶受损、肝线粒体内细胞色素的含量下降,导致 ATP 生成减少,肝脏不能迅速将血糖合成为糖原,OGTT 曲线为直线型(linear pattern,L 型),术后易发生肝衰竭,如能排除胰源性糖尿病,一般不宜手术治疗。介于 P 型和 L 型之间的 I 型经积极护肝治疗后可转变为 P 型,但手术应严格限制肝切除范围及肝门阻断时间。

（四）影像学肝体积、功能性影像学评估

1. 影像学肝体积测量   肝体积大小可间接反映肝实质细胞的容量情况,可作为肝脏储备指标。肝体积测量对肝脏手术方式、术后剩余肝功能的评估及预后判断等都具有重要意义。目前,常用的影像学肝体积测定方法包括超声、CT 和 MRI。超声是最早应用于肝体积测定的影像学检查技术,但是由于该方法受操作者个人操作经验及其他主观因素影响较多,结果的准确性及稳定性较差,因而目前该方法临床并不常用。

早期肝体积是通过使用身高和体重的相关公式计算,或通过横断面成像,人工测定肝实质及肿瘤的边界测算而得,缺乏准确性。三维重建是将 CT 或 MRI 的二维灰阶数据经计算机处理,得到 X、Y、Z 三维灰阶数据,并显示具有真实三维感的解剖结构。通过计算全肝体积(total liver volume,TLV)减去切除肝体积而得出剩余肝体积。与整体肝体积相比,剩余肝体积的临床预测价值更大。CT 计算的剩余肝体积小于 $250ml/m^2$ 体表面积时,术后出现肝衰竭的风险显著增加。剩余肝体积占按患者身高、体重计算得出的标准肝体积的比例,则称为剩余肝体积比例。一般认为,没有基础病变的肝脏需至少保留 30% 的标准肝体积,而存在肝硬化等病变的肝脏则至少保留 40% 标准肝体积才安全。但肝体积测定只能用于计算肝脏形态学的体积,且肝硬化患者代偿期到失代偿期存在一个发展过程,对不同程度的肝硬化患者,仅通过肝体积而忽略肝功能来评估肝脏手术切除的安全性不妥,需要结合其他肝脏储备功能综合评估。

2. 功能影像学的肝脏储备功能评估方法   目前研究较多的功能显像技术主要分为两种,一种为核医学显像的肝脏储备功能评估方法,另一种是肝脏特异性增强 MRI 检测方法。十余年来,不同类型的肝脏特异性放射性示踪剂不断改良,已逐渐降低了其对人体的放射性损伤。去唾液酸糖蛋白受体(asialoglycoprotein receptor,ASGPR)是一广泛而特异性表达于肝细胞的特异性肝细胞功能蛋白。使用带有放射性核素标记的 ASGPR 的特异性显影剂,进行单光子发射计算机体层显像(single photon emission computed tomography,SPECT)便可定量地显示出 ASGPR 的三维分布及功能状态,通过 SPECT 三维重建直接计算术后剩余肝脏的功能参数,可直接反映肝功能。^{99m}Tc-GSA 是目前临床应用最多的针对 ASGPR 的特异性显影剂,对有胆道梗阻的肝门部胆管癌患者有较好的肝功能评估优势。

^{99m}Tc 标记的甲溴苯宁(^{99m}Tc-Mebrofenin)通过与人血白蛋白结合后进入肝细胞,通过胆汁排泄。其与 ICG 作用原理较为相似,但是其相对于 ICG 的优点在于可以更好地计算肝叶、肝段的储备功能。

由于放射性示踪核素的制备及保存不易,通过 MRI 灌注成像来反映肝脏血液灌注情况从而进一步来评估肝脏储备功能越来越受到关注。目前肝细胞特异性对比剂钆塞酸二钠 MRI 成像是评估肝储备功能的研究热点。钆塞酸二钠经静脉注射后,可选择性地被肝细胞摄取并经胆汁和肾排泄,其代谢途径与 ICG 相似。该方法通过增强前后肝实质的 T_1 相对信号强度变化或通过肝区及主动脉区的增强前后 T_1 的相对累计时间信号强度变化计算肝脏摄取分数,进而评估肝脏储备功能,两者均能与 ICG 清除率或 Child-Pugh 分级有很好的相关性。

（五）肝硬化及门静脉高压程度评估

1. 肝静脉压力梯度   通过对肝静脉压力梯度(hepatic venous pressure gradient,HVPG)的检测能够评估门静脉高压的程度,并逐渐被运用于对肝硬化患者病情严重程度及预后的评估。HVPG 已成为评估门静脉高压及其严重程度最准确的金标准,正常值为 1~5mmHg,5~10mmHg 为中度门静脉高压,大于 10mmHg 为重度门静脉高压。HVPG 大于 10mmHg 被认为是具有临床意义的门静脉高压。HVPG 小于 10mmHg 的肝硬化代偿期患者 4 年内发展成为失代偿期的概率为 10%,2 年内发展为失代偿期概率为 22%。但是该项技术为有创临床操作,费用高、重复性差,难以成为临床检测的常规手段。HVPG 与

Child-Pugh 分级存在明显相关性,对肝功能评价有一定的临床指导意义。有研究显示,HVPG10~12mmHg 为静脉曲张形成的阈值,HVPG 控制在 12mmHg 以下,首次或再次静脉曲张破裂出血风险明显降低。

2. **肝硬度检测**　近年来,通过应用瞬时弹性扫描技术检测肝硬度已被大量临床研究证实,能够有效地诊断肝硬化程度,指导临床诊断与治疗。瞬时弹性成像技术的工作原理是通过检测低频震荡波在肝组织中的传播速度从而评估肝脏病变程度,具有安全、可重复、检测时间短(小于 10 分钟)等特点。已有研究报道,肝硬度值与 HVPG 呈正相关。当肝硬度>21.1kPa 时,门静脉高压相关并发症发生率明显升高。近年来,磁共振弹性扫描技术通过扫描患者肝、脾获得影像学数据,进而测定肝、脾硬度,准确可靠预测肝硬化患者发生门静脉高压相关并发症。但是此项技术要求、成本均较高,耗时较长。

3. **血清学指标**　血清学指标是目前临床应用最为广泛的肝纤维化诊断方法,可进行早期诊断和动态观察,主要包括反映肝脏结构改变和肝功能改变的血清学指标,两者均可以评估肝硬化的严重程度。反应肝脏结构改变的血清学指标有:纤维连接蛋白(fibronectin,FN),外周血中层粘连蛋白(laminin,LN)、血管性血友病因子、血管内皮生长因子及外周血透明质酸。FN 是最早发现的一种多功能大分子非胶原糖蛋白。近年来的研究发现,肝硬化患者血清中 FN 的 β-亚单位受体水平与肝纤维化程度呈正相关。LN 在正常肝脏中含量很少。肝纤维化时,LN 可与其他 ECM 成分交联,形成基膜样结构,LN 与肝纤维化程度和门静脉压力呈正相关。血管性血友病因子、血管内皮生长因子是反映血管新生情况的相关指标,研究显示肝硬化患者外周血血管性血友病因子、血管内皮生长因子较正常健康人明显升高,且与 HVPG 呈正相关。外周血透明质酸由肝星状细胞合成,肝脏受损时,其合成增多,降解减少,是反映肝纤维化最具价值的血清学指标之一。随着肝纤维化程度的进展,外周血透明质酸升高也与组织学病变的严重程度呈正相关。其他血清学指标,如转化生长因子 β_1、血小板源性生长因子等,也可在一定程度上反映肝硬化的程度,但存在一定的局限性。

此外,传统血常规提示三系减少,胃镜下可见食管胃底静脉曲张,腹部 CT、超声、MRI 可发现肝硬化、侧支开放、脾大等相关表现,均可反映肝硬化及门静脉高压程度。目前,有报道联合血清学及影像学指标所建立的无创性诊断模型,包括纤维测试(FibroTest)、血小板脾脏指数(Giannini 系数)等,对评估门静脉高压有一定可行性,但缺乏临床资料支持,需进一步研究。

(卞晓洁　仇毓东　陈炜　李洋　陈规划)

第二节　术前评分系统

胆管癌术前评分系统主要包含手术安全性的评估和肿瘤病情的评估。本节仅介绍与手术安全性(术后并发症和手术相关死亡)相关的术前综合评分系统,并不涉及与肿瘤复发转移等长期预后相关的评估。

一、POSSUM

POSSUM 是计数死亡率和发病率的生理和手术严重性评分(physiological and operative severity score for the enumeration of mortality and morbidity,POSSUM),由 Copeland 在 1991 年提出,包括 12 项生理因素和 6 项手术因素。12 项生理因素为:年龄、心脏征象、呼吸系统征象、收缩压、脉搏、Glasgow 评分、血红蛋白、白细胞、血清尿素氮、血清 Na^+、血清 K^+、心电图。6 项手术因素为:手术分级、手术次数、总失血量、腹腔污染度、肿瘤侵袭范围、手术时机。以上每个因素按不同程度分为四级,分别对应 1 分、2 分、4 分、8 分。以上两类因素分别评分得到生理学评分(physiological score,PS)和手术严重度评分(operative severity score,OS),继而依据 Copeland 方程计算得出预测值。其中死亡率(R_1)的计算方程式为:$\ln R_1/(1-R_1)=-7.04+(0.13 \times PS)+(0.16 \times OS)$。并发症发生率($R_2$)的计算方程式为:$\ln R_2/(1-R_2)=-5.91+(0.16 \times PS)+(0.19 \times OS)$。POSSUM 评分另有修正公式,如 P-POSSUM,以及适应各专科的改良公式。POSSUM 在骨科及胃肠外科有较为广泛的应用,但在肝胆胰围手术期应用的报道较少;从有限的报道看,对胰腺手术并发症发生率和死亡率的预测要优于肝胆手术。Wang 等报道了 POSSUM、P-POSSUM 在肝门部胆管癌围手术期的应用,认为 POSSUM 评分对于大范围手术有较好的预测术后并发症发生率和死亡率的能力。

二、E-PASS

E-PASS 评分系统由 6 个术前风险指标(年龄、心脏病变、肺部病变、糖尿病、体力状况评分、ASA 分级)和 3 个手术风险指标(失血量/体重比、手术时间、手术切口大小)组成,以此分别计算得到术前风险评分(preoperative risk score,PRS)和手术应激评分(surgical stress score,SSS),继而由 PRS 和 SSS 两者计算得出综合风险评分(comprehensive risk score,CRS)。当 CRS<0.159 时,Y=0;当 0.159≤CRS<2.98 时,Y=−0.465+1.192(CRS)+10.91(CRS)^2;当 CRS≥2.98 时,Y=100,Y 即为术后死亡率和并发症发生率相关的预测百分率。在改良的 E-PASS 评分系统中,针对各类不同普外科手术标定了不同的 SSS 值。这样就不需要使用一些术中指标(如手术时间、出血量等),而在术前即可计算出死亡率和并发症发生率。E-PASS 评分和改良的 E-PASS 评分系统在胆管癌围手术期应用的价值分别在日本、中国和荷兰有报道,结果一致认为 E-PASS 评分可以预测胆管癌术后并发症发生率和死亡率。由于 E-PASS 评分源自普外科手术,对于胆管癌的围手术期预测效能目前被认为要优于前面所提到的 POSSUM。

三、ICGK-F

ICGK-F 即预留肝脏的吲哚菁绿清除率。计算公式为:ICGK-F=ICG-K×FLR,FLR=RFLV/TLV(未来残余肝体积/全肝体积)。ICG-K 的结果由吲哚菁绿排泄试验得到(进行该检查时,要求血清总胆红素小于 2mg/dl);预留功能肝体积和全肝体积可以通过三维重建软件测量薄层 CT 数据进行计算。ICGK-F 用于预测大范围肝切除和胆肠吻合后术后肝功能不全的发生率,而术后肝功能不全与术后感染、胆瘘,甚至死亡密切相关。当 ICGK-F<0.05 时,胆管癌术后肝功能不全发生率明显上升;当 ICGK-F≥0.08 时,胆管癌术后死亡率为 0。在高位胆管癌行大范围肝切除、胆肠吻合术前,建议采用 ICGK-F 作为手术安全性的评估标准。当 FLR<40% 时,应考虑术前行选择性门静脉栓塞,从而增加预留肝体积,以降低术后肝功能不全的发生率。

四、6MWD

6 分钟步行距离(6-minute walk distance,6MWD)是术前通过 6 分钟步行试验测量得到的数据,即测定患者 6 分钟内,在平坦、硬地上以能耐受的最大速度步行的距离。6MWD 反映完成日常体力活动(次大运动量)的功能代偿能力,可以对运动相关系统进行综合评价(心肺、骨骼肌功能,营养状态)。Balke 等在 1963 年开发了以规定时间内步行距离评价功能代偿能力的方法。2001 年,美国和欧洲心脏病学会将 6 分钟步行试验列入心脏疾病一线诊断试验。2002 年,美国胸科学会颁布了 6 分钟步行试验指南,目前其已成为大型临床研究评价心肺功能的标准方法。6MWD 在肝切除和肝移植围手术期的应用既往有文献报道,Hayashi 等报道了 6MWD 在大范围肝切除、胰十二指肠切除术和肝胰十二指肠切除术这三类与胆管癌有关术式围手术期的应用,发现 6MWD<400m 的患者,严重并发症(Clavien-Dindo≥3 级)发生率要明显升高。由于 6 分钟步行试验实施方便,并能反映患者的功能代偿能力,推荐在诸如大范围肝切除、胰十二指肠切除术等创伤较大的胆管癌手术术前采用。

(毛 谅 仇毓东)

第三节 麻醉与术中管理

胆管癌患者往往因为胆管梗阻引起阻塞性黄疸而就诊,阻塞性黄疸会导致机体复杂的病理生理改变。麻醉与围手术期管理一定要全面了解阻塞性黄疸导致的系统改变和对器官功能的影响,选择合适的麻醉方式与恰当的围手术期管理策略。

一、阻塞性黄疸患者的病理生理

阻塞性黄疸对机体病理生理的影响可以归纳为三大方面:①结合胆红素进入血液循环,影响多个脏器功能,如肾、免疫系统等;②内脏胆汁缺乏,影响脂肪的吸收,影响脂溶性维生素 A、D、E、K 的吸收,而维生素 K 的缺乏可直接影响凝血因子的合成;此外,胆汁的缺乏可减少 T 淋巴细胞和 B 淋巴细胞,从而减少免疫球蛋白 A 的数量,使黏膜完整性受损,易受细菌病毒的侵袭,如肠道黏膜功能受损后内毒素入血引起的脓毒血症;③肝内胆汁淤积造成肝功能的损害,可能与肝糖原和一氧化氮生成增加有关。

(一)阻塞性黄疸患者体液分布特点及原因分析

动物实验研究表明,胆总管结扎后,兔血浆和细胞外液量减少。1992 年相关试验报道,用同位素稀释方法测定阻塞性黄疸患者细胞外液,其量显著减少。Francisco 等研究发现,阻塞性黄疸患者机体总水量、细胞外液较对照组均明显下降,而细胞内水量两组之间没有明显区别,良、恶性阻塞性黄疸患者之间体液分布亦无明显差别。

阻塞性黄疸导致机体水平衡破坏与患者营养不良、体重减轻对机体水钠平衡的影响有关。患者钠离子水平降低,与机体摄取不足、胃肠道丢失有关。另外,调节钠离子水平的激素心房钠肽和醛固酮亦起着重要作用。Gallardo 等研究发现,阻塞性黄疸患者心房钠肽、醛固酮的浓度均升高。阻塞性黄疸患者的心房钠肽浓度增加不是由于循环血量增加刺激引起,而是由于阻塞性黄疸时心脏功能减弱所致。Martinez-Rodennas 等研究发现循环中的胆汁是心房钠肽升高的主要因素。

(二)阻塞性黄疸对心功能的影响

为排除胆道压力上升和肝功能障碍等因素对心功能的影响,Green 等采用胆总管-腔静脉吻合法制成阻塞性黄疸模型来探讨阻塞性黄疸对心脏功能的影响,结果发现术后 2 周时:①左心室射血时间缩短、射血前期延长、左心室射血时间/射血前期上升;②左心室最大压力下降,表明左心室功能受到抑制。该模型心脏失去了对毒毛花苷的反应力,Green 等认为胆汁酸盐与洋地黄结构相似,这可能是胆汁酸盐与心肌膜上的洋地黄受体竞争的结果。上海交通大学医学院附属仁济医院对 18 例中度以上的阻塞性黄疸患者采用平衡法放射性核素心室造影对他们的左心室收缩功能进行了对比研究,结果证实:①阻塞性黄疸严重损害了患者的左心室收缩功能及局部室壁运动功能,这种损害可能是阻塞性黄疸患者围手术期易发心脏合并症的原因之一;②阻塞性黄疸的程度与左心室收缩功能损害呈正相关。

结扎大鼠胆总管 1 周就可见心肌中有灶状坏死及炎性细胞浸润,心肌间质小血管扩张。2 周时心肌明显水肿,心内膜及心瓣膜下出现灶状炎性细胞浸润。仅结扎了 3 天,超微结构就可见心肌纤维变性,出现髓鞘样小体。笔者近期研究结果也发现结扎大鼠胆总管 1 周可见心肌水肿、炎性细胞浸润及亚细胞结构改变,2 周时除上述改变外尚可见心内膜下有较多灶状坏死。

(三)阻塞性黄疸对血管的影响

Dabagh 等发现,大鼠在行胆管结扎术后血浆中的去甲肾上腺素、肾上腺素浓度均升高,这表明阻塞性黄疸时交感神经的活性增强。阻塞性黄疸对 α 受体的数量及亲和力,正常组与假手术组比较差异无统计学意义,说明阻塞性黄疸患者血管对儿茶酚胺的反应性是降低的。胆盐能够抑制血管平滑肌钠钾离子进入细胞,促进钙离子进入细胞,从而改变钠钾 ATP 酶的活性,影响血管平滑肌的功能。Ljubuncic 等发现血管的舒张活性与胆盐的脂溶性有关。脂溶性胆盐所表现出的血管活性最强,它是一种非选择性的血管舒张物质。胆盐致血管舒张的可能机制有:①α_1 受体拮抗剂作用;②在不减少细胞膜胆固醇及脂质的情况下,血管平滑肌细胞膜的通透性降低,增加脂质过氧化的程度。这两种作用是不依赖于内皮细胞源性血管舒张因子的释放或刺激膜表面的胆盐结合处引起的。Bornzo 等亦证明脂溶性胆盐诱导的血管舒张效应是通过增加脂质过氧化作用介导的。Chisaki 等则研究证实,肝胆疾病患者血浆中升高的鹅脱氧胆酸可以诱导内皮细胞源性的 NO 的产生,这在阻塞性黄疸患者血流动力学异常中起重要作用。Utkan 等发现增加内源性 NO 的产生或释放与实验性阻塞性黄疸所致的血管对血管收缩物质反应性降低有关,此效应与梗阻时间的长短有关。除胆盐及内源 NO 对血管平滑肌产生影响外,阻塞性黄疸时内毒素及一些细胞因子,如白细胞介素、TNF 都直接或间接影响血管平滑肌功能。内毒素的有效成分是细菌脂多糖,可刺激诱生型一氧化氮合酶(inducible nitric oxide synthase,iNOS)的表达,使 NO 合成和释放增加。TNF 对肝硬化门静脉高压高动力循环状态起重要作用,它的主要机制是通过刺激 NO 的产生来介导,也可能是通过一种依赖于 NO 的机制来调节血管反应的。在胆总管结扎动物和阻塞性黄疸患者中发现了 PGE2 的增高,

PGE2 是一种强烈的扩血管物质,能引起血压的下降。

（四）阻塞性黄疸对肝脏血流动力学的影响

Kands 等用实时超声流量仪对胆总管结扎犬的肝动脉血流和门静脉血流进行测定,肝动脉血流值较梗阻前明显升高（$P<0.01$）,门静脉血流值显著下降（$P<0.01$）,总肝血流在梗阻开始后 2 小时内增加（$P<0.01$）,2 小时后就开始逐步下降,2 周后,总肝血流较梗阻前下降,但无显著意义。Kulibaba 等引用多普勒超声发现阻塞性黄疸患者的肠系膜上动脉和门静脉的血流是显著降低的,肝动脉的血流代偿性增加。

阻塞性黄疸时肝脏的微循环亦发生障碍。在内毒素产生早期,肝脏的循环灌注显著减少,这可能与血管收缩物质释放致使肝脏血管阻力增加有关。而后期胆道的梗阻加重了肝脏微血管对内毒素的炎症反应使肝脏发生微循环障碍。

（五）黄疸对中枢神经系统的影响

瘙痒和疲劳是肝脏胆汁淤积性疾病最常见的并发症或精神表现,近年来,在对胆汁淤积性黄疸的研究中,有学者发现瘙痒和疲劳的产生与中枢神经系统内下丘脑-垂体-肾上腺皮质轴、内源性阿片肽及5-羟色胺等系统的神经传导异常密切相关。

疲劳是一种主观感受,也是一个复杂的症状,可分为中枢性疲劳（指继发于中枢神经系统神经传导通路的异常）和外周性疲劳（指继发于外周神经肌肉功能的异常）,中枢性疲劳还常常伴有抑郁和焦虑等精神异常,通常表现为一种持续性的疲惫感,不能完成日常工作,而且在机体生理和/或心理活动时,由于能量储备与利用间的失衡,会产生能力不足的主观心理感受。

在许多疾病状态下,机体会表现出疲劳、倦怠、嗜睡、厌食、淡漠、缺乏社会兴趣及注意力难以集中等非特异性症状,通常被认为继发于原发疾病。但是胆汁淤积性黄疸患者所表现出的疲劳症状却常常是其主要症状,而且其疲劳程度评分（fatigue severity score,FSS）要明显高于其他慢性疾病,这似乎提示疲劳可能是胆汁淤积性黄疸的特异性症状。

据统计,约 86% 以上的胆汁淤积性黄疸患者有疲劳表现,特别是在患者尚未出现明显的黄疸体征和肝衰竭时,疲劳常是患者最主要的临床表现（>50%）。疲劳是影响胆汁淤积性黄疸患者生活质量的主要因素,不但对患者的精神状态有负面作用（如躯体化、强迫症、抑郁症和焦虑等）,而且其理解力和认知力也下降。这种疲劳还常伴随着抑郁症的发生,无明显的季节性,患病率高达 45%,显著高于无疲劳症状的患者（18%）。与无疲劳症状的患者相比,具有疲劳表现患者的睡眠质量也显著下降,但是根据多睡眠描计器对睡眠的发生、持续时间、效率及慢波恢复性睡眠所占的百分率等多项客观指标的监测,发现睡眠障碍并不是造成疲劳的原因。

绝大部分胆汁淤积性黄疸患者有皮肤瘙痒症状,常发生于黄疸出现前,一般集中于手掌和足底,也可遍及全身,抓挠不能缓解,而且皮肤无病理性损害或改变,表皮脱落及痒疹通常是患者抓挠后产生的。

瘙痒的程度有较轻的,可以忍受的;也有严重影响生活,引起睡眠障碍,甚至产生自杀倾向的。每个患者瘙痒的程度在一天当中是不相同的,呈周期性变化,一般是下午达到峰值。性别似乎对瘙痒也有一定的影响,女性患者的发生率高于男性患者。在怀孕期间、激素替代治疗时、月经期前及冬季,瘙痒会加重。但是胆汁淤积的程度与瘙痒的发生率及严重程度并未发现有明显的关联,而且瘙痒的自发性缓解并不意味着胆汁淤积减轻或肝细胞功能改善,部分患者的瘙痒症状消失,但胆汁淤积和肝功能衰竭依然存在。

（六）阻塞性黄疸对肾功能的影响

人们很早就注意到阻塞性黄疸患者术后经常容易伴发低血压和肾衰竭,随着对这一现象相关基础和临床研究的深入,肝与肾之间的关系也有了更进一步的认识。1911 年,Clairmont 和 Haberer 首次报道了5 例术后发生肾衰竭的阻塞性黄疸患者,这 5 例患者均死于急性肾衰竭。1930 年,Helwig 和 Schutz 把胆管手术后发生肾衰竭的现象定义为"肝肾综合征"（这与目前使用的肝肾综合征的概念是不一样的）。在这些最初的观察报道之后,又有大量关于此方面的临床研究发表,都强调了阻塞性黄疸与术后肾衰竭之间的重要关联。阻塞性黄疸患者术后肾衰竭的发生率为 8%~10%,总的病死率为 16%~18%,其中因肾衰竭导致的死亡占 70%~80%。值得注意的是,尽管围手术期管理取得了进步,但这些数据并没有大的改观。阻塞性黄疸患者术后急性肾衰竭的发生率似乎与黄疸的程度直接相关。因此,采用相似的手术方式,阻塞性黄疸患者肾衰竭的发生率要高于非黄疸患者,在 2 358 例非黄疸患者的胃肠道手术中,只有 3 例死于肾衰竭(其中不乏休克及手术范围较大的患者),而在 103 例黄疸患者中,肾衰竭发生率则达到了 6.8%。其他学者也发现了这一关联,Dawson 测定了 15 例黄疸患者术前和术后的肌酐清除率,并与非黄疸患者进行了比较,发现虽然对照组的肌酐清除率也有下降(10/12),但黄疸患者的肌酐清除率下降更显著,并且与胆红素的水平直接相关。Evans 报道 9 例黄疸患者的肌酐清除率由术前的平均 85ml/min 下降到 55ml/min,也提示术前的胆红素水平与术后肌酐清除率的降低有直接关系。

近 30 年来,大量的研究工作主要着重于以下几个方面:①阻塞性黄疸对肾功能究竟有着怎样的作用? ②阻塞性黄疸导致肾衰竭的机制是什么?是高胆汁血症本身有肾毒性,还是心血管系统的功能改变所致(肾前性肾衰竭)? ③除去损害肝功能而导致的肾功能损害外,高胆汁血症本身对肾功能是否有损害? ④如果高胆汁血症对肾功能确有损害作用,那么是哪一个成分在起作用呢?胆汁酸、胆红素还是胆固醇。目前,多数学者认为,循环系统正常功能的损害,特别是在手术和麻醉应激、出血、内毒素血症等不良事件发生的情况时,循环系统代偿功能的下降可能是导致肾衰竭的主要原因。

1/3 的阻塞性黄疸患者术前就存在肾功能减退(肌酐清除率为 60~70ml/min),更为常见的是这类患者术后迅速出现少尿和无尿,这可能与严重的内毒素血症、出血、容量不足导致的低血压有关。而急性胆管炎患者更容易发生急性肾衰竭(acute renal failure,ARF),往往还伴随感染性休克。血尿素氮是高并发症、高病死率的独立危险因素,血尿素氮较高患者预后较差。阻塞性黄疸患者围手术期的肾衰竭发生率是 8%,其中 60%~70% 表现为肾小球滤过率(glomerular filtration rate,GFR)下降,而一旦发生肾衰竭,病死率可高达 50%。有研究显示,病死率与血清胆红素水平有关,胆红素>20mg/dl 时,病死率达 85%,而胆红素<10mg/dl 时,病死率仅为 33%。

肾功能障碍的几个因素:①外周血管阻力下降,肾血管阻力增加;②肾血流分布的改变(外周向中心);③胆汁酸、胆红素直接的肾毒性作用;④术前使用肾毒性药物,如氨基糖苷类抗生素。

(七)阻塞性黄疸对胃肠功能的影响

黄疸患者胃肠吸收功能较差,对脂肪的吸收较差,营养不良很常见;肝肠循环的受损容易导致脂溶性维生素的缺乏,维生素 A 缺乏可导致夜盲症,维生素 D 缺乏和胆汁淤积会导致肝损害,儿童维生素 E 缺乏易出现神经肌肉系统疾病,维生素 K 缺乏影响机体的凝血系统。

(八)阻塞性黄疸对凝血功能的影响

纤维蛋白原、多数凝血因子和前激肽释放酶都由肝脏合成,所以肝病常引起机体出凝血功能的异常。值得注意的是,其不但影响凝血系统,还影响纤溶系统,所以,阻塞性黄疸患者需同时注意出血和血栓两方面的问题。

黄疸患者 PT 延长时,在术前可通过维生素 K 或新鲜冰冻血浆来纠正 PT 至正常值,但患者凝血功能却很难恢复正常,术中仍需额外的输血,其原因目前还不清楚。在某些患者会出现轻度的血管内凝血,血浆 FDP 升高,这种类似弥散性血管内凝血(disseminated intravascular coagulation,DIC)的症状可能与血液中内毒素水平升高和凝血酶活性增加有关。黄疸时血小板功能也会受损,与胆汁酸浓度升高有关。

(九)阻塞性黄疸对免疫功能的影响

黄疸患者术后有高并发症、高病死率的特点,这与其免疫功能受损、内毒素血症有关。这类患者术后肠道屏障功能下降,肠黏膜渗透性增加,细菌、内毒素可从空腔脏器进入淋巴系统、血液循环、肝;同时肝库普弗细胞清除力下降、炎症前因子释放、胆红素升高使机体消除细菌的能力下降,可导致内毒素血症和肾衰竭。

二、胆管癌患者的麻醉

阻塞性黄疸不仅表现为胆红素升高引起的皮肤巩膜黄染,而且是一组表现极其复杂的特殊临床症候群。胆红素对其他脏器的直接毒性作用、胆汁淤积对肝脏的直接损害、低血容量低灌注及黄疸伴随的内毒素血症等原因可导致脑、心、肝、肾等重要器官功能的下降。麻醉过程中突出的问题就是患者对麻醉药的敏感性增高和血流动力学的波动,所以,研究黄疸对患者麻醉药敏感性及心血管稳定性的影响与其机制,对做好这类患者的麻醉有非常重要的意义。

近年来的研究表明,阻塞性黄疸、慢性胆汁淤积及胆汁性肝硬化等肝胆疾病常见的并发症或精神表现,如瘙痒、疲劳和抑郁症等,也与中枢神经系统内一些神经递质的传导异常密切相关。因此,在对胆汁淤积性黄疸患者进行相关的临床治疗时,应当充分考虑中枢神经系统部分神经递质传导功能异常所带来的影响。而目前对于吸入麻醉药作用机制的研究显示,吸入麻醉药主要是通过干扰中枢神经系统内突触前神经递质的合成、释放和重摄取,或影响突触后膜上离子通道或膜受体的正常功能,改变正常的神经冲动传导,从而产生全身麻醉作用。因此,胆汁淤积患者脑内中枢神经递质的改变很可能会影响患者对吸入麻醉药的敏感性。研究发现,阻塞性黄疸患者的地氟烷的 MAC 苏醒值(MAC-awake)显著低于非黄疸患者,而且黄疸患者的 MAC-awake 与血浆总胆红素有显著的负性相关关系。脑内可见神经细胞的萎缩、坏死,以及噬神经元现象,并且损害的范围随着黄疸时间的延长而扩大。这一系列改变可能是麻醉敏感性增高的神经病理基础。另外,还发现过深的丙泊酚麻醉对黄疸患者心功能的影响远大于普通患者。鉴于上述原因,麻醉过程中应注意监测麻醉深度,避免长时间过深麻醉。最好采用硬膜外复合全身麻醉避免单一麻醉药过量造成的中枢与循环抑制。由于该类患者内源性阿片肽水平高,痛阈升高,术中及术后镇痛时应减少阿片类药物的用量。

阻塞性黄疸对心血管系统功能的影响主要包括降低外周血管阻力、抑制心肌的收缩、利尿及促尿钠排泄作用导致的容量缺失,对缩血管药物不敏感而对扩血管药物特别敏感,自主神经功能下降,交感下降大于迷走功能下降表现为迷走处于优势的临床表现。产生这些作用的原因既有高胆汁血症对循环系统的直接作用,也有肝功能损害本身对循环系统的影响,另外,阻塞性黄疸引起的一些特殊的病理生理变化也对心血管系统有重要的影响,如内源性阿片肽和 NO 过度产生、血浆中 ANP 和 BNP 含量的升高等。由于大多数阻塞性黄疸患者的急性肾衰竭发生在手术以后,特别是在术中经历了低血压、出血、内毒素血症和麻醉等对循环系统有抑制作用的不良事件,因此,围手术期严密监控血流动力学改变、维持循环系统的稳定是预防和治疗术后急性肾衰竭的关键。

胆管癌手术术式复杂,有时需要部分肝切除和广泛的淋巴清扫。选用麻醉药和麻醉方法需要了解胆管癌患者肝细胞损害程度及其他可使手术复杂的因素,特别是那些促进出血的因素。不同的麻醉方法各有其优缺点,选用时应根据手术的类型,结合患者肝功能不全等具体情况做全面考虑。应选择直接对肝脏毒性和血流的影响较小的药物,给予麻醉药的技术和术中对患者的管理往往比个别药物的选择更为重要,如术前用药、术中供氧、补充血容量、纠正酸中毒、维持循环稳定等。

首选全身麻醉,即使 PT 正常,椎管内麻醉仍需谨慎。监护时,留置导尿,监测每小时尿量、中心静脉压、肺动脉压、心排血量监测有利于血容量和心功能评估。体温监测和神经肌肉阻滞可避免药物作用时间的延长。

麻醉药选择:阻塞性黄疸患者术前已有不同程度的肝功能损伤,对药物的代谢和消除必然会有一定程度的影响,而术中要考虑手术或麻醉可能带来的进一步肝损害,如肝门阻断、低血压引起的肝脏血流的减少、麻醉药的肝脏毒性等。阻塞性黄疸患者儿茶酚胺及其他神经递质功能受损,加上麻醉对交感神经的抑制,对低血容量或大出血的耐受性较差。而高胆红素血症对中枢神经系统兴奋性递质谷氨酸的损害作用,会影响作用于中枢神经系统的麻醉药的药理作用。所以,与常人相比,阻塞性黄疸患者的药代学与药效学应该有所差异。

静脉麻醉药:如肝脏合成功能受损,血浆结合蛋白减少,可影响药物与蛋白的结合,使血浆中游离的药物浓度增加,这对蛋白结合率高的药物影响较大,如丙泊酚(蛋白结合率 98%)。肝脏代谢解毒功能受损,可延长药物在体内的半衰期。阻塞性黄疸本身对丙泊酚的药代动力学没有影响,一项相关研究表明,阻塞性黄疸与非阻塞性黄疸患者相比,丙泊酚稳态分布容积、平均分布容积、中央室容积、总体清除率、$t1/2\alpha$、$t1/2\beta$、$t1/2\gamma$ 都没有差别,这可能与丙泊酚的肝外代谢有关。在药效动力学方面,Song 等以 BIS 值和平均动脉压(mean arterial pressure,MAP)为麻醉深度衡量标准,研究了总胆红素为 7.8~362.7mmol/L 的阻塞性黄疸患者对丙泊酚的敏感性和血流动力学的变化,发现阻塞性黄疸患者丙泊酚的药效学不受血浆总胆红素水平的影响,这可能与丙泊酚还作用于除 GABA 以外的受体有关,如甘氨酸等。使用依托咪酯达到 BIS 值 50 时的麻醉深度,阻塞性黄疸患者的用量显著减少[(150±46)μg/kg vs.(206±74)μg/kg],平均减少 56μg/kg(95%CI 为 16~96μg/kg),而且依托咪酯用量和胆红素水平呈负相关,这可能与胆汁增强 γ-氨基丁酸突触传递有关。

吸入麻醉药:氟烷有明显的肝毒性;氟烷和安氟烷可减少肝动脉血流,而与异氟烷相比,七氟烷和地氟烷对肝血流和代谢的影响似乎更小。阻塞性黄疸患者对异氟烷较敏感,容易造成低血压和心动过缓。一项对婴儿阻塞性黄疸患者的研究表明,与非阻塞性黄疸患儿相比,阻塞性黄疸可以减少七氟烷的 MAC 苏醒值[(1.00±0.15%)vs.(1.40±0.21%)],但不影响 MAC 气管插管[(3.40±0.21%)vs.(3.43±0.18%)]。另一项对成人阻塞性黄疸患者的研究发现,阻塞性黄疸患者地氟烷的 MAC 苏醒值要比没有阻塞性黄疸的患者明显降低[(1.78±0.19%)vs.(2.17±0.25%)],且 MAC 苏醒值与血浆总胆红素浓度呈负相关。

阿片类镇痛药:与正常人相比,阻塞性黄疸患者的镇痛药使用剂量约可以减少 50%,这可能与胆汁淤积造成内源性脑啡肽增加有关。Tao 等研究发现,阻塞性黄疸患者对电刺激的痛阈是明显增加的[(1.7±0.3)mA/(1.1±0.1)mA],而术后吗啡的使用量可减少约一半。所有阿片类镇痛药都可引起胆道括约肌痉挛、胆道压力的升高,这种效应吗啡大约可持续 2 小时。

肌肉松弛药:罗库溴铵主要由胆汁排出,一小部分经肾排出。一项在肝移植时所记录的数据显示,罗库溴铵的用量并没有明显减少;另一项研究中,在肝或肾功能障碍时,罗库溴铵的消除也未受明显影响,提示罗库溴铵可能有其他的代谢途径。但在临床实际工作中往往发现肌肉松弛药作用时间延长,Zhang 等研究发现,与无黄疸患者比较,罗库溴铵在阻塞性黄疸患者起效时间无区别,但 T_1 恢复至 25% 时间、肌松恢复指数(即 T_1 从基础值的 25% 恢复至 75% 的时间)、四个成串刺激(train-of-for stimulation,TOF)恢复至 70% 的时间明显延长,同时测得阻塞性黄疸患者用药后 60 分钟、90 分钟、120 分钟血浆浓度值也更高,这项研究提示阻塞性黄疸患者肌肉松弛作用时间的确是延长的,其机制可能与胆汁排泄途径障碍、游离胆红素和血浆蛋白竞争有关。所以,阻塞性黄疸患者术后应注意肌肉松弛药的残余作用,应常规进行肌肉松弛监测和使用拮抗剂。

三、胆管癌患者围麻醉期管理

胆汁淤积会影响肝功能,行胆管癌根治或肝叶切除的患者,除胆红素外其他肝功能指标一般均不在正常范围,如白蛋白偏低、凝血指标异常等,这会影响麻醉药与其他药物的药代动力学状态。因此,术中管理的焦点主要是维持血流动力学的稳定,尽可能维持有效的肝血流以保持较好的肝氧供耗比,进而保护、维持肝脏的代谢。

(一)保持肝脏血流量

肝脏血流量可在三种不同水平上发生改变。

1. **全身水平** 心排血量的减少、血流再分布至重要器官,以及其他血管床血管阻力的改变可引起肝脏血流量的减少。与术中麻醉管理关系更为密切的情况是,当中心静脉压(central venous pressure,CVP)升高超过门静脉的临界闭合压(接近 3~5mmHg)时,肝脏血流量会显著减少。在血液保护策略中避免 CVP 过度升高也具有重要意义,但这也有引起血管内总体血容量减少的风险。

2. **局部水平** 肝脏血流量局部性改变可由激素、代谢和神经因素等引起。术中操作对局部肝血流量的主要影响在于手术应激和局部麻醉对肝脏区域自主神经的作用。然而,肝脏血流量可通过肝脏"动脉缓冲"反应来进行一定程度的自我调节。当门静脉血流量减少时,肝动脉血流量会增加以维持入肝血流量,即使是发生严重肝硬化的肝脏也可发生这种缓冲反应。目前尚未完全明确有关这一反应的机制,但已知其与肝脏腺苷清除有关。然而,这一血流量代偿机制并不是双向的,也就是说在肝动脉血流量减少时,门静脉并不会反过来增加入肝血流量。因此,当肝动脉压下降时,肝脏血流量也会随之下降。吸入麻醉药可不同程度地抑制肝动脉缓冲反应,但一般认为异氟烷和地氟烷的抑制程度小于氟烷。在试验条件下,人工气腹也会影响这一反应。大多数情况下的氧供量是大于需求量的,血流量轻度减少并不会造成很大的影响。然而,在某些情况下(如败血症和肝脏储备功能下降,如脂肪肝),氧供量与血流量的依赖关系较大,此时摄氧量增加,对氧供的需求量增加。

3. 微循环水平　微循环血管的改变受多种激素影响,包括一氧化氮、内皮素和代谢产生的一氧化碳,后者主要由肝脏血管内皮细胞产生。有学者提出,必须维持血管收缩因子和血管舒张因子间的重要平衡,才能维持微循环水平血流量稳定。在实验研究中,所有吸入麻醉药都会引起微循环血管收缩,因而可能减少血流量。人们使用了多种药物来特异性促进肝脏血管扩张,如多培沙明、依前列醇和 ET-1 受体拮抗剂。然而,所有这些药物对于肝脏保护的临床意义都未得到验证。事实上,仅作用于单一调节通路不太可能具有对微循环血流量的保护作用:有学者提出肝保护的目的在于试图重新建立新的血管活性因子间的平衡,而不是影响特定的反应通路。

（二）对现存肝细胞功能的保护

谷胱甘肽是重要的细胞内抗氧化剂,是维持正常肝细胞功能所必需,在肝脏疾病时细胞内谷胱甘肽的储备量通常会减少。N-乙酰半胱氨酸是一种外源性谷胱甘肽,可能有助于维持现存肝细胞功能及防止再灌注损伤。发生胆管炎这种局部感染也会导致肝功能障碍,因此术中预防性使用抗生素是非常重要的。过量使用以淀粉为基础的胶体溶液可能具有削弱库普弗细胞活性的作用,从而增加患者发生感染的风险。当肝储备功能严重减弱时,可能需要外源性给予凝血因子〔如新鲜冰冻血浆（fresh frozen plasma,FFP）〕。

在尽可能完整切除病变组织时以损失最小体积的肝组织来达到术中肝损伤最小化的目的,与此同时还要减少对残余肝组织的损伤,尤其是残余肝存在肝硬化时则更为重要。减少肝损伤可保证较好的术后肝功能,利于术后肝组织再生。

对残余肝组织的损伤主要与缺血再灌注引起的组织损伤有关。缺血预处理是手术操作的步骤之一,可人为造成先短期缺血以增强组织对随后可能发生的长时间缺血的耐受性,以防止造成肝细胞损伤。缺血预处理的方法存在很大争议,但术中使用的方法一般是在切肝前夹闭肝动脉和门静脉 10 分钟再开放 10 分钟。某些麻醉药（包括异氟烷和瑞芬太尼等）可能具有药理学上的预处理效果。不同的是,长时间持续性的肝缺血会最终引起肝细胞死亡,而短期缺血则可能具有保护长期缺血引起的肝损伤的作用。正常肝脏可以耐受较长时间的缺血（即 60~90 分钟）。然而,即使缺血期未出现肝细胞死亡,再灌注损伤也是肝脏手术过程中造成肝损伤的主要原因之一。再灌注损伤具有多种相关联的作用机制,再灌注时释放的短效氧自由基催化后续剧烈的炎性细胞因子反应,后者在加重局部肝损伤的同时也会对远处器官造成影响。有学者提出使用自由基清除剂（如 N-乙酰半胱氨酸）是可能防止再灌注损伤的一种治疗手段,但尚无临床依据来支持这一说法。

（三）术中的血液保护与管理

围手术期大量失血是手术潜在的即刻并发症,可增加围手术期并发症发生率。因此,改善麻醉和手术技术以减少失血是非常重要的。

1. 手术技术　手术分离技术的进步有助于控制术中失血。Cavitron 超声刀是一种声学振动器,通过产生盐水介导的空化力来促进对肝实质的破坏,并可与热力作用联合发挥凝血功能。超声刀应用对减少肝切除术的出血是非常有效的,分离肝脏时不会损伤大血管。对肝表面的渗血可使用氩离子凝血器或纤维蛋白胶喷射器。

手术对血液保护意义最大的操作在于阻断供应肝脏的血管。暂时性肝门阻断（Pringle 法）是在肝门处阻断入肝血流,而全肝血流阻断除了阻断肝门外还应阻断、肝上下腔静脉和肝下下腔静脉。如阻断时间过长可能因肝缺血而对正常肝组织造成不良影响。尽管一般认为阻断 60 分钟以内对无肝硬化患者是安全的,但术后短期内仍可出现术后肝功能不全和肝性脑病。对于处于疾病早期的肝硬化患者来说,阻断 30 分钟（可能延长至 60 分钟）也是安全的。间歇性阻断是指单次阻断 10~20 分钟,每次阻断间隔时间为 5 分钟,当需要长时间阻断时,使用这种方法可能更为安全。因为血管阻断时间延长的患者术后并发症发生率会增高、住院时间增长。近年来为了尽可能避免缺血损伤,很多医院也采用肝段或半肝血流阻断作为单一或多个肝段切除术的选择。全肝血流阻断虽可减少出血,但会显著增加术前和术后并发症发生率（高达 50%）和病死率（高达 10%）。全肝血流阻断这一技术的使用应限于以下情况:肿瘤靠近或累及肝后下腔静脉,肿瘤位于肝静脉和下腔静脉交会处。约有10%的患者不能耐受阻断下腔静脉对血流动力学的影响,这类患者可能需要建立静脉-静脉旁路。

另外,为了控制出血,外科还采取了一些新的术式,如原位低温液体灌注及离体肝切除术等,这些可能更适合于肝实质分离困难的病例。目标在于提供无血区域并保护低温细胞,进而延长分离时间并使分离操作更为精确。这些技术中许多都来源于肝移植术。原位低温液体灌注技术需夹闭门静脉三联管结构和下腔静脉(inferior vena cava,IVC),通过向门静脉或肝动脉灌注保存液以获取低温。同时在肝上和肝下阻断IVC(必要时也包括右肾上腺静脉),在低位血管钳上方切开肝下IVC。使用冷的肝脏保存液灌注,应在IVC端主动回抽静脉流出的灌注液,以防止机体过度降温。术中持续性慢灌注或每隔30分钟重复灌注以维持肝脏降温。离体肝切除术是在整体移除肝脏后离体切除肿瘤组织,再将残余肝脏植入体内。这一技术可用于所有3条肝静脉受累和门静脉三联管结构也受累的情况,可使用假体移植物替代IVC。

2. **麻醉技术**　麻醉技术的进步是肝脏手术成功的一部分,最初的进步为使用低中心静脉压麻醉下行肝切除术,后又采取了一系列血液保护措施使需要输血患者的基本比例由40%降为20%左右。

(1)降低中心静脉压(CVP):在肝切除术期间降低CVP可通过减轻肝静脉内淤血程度而显著减少术中失血。在全身麻醉基础上联合使用硬膜外麻醉和静脉内给予硝酸甘油可扩张血管,据报道这种方法可将CVP降至$5cmH_2O$以下。由于这一技术的特征之一是要持续限制液体入量直到手术结束,因而可能造成术中低血容量,继而减少肾和肝等内脏器官的血流量。尤其是对左心室或右心室功能不良的患者,如体循环动脉压发生轻微下降则使用血管收缩剂可能会与低血容量状态协同加重对肠道灌注的影响。许多麻醉医师使用改变心肌收缩力的药物或血管收缩剂来维持低CVP下的器官灌注,如小剂量多巴酚丁胺[2~5μg/(kg·min)]、去甲肾上腺素[0.05μg/(kg·min)]。由于多巴酚丁胺在扩张心肌血管的同时具有正性变时作用,在使用时要注意防止心率过快。有时使用甘油三酯或利尿药来降低CVP,但一般并不必要,且可能增加术后器官衰竭的风险。然而,在已报道的使用低CVP技术的病例报道中,急性肾衰竭或器官衰竭的发病率似乎并没有增加。低CVP技术的并发症之一为空气栓塞。一组包含150例患者的研究中有4例存在可疑的小型空气栓子,还有1例患者因空气栓塞量大而引起显著血流动力学改变。临床中,必须密切监测患者呼气末CO_2,并且在灼烧肝血管时应小心谨慎。低CVP时突然的出血会迅速引起严重的低血容量血症,这就是必须具备迅速输入加温液体和血液制品的设备与条件的重要意义。使用快速输液器可防止不慎注入空气。但还应强调不要过度补液,因其可导致CVP升高进而妨碍恢复灌注后外科医师控制出血的能力。另外,观察外科医师的操作过程非常重要,因为外科医师和其助手可能会用手、拉钩、纱布等压迫到下腔静脉,这会严重减少静脉回流。

(2)纠正凝血功能障碍:与肝病相关的凝血功能障碍会显著增加围手术期出血风险。肝脏是产生所有凝血因子[除血管性假血友病因子(von Willebrand factor,vWF)外]的场所,还产生许多凝血抑制剂、纤溶蛋白及其抑制剂等。凝血和纤溶过程中多种活化因子的障碍都与肝功能异常相关。另外,肝病患者因肝硬化和脾功能亢进引起的血小板异常和血小板减少也很常见。因而可以理解为何肝病患者会发生低凝状态、纤溶亢进、DIC及与蛋白C和蛋白S缺乏有关的高凝状态等各种凝血功能异常。因此,术中应监测凝血功能,比较有价值的是Sonoclot和TEG的监测,因为它们均能及时监测凝血和纤溶的全过程,能明确诊断高凝状态或由于凝血因子、血小板缺乏、纤溶亢进导致的低凝渗血,从而进行更有针对性的治疗。在急性大量渗血难以控制时,可应用重组人凝血因子Ⅶa(rFⅦa)20~80μg/kg。切忌盲目使用止血制品与抗纤溶药物,以免增加术后门静脉栓塞的风险。

(3)预防低体温:肝脏与骨骼肌是机体的主要产热器官,肝脏手术过程中,一方面由于使用大量肌肉松弛药使骨骼肌产热减少,另一方面术前就有肝损害的基础,加上术中肝门阻断引起的肝缺血再灌注损伤,肝产热也大幅下降。在产热减少的同时,由于腹部创面及暴露体表散热增加、低温液体的静脉输入及腹腔冲洗、肝移植时冷保存器官的植入、麻醉状态下基础代谢下降等诸多原因均可导致术中低体温的发生。术中低体温可导致术中低心排血量、低血压、凝血障碍及术后苏醒延迟等一系列问题的发生。即使是轻度低温也可加重失血,尽管低温状态下血小板计数并未改变,但是低温可损伤血小板功能。需注意的是,由于凝血功能的实验室检查是在37℃的条件下进行的,所以,有时虽已发生了凝血障碍但检验结果仍可是正常的(除非针对患者体温进行调整)。术中应进行体温监测(经食管或直肠),并且应着重注意对患者及其所有输入液体的保温,调节适当的手术室温度、覆盖体表暴露部位,以及使用温气毯机和恒温水毯等保温设备。通过输注温热液体以减少术中低体温在快速输血中是有益的,术中应备加热器和快速输血装置。

(4)自体输血:尽管医者尽最大努力来减少失血,在肝切除术期间仍然经常需要输血。不论是术前预存式自体输血还是术中使用血细胞回输仪的方式,自体输血都是补充失血量的一种安全有效的方法,并且在非恶性疾病患者中得到广泛使用。由于恶性疾病患者不论使用哪种自体输血方式都存在恶变细胞污染血制品的风险,虽然有证据表明,使用血细胞回输仪对肝细胞癌患者进行自体输血与术后肿瘤复发无关,但医师一般不愿对肿瘤患者使用自体输血,有的医院采用的方法是在肿瘤所在区域血供被阻断后再开始用血细胞回输仪采集自体血。

(四)术中血流动力学及液体管理

由于肝叶切除术中血流动力学及液体平衡往往波动显著,所以对这些患者应有较充分的术前准备和良好的术中监测。动脉置管可用来监测动脉压和采集动脉血样,中心静脉压、肺动脉压、心排血量、尿量监测对血容量和心功能评估均是有益的,同时也可监测体温和神经肌肉阻滞程度。心前区多普勒超声可监测有无空气栓塞。

大号静脉穿刺针是必要的,中心静脉置管以备大量输血、输液及 CVP 监测。另外,应备好快速输液系统,准备充足的血源,包括新鲜冰冻血浆、血小板和冷沉淀物等。Hb>100g/L 时不必输血,Hb<70g/L 时应考虑输入浓缩红细胞,Hb 为 70~100g/L 时应根据患者的代偿能力、一般情况和其他脏器器质性病变决定是否输血。急性大出血,如出血量>30% 血容量,可输入全血。一般来说,失血≤1 000ml 时可用胶体晶体液补充血容量,不必输血;失血量为 1 000~5 000ml 时可输洗涤红细胞;失血量≥5 000ml 时在输洗涤红细胞的同时还应输入适量的 FFP;失血量≥8 000ml 时还应加输血小板(platelet,Plt)。

术中血流动力学稳定主要靠血管中有效血容量来维持。血容量受术中失血和大血管阻断与开放的影响。术中失血量是不定的,有时失血量可能达血容量的 20 倍之多,尤其在有高度血管化的肿瘤,如巨大海绵状血管瘤的患者或以前有腹部手术史的患者,有学者对快速阻断门静脉和肝动脉进行研究发现,由于全身血管阻力增加,虽然心充盈压和心排血量在一定程度上有所下降,但动脉压仍升高。即使血管阻断持续 1 小时,阻断放松后,血流动力学仍可迅速恢复正常,并不出现心血管受抑制的表现。

术中液体管理包括输注晶体液、胶体液(白蛋白或羟乙基淀粉及胶原等)和血制品。当急性失血时,晶体液能快速有效地储存血管内容量和补充组织间液缺失,且价格较胶体液低廉。但晶体液输注过多会导致周围性水肿而致伤口愈合及营养物质运输不良和出现肺水肿。胶体液在避免低蛋白血症发生的周围性水肿中更常用。尽管输注白蛋白可显著增加淋巴回流而很好地防止肺水肿,但当这种机制失代偿或毛细血管膜通透性发生改变时,液体可渗透至肺间质从而不可避免地发生肺水肿。由于 Starling 机制中许多其他因素,如毛细血管通透性、静水压、肺间质胶体渗透压都不确定或由于大量出血和液体潴留发生显著变化,使病情判断进一步复杂化。怎样维持足够的胶体渗透压和肺动脉楔压以防止肺水肿尚无定论。在液体潴留的早期,肺和外周毛细血管通透性可能并不发生改变。但当脓毒血症等并发症发生时,会出现弥漫性毛细血管渗漏。因此,在早期可输注白蛋白以降低周围性水肿和肺水肿的程度,同时避免发生长期术后低蛋白血症。

大量输血可导致其他病理生理改变。由于低钙血症而导致心肌抑制是输注大量含枸橼酸盐的一个主要问题。在肝功能正常时,输血速度不超过 30ml/(kg·h),维持足够的循环容量下,钙离子可在正常范围内。即使是无肝功能不全的患者,输血速度超过 30ml/(kg·h)时也会发生低钙血症。但当输血减慢时,钙离子水平在 10 分钟内即可恢复正常。但当患者清除枸橼酸盐能力不全时(肝功能差、低温、尿量少),与肝功能不全患者一样,易发生枸橼酸盐中毒。由于肝灌注和肝功能在围手术期会显著下降,输血速度也会长时间超过 30ml/(kg·h),术中应监测钙离子水平,并适当补充氯化钙或葡萄糖酸钙。

大量输血后可引起凝血功能的改变,大多以稀释性血小板减少为原因。凝血改变的程度取决于术前血小板的数量、失血量和血小板的功能。临床上显著的血小板减少症见于输血量达血容量的 1.5 倍以上的患者。常输注血小板以维持血小板数量在 50×10^9/L 以上,但实验室测定血小板数量需时较长,限制了它的使用,并且不可能反映血小板的功能。如前述,血栓弹力图(thromboelastography,TEG)已应用于肝移植及其他较大手术,在肝切除中用以快速分析整体凝血功能。这项技术还能可靠地指导是否需要输注血小板、凝血因子(新鲜冰冻血浆和冷沉淀物)或 α-氨基己酸等干预治疗。

肝病尤其是终末期肝病的患者,通常都处于体液异常状态,包括血浆渗透压降低、外周水肿、腹水生成等。许多患者还存在体液相关的电解质紊乱,包括稀释性低钠血症和低钾血症,其从尿中病理性流失。手术期间会发生大量的体液转移,包括腹水引流、腹腔开放的体液蒸发和大量出血等。尽管许多患者在家通过限制水钠摄入以减轻疾病进展,但在手术室里,应首先保证足够的血容量和尿量以避免术中肾衰竭。对于疾病严重或进行长时间手术的患者,应优先考虑使用胶体液。胶体液(如白蛋白、羟乙基淀粉)可减少钠的分布,使液体在血管内驻留时间延长(尽管数据显示白蛋白在血管内驻留时间仅比晶体液稍长)。血管外渗透压降低可减少水肿形成和术后腹水。对于严重凝血障碍的患者,首选新鲜冰冻血浆作为术中维持性液体。维持血管内容量很重要,使尿量在 0.5ml/(kg·h),如之前已存在肾功能不全,应谨慎补液防治超负荷。

（五）术中气栓诊断与治疗

气栓,即指气体进入血管内,导致严重的残疾甚至死亡。气栓的发生几乎涉及所有临床专业的操作过程,因此,应引起临床医师的足够重视。大多数的气栓是空气栓塞,临床中使用的其他类型的气体,如二氧化碳、一氧化氮、氮气等,也可造成气栓。根据气栓进入的机制和最终发生栓塞的部位,气栓通常可分为两大类:静脉气栓和动脉气栓。

当气体进入体静脉系统,则发生静脉气栓。气体可以通过肺动脉进入肺内,影响气体交换、心率,引起肺动脉高压、右心室劳损,最终导致心力衰竭。气体进入静脉系统的前提是:非塌陷的静脉管道被打开,并且,这些静脉内的压力低于大气压。在肝脏外科手术中,通过肝静脉系统和下腔静脉进入气体形成气栓比较常见。

大多数静脉气栓表现为隐匿的静脉气栓症,即一定量的气泡如串珠样进入静脉系统。当气体进入量较大或快速进入静脉时,气栓进入肺循环,引起右心室劳损。肺动脉压力升高,引起右心室流出道阻力增大,从而导致肺静脉血流量减少。后者引起左心室前负荷降低,导致心排血量减少,最终引起心血管系统衰竭。临床多表现为心动过速,有时也可表现为心动过缓。当大量气体(>50ml)快速进入静脉时,会引起急性肺心病、心搏骤停。肺动脉阻力的改变和通气血流比失调会造成肺内右向左分流,引起肺泡内通气无效腔增多,导致低氧血症和高碳酸血症。

临床医师可以通过临床表现的观察和评估来诊断静脉气栓。当气体出现在心腔和大血管内,会产生所谓的"水车轮样"声音,听诊可以在心前区或食管旁听诊区听到。呼气末二氧化碳分压(partial pressure of end-tidal carbon dioxide,PetCO$_2$)降低,往往提示肺动脉栓塞引起的通气血流失调。多普勒超声检查对于监测心腔内气体比较敏感,而且比较容易操作,常常被应用在神经外科手术、患者坐位的操作及其他发生气栓可能性较高的操作过程中。诊断心腔气栓最敏感、最准确的是经食管超声心动图,但它的实施需要专业的培训。

当怀疑静脉气栓时,应首先采取措施避免更多气体再进入循环。部分患者需要儿茶酚胺类药物治疗,必要时需要进行心肺复苏。充分的氧合非常重要,可以通过提高吸入气体的氧浓度(最高可到100%的纯氧)来改善。充足的氧有利于气泡内的氮气释放,从而减小气栓的体积。扩容及快速复苏可以提高静脉压力,阻止气体进一步进入静脉循环。

部分学者认为可以通过中心静脉导管(多腔导管好于单腔)或肺动脉导管尝试从右心房内排除气体。当导管进入合适的右心房位置时可吸出约50%的气体,这往往取决于导管放置的部位和患者体位,多数情况下不能成功。高压氧治疗不是一线的治疗方法,对严重患者可能有一定疗效。当出现神经系统症状时,可以考虑高压氧治疗。①麻醉医师术前充分评估患者病情,做好必要的准备,做好麻醉预案。②根据手术情况及时补充血容量。③气栓发生后应迅速停用笑气(笑气可以增加气栓的容积),使用激素。④调整患者的体位为头低足高左侧卧位。⑤机械通气加用呼气末正压(positive end-expiratory pressure,PEEP),呼气末正压通气可以减小气栓的容积进而促进气栓的弥散。⑥适当使用血管活性药物,维持血流动力学稳定,防止肾等重要脏器的损害。⑦即时血气分析,根据结果纠正内环境失衡。⑧预防性使用抗生素以防止术后感染。⑨术中即应该注意肾功能的保护,预防肾衰竭。⑩全科团结协作是胜利完成各项工作的重要保证。

（六）调节水电酸碱平衡,保障机体内环境的稳定

肝功能与电解质代谢具有密切关系,肝功能障碍时常发生以下情况。

1. **低钾血症**　可引起碱中毒,这两者在诱发肝性脑病和肝性肾功能不全中均具有一定作用。低钾血症常常由以下原因引起:①肝细胞对醛固酮灭活减弱;②腹水形成致有效循环血量减少,反射性醛固酮分泌增加;③术前利尿药的应用;④输注葡萄糖使钾离子转移到细胞内。所以,术前针对低钾血症的原因给予纠正对防止术中肝昏迷的发生很重要。

2. **低钠血症**　比低钾血症更属于病情危重的表现。急性肝功能不全患者发生持续性低钠血症时,一般并非是由于失钠所致,而是机体濒于死亡的表现,常预示患者预后险恶。水潴留是形成稀释性低钠血症的主要原因。水潴留往往与肝病时有效循环血量减少引起抗利尿激素分泌过多或与抗利尿激素灭活减少有关。

3. **低磷血症和低钙血症**　Darnis 等在 120 例急性重型肝炎伴昏迷的患者中,发现入院时 77% 患者血游离钙降低,29% 有低磷血症。虽然每天补钙和磷,但血钙和磷还是进行性下降,提示 25-羟维生素 D_3 和 1,25-二羟维生素 D_3 缺乏。他们还发现降钙素的升高与肝细胞功能障碍的加重相平行,所以肝功能不全时降钙素灭活减少是钙磷代谢紊乱的主要原因。当磷缺乏过甚时,糖酵解所需的磷也逐渐不足,必然使大脑细胞不能很好地利用葡萄糖。由此提出一个问题,即低磷血症是否可能引起肝昏迷,或是否为肝昏迷患者不能清醒和恢复的原因,有待阐明。

（七）维持肾功能

接受肝脏手术的患者出现肾功能障碍的原因是多方面的。如前文所述,胆红素过高引起的黄疸可能通过多种原因损伤肾功能,包括改变血管收缩剂和血管舒张剂间的平衡、增加患者对肾毒性药物的易感性等。前列腺素抑制剂可能减少肾血流量和肾小球滤过率,并且与接受肝脏手术的患者关系尤为密切,因此有学者提出对于此类患者最好不使用对乙酰氨基酚作为辅助镇痛药。但是,实际上还没有明确证据提示治疗剂量的对乙酰氨基酚具有毒性,即使是对存在严重肝硬化的患者也是如此(除外酒精性肝硬化),并且是肝脏手术后轻度疼痛时所有 NSAIDs 药中的首选。术中对肾功能的保护措施还包括使用多巴胺、甘露醇及祥利尿药,这些方法均在 HPB 手术中使用以保护肾血管,但在前瞻性临床试验中没有证实任何一种方法具有改善术后肾功能的作用。事实上,一些报道提出其中一些治疗方法可能反而存在有害作用(如多巴胺的使用)。

（八）使用不经肝脏代谢的药物

许多麻醉药的充分代谢并不依赖于肝脏。由于隐性肝病的患病率逐渐增加,在肝脏手术期间使用这些不依赖肝功能代谢的麻醉药是比较合理的。阿曲库铵或顺式阿曲库铵似乎是肝功能障碍患者首选的非去极化肌肉松弛药,因为这两种药通过霍夫曼快速清除代谢并经肾排泄。瑞芬太尼是术中镇痛的较好选择,因为其代谢不依赖肝脏,并且其剂量容易控制。然而,由于瑞芬太尼作用时间短暂,术中使用瑞芬太尼镇痛时必须考虑进行相关的术后镇痛。

总之,无论胆管癌患者的根治手术还是部分肝叶切除手术,在麻醉与围手术期管理中均需遵循如下原则:①做好充分的术前准备,尽一切可能纠正机体内环境紊乱;②术中减少一切不必要的用药,以减轻肝脏的解毒负担;③选用对肝脏血流代谢等影响最小的麻醉药;④术中力求血流动力学平稳,减轻肝脏的缺血再灌注损伤;⑤围手术期除加强生理监测外,还应注意动态监测生化及凝血功能;⑥保肝治疗应贯穿于术前、术中及术后。

（俞卫锋）

参考文献

［1］黄志勇,梁宾勇,陈孝平 . 术前如何评估肝切除术的安全性［J］. 中华外科杂志,2010,48（3）:163-166.

［2］项灿宏,吕文平,董家鸿.肝切除前肝脏储备功能的评估［J］.中国现代普通外科进展,2011（3）:208-211.

［3］董家鸿,郑树森,陈孝平.肝切除术前肝脏储备功能评估的专家共识［J］.中华消化外科杂志,2011,10（1）:20-25.

［4］吴在德,吴肇汉.外科学［M］.7版.北京:人民卫生出版社,2008.

［5］中国研究型医院学会肝胆胰外科专业委员会.精准肝切除术专家共识［J］.中华消化外科杂志,2017,16（9）:883-893.

［6］韦猛,叶甲舟,白涛,等.三维可视化技术在复杂性肝癌切除手术中的临床应用价值［J］.中华肝胆外科杂志,2019,25（9）:653-655.

［7］孟宪镛.肝脏病学［M］.北京:人民卫生出版社,2003:200-259.

［8］COPELAND G P,JONES D,WALTERS M. POSSUM:a scoring system for surgical audit［J］. Br J Surg,1991,78（3）:355-360.

［9］PRYTHERCH D R,WHITELEY M S,HIGGINS B,et al. POSSUM and Portsmouth POSSUM for predicting mortality. Physiological and Operative Severity Score for the enumeration of Mortality and morbidity［J］. Br J Surg,1998,85（9）: 1217-1220.

［10］CHEN T,WANG H,WANG H,et al. POSSUM and P-POSSUM as predictors of postoperative morbidity and mortality in patients undergoing hepato-biliary-pancreatic surgery:a meta-analysis［J］. Ann Surg Oncol,2013,20（8）:2501-2510.

［11］WANG H,WANG H,CHEN T,et al. Evaluation of the POSSUM,P-POSSUM and E-PASS scores in the surgical treatment of hilar cholangiocarcinoma［J］. World J Surg Oncol,2014,12:191.

［12］HAGA Y,IKEI SOGAWA M. Estimation of Physiologic Ability and Surgical Stress（E-PASS）as a new prediction scoring system for postoperative morbidity and mortality following elective gastrointestinal surgery［J］. Surg Today,1999,29（3）: 219-225.

［13］HAGA Y,IKEJIRI K,WADA Y,et al. A multicenter prospective study of surgical audit systems［J］. Ann Surg,2011,253（1）: 194-201.

［14］HAGA Y,MIYAMOTO A,WADA Y,et al. Value of E-PASS models for predicting postoperative morbidity and mortality in resection of perihilar cholangiocarcinoma and gallbladder carcinoma［J］. HPB（Oxford）,2016,18（3）:271-278.

［15］COELEN R J,OLTHOF P B,VAN DIEREN S,et al. External validation of the Estimation of Physiologic Ability and Surgical Stress（E-PASS）risk model to predict operative risk in perihilar cholangiocarcinoma［J］. JAMA Surg,2016,151（12）: 1132-1138.

［16］YOKOYAMA Y,NISHIO H,EBATA T,et al. Value of indocyanine green clearance of the future liver remnant in predicting outcome after resection for biliary cancer［J］. Br J Surg,2010,97（8）:1260-1268.

［17］YOKOYAMA Y,EBATA T,IGAMI T,et al. The predictive value of indocyanine green clearance in future liver remnant for posthepatectomy liver failure following hepatectomy with extrahepatic bile duct resection［J］. World J Surg,2016,40（6）: 1440-1447.

［18］ATS committee on proficiency standards for clinical pulmonary function laboratories. ATS statement:guidelines for the six-minute walk test［J］. Am J Respir Crit Care Med,2002,166（1）:111-117.

［19］HAYASHI K,YOKOYAMA Y,NAKAJIMA H,et al. Preoperative 6-minute walk distance accurately predicts postoperative complications after operations for hepato-pancreato-biliary cancer［J］. Surgery,2017,161（2）:525-532.

［20］WEIMANN A,BRAGA M,CARLI F,et al. ESPEN guideline:Clinical nutrition in surgery［J］. Clin Nutr,2017,36（3）: 623-650.

［21］KONDRUP J,RASMUSSEN H H,HAMBERG O,et al. Nutritional risk screening（NRS 2002）:a new method based on an analysis of controlled clinical trials［J］. Clin Nutr,2003,22（3）:321-336.

［22］中华医学会肠外肠内营养学分会.成人围手术期营养支持指南［J］.中华外科杂志,2016,54（9）:641-657.

［23］BAUER J,CAPRA SFERGUSON M. Use of the scored Patient-Generated Subjective Global Assessment（PG-SGA）as a nutrition assessment tool in patients with cancer［J］. Eur J Clin Nutr,2002,56（8）:779-785.

［24］MCCLAVE S A,TAYLOR B E,MARTINDALE R G,et al. Guidelines for the Provision and Assessment of Nutrition Support Therapy in the Adult Critically Ill Patient:Society of Critical Care Medicine（SCCM）and American Society for Parenteral and Enteral Nutrition（A.S.P.E.N.）［J］. JPEN J Parenter Enteral Nutr,2016,40（2）:159-211.

［25］FLOOD A,CHUNG A,PARKER H,et al. The use of hand grip strength as a predictor of nutrition status in hospital patients［J］. Clin Nutr,2014,33（1）:106-114.

［26］严际慎.心功能不全患者非心脏手术术前处理［J］.医学新知杂志,2006,16（1）:3-4.

［27］杨海玲,周宇麒,周密,等.术前肺功能检查对非胸部手术慢阻肺患者术后肺部并发症的临床预测价值［J］.实用医学杂志,2015,31（5）:779-781.

［28］董文刚,王勇,阮翊. 术前呼吸肌锻炼在肝切除术后患者呼吸功能康复中的应用［J］. 中国现代普通外科进展,2017,20（10）:780.

［29］TORRINGTON K G,HENDERSON C J. Perioperative respiratory therapy（PORT）. A program of preoperative risk assessment and individualized postoperative care［J］. Chest,1988,93（5）:946-951.

［30］陈杰,李伟杰,王俊科,等. 术前肾功能正常患者肝移植术后急性肾损伤危险因素分析［J］. 上海医学,2010,33（12）: 1079-1083.

［31］王旭冬,车妙琳,谢波,等. 术前合并肾功能不全心脏手术患者的预后及相关危险因素分析［J］. 中国胸心血管外科临床杂志,2013,20（3）:278-283.

［32］GASKARI S A,MANI A R,EJTEMAEI-MEHR S,et al. Do endogenous opioids contribute to the bradycardia of rats with obstructive cholestasis?［J］. Fundam Clin Pharmacol,2002,16（4）:273-279.

［33］PADILLO F J,ANDICOBERRY B,MUNTANE J,et al. Cytokines and acute-phase response markers derangements in patients with obstructive jaundice［J］. Hepatogastroenterology,2001,48（38）:378-381.

［34］LJUBUNCIC P,SAID O,EHRLICH Y,et al. On the in vitro vasoactivity of bile acids［J］. Br J Pharmacol,2000,131（3）: 387-398.

［35］BOMZON A,LJUBUNCIC P. Ursodeoxycholic acid and in vitro vasoactivity of hydrophobic bile acids［J］. Dig Dis Sci,2001, 46（9）:2017-2024.

［36］CHISAKI K,NAKAJIMA T,IWASAWA K,et al. Enhancement of endothelial nitric oxide production by chenodeoxycholic acids in patients with hepatobiliary diseases［J］. Jpn Heart J,2001,42（3）:339-353.

［37］UTKAN Z N,UTKAN T,SARIOGLU Y,et al. Effects of experimental obstructive jaundice on contractile responses of dog isolated blood vessels:role of endothelium and duration of bile duct ligation［J］. Clin Exp Pharmacol Physiol,2000,27（5/6）: 339-344.

［38］SECCHI A,ORTANDERL J M,SCHMIDT W,et al. Effect of endotoxemia on hepatic portal and sinusoidal blood flow in rats［J］. J Surg Res,2000,89（1）:26-30.

［39］ITO Y,MACHEN N W,URBASCHEK R,et al. Biliary obstruction exacerbates the hepatic microvascular inflammatory response to endotoxin［J］. Shock,2000,14（6）:599-604.

［40］PADILLO J,PUENTE J,GOMEZ M,et al. Improved cardiac function in patients with obstructive jaundice after internal biliary drainage:hemodynamic and hormonal assessment［J］. Ann Surg,2001,234（5）:652-656.

［41］KIGAWA G,NAKANO H,KUMADA K,et al. Improvement of portal flow and hepatic microcirculatory tissue flow with N-acetylcysteine in dogs with obstructive jaundice produced by bile duct ligation［J］. Eur J Surg,2000,166（1）:77-84.

［42］SWAIN M G. Fatigue in chronic disease［J］. Clin Sci（Lond）,2000,99（1）:1-8.

［43］PRINCE M I,JAMES O F,HOLLAND N P,et al. Validation of a fatigue impact score in primary biliary cirrhosis:towards a standard for clinical and trial use［J］. J Hepatol,2000,32（3）:368-373.

［44］WITT-SULLIVAN H,HEATHCOTE J,CAUCH K,et al. The demography of primary biliary cirrhosis in Ontario,Canada［J］. Hepatology,1990,12（1）:98-105.

［45］HUET P M,DESLAURIERS J,TRAN A,et al. Impact of fatigue on the quality of life of patients with primary biliary cirrhosis［J］. Am J Gastroenterol,2000,95（3）:760-767.

［46］PRINCE M I,JAMES O F,HOLLAND N P,et al. Validation of a fatigue impact score in primary biliary cirrhosis:towards a standard for clinical and trial use［J］. J Hepatol,2000,32（3）:368-373.

［47］HUET P M,DESLAURIERS J,TRAN A,et al. Impact of fatigue on the quality of life of patients with primary biliary cirrhosis［J］. Am J Gastroenterol,2000,95（3）:760-767.

［48］SWAIN M G. Fatigue in chronic disease［J］. Clin Sci（Lond）,2000,99（1）:1-8.

［49］BURAK K W,LE T,SWAIN M G. Increased sensitivity to the locomotor-activating effects of corticotropin-releasing hormone in cholestatic rats［J］. Gastroenterology,2002,122（3）:681-688.

［50］AGUILERA G,RABADAN-DIEHL C,NIKODEMOVA M. Regulation of pituitary corticotropin releasing hormone receptors［J］. Peptides,2001,22（5）:769-774.

［51］CHAPPELL P B,SMITH M A,KILTS C D,et al. Alterations in corticotropin-releasing factor-like immunoreactivity in discrete rat brain regions after acute and chronic stress［J］. J Neurosci,1986,6（10）:2908-2914.

［52］JESSOP D S,HARBUZ M S,LIGHTMAN S L. CRH in chronic inflammatory stress［J］. Peptides,2001,22（5）:803-807.

［53］SWAIN M G,MARIC M. Improvement in cholestasis-associated fatigue with a serotonin receptor agonist using a novel rat model of fatigue assessment[J]. Hepatology,1997,25(2):291-294.

[54] BURAK K W,LE T,SWAIN M G. Increased midbrain 5-HT1A receptor number and responsiveness in cholestatic rats[J]. Brain Res,2001,892(2):376-379.

[55] YOUNOSSI Z M,KIWI M L,BOPARAI N,et al. Cholestatic liver diseases and health-related quality of life[J]. Am J Gastroenterol,2000,95(2):497-502.

[56] HEATHCOTE J. Update on primary biliary cirrhosis[J]. Can J Gastroenterol,2000,14(1):43-48.

[57] JONES E A,BERGASA N V. The pruritus of cholestasis:from bile acids to opiate agonists[J]. Hepatology,1990,11(5):884-887.

[58] BERGASA N V,LIAU S,HOMEL P,et al. Hepatic Met-enkephalin immunoreactivity is enhanced in primary biliary cirrhosis[J]. Liver,2002,22(2):107-113.

[59] SONG J C,SUN Y M,ZHANG M Z,et al. Propofol pharmacokinetics in patients with obstructive jaundice[J]. Curr Drug Deliv,2009,6(3):317-320.

[60] SONG J C,ZHANG M Z,LU Z J,et al. The effects of obstructive jaundice on the pharmacodynamics of propofol:does the sensitivity of intravenous anesthetics change among icteric patients?[J]. Acta Anaesthesiol Scand,2009,53(10):1329-1335.

[61] SONG J C,SUN Y M,ZHANG M Z,et al. The etomidate requirement is decreased in patients with obstructive jaundice[J]. Anesth Analg,2011,113(5):1028-1032.

[62] YANG L Q,SONG J C,IRWIN M G,et al. A clinical prospective comparison of anesthetics sensitivity and hemodynamic effect among patients with or without obstructive jaundice[J]. Acta Anaesthesiol Scand,2010,54(7):871-877.

[63] CHEN S Q,YE H R,CHEN Y J,et al. MAC(EI) and MAC(awake) of sevoflurane in infants with obstructive jaundice[J]. Paediatr Anaesth,2014,24(3):282-289.

[64] SONG J G,CAO Y F,YANG L Q,et al. Awakening concentration of desflurane is decreased in patients with obstructive jaundice[J]. Anesthesiology,2005,102(3):562-565.

[65] TAO K M,TAO Y,CHEN C Y,et al. Proteinase-activated receptor 1 contributed to up-regulation of enkephalin in keratinocytes of patients with obstructive jaundice[J]. Anesthesiology,2014,121(1):127-139.

[66] WANG Z M,ZHANG P,LIN M J,et al. Influence of obstructive jaundice on pharmacodynamics of rocuronium[J]. PLoS One,2013,8(10):e78052.

第九章

肝门部胆管癌

第一节　诊断与鉴别诊断

肝门部胆管癌(hilar cholangiocarcinoma,HCC)又称上端胆管癌、高位胆管癌、围肝门部胆管癌或近端胆管癌,主要指发生于自肝左、右管到胆囊管开口以上胆管的黏膜上皮癌。HCC 占整个胆管癌的50%~70%。美国学者 Klatskin 在 1965 年首次对 HCC 的临床及病理特点进行了总结,故也称克拉茨金瘤(Klatskin tumor)。由于 HCC 的发病部位特殊,病程隐匿,早期症状不明显,故而早期诊断较困难。临床上怀疑 HCC 时通常需联合肿瘤标志物及影像学检查,在困难病例诊断时还需结合内镜等检查。

一、诊断

(一) 临床症状

HCC 好发于 50~70 岁的中老年人,60 岁左右最多见。因其发病位置特殊,在胆管未被肿瘤完全阻塞前常无特异临床症状。体重减轻、食欲减退、厌油腻、皮肤瘙痒、消化不良及上腹胀闷不适等非特异性表现是 HCC 最常见的早期症状,但也仅见于约 30% 的患者。大部分患者几乎没有症状或因症状轻微而被忽视,所以早期诊断困难。约 10% 的患者因胆道感染出现发热,严重者可伴有腹痛与寒战。随着 HCC 病变的进展,患者逐渐出现阻塞性黄疸症状,晚期肿瘤溃破出现胆道出血可伴有黑粪,粪便隐血试验阳性,甚至出现贫血。进行性黄疸、皮肤瘙痒、体重下降和腹痛是 HCC 具有一定特征性的临床症状。

1. **黄疸**　大部分肝门部胆管癌患者因黄疸而就诊,黄疸为进行性、无痛且多伴随皮肤瘙痒、白陶土样粪便和尿黄,可见于 90%~98% 的患者。然而当胆道不完全梗阻(肝左管或肝右管梗阻),或梗阻发生在肝段胆管时,早期多不会出现黄疸。肝段胆管梗阻可能在较长时间内不被发现,导致同侧肝叶萎缩而没有显性黄疸。随着肿瘤在胆管内浸润范围的逐渐扩大和胆管管腔的逐渐狭窄,最终出现黄疸,且黄疸呈持续性加重。部分患者(9%~14%)因右肝迷走肝管或左、右副肝管存在,当肿瘤阻塞肝总管时,可通过上述途径引流胆汁,直至肿瘤发展到中晚期才出现黄疸,因此贻误诊治。少数患者黄疸可呈波动性,可能与合并胆管炎有关,当并发胆管炎时黄疸加深,经抗炎治疗后黄疸可减轻。此外,乳头状肝门部胆管癌由于肿瘤坏死碎片可从瘤体脱落,使原已梗阻的胆道得以再通,黄疸亦可随之减轻,甚至暂时消退。当肝管汇合部的活动性瘤体造成球阀效应时,也可引起黄疸程度的波动。一般而言,Bismuth Ⅰ型、Ⅱ型、Ⅳ型早期就可出现阻塞性黄疸;Ⅲ型肝门部胆管癌由于肿瘤来源于一侧肝管,早期可不出现黄疸,直至肿瘤蔓延至肝总管或双侧肝管时才出现黄疸。

2. **皮肤瘙痒**　由于血内胆红素含量升高,刺激皮肤末梢神经而引起皮肤瘙痒。出现在黄疸之前,也可出现于黄疸之后。可伴随其他症状,如心动过缓、出血倾向、精神萎靡、头痛、乏力,以及脂肪泻、腹胀、食欲下降等消化道症状。

3. 腹痛　上腹不适、胀痛常被视为 HCC 的预警症状。腹痛开始出现时，多位于右上腹或剑突下，常表现为隐痛不适，也可能出现胀痛和绞痛，并向腰背部放射，这可能与肿瘤引起胆管部分阻塞，胆道内压力增高，以及与肿瘤侵及胆管周围神经有关。肝门部胆管自主神经丰富，且易受肿瘤组织侵犯，即使肿瘤较小也常受累。

（二）体征

HCC 患者可能有黄疸（90%）、肝大（25%~40%）、右上腹肿块（10%）或发热（2%~14%）体征。皮肤与巩膜黄染是体格检查中最突出的体征，严重时可见皮肤多处抓痕和表皮脱落。查体时可发现肝大、质硬、边缘钝，通常为对称性肝大。如果病变仅造成一侧胆管的梗阻，则可能出现对侧肝大、同侧肝萎缩。由于肝门部胆管癌造成胆道梗阻的部位在肝门部，所以体检时胆囊常不可触及。本病早期无脾大，但病程发展至晚期，随着胆汁性肝硬化的出现患者可出现脾大、脾功能亢进。罕见情况下，HCC 患者也可能存在副肿瘤综合征有关的皮肤表现，如 Sweet 综合征、迟发性皮肤卟啉病、黑棘皮病和多形红斑。

（三）实验室检查

HCC 患者实验室检查的结果与患者病程的早晚、肿瘤梗阻的部位、梗阻的程度，以及与胆道梗阻所造成的肝、肾功能损害的程度相关。早期梗阻不完全的病例，可不出现肝功能的明显改变，血间接胆红素、直接胆红素可不增高，但肝酶常有增高，GPT、ALK、r-GT 等增高。随着病程的进展，胆道梗阻加重，间接胆红素、直接胆红素显著增高或呈进行性增高，肝功能进行性损害，肝酶也进一步增高，可出现低蛋白血症、贫血和低钾血症、低钠血症等水、电解质与酸碱平衡失调，并影响患者的肾功能。

HCC 患者血清中的肿瘤标记物 CA12-5、CA19-9、CEA 等可增高，对诊断有指导意义。但 CA19-9 和 CEA 也可在其他恶性肿瘤中升高，包括胃癌、结直肠癌、胰腺癌、肺癌和妇科肿瘤。在一些良性情况下，如胆管炎、胆总管结石和良性胆道狭窄，CA19-9 也可能升高。研究表明，CA19-9>100U/ml 时，对诊断 HCC 的敏感度为 53%，对肝脏非恶性疾病和良性胆道狭窄患者的真阴性率分别为 76% 和 92%。联合应用 CEA 和 CA19-9 可提高 HCC 的诊断水平。在原发性硬化性胆管炎患者中，若 CEA>5.2ng/ml 同时 CA19-9>180U/ml 对 HCC 的诊断敏感度达 100%，特异度为 78.4%。

（四）影像学检查

由于肝门部胆管癌的位置通常较深，总体上肿瘤的体积相对较小，仅凭临床症状和普通的体格检查很难进行确诊。因此，影像学诊断对本病的确诊尤为重要，常用方法包括超声、CT、MRI/磁共振胰胆管成像（magnetic resonance cholangiopancreatography，MRCP）和正电子发射体层成像（positron emission tomography，PET）。此外，经内镜逆行胆胰管成像（endoscopic retrograde cholangiopancreatography，ERCP）、经皮穿刺肝胆道成像（percutaneous transhepatic cholangiography，PTC）虽然是侵入性的有创检查，但因其在胆汁引流、病理活检方面有独特的优势，也成为了 HCC 临床诊断和减黄的重要手段。

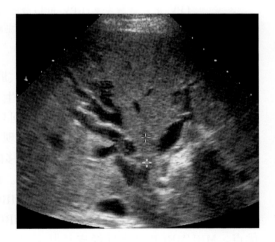

图 9-1　超声提示为 Bismuth-Corlett Ⅱ型肝门部胆管癌

超声检查显示肝管汇合处有肿块，肝内胆管扩张。肝右管（RHD）和肝左管（LHD）均不受肿瘤影响，门静脉（PV）壁完整。

1. 超声（经腹、内镜、腔内）　B 超扫描以无创伤、可重复、操作简单及费用较低而成为阻塞性黄疸的首选检查方法。当超声检查发现肝门部存在沿胆道扩散的低回声团块（低回声或不均匀增强回声，后方不伴有声影），并导致上游的胆管扩张，胆囊空虚、对称性或不对称性肝大（图 9-1）时，可高度怀疑为 HCC。超声检查还可以发现一些其他间接的征象，包括胆管畸形、胆管梗阻或肝门部血管受侵情况。B 超还可以探查肝内有无转移病灶，是否合并肝硬化、腹水，门静脉有无阻塞，是否有脾大，以及腹腔淋巴结有无转移等。目前彩色多普勒超声还可探查肿瘤的血供及探查肝门部肿瘤与邻近门静脉和肝动脉的关系,对于术前判断胆管癌尤其是肝门部胆管癌患者根治切除的可能性具有重要价值。HCC 在超声内镜检查下可显示为胆管壁和/或其周围组织的圆形或梭形低回声肿块。超声内镜检查诊断的灵敏度与 ERCP 相似,而在确定小肿瘤时灵敏度则大于腹部超声和 CT。经皮穿刺或经内镜途径的腔内超声在临床中应用并不普遍,但与超声内镜检查相比,它对探查近端胆道以及对病变的诊断和分期具有更多的优势,效果更好。

2. CT   CT 扫描不受肥胖、肠道气体和操作者的主观因素影响,可以提供胆管梗阻部位,肿瘤沿胆管轴侵犯范围,有无血管侵犯、肝叶萎缩、淋巴结和远处转移等信息。典型的 HCC 在 CT 上可表现为胆管内的高密度影、局部黏膜增厚或肝门部胆管闭塞伴肝内胆管扩张(图 9-2)。CT 诊断肝门部胆管癌的敏感度为 90%~100%,准确度为 92.3%~95%。一侧的肝叶萎缩一般伴有对侧肝叶代偿性增生,这种情况表明 HCC 侵犯门静脉分支造成了同侧的肝叶萎缩,对侧的肝脏代偿性增生造成肝叶增大。CT 诊断淋巴结转移的敏感度和特异度分别为 35%~63% 和 75%~95%。CT 还可用于判断有无远处转移,如肝内转移和腹膜转移,但对于诊断 1cm 以下转移病灶的敏感度目前较低。

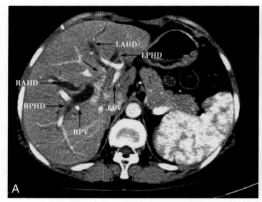
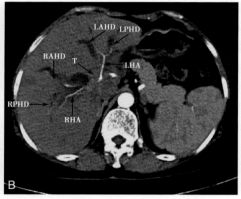

图 9-2   典型的肝门部胆管癌 CT 影像

A. 门静脉期:肿瘤呈冲刷状。肝门静脉右支(RPV)明显狭窄(箭头所示),表明血管被肿瘤侵犯;
B. 肝动脉期:肝管汇合处有一个对比增强肿块(T),肝右管被肿瘤侵入,直至右前叶肝管(RAHD)和右后叶肝管(RPHD)汇合处。肝左管(LHD)保持完整(A 和 B)。肝右动脉(RHA)的部分壁不清楚(箭头所示),表明血管被肿瘤侵犯。
LPV. 肝门静脉左支;RPV. 肝门静脉右支;LAHD. 左前叶肝管;LPHD. 左后叶肝管;RAHD. 右前叶肝管;RPHD. 右后叶肝管;LHA. 肝左动脉;RHA. 肝右动脉。

3. MRI/MRCP   主要表现为肝总管、肝左管、肝右管起始部胆管壁不规则增厚、狭窄、中断或腔内充盈缺损;肝门软组织肿块,向腔内或腔外生长,边界欠清晰,T_1 加权呈相对低信号,T_2 加权呈相对高信号;肿瘤上方肝管呈软藤状扩张,肿瘤下方胆总管正常,并可显示胆囊管和胰管情况。如有肝门部淋巴结转移,MRI 表现为肝门部肿块,而 MRCP 表现为肝左管、肝右管受压变窄或被破坏;如有肝内转移可见散在低信号影(图 9-3)。MRI 判断淋巴结转移的准确率为 66%,诊断门静脉和肝动脉受侵的敏感度分别为 78% 和 91%,特异度分别为 65% 和 93%。此外,MRCP 还可提供整个胆管树系统的二维或三维图像,可用于准确判断肿瘤侵犯胆管的长轴面。MRCP 诊断肝门部胆管癌中胆管受侵程度的准确率为 71%~96%。与 PTC 和 ERCP 等直接造影方法相比,MRCP 拥有类似的准确率,且有无创、简便和无并发胆管炎风险等优点。MRI/MRCP 可指导经皮经肝穿刺胆道引流和胆管内支架放置的位置,更重要的是,MRI/MRCP 还可为 HCC 的可切除性评估和手术规划提供有价值的信息。

4. ERCP 和 PTC   PTC 和 ERCP 是最常用的两项直接胆道造影法,即直接把对比剂注射入胆管系统,可提供清晰的胆管轮廓和准确描述胆管梗阻的位置和范围。胆管紊乱和偏心狭窄结合对应部位的远端胆管扩张提示恶性占位,ERCP/PTC 诊断恶性胆管梗阻的敏感度、特异度及准确度分别为 58%~85%、

70%~75% 和 72%~81%。PTC 比 ERCP 能更准确地显示复杂的肝内胆管系统,能为制订手术方案提供关键信息。对完全胆管梗阻患者,PTC 只能显示近端胆管但不能显示远端胆管。与此相反,ERCP 只能显示远端胆管而不能显示近端胆管,在这种情况下两者均不能准确判断整个胆管的受侵程度。此外,两者均为有创检查,存在并发症风险,如胆漏、胆管炎、出血、胰腺炎和十二指肠穿孔等。随着 CT、MRI、MRCP 和超声技术的普及,PTC 或经皮经肝穿刺胆道引流(percutaneous transhepatic cholangial drainage,PTCD)主要用于治疗性的胆汁引流、收集胆汁进行细胞和分子生物学检查等。

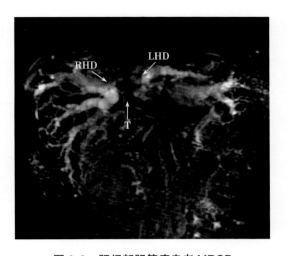

图 9-3　肝门部胆管癌患者 MRCP

肝管(T)交会处完全胆道阻塞,肝右管(RHD)和肝左管(LHD)均完整,该特征提示为Ⅱ型肝门部胆管癌。

(五) 细胞学和组织学诊断

1. 细胞刷检及钳夹活检　通过 ERCP 或 PTC 介导的细胞刷检及钳夹活检是确诊肝门部胆管癌最常用的两种方法。与钳夹活检相比,细胞刷检技术要求低、省时和安全,临床应用也更为广泛。通过 PTC 或 ERCP 在组织标本中找到癌细胞可以确诊为恶性肿瘤,诊断的特异度几乎可达 100%,但灵敏度低,原因可能是细胞在胆汁中变性溶解或肿瘤细胞少且被丰富的结缔组织包埋。细胞刷检及钳夹活检对于恶性胆道狭窄诊断的敏感度分别为 9%~60% 和 43%~81%。对肝门部胆管癌的诊断敏感度分别为 41%~50% 和 53%,而两种方法联合可使诊断敏感度提高到 60%。

2. 超声内镜引导细针穿刺抽吸术(endoscopic ultrasound-guided fine needle aspiration,EUS-FNA) 对于细胞刷检及钳夹活检阴性的患者,EUS-FNA 是用于确诊肝门部胆管癌的另一选择方法。有报道其检出肝门部胆管癌的敏感度和特异度分别为 77%~89% 和 100%。但是其阴性预测值仅为 29%,提示 EUS-FNA 阴性还不能排除肝门部胆管癌可能性。EUS-FNA 局限性还在于对技术要求高,且仅适用有局部肿块的患者,否则敏感度会明显下降。

(六) 诊断

临床上典型的 HCC 多有特征性表现:持续性阻塞性黄疸,肝内胆管扩张,肝大,胆囊不肿大或萎陷,肝外胆管不扩张,肝门部肿块,B 超、CT、ERCP、MRI、PTC 显示肝管分叉部梗阻,凡具有以上典型表现者的诊断并不困难,但多已属中晚期,若能在黄疸出现之前得以确诊,对提高切除治愈率具有积极意义。对于疑似 HCC 患者,可先行超声筛查。对于有阳性结果或不能完全排除者,通常还需进行 CT 或 MRI 检查。对不能行 MRI 的患者可采用多期对比增强 MDCT 扫描,但后者对区域外淋巴结病变的灵敏度有限,即腹主动脉周围淋巴结、腔静脉周围淋巴结或腹腔动脉淋巴结的转移,以及腹膜转移。如果影像学检查和/或组织样本高度提示 HCC,则直接进行肿瘤分期。若诊断仍不明确时,则可能采用有创技术,如 ERCP 联合刷片细胞学检查。条件允许时,可以实施胆管镜检查来评估胆管,或者在影像学检查发现肿块时实施 MRI 引导或 CT 引导下的活检,但存在恶性肿瘤细胞在活检针道中播散的风险。如果诊断仍不明确,对于可切除病变则可能需要手术探查明确,而术中的详细检查才是确定病变性质和侵犯范围的最可靠手段(图 9-4)。

二、鉴别诊断

尽管目前非侵入性和侵入性影像检查大大提高了对阻塞性黄疸患者的诊断和评估,但所有这些技术并不完全能提供明确的诊断。既往没有手术史而出现肝门部胆道狭窄、阻塞性黄疸或生化提示严重胆汁淤积的患者多为 HCC,然而,10%~15% 可能是其他疾病。约有 10% 的患者由于疑似 HCC 而进行手术,但病理检查证实不是肿瘤,或明确为其他肿瘤。HCC 的鉴别诊断包括原发性恶性肿瘤、转移性肿瘤和良性病变。常见的包括胆囊癌、淋巴结转移、Mirizzi 综合征、原发性硬化性胆管炎(primary sclerosing

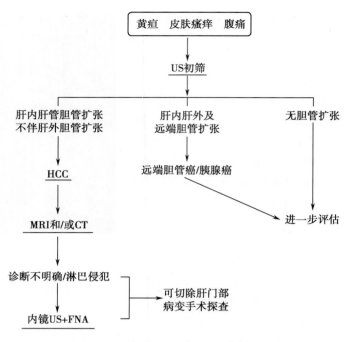

图 9-4　肝门部胆管癌的诊断流程

cholangitis，PSC）。

（一）胆囊癌

胆囊癌早期无特异性症状和体征，常表现为患者已有的胆囊或肝脏疾病，甚至是胃病的临床特点，易于忽视。部分患者是以黄疸为主要症状，黄疸的出现提示肿瘤已侵犯胆管或同时伴有胆总管结石。作为晚期疾病的标志，45% 的胆囊癌患者存在黄疸，但发生黄疸的 HCC 患者超过 90%。由于胆道汇合与胆囊解剖关系密切，通过直接延伸或转移扩散，某些病例的胆囊癌可以直接累及肝门，因此胆囊癌与 HCC 鉴别困难。通常情况下胆囊癌所致的胆道狭窄低于胆管汇合处。影像学上，来自胆囊壁的不规则性增厚向肝Ⅳ段和Ⅴ段浸润，并选择性侵犯门静脉右支起始部；内镜胆道造影显示肝总管梗阻同时伴有胆囊管阻塞，这些影像表现通常都支持胆囊癌的诊断。

（二）原发性硬化性胆管炎

原发性硬化性胆管炎（PSC）是一种可能由自身免疫引起的特发性慢性胆汁淤积性疾病，以胆管周围炎症为特征，导致肝内和肝外胆管多灶性狭窄，是较为常见的胆管癌倾向性疾病，PSC 患者的胆管癌发生率为 8%~40%。PSC 可见于任何年龄段，女性少见，平均诊断年龄为 30~40 岁。PSC 患者的临床表现完全不一致，主要取决于病情所处的阶段。有症状的患者可表现为胆汁淤积的症状和体征，包括瘙痒、右上腹痛和体重减轻，查体可见黄疸、肝脾大和脱屑。鉴别良性和恶性狭窄在 PSC 中是一个挑战，特别是在存在局限性胆道狭窄的情况下。肝门部胆管癌是部分 PSC 患者自然病程的最终发展阶段，因此许多症状和体征都是 PSC 所具有的，使得早期鉴别十分困难。PSC 患者若出现快速进展性黄疸、体重下降和腹部不适，应该警惕胆管癌的发生。PSC 患者胆管上皮异性增生可能是胆管癌发生的先兆。此外，研究表明结肠异型增生和溃疡性结肠炎也是 PSC 患者发生胆管癌的危险因素。联合应用 CEA 和 CA19-9 可提高 HCC 的诊断水平。PSC 患者，若 CEA>5.2ng/ml 同时 CA19-9>180U/ml，对于 HCC 诊断的敏感度为 100%，特异度为 78.4%。

（三）Mirizzi 综合征

Mirizzi 综合征是由于胆囊管汇入位置过低或与肝总管伴行过长，位于胆囊管或胆囊颈部的结石压迫胆总管或肝总管导致胆道狭窄引起以胆管炎、阻塞性黄疸为特征的临床综合征。本病发生率占所有胆道手术的 0.3%~3%。大多数 Mirizzi 综合征患者有胆囊结石病史，有反复发作的胆绞痛及黄疸，并发胆管炎的患者可有典型的腹痛、黄疸、高热寒战三联征；多数患者有轻度黄疸或黄疸史，也可无黄疸。实验室检查肝功能异常，B超表现萎缩性胆囊、"三管征"或ERCP、MRCP上见到胆囊管过长或胆囊管与肝总管并行，"反C征"要高度怀疑Mirizzi综合征。胆总管阻塞导致的慢性反复发作的胆管炎和胆道狭窄与管壁浸润型HCC相似。

（四）转移性疾病（淋巴结转移）

肝脏或肝门部发生转移是恶性肿瘤死亡最常见的原因，特别是来源于胃肠道的恶性肿瘤。肝脏是结直肠癌最容易转移的器官，也是多数情况下唯一被侵袭的器官，多达35%的结直肠癌患者在原发灶手术时已发生肝转移，8%~25%的患者在术后发生肝转移。肝门部淋巴结在受侵后可比正常增大数倍，直径常超过原发病灶而造成阻塞性黄疸。因此，若有恶性肿瘤病史、胆汁淤积和肝门部占位时除考虑肝门部胆管癌外尚需与肝门部转移性淋巴结相鉴别。

（五）原发性肝癌（肝细胞癌/胆管细胞性肝癌）

肝门部肝细胞癌尤其是靠近肝门的大肝癌，因其生长部位与周围结构特殊的解剖关系，病变常累及肝管，出现肝门被肿瘤挤压移位，甚至浸润，其临床表现有异于其他部位肝癌。肝内胆管扩张，扩张的肝内胆管在肝门部截断，断面规则；肝门部胆管受肿瘤压迫伴邻近肝内占位、肝门部淋巴结肿大等是肝门部肝癌影像表现的特征。同时，肝门部肝细胞癌并发症多，可较早出现静脉癌栓。两者在生物学特性、治疗方式、预后等方面差异显著，准确鉴别有着重要的临床价值。

肝内胆管癌与HCC在组织病理学上常很难区分，但二者在症状与肿瘤的进行性生长方面差别明显。肝内胆管癌由于起源于肝胆管末梢端，以包块为主。少有黄疸，除非含有结石并累及肝门部，可表现肝胆管炎症状，如畏寒、发热或黄疸，一旦出现表明已近中晚期，其与肝内胆管癌局部及区域扩散方式有关。周围浸润型肝内胆管癌可沿肝内胆管扩散，侵犯肝门，此时与HCC鉴别困难。

（李敬东）

第二节　肝门部胆管癌可切除性评估

根治性切除是肝门部胆管癌患者获得长期生存的唯一有效治疗方法。文献报道根治性切除患者的中位生存期显著高于未切除或姑息性切除的患者。对于无法根治性切除的患者，姑息性手术与胆道穿刺外引流或支架内引流的疗效相当，而姑息性手术的并发症发生率高于PTCD外引流和支架内引流。因此，对肝门部胆管癌进行准确的可切除性评估不仅对选择合理的治疗方式有指导价值，而且可以有效避免因行不必要的手术探查或根治性手术而导致的病死率增加。

一、术前评估方法

（一）术前全身状况

由于肝门部胆管癌手术操作复杂、时间长、创伤大，所以术前对患者进行全身评估以确定能否耐受手术是保证手术成功的基础。全身状况评估包括患者的心脏、肺、肝、肾等重要脏器的功能及代偿能力、营养状态，尤其对于高龄、长期卧床、糖尿病及存在慢性疾病等高危人群，术前精确评估全身状况对于预测围手术期风险、指导围手术期管理十分重要。在日本常用的评估系统包括术前风险评分（preoperative risk score，PRS）、手术应激评分（surgical stress score，SSS）和综合风险评分（comprehensive risk score，CRS）。通过生理功能与手术应激评分系统进行术前评估可以准确地判断患者的全身状况、围手术期并发症和死亡发生的风险，为术前决定是否手术、确定手术范围和手术时机提供依据。

（二）肝功能及肝储备功能情况

血清肝脏酶学检查是最常用的明确肝功能的检测方法，可以反映肝细胞的完整性或是否存在胆汁淤积。血清白蛋白、前白蛋白及凝血酶原时间与肝实质的功能相关，但是对判别肝脏疾病的性质无特异性。Child-Pugh肝功能分级标准常用于对肝硬化患者的肝储备功能进行量化评估，但对于非肝硬化的肝门部胆管癌肝功能评估价值不大。吲哚菁绿（indocyanine green，ICG）清除试验是目前国内外学者公认的动态反映肝脏储备功能的经典且较敏感的方法,特别是无创 ICG 清除试验,创伤小、经济、方便、快捷、实用。但吲哚菁绿的清除受胆汁排泄的影响,阻塞性黄疸造成的高胆红素血症及炎症反应都可以引起吲哚菁绿滞留,因此,临床上也不能单纯依靠 ICG 来决定是否手术及切除肝脏的体积,应用吲哚菁绿滞留试验来判断肝功能只能作为参考。肝门部胆管癌患者常常受胆管梗阻引起的高胆红素血症的影响,往往需要结合多种方法进行综合评估,同时也可以借鉴肝癌肝脏切除术前肝脏储备功能评估的方法。

（三）术前影像学评估

术前影像学评估是肝门部胆管癌分型分期的主要依据,也是进行可切除性评估的基本方法。应用影像学方法评判肿瘤的部位、大小,是否侵犯肝动脉和门静脉,有无淋巴结转移和远处转移等,可以对肿瘤进行分型分期,为可切除性评估提供很大帮助。

1. **B超**   HCC 在超声上表现为肝内胆管的扩张。由于 HCC 多为浸润型,超声往往低估胆管受累的范围。多普勒超声更有助于评价肿瘤侵犯门静脉和肝实质,文献报道显示门静脉受侵的灵敏度为86%~93%,但对判断肝动脉侵犯、淋巴结转移和肝转移的灵敏度较低。B超通常只作为初步筛选的检查方法(图 9-5)。

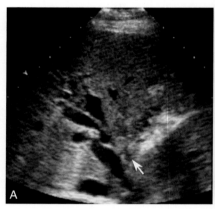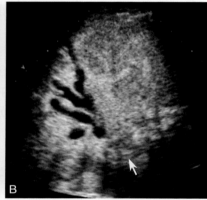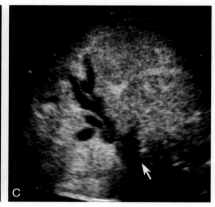

图 9-5   肝门部胆管癌的超声影像

A. 常规超声显示病灶(箭头)为等回声,门静脉浸润消失的回声界面形成门静脉壁;B. 病灶(箭头)在超声造影动脉期呈非均匀强化;C. 病灶(箭头)在超声造影门静脉期呈低增强。

2. **CT检查**   CT 检查分辨率较高,可以获得肿瘤的范围、门静脉及肝动脉侵犯情况、肝脏的萎缩程度及进行肝脏容积分析。多排螺旋 CT(multi-detector row computed tomography,MDCT)能进行亚毫米薄层扫描,且能获得多期扫描图像,加之功能强大的工作站的应用,可对肝门周围血管进行三维成像,对血管受侵的显示率高,是肝门部胆管癌术前诊断的有效影像检查技术。MDCT 观察局部侵犯、肝叶萎缩、门静脉侵犯、局部淋巴结转移和远处转移具有较高的分辨率。据报道,MDCT 预测肝门部胆管癌可切除与否的准确率为85.7%,对肿瘤分型判断的准确率为96.4%。通过对增强 CT 的三维重建及虚拟肝脏切除手术,可更为精准安全地施行复杂的肝脏大部分切除术,最大限度地减少术后肝功能障碍的发生(图 9-6)。

3. **MRI和MRCP**   MRI 和 MRCP 检查可以得到高质量的胆道图像,同时其具有无辐射、多参数成像、软组织分辨率高等特点,平扫结合 MRCP 能够完整显示胆道系统,能判断胆管受累情况及肝内、外胆管的继发改变,并了解肿瘤的动态血供特点,还能准确评估肝门部胆管癌的大小、分型、侵犯范围及血管壁的狭窄,以及瘤栓形成情况。结合横断面和冠状面增强扫描影像,可清晰显示肝门区肿块的形态、大小、边界及邻近组织受侵情况,参照受侵管壁各期信号或密度的改变,能较准确测量病变管壁的厚度和长度,有利于评价胆管受侵的程度。MRCP 能够多方位、立体地显示胆胰管管腔的形态,清楚显示梗阻部位和狭窄胆管长度。Valls 等通过研究得出,MRCP 对于判断肝门胆管 Bismuth-Corlette 分型的准确度可达到 80%。MDCT 对肿瘤范围、门静脉和肝动脉的侵犯判断较准确,而 MRI 对肝门部胆管癌侵犯胆管的长度显示较好。因此推荐 MRI 联合应用 MDCT,能够进一步提高评估准确性(图 9-7)。

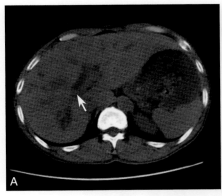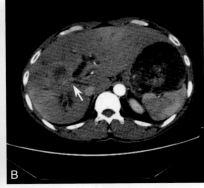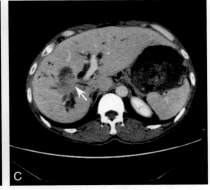

图 9-6 肝门部胆管癌的 CT 影像

A. CT 平扫显示病灶(箭头)为稍低密度;B. 动脉期显示病灶(箭头)为不均匀强化;C. 静脉期显示病灶(箭头)为延迟强化表现。

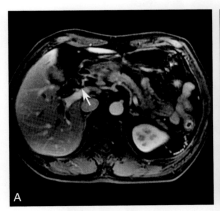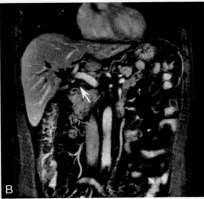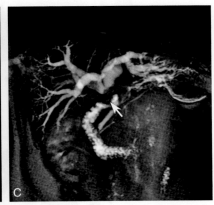

图 9-7 肝门部胆管癌的 MRCP

A. MRI 显示病灶(箭头)主要侵犯肝左、右管汇合部及肝右管;B. 冠状位显示病灶(箭头)大小、部位及与周围管道系统的位置关系;C. MRCP 显示病灶(箭头)部位。

4. **ERCP 和 PTCD** 现在 PTCD 或 ERCP 应用的主要目的是治疗,即胆管引流减黄或控制胆管感染,或作为不能手术患者的姑息性治疗手段(图 9-8)。

5. **正电子发射计算机体层显像仪**(positron emission tomography and computed tomography,PET/CT) PET/CT 对于胰腺癌、结直肠癌等恶性肿瘤的术前分期、淋巴结转移和远处转移的评估已经被证实有较高的临床价值,但是对其在肝门部胆管癌中的研究较少。现主要用于肝门部病变定性诊断不十分明确,以及需要了解肿瘤的淋巴结转移和远处转移的情况,其缺点是诊断特异性较差,假阳性率高。

6. **三维可视化立体评估系统** 三维重建模型将肝动脉、门静脉、胆管以立体树状方式进行展现,可以自由放大、360°旋转,从多角度、多层次观察肝内外血管、胆管分布情况,有利于早期发现变异血管、胆管,并可对影响手术的关键血管进行进

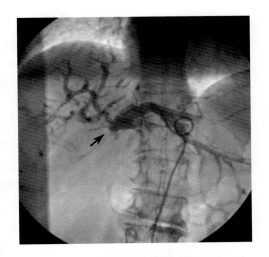

图 9-8 PTC 显示病灶(箭头),分型Ⅲa型

一步研究,最大限度地减少了术中不必要的血管、胆管损伤,保护残肝结构的完整性,减少术中出血及术后胆漏的发生。同时,三维模型可以提供对病灶的更精确定位,以及肝动脉及门静脉受累情况,评估肿瘤

的可切除性,并定量分析肿瘤体积和肝段体积,甚至每条静脉分支血管所灌注区域的体积。临床上,将二维图像与三维图像相结合,不仅能够提高对肝门部胆管癌术前评估的准确性,有利于提高手术的安全性,还能避免手术的盲目性,从而降低手术风险(图 9-9)。

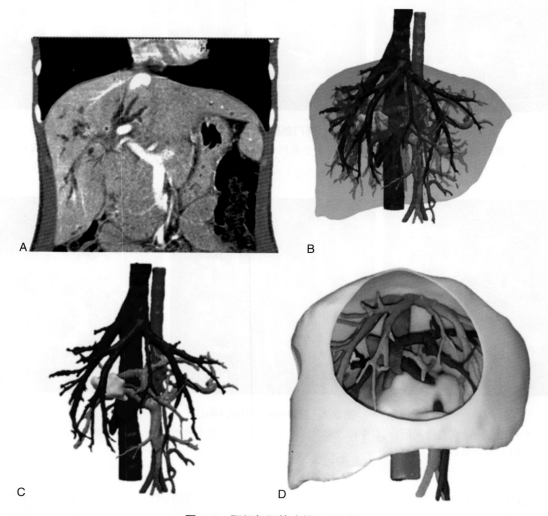

图 9-9　肝门部胆管癌的三维影像

A. CT 显示肿瘤侵犯门静脉右支;B. 通过 CT 断层扫描进行三维重建;C. 三维重建显示肿瘤大小、部位及与周围血管的关系;D. 3D 打印显示病变肝脏模型。

(四)肿瘤分期与分型

结合术前影像等资料对肿瘤进行分型和分期,肿瘤分型和分期的意义首先在于可以指导治疗方案,判断是否采取手术治疗及手术的具体方式和难度。其次,不同分型和分期还可以作为判断患者预后的依据。理想的 HCC 分型和分期系统,应该既简单易懂能够被广泛推广使用,又能准确无误地反映其解剖特点,全面评估肿瘤范围、血管及其他脏器受累情况,为判断肿瘤可切除性提供指导并为术式选择提供依据。

二、术前评估内容

(一)胆管侵犯程度的评估

胆管侵犯长度是进行可切除性评估的首要内容,MRCP 较 MDCT 往往更有优势,能够更加清晰、直观地显示胆管的形态变化和梗阻部位。肝门部胆管癌黏膜下浸润多于黏膜浸润。高分辨率薄层 CT 扫描可准确显示 77.8%~87.0% 的肝门部胆管癌黏膜下浸润。另外,对于胆管壁增厚及管壁内小乳头状瘤改变,常规的影像学检查效果往往欠佳。应用胆管内超声检查能准确判断切除的平面和范围。与 MDCT 检查相比,MRCP 在判断肝门部胆管癌水平方向上侵犯胆管的长度方面具有更直观、更准确及更清晰的优点。

(二)血管受侵范围的评估

术前影像学手段明确肝动脉、门静脉和肝静脉的受累部位、范围及血管走行和汇合方式的变异,以评估血管切除重建的必要性和可行性。当门静脉切除长度达 5cm 以上时,常需移植血管重建门静脉。如肿瘤全程包绕浸润门静脉主干至双侧二级分支,则认为肿瘤不可切除。

(三)阻塞性黄疸

HCC 引发黄疸可导致肝肾损害及免疫、凝血功能障碍,对创伤的耐受力降低,从而增加术后并发症发生率。因此术前胆道引流就显得尤为重要,但不恰当胆道引流不仅可引起局部炎症反应而增加手术难度,严重者还可并发出血、胆汁性腹膜炎、胰腺炎等导致丧失手术机会,所以应严格把握术前胆道引流的指征。目前的观点认为有如下情况应术前减黄:胆红素水平较高且拟行较大范围肝叶切除术,预计残留肝体积小于 40%,尤其需要进行门静脉栓塞者,合并胆管炎者,PT 明显延长者,有明显的营养不良或低蛋白血症,且估计通过减黄有机会手术者。胆道引流技术主要包括 PTCD 和内镜下鼻胆管引流两种方法。

(四)肝叶萎缩情况

长时间的一侧胆管或门静脉闭塞会导致该侧肝叶萎缩,相应的对侧肝叶体积代偿性增大,为肝门部胆管癌根治性术中的肝切除增加便利条件。肝叶萎缩对决定肝门部胆管癌的可切除性有重要意义,若单侧肝叶萎缩,且肿瘤侵犯对侧三级肝管以上或对侧门静脉,表明肿瘤不可切除。

(五)淋巴结转移及远处转移评估

肝十二指肠韧带以外的转移仍被视为无法切除。PET/CT 虽然显现出对胆管癌的高灵敏度,但由于其价格昂贵,且胆管炎时容易出现假阳性结果,故未能在临床上获得普遍应用;而对于腹主动脉周围淋巴结转移、腹膜转移或远处转移,PET/CT 仍具有一定的诊断参考价值。目前,所有的术前影像学检查还不能准确地诊断出淋巴结受侵犯的范围,大多数淋巴结转移及远处转移仍需要术中切除活检才能确诊。

三、术中腹腔镜探查评估

对于术前无法通过影像学资料判定有无淋巴结转移的肝门部胆管癌患者行根治性手术前,积极选择腹腔镜探查具有较高的临床必要性。腹腔镜探查致力于探查有无腹膜种植转移、肝转移、远处转移及淋巴结转移。Ruys 等指出,在所有行腹腔镜探查进行分期的肝门部胆管癌患者中,腹腔镜探查可使 14% 的患者避免不必要的开腹手术。

四、小结

HCC 由于其肿瘤位置特殊,易侵犯肝脏及周围重要的血管,因此在术前及术中应充分结合多种方法对肿瘤的位置、大小、分期及侵袭范围和远处转移进行精确评估;除此以外,术者的经验、团队技术的实力、麻醉的配合水平、ICU 的综合条件等,也是评估 HCC 能否手术切除的重要条件,是制订手术方案和判断预后的基础。

(李敬东)

第三节 不同分型与分期系统

肝门部胆管癌分型与分期系统较多,目前尚没有一种分型或分期方法可以很好地预测肝门部胆管癌的预后并指导手术和治疗方案的选择。

一、Bismuth-Corlette 分型

Bismuth-Corlette 分型主要是针对肝门部胆管癌,于 1975 年首次提出,并在 1992 年再次修改,是目前临床肝门部胆管癌较常用的分型方法,主要分成 4 型(表 9-1),为术前制订手术范围与方案提供依据。但是 Bismuth 分型没有将一些其他因素如血管浸润和淋巴结转移考虑在内,因此对肿瘤可切除性和预后评估的意义不大。

表 9-1　Bismuth-Corlette 分型

分型	标准
Ⅰ 型	肿瘤位于肝总管,肝左、右管汇合处未侵犯
Ⅱ 型	肿瘤侵犯肝左、右管汇合处并扩散至肝左、右管
Ⅲa 型	肿瘤位于肝左、右管汇合处,并侵犯右肝二级胆管
Ⅲb 型	肿瘤位于肝左、右管汇合处,并侵犯左肝二级胆管
Ⅳ 型	肿瘤位于肝左、右管汇合处,并侵犯双侧二级胆管

Bismuth-Corlette 分型具有分型简单方便的优点。目前的普遍观点均认为手术切缘应距肿瘤至少 1cm,以确保切缘阴性。Ⅰ 型和 Ⅱ 型肝门部胆管癌可行肝管、胆总管大部切除+肝十二指肠韧带淋巴结清扫+肝总管空肠 Roux-en-Y 吻合术;Ⅲa 型和 Ⅲb 型肝门部胆管癌在 Ⅰ 型手术基础上加行左肝或右肝叶或尾状叶切除,可能需行肝门部胆管成形以顺利与空肠做吻合;Ⅳ 型肝门部胆管癌在 Ⅰ 型手术基础上+左右肝部分切除(左右一级肝管切除)或+尾状叶切除,肝门部胆管成形与空肠 Roux-en-Y 吻合,部分需加做门静脉或肝固有动脉部分切除+重建术。另外,近年来,肝移植治疗肝门部胆管癌的技术日益成熟,也成为治疗肝门部胆管癌的一种选择。

二、UICC/AJCC 的 TNM 分期

TNM 分期是由 UICC 和 AJCC 发布的一种国际通用的肿瘤分期系统,目前最新版为第 8 版,于 2018 年 1 月 1 日起在全球应用。其中对肝门部胆管癌的原发肿瘤(primary tumor,T)、区域淋巴结(regional lymph nodes,N)、远处转移(metastasis,M)情况做了详细说明,其在治疗方案选择、评估患者预后等方面较其他分期方法有着较为突出的优势。2010 年正式应用的第 7 版 TNM 分期首次将肝门部胆管癌和远端胆管癌的分期区分开来,随着临床实践经验的积累及新证据的出现,第 8 版 TNM 分期在第 7 版的基础上有着 5 处更新:①扩展的原位癌(T_{is})的定义,将胆管高级别上皮内瘤变(BilIn-3)定义为原位癌。②双侧二级胆管浸润(即 Bismuth-Corlette Ⅳ 型)不再划分为 T_4 期。③T_4 期肿瘤分期由 ⅣA 期改为 ⅢB 期。④区域淋巴结(N)分组改为根据阳性淋巴结数目分为 N_1 和 N_2,N_1 阳性淋巴结数 1~3 枚,N_2 阳性淋巴结数 ≥4 枚。⑤N_1 期的肿瘤分期由 ⅢB 期改为 ⅢC 期,N_2 期的肿瘤分期定为 ⅣA 期。上述 5 点除第一点外,其余四点证据等级均为 Ⅱ 级(表 9-2)。

表 9-2　UICC/AJCC 第 7 版及第 8 版肝门部胆管癌 TNM 分期比较

第 7 版	第 8 版
原发肿瘤(T)	原发肿瘤(T)
T_{is}:原位癌	T_{is}:原位癌/高级别上皮内瘤变
T_1:肿瘤局限于胆管,可达肌层或纤维组织	T_1:肿瘤局限于胆管,可达肌层或纤维组织
T_{2a}:肿瘤超出胆管壁侵及周围脂肪组织	T_{2a}:肿瘤超出胆管壁侵及周围脂肪组织
T_{2b}:肿瘤侵及邻近肝实质	T_{2b}:肿瘤侵及邻近肝实质
T_3:肿瘤侵及门静脉或肝动脉的一侧分支	T_3:肿瘤侵及门静脉或肝动脉的一侧分支
T_4:肿瘤侵及门静脉主干或其双侧分支;或肝总动脉;或双侧二级胆管;或一侧的二级胆管肿瘤侵及对侧的门静脉或肝动脉	T_4:肿瘤侵及门静脉主干或其双侧分支;或肝总动脉;或双侧二级胆管;或一侧的二级胆管肿瘤侵及对侧的门静脉或肝动脉

续表

第 7 版	第 8 版
区域淋巴结（N）	区域淋巴结（N）
N_0：无区域淋巴结转移	N_0：无区域淋巴结转移
N_1：转移至沿胆囊管、胆总管、肝动脉、门静脉分布的淋巴结	N_1：1~3 枚区域淋巴结转移
N_2：转移至主动脉旁、腔静脉旁、肠系膜上动脉和/或腹腔动脉干周围淋巴结	N_2：≥4 枚区域淋巴结转移
远处转移（M）	远处转移（M）
M_0：无远处转移	M_0：无远处脏器转移
M_1：有远处转移	M_1：有远处脏器转移
分期	分期
0 期：$T_{is}N_0M_0$	0 期：$T_{is}N_0M_0$
Ⅰ期：$T_1N_0M_0$	Ⅰ期：$T_1N_0M_0$
Ⅱ期：$T_{2a\sim b}N_0M_0$	Ⅱ期：$T_{2a\sim b}N_0M_0$
Ⅲ$_A$ 期：$T_3N_0M_0$	Ⅲ$_A$ 期：$T_3N_0M_0$
Ⅲ$_B$ 期：$T_{1\sim3}N_1M_0$	Ⅲ$_B$ 期：$T_4N_0M_0$
Ⅳ$_A$ 期：$T_4N_{0\sim1}M_0$	Ⅲ$_C$ 期：任意 TN_1M_0
Ⅳ$_B$ 期：任意 TN_2M_0	Ⅳ$_A$ 期：任意 TN_2M_0
Ⅳ$_B$ 期：任意 T 任意 NM_1	Ⅳ$_B$ 期：任意 T 任意 NM_1

三、JSBS 分期

　　JSBS（Japanese Society of Biliary Surgery）分期是由日本胆道外科协会提出的类似于 TNM 法的分期系统，主要参数也是基于解剖和病理结果，分析肿瘤局部浸润范围（T）（表 9-3）、淋巴结转移（N）和远处转移（M）的情况。

表 9-3　JSBS T 分期

T 分期	浆膜	肝脏浸润	胰腺浸润	门静脉侵犯	肝动脉侵犯
T_1	黏膜或纤维肌层	$Hinf_0$	$Panc_0$	PV_0	A_0
T_2	浆膜下层	$Hinf_{1a}$	$Panc_{1a}$	PV_0	A_0
T_3	浆膜外	$Hinf_{1b}$	$Panc_{1b}$	PV_0	A_0
T_4	任意	$Hinf_{2,3}$	$Panc_{2,3}$	$PV_{1\sim3}$	$A_{1\sim3}$

　　Hinf（0：无侵犯；1a：侵犯超过纤维肌层但未侵及实质；1b：<5mm；2：5~20mm；3：>20mm）；Panc（0：无侵犯；1a：侵犯超过纤维肌层但未侵及实质；1b：<5mm；2：5~20mm；3：>20mm）；PV（0：无侵犯；1：侵犯外膜；2：侵犯中膜；3：侵犯内膜伴狭窄或梗阻）；A（0：无侵犯；1：侵犯外膜；2：侵犯中膜；3：侵犯内膜伴狭窄或梗阻）。

　　JSBS 将肝门部胆管癌的淋巴结分为 3 站，肝十二指肠韧带淋巴结为第 1 站（N_1），包括胆道旁（12b）、门静脉后（12p）和肝固有动脉旁（12a）；胰腺后（13a）和肝总动脉旁（8）淋巴结属于第二站（N_2）；腹主动脉旁（16）、腹腔干（9）、肠系膜（14）和胰腺前（17）、胰腺后下（13b）淋巴结属于第三站（N_3）（表 9-4）。

　　JSBS 的 M 分期需考虑肝（H）、腹腔（P）和其他远处脏器（M）的转移：其中 H 分期包括 H_0：无肝转移；H_1：单侧叶转移；H_2：双侧叶转移，P 分期包括 P_1：邻近肝管的转移；P_2：少量的远处转移；P_3：广泛的远处转移，M 转移定义为除了肝脏和腹腔外的其他脏器转移，最后根据 H、P、M 评分，H_0P_0M-相当于 M_0，而其他的 $H_{1\sim3}$、$P_{1\sim3}$ 或 $M+$相当于 M_1（表 9-5）。

表 9-4 JSBS N 分期

分组	位置	分期	分组	位置	分期
1	贲门右	可选的	12p2	门静脉下	N_1
2	贲门左	可选的	12b1	胆管上	N_1
3	胃小弯	可选的	12b2	胆管下	N_1
4	胃大弯	可选的	12c	胆囊管	N_1
5	幽门上	可选的	13a	胰腺后上	N_2
6	幽门下	可选的	13b	胰腺后下	N_3
7	胃左动脉	可选的	14a	肠系膜上动脉	N_3
8a	肝动脉前	N_2	14b	胰十二指肠下动脉	N_3
8p	肝动脉后	N_2	14c	结肠中动脉起始部	N_3
9	腹腔干	N_3	14d	第一空肠支	N_3
10	脾门	可选的	15	中结肠动脉	可选的
11	脾动脉	可选的	16a1,b2	腹主动脉旁上、下	N_3
12h	肝门	N_1	16a2,b1	腹主动脉旁中	N_3
12a1	肝动脉上	N_1	17a	胰腺上前	N_3
12a2	肝动脉下	N_1	17b	胰腺下前	N_3
12p1	门静脉上	N_1	18	胰腺下	可选的

表 9-5 JSBS TNM 分期

	M_0				M_1
	pN_0	pN_1	pN_2	pN_3	
pT_1	I	II			IVb
pT_2	II		III	IVa	
pT_3			IVa		
pT_4	IVa				

四、MSKCC 分期

纪念斯隆-凯特琳癌症中心（Memorial Sloan-Kettering Cancer Center，MSKCC，位于纽约，美国三大癌症研究机构之一）于 1998 年提出 MSKCC 分期系统（表 9-6），并在 2001 年做了进一步修改。MSKCC 提出一种基于影像学检查的分期方法，其参数主要是：①肿瘤位置与沿胆管壁侵犯范围；②有无门静脉侵犯；③有无肝叶萎缩。

表 9-6 MSKCC 分期系统

T 分期	标准
T_1	肿瘤侵犯胆管汇合部和/或单侧二级胆管侵犯
T_2	肿瘤侵犯胆管汇合部伴单侧二级胆管侵犯，并且同侧门静脉或肝叶萎缩
T_3	肿瘤侵犯胆管汇合部，并且双侧二级胆管侵犯，或单侧二级胆管侵犯伴对侧门静脉侵犯，或单侧二级胆管侵犯伴对侧肝萎缩，或门静脉主干侵犯

MSKCC 的分期参数三项指标中，肿瘤位置与沿胆管壁侵犯范围的评价方法与 Bismuth 分型基本类似；门静脉侵犯主要是指肿瘤直接接触门静脉并且使门静脉受肿瘤压迫而扭曲或狭窄、门静脉被肿瘤包围、

门静脉闭塞;肝叶萎缩的特征是肝叶整体血供不足且伴有集中而扩张的胆管。

五、Gazzaniga 分期

Gazzaniga 分期(表 9-7)最早由 Gazzaniga 在 1985 年提出,是第一个考虑了胆管和血管受侵犯程度的分期系统。通过术前影像学检查,对肿瘤胆管浸润深度和沿胆管扩展范围、门静脉和肝动脉受侵犯情况进行评估,将肝门部胆管癌分成了有不同预后意义的四个期。

表 9-7　Gazzaniga 分期

T 分期	标准
Ⅰ期	肿瘤仅为胆管腔内扩散,近端到胆管汇合部扩散的距离大于 2cm
Ⅱ期	肿瘤腔内扩散的情况与Ⅰ期类似或伴有一侧的叶间胆管和/或段间胆管分支的侵犯,且伴有单侧叶的门静脉侵犯
Ⅲ期	肿瘤向腔内和腔外扩散,近端扩展到右侧或左侧的血管蒂,且侵犯到对侧血管蒂中的一个结构
Ⅳ期	肿瘤的近端浸润到单侧或双侧的叶间胆管,且伴有双侧门静脉的浸润或梗阻,并扩散到肝叶或段的分支

六、国际胆管癌工作组分期

国际胆管癌工作组分期(表 9-8)由 Deoliveira 等在 2011 年提出,是一个纳入了肿瘤大小、形态、胆管受累范围、门静脉侵犯、肝动脉侵犯、残余肝体积、肝脏基础疾病、淋巴结转移、远处转移等因素的肝门部胆管癌分期系统。

表 9-8　Deoliveira 分期系统

标签	部位	描述
胆管(B)[†]		
B_1		肿瘤位于肝总管,肝左、右管汇合处未侵犯
B_2		肿瘤侵犯肝左、右管汇合处并扩散至肝左、右管
B_3	R	肿瘤位于肝左、右管汇合处,并侵犯右肝二级胆管
B_3	L	肿瘤位于肝左、右管汇合处,并侵犯左肝二级胆管
B_4		肿瘤位于肝左、右管汇合处,并侵犯双侧二级胆管
肿瘤大小(T)		
T_1		<1cm
T_2		1~3cm
T_3		≥3cm
肿瘤形态(F)		
硬化型		
肿块型		
混合型		
息肉型		
门静脉侵犯>180°(PV)		
PV_0		无门静脉侵犯
PV_1		肿瘤侵犯门静脉主干,门静脉左右支汇合处未侵犯
PV_2		肿瘤侵犯门静脉左右支汇合处
PV_3	R	肿瘤侵犯门静脉右支主干及其二级分支
PV_3	L	肿瘤侵犯门静脉左支主干及其二级分支
PV_4		肿瘤侵犯门静脉左右支及双侧二级分支

续表

标签	部位	描述
肝动脉侵犯>180°（HA）		
HA_0		无肝动脉侵犯
HA_1		肿瘤侵犯肝固有动脉
HA_2		肿瘤侵犯肝动脉分支汇合处
HA_3	R	肿瘤侵犯肝右动脉及其二级分支
HA_3	L	肿瘤侵犯肝左动脉及其二级分支
HA_4		肿瘤侵犯肝固有动脉左右支及双侧二级分支
残余肝体积（V）		
V_0		无法评估或无法预见的肝切除
V%		预计参与肝体积占原肝体积的百分数
肝脏疾病		肝硬化、非酒精性脂肪性肝炎、原发性硬化性胆管炎
淋巴结（N）‡		
N_0		无淋巴结转移
N_1		肝门部淋巴结和/或肝动脉淋巴结转移
N_2		腹主动脉旁淋巴结转移
远处转移（M）§		
M_0		无远处转移
M_1		有远处转移（包括肝脏或腹膜转移）

† 基于 Bismuth-Corlette 分型；‡ 基于 JSBS（Japanese Society of Biliary Surgery）分期；§ 基于 UICC/AJCC 的 TNM 分期。

该分期系统参考借鉴了 Bismuth-Corlette 分型、JSBS 分期及 TNM 分期的内容,将多种可能影响肝门部胆管癌预后的因素纳入分期系统,理论上能够对患者进行准确的术前及术后评估,但由于缺乏不同分期下的生存率数据,该分期需要更多的研究进一步验证。

七、Mayo Clinic 分期

Mayo Clinic 分期(表 9-9)是由 Chaiteerakij 等于 2014 年提出的,将肿瘤大小、数量、血管侵犯、淋巴结侵犯、腹膜转移、ECOG 体力评分及 CA19-9 水平纳入分期系统。该分期方法的主要特点是能对所有可手术或无法手术的肝门部胆管癌患者进行分期,并且评估预后情况。

表 9-9　Mayo Clinic 分期

变量	I期	II期	III期	IV期
肿瘤情况	单个肿瘤直径≤3cm	单个肿瘤直径≤3cm	单个肿瘤直径>3cm 或多个肿瘤	NA
血管侵犯	无	有	NA	<1 000
远处转移	无	无	淋巴结转移	腹膜或其他器官转移
ECOG 体力评分	0	1~2	0~2	3~4
CA19-9 水平（U/ml）	<1 000	<1 000	≥1 000	NA

该分期系统的数据可以在术前全部获得,因此是目前唯一一个可以评估手术患者和无法手术患者预后的分期系统。在 413 例患者的验证研究中,该分期方法的 I、II、III、IV 期患者中位生存期分别为 48.6 个月、21.8 个月、8.6 个月和 2.8 个月,具有显著差异。在预后预测一致性分数方面,无论是整个队列,还是肝移植组、手术组、胆管引流组及最佳支持治疗组,其一致性分数均优于第 7 版的 TNM 分期系统。Coelen

等在一个纳入了 600 例肝门部胆管癌患者的回顾性研究中验证了该分期方法,数据表明该分期方法的Ⅰ、Ⅱ、Ⅲ、Ⅳ期患者的中位生存期分别为 33.2 个月、19.7 个月、12.1 个月及 6.0 个月,其预后预测效果稍优于第 7 版的 TNM 分期。

(曹利平)

第四节　根治性切除概论

一、适应证和禁忌证

(一) 适应证

因肝门部胆管癌因肿瘤本身解剖位置接近肝门区门静脉及肝动脉,故术前依靠影像学检查很难精确判断肿瘤分期及可切除性,往往是术中探查后主刀医师才能判断肿瘤是否可根治性切除。另外,依靠影像学也无法在术前精准评判各级胆管是否受肿瘤侵犯,需要术中或术后病理才能证实胆管切缘是否为阴性(不少病例肿瘤侵犯肝段三级胆管仅可依靠术后病理结果提示)。

(二) 禁忌证

1. 全身情况(心肺功能、营养、体力状况等)无法耐受大手术者。
2. 肝硬化或术前总胆红素超过 200μmol/L 未进行减黄处理。
3. 肿瘤侵犯两侧二级胆管。
4. 门静脉近端主干及远端左右分叉处被肿瘤包绕闭塞。
5. 一侧肝叶萎缩合并对侧门静脉分支被肿瘤包绕闭塞。
6. 一侧肝叶萎缩合并对侧肿瘤侵犯二级胆管。
7. 一侧肿瘤侵犯二级胆管合并对侧门静脉分支被肿瘤包绕闭塞。
8. 远处转移(肝内双侧、肺、腹膜、大网膜或超过区域淋巴结范围的淋巴结转移)。

二、根治性切除范围及争议

肝门部胆管癌手术原则和目的是完整切除肿瘤,切除范围包括:①整块肝外胆道切除及肝十二指肠、肝门部血管"骨骼化",广泛清扫十二指肠韧带脂肪纤维组织、神经、淋巴组织,以增加手术切除的彻底性;②附加肝叶切除,必要时切除一侧肝叶(包括尾状叶),以达到 R_0 切除;③区域性淋巴结清扫;④侵犯门静脉、肝动脉时可以考虑联合血管切除重建;⑤肝(胆)肠 Roux-en-Y 吻合。目前主要争议问题有以下方面。

1. **Ⅰ、Ⅱ型是否需要联合肝切除?** 对于Ⅰ型肝门部胆管癌而言,因肿瘤位于肝左、右管分叉及汇合部以下,故理论上根治性手术切除方案首选考虑肝外胆管切除(含胆囊切除)、区域淋巴结清扫及胆道重建,是否需联合切除肝脏组织存在争议。Ⅱ型肝门部胆管癌则需考虑肿瘤侵犯肝实质范围,进行肝脏楔形切除或解剖性肝段切除,也有针对Ⅱ型肝门部胆管癌仅进行肝外胆管切除不联合肝切除的手术方式,但存在争议。

2. **胆管切缘范围?** 肝门部胆管癌沿胆管壁、胆管周围组织纵向扩散是其病理学重要特征之一,胆管癌可以在完整的上皮下向远、近端扩散超过 10mm,影像学检查可能低估肿瘤侵犯的范围。Sakamoto 的研究证实肿瘤阴性切缘大于 5mm 的肝门部胆管癌术后无吻合口复发,因此,一般近端胆管切缘应超过肿瘤边界 5mm。解剖及病理证实,肝门部胆管癌在近端侧黏膜下层仍有纵向侵犯,范围为 0.6~18.8mm,外科医师仅凭肉眼无法判别合适的切缘长度,故需强调术中切缘快速病理分析以保证切缘阴性。理论上,如果切缘术中冷冻切片呈阳性,需要进一步切除胆管,但在实际手术中并非所有切缘阳性患者都适合行再次或多次胆管切除。因为残留肝管可能不足 10mm 供切除,过短的胆管大大增加了胆(肝)肠 Roux-en-Y 吻合的困难程度,明显增加术后胆漏风险,甚至无法完成吻合。文献报道实际操作中,上切端胆管多次切除率为 54%~83%,无法达到在理论上距离肿瘤至少 5mm 的标准切缘。学术界对于术中多次切除胆管尤其是针对上切缘多次切除的实际意义存在争议,一些学者认为多次切除切缘阳性胆管确实可以改善肝门部胆管癌患者预后,建议在技术上可行情况下尽可能切除阳性切缘胆管。另一些学者则认为多次切除胆管对预后影响不大,理由是多次切缘冷冻结果均为阳性这一事实本身提示患者肿瘤分期较晚、肿瘤侵袭性强或跳跃式侵犯胆管,同时多次切除也未必能保证切缘阴性;而一味追求上切缘阴性将增加胆肠吻合的困难,导致术后胆漏并发症发生率升高。肝外胆管下切端保证 10mm 切缘及多次切除胆管的可操作性更高。Otsuka 等研究 74 例术中冷冻切片提示下切缘阳性的肝门部胆管癌患者,发现其中多次切除组(无论采用局部切除或扩大行胰十二指肠切除,无论最终切缘是否达到 R₀ 标准)预后均较未切除组更好,其中行胰十二指肠切除者 10 年生存率达到 67%,局部切除者 5 年生存率为 31%。在患者全身情况允许下,下切缘阳性病例可直接扩大行胰十二指肠切除术,以保证完全切除远端胆管,达到根治目的。

3. 淋巴结清扫范围? 近年来关于肝门部胆管癌淋巴结清扫范围仍存争议,指南也出现了新的变化。在第 7 版 AJCC 肝门部胆管癌分期指南中针对区域淋巴结的定义为:沿胆囊管、胆总管、肝动脉、门静脉分布的淋巴结。而最新第 8 版 AJCC 指南中将肝门部胆管癌区域淋巴结定义为:沿肝门(12h)、胆囊管(12c)、胆总管(12b)、肝动脉(8/12a)、门静脉(12p)及胰十二指肠后方分布(13)的淋巴结,两者存在差异。另外最大的区别在于第 8 版 AJCC 分期中对于淋巴结分期采用的是转移淋巴结数目而不是部位,即无区域淋巴结转移定义为 N₀;1~3 枚区域淋巴结转移定义为 N₁;≥4 枚区域淋巴结转移定义为 N₂。更加明显的区别是在第 7 版分期中被判定为 N₂ 的淋巴结:腹腔干(9)、肠系膜上动脉(14)、腹主动脉旁(16)的淋巴结转移,在第 8 版分期中被直接归入 M₁。其主要依据来自名古屋大学 Aoba 在 2013 年发表的单中心 320 病例回顾性研究结果提示:①淋巴结转移是影响预后的独立因素。②按淋巴结转移数目分期较按转移部位分期更优。③为准确评估淋巴结转移情况,应至少获取 5 枚淋巴结。笔者常规骨骼化清扫肝十二指肠韧带内肝固有动脉、门静脉、胆总管、胆囊管及肝左、右管汇合处淋巴脂肪组织、肝总动脉根部前后淋巴脂肪组织、胰头后部淋巴结及神经丛。以上清扫一般与肝外胆管显露、切除离断及解剖显露肝动脉、门静脉等结构同时完成,这样也符合肿瘤整体切除的理念。笔者清扫淋巴结顺序通常为自下而上、由左及右:首先打开 Kocher 切口,清扫胰头后方、门静脉右侧淋巴脂肪组织,再打开小网膜囊,由胰腺上缘肝总动脉根部清扫,向左可至尾状叶及膈肌脚,向右逐渐沿肝总动脉、肝固有动脉、肝左右动脉清扫淋巴脂肪组织,最终向肝门靠拢,清扫肝左右动脉分叉处淋巴脂肪组织(图 9-10)。在操作中可利用眼睑拉钩充分牵拉显露门静脉与肝动脉间隙,彻底清除肝固有动脉后方至门静脉左侧这一间隙的淋巴脂肪组织及神经。清扫淋巴结时需注意辨识较粗大的淋巴管,结扎防止术后淋巴漏或乳糜漏。另外,肿瘤本身局部侵犯或淋巴转移浸润肝动脉或门静脉血管壁时,可能需切除部分动脉鞘外膜或静脉壁,此时应仔细检查烧灼处理后的血管壁,如发现血管缺损处出现薄弱点或出血,应予 5-0/6-0 Prolene 线缝合修补,防止术后出血或动脉瘤形成。最后强调淋巴结清扫应结合肿瘤生物学行为及全身整体情况。对于全身状况较差的患者,在肿瘤肉眼可见或术中冷冻提示切缘阳性无法保证根治性切除时,避免进行大范围清扫,过于激进的清扫只能增加术后并发症和死亡风险。

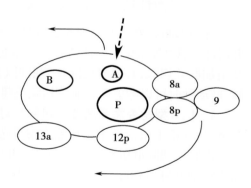

图 9-10　肝十二指肠韧带及肝门淋巴结清扫示意图

B. 肝外胆管;A. 肝动脉;P. 门静脉。

4. 肝(胆)肠吻合方式? 胆道重建是肝门部胆管癌手术中消化道重建的重要环节。对于 I / II 型肝门部胆管癌,胆管近端断端可能肝左、右管独立,甚至存在二级胆管或尾状叶胆管多个胆管开口的情况,对胆管距离较近者,可切除各个胆管间多余肝组织,利用解剖剪刀修整并以 5-0/6-0 PDS II 或薇乔吸收线缝合成形为单一较大开口的胆管(共干吻合),再与空肠进行黏膜对黏膜吻合。距离较远者无法拉拢成形,则分别完成各自胆管黏膜对空肠黏膜吻合。主刀医师不必过于追求拼缝成单一胆管后进行吻合,因为勉强拉拢可能影响胆肠吻合的血供和张力。各自单独吻合方式虽然增加吻合口数量,但却能保证每一个吻合操作顺利和安全。胆肠 Roux-en-Y 为经典吻合方式,具体操作为在完成胆管残端处理后,在屈氏韧带远端 15~20cm

处离断空肠。将残端关闭后的远端空肠于打开结肠系膜右侧穿过(结肠后)上拖至肝门处,行胆肠吻合。笔者胆肠吻合一般采用 4-0/5-0 PDS Ⅱ线进行前后壁连续缝合。主刀医师宜采用医用放大镜,看清每一针距离,以保证胆管黏膜与空肠黏膜的对合。胆肠吻合完成后,可在吻合口前壁利用残余格利森鞘膜/肝圆韧带/胆囊床/肝十二指肠韧带浆膜等组织与空肠浆膜进行间断缝合,以减少肠袢蠕动时的张力。在距离胆肠吻合口约 50cm 处再行空肠空肠端侧吻合。最后检查吻合口血供、张力并排除胆漏(可用小纱布填塞于吻合口前方,2 分钟后取出观察纱布表面是否有黄色胆汁沾染),同时关闭各系膜孔防止内疝形成。

三、疗效评价

肝门部胆管癌患者长期预后普遍不佳,其决定因素有四点:①肿瘤本身性质,位置、分化程度、淋巴管侵犯、神经微血管侵犯、淋巴结及远处转移;②患者是否经过包括经验丰富的肝胆胰外科医师在内的多学科会诊讨论;③手术是否获得 R_0 切除;④术后并发症。

文献报道肝门部胆管癌术后 3 年生存率约 45%(30%~60%),5 年生存率约 30%(15%~40%)。超过 80% 的患者术后 2 年内出现肿瘤复发。手术 R_0 切除率为 50%~90%,淋巴结阳性转移率为 35%。当患者获得 R_0 切除时,其 5 年生存率达到 60%,R_1 切除的 5 年生存率仅 10%,接近于无法手术切除者。仅考虑淋巴结是否转移时,淋巴结阴性者 5 年生存率达到 55%,淋巴结阳性者 5 年生存率为 20%。有文献报道,针对 Bismuth Ⅰ~Ⅱ型肝门部胆管癌,联合肝切除者术后 5 年生存率在 50% 左右,而单纯肝外胆管切除者术后 5 年生存率在 30% 左右。Ikeyama 等研究发现,获得 R_0 切除和非 R_0 切除的 Bismuth Ⅰ~Ⅱ型肝门部胆管癌术后 5 年生存率分别为 44.3% 和 25.0%;在 Bismuth Ⅰ~Ⅱ型肝门部胆管癌中病理学类型为结节型和浸润型人群中,行右半肝切除者和仅行肝外胆管切除者术后 5 年生存率分别为 62.9% 和 23.1%。相对强调肿瘤部位的 Bismuth 分型,R_0 切除更加影响患者预后。2014 年日本名古屋大学 Nagino 教授等发表的 1 352 例多中心回顾性研究结果显示:在多因素分析中 Bismuth Ⅳ型对预后的影响差异无统计学意义,接受 R_0 切除的 N_0M_0 期 Bismuth Ⅳ型患者生存率与 Bismuth Ⅰ~Ⅲ型比较差异无统计学意义。在韩国学者 Kwon 等报道的单中心 378 例肝门部胆管癌回顾性研究中也证实了以上结论。2018 年启用的第 8 版 AJCC 肝门部胆管癌分期系统中将 Bismuth Ⅳ型从不可切除的 T_4 期中剔除,也体现了肝门部胆管癌近年来外科治疗水平的提高。目前学术界主流观点认为超越区域淋巴结范围外的淋巴结转移预后极差,5 年生存率为 0~6%,扩大清扫淋巴结只会增加并发症风险。对于 Bismuth Ⅰ~Ⅱ型肝门部胆管癌患者,因手术切除率相对较Ⅲ~Ⅳ型患者高,预后好,故建议常规行淋巴结清扫。

肝门部胆管癌与手术相关的术后病死率为 2%~15%,西方国家的术后病死率约 10%。随着手术技术和理念的进一步更新,目前术后病死率一般为 1%~3%。有文献认为术后并发症发生率及病死率与手术医师经验及所在医疗机构经验有关,具有独立肝胆胰外科中心的大型医疗机构 R_0 切除率更高、术后并发症发生率及病死率更低。肝门部胆管癌手术后主要并发症为肝衰竭、胆漏、胆道狭窄、感染及血管狭窄。

(陈拥军　彭承宏)

第五节　根治性切除手术方式

根治性切除是肝门部胆管癌(hilar cholangiocarcinoma,HCC)患者获得长期生存的主要治疗方法。然而,肝门部复杂的解剖、肿瘤向周边呈多极化浸润等因素,使得 HCC 根治性切除率低,手术难度大。外科医师在手术决策时,既需要考虑 R_0 切除,又需要预防肝衰竭、胆漏、出血等严重术后并发症。如何做到两者兼顾尤为重要。根据患者自身情况制订个体化的手术方案是提高患者长期生存的关键。

一、肝外胆管切除

(一) 适应证和禁忌证

单纯肝外胆管切除主要适用于:①全身情况,营养状况良好,心、脑、肺等重要脏器无严重基础疾病;②肿瘤分型,主要为 Bismuth-Corlette Ⅰ型或部分Ⅱ型;组织学为乳头型;病灶较局限,无周围门静脉、肝动脉及其分支侵犯;③无转移,无远处脏器、淋巴结转移,无局部淋巴结转移或局部转移的淋巴结局限于肝十二指肠韧带以内。

不满足以上情况即为肝外胆管切除的禁忌证。

(二)手术步骤

1. 患者平卧位,取反 L 形切口。

2. 探查,包括腹腔探查及肝脏探查。首先注意网膜、肠系膜及腹腔其他脏器有无转移结节;观察肝脏颜色、大小,是否萎缩,有无可疑转移灶。如无以上征象,可进行肝门部肿瘤探查。

3. 显露肝门,轻轻触诊肿瘤,评估其位置、质地、沿胆管浸润程度、与周围脏器血管的关系、有无局部淋巴结肿大等。

4. 进一步解剖肝门,更直观评估肿瘤及其与周边的关系。若肿瘤局限于肝总管、无周围脏器血管累及、无局部淋巴结肿大或部分肿大淋巴结处于肝十二指肠韧带内,行肝外胆管切除合并肝十二指肠韧带淋巴结清扫即可。

5. 游离胆囊,并离断结扎胆囊动脉。于十二指肠上缘离断胆总管,远端胆管切缘常规术中送快速病理以明确切缘是否阴性,用可吸收缝线关闭远端胆管残端。向前及向头侧牵拉离断的近端胆总管,将其与门静脉分离,直达肝左、右管汇合处。再从肝总动脉开始,至肝固有动脉一直往上清扫肝动脉旁及门静脉旁淋巴结缔组织,充分显露肝动脉及后方门静脉,实现血管骨骼化。

6. 距离肿瘤约 1cm 处离断近端胆管,切除肿瘤、胆管及其周围淋巴结缔组织;近端切缘同样术中送快速病理以确保切缘阴性。

7. 若近端胆管离断于胆管汇合部以下,可直接行肝管空肠 Roux-en-Y 吻合;若汇合部平面以上,可行肝左、右管成形术,形成一个开口,再行肝管空肠 Roux-en-Y 吻合(图 9-11)。

8. 止血、清洗腹腔后,于胆肠吻合口上、下各放置一根硅胶引流管。逐层关腹。

(三)疗效评价

Ikeyama 等回顾性分析了 54 例 I 型和 II 型 HCC 患者手术方式和生存之间的相关性,其结果表明:排除淋巴结远处转移和腹腔播散后,乳头型 HCC 患者

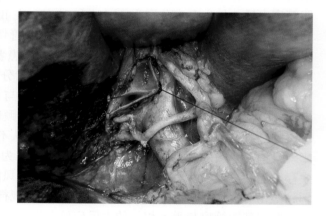

图 9-11   肝外胆管切除术

行肝外胆管切除或合并肝段切除均可获得良好效果,5 年生存率可达 62.5%。Kondo 等前瞻性研究报告:单纯肝外胆管切除的 I 型或 II 型患者效果不佳,其预后较右半肝切除的 III 型或 IV 型 HCC 患者差。究其原因,可能是该研究未对 I 型或 II 型 HCC 组织类型进行探讨。乳头型本身占 HCC 的比例较低,仅 4%~5%,其研究中所囊括的 I 型或 II 型 HCC 患者可能多为结节型和浸润型 HCC,肝外胆管切除并未真正达到 R_0 切除。

肿瘤浸润胆管的程度及周围血管的累及程度等也是影响手术方式的重要因素。Otani 也提到,I 型或 II 型乳头型 HCC 行肝外胆管切除的前提是临床分期在 T_2 期以下,即肿瘤未突破胆管壁全层,无肝动脉、门静脉及其分支的累及,R_0 切除率可达 100%。困难之处在于如何术前、术中精确评估。若术前 CT 显示肿瘤与门静脉、肝动脉之间的脂肪/低密度层面消失,或术中若发现血管壁局部呈灰白色、质硬,表明肿瘤突破胆管并侵犯血管,是单纯肝外胆管切除的禁忌。此外,术中近、远端胆管切缘活检是必不可少的步骤,切缘阳性的 HCC 患者需进一步扩大切除范围。

总之,肝外胆管切除只有严格把握适应证,才能达到理想治疗效果。

二、半肝切除联合尾状叶切除

(一)适应证和禁忌证

联合半肝及全尾状叶切除是进展期 HCC 最常见的手术方式,其主要适用于:①全身情况:体能状况

良好,心、脑、肺等重要脏器无严重疾病,肝功能 Child-Pugh 评分为 A 级,或初为 B 级经术前干预转为 A 级。②肿瘤:a. Bismuth-Corlette Ⅱ、Ⅲ 型,或部分Ⅳ型肿瘤无门静脉主干、肝总动脉累及,或累及患侧血管分支或分叉,但健侧血管分支有足够的距离和主干重建;b. 肿瘤主体与保留侧胆管切离极限点(即 P 点、U 点)尚有距离且可获得阴性胆管切缘。③残留肝体积大于 40%。④无远处淋巴结转移。

半肝切除术禁忌证:①营养状况差;合并心、脑、肺等重要脏器的严重基础疾病;肝功能 Child-Pugh 评分 B 级以下;②肿瘤累及双侧胆管二级分支以上,超过双侧胆管的离断极限点或无法获得保留侧胆管切缘阴性;肿瘤累及双侧肝动脉和/或门静脉二级分支以上且无法切除重建者,包括肝固有动脉至双侧肝动脉二级分支和/或门静脉主干至双侧二级分支受累;患侧肝萎缩,健侧血管累及二级分支以上无法重建者(左肝萎缩伴肝固有动脉至右前、右后分支和/或门静脉右支及右前、右后分支受累);③残留肝体积小于30%;④伴远处淋巴结转移。

(二)手术步骤

1. 体位及切口　患者平卧位,取反 L 形切口。

2. 探查　包括腹腔探查及肝脏探查。首先注意网膜、肠系膜及腹腔其他脏器有无转移结节;观察肝脏颜色、大小,保留侧肝脏是否萎缩,有无可疑转移灶。

3. 清扫淋巴结　打开 Kocher 切口,首先取腹主动脉旁(16 组)淋巴结进行活检,若为阴性,可行根治性切除术;若为阳性,需与家属沟通,执意行切除术者,则需要清扫腹腔干根部和肠系膜上动脉之间的腹主动脉旁淋巴结。随后,结扎右侧胃十二指肠动、静脉显露胰头。清扫肝固有动脉及肝动脉旁淋巴结后将动脉悬吊,进而清扫胰头后方淋巴结。于胰腺上缘离断胆总管,远端胆管切缘送术中冷冻快速活检。进一步清扫门静脉后方淋巴结,向头腹侧牵拉离断的胆总管,逐步将其与门静脉分离,实现肝门部血管骨骼化。

4. 依据肿瘤具体情况进行切除

(1) Bismuth-Corlette Ⅱ 型、Ⅲa 型,部分Ⅳ型肿瘤主体偏右,且肝左管近端可获得阴性切缘患者,则采取右半肝联合全尾状叶切除。①肝周游离:离断肝圆韧带、镰状韧带、右侧冠状韧带及三角韧带后,将肝脏向左翻转,从尾侧到头侧逐一进行分离、缝扎肝短静脉,直至肝右、肝中、肝左静脉根部;充分游离尾状叶。②肝实质离断:结扎肝右动脉、门静脉右支,根据肝脏表面的缺血线及结合肝脏表面解剖标志确定肝切线。采用超声外科吸引系统(cusa excel ultrasonic surgical aspirator system,CUSA)或血管钳钳夹法等方法于肝中静脉右侧进行肝实质的离断;一一分离结扎肝脏内细小分支管道;至肝门处,离断肝右动脉和门静脉右支,于近端行双重结扎或缝扎。将远端胆管向右侧牵拉,充分显露左侧肝门板,距离肿瘤大于 1cm处离断肝左管,切缘送快速活检。再将左侧尾状叶与左外叶分离以达到完整的右半肝联合全尾状叶切除。③血管的处理:观察门静脉、肝动脉右支是否受累(图 9-12)。若均无受累,直接离断结扎肝右动脉、离断缝扎门静脉右支根部;若受累,则根据累及的程度范围进行相应的血管切除重建;肝右静脉的根部可用血管切割闭合器离断(图 9-13)。

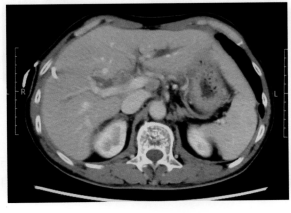

图 9-12　HCC 累及门静脉右支

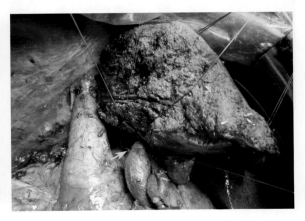

图 9-13　右半肝联合尾状叶切除、门静脉切除重建

（2）Bismuth-Corlette Ⅲ b 型、Ⅳ 型肿瘤主体偏左且肝右管可获得阴性切缘,则采取左半肝联合全尾状叶切除（图 9-14）。

1）离断肝圆韧带、镰状韧带、左侧冠状韧带及三角韧带后,将肝脏向右翻转,显露肝短静脉,从尾侧到头侧逐一进行分离、结扎、缝扎,直至肝右、肝中、肝左静脉根部。

2）肝实质离断:结扎并离断肝左动脉、门静脉左支,于近端行双重结扎或缝扎。根据肝脏表面的缺血线并结合肝脏表面解剖标志及术中超声确定切肝平面。采用 CUSA 或血管钳钳夹法等方法于肝中静脉左侧进行左半肝肝实质的离断;一一分离结扎肝脏细小分支管道。将远端胆管向左侧牵拉,充分显露右侧肝门板,距离肿瘤约 1cm 处离断肝右管,近端切缘送快速活检。再离断右侧尾状叶肝实质（图 9-15）。

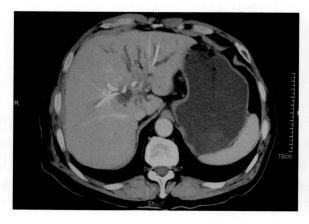

图 9-14   HCC 累及肝左管

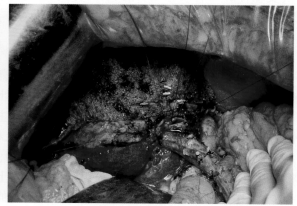

图 9-15   左半肝联合尾状叶切除

3）血管的处理:观察门静脉、肝动脉左支是否受累。若均无受累,直接离断结扎肝左动脉、离断缝扎门静脉左支根部即可;若受累,进行相应的血管切除重建;肝左静脉的根部可应用血管切割闭合器处理。

4）门静脉切除重建:门静脉切除重建多见于 Ⅳ 型肿瘤累及门静脉右支及分叉处,或门静脉左支（图 9-16）。重建的方式取决于门静脉切除的范围,如果切除长度为 2~3cm,可行主干和左支端端吻合;超过这个范围,则需要采取自体血管搭桥或人造血管搭桥（图 9-17）。

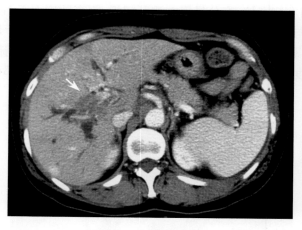

图 9-16   门静脉侵犯

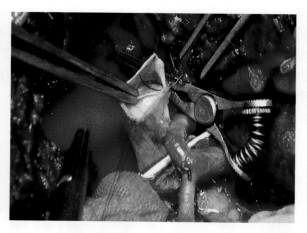

图 9-17   门静脉重建

5）肝动脉切除重建:肝右动脉位于肝总管后方,受累及的风险较大（图 9-18）。如果肿瘤侵犯肝右动脉,吻合口预计无张力无扭曲,可切除受累动脉行端端吻合（图 9-19）;如果吻合口张力较大,可考虑自体血管搭桥。

6）胆肠吻合:将近端胆管残端与 40~50cm 长的空肠袢行肝管空肠 Roux-en-Y 吻合;采用黏膜对黏膜

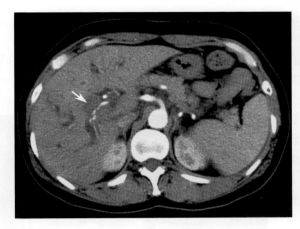
图 9-18　肝动脉侵犯

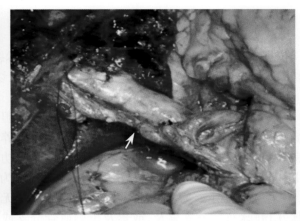
图 9-19　肝动脉重建

吻合,采用 5-0 的 PDS 可吸收缝线连续吻合,如胆管开口足够大,无须胆管支架,如果胆管开口小于 5mm,可放置 3mm 的内支架防止胆道狭窄。也可以采用后壁连续缝合、前壁间断缝合,由术者经验来决定。

7）止血、清洗腹腔;于胆肠吻合口上、下各放置一根硅胶引流管;关腹。

（三）疗效评价

尾状叶胆管主要起源于肝管左右分叉后方,极易受肿瘤累及。尾状叶胆管的残留是导致肝外胆管切除术后切缘阳性的主要原因之一。因此,联合全尾状叶切除已基本达成共识,合并尾状叶切除改善了阴性切缘患者术后的长期生存。Bismuth-Corlette Ⅱ 型的 HCC 患者手术方式尚存争议。名古屋医学中心给出建议:Ⅱ型肝门部胆管癌患者的手术选择应由术前胆道造影的结果及胆管癌的组织学特征来决定,Ⅱ型乳头状 HCC 伴或不伴半肝切除均是合适的;考虑到肝总管后方伴行肝右动脉,Ⅱ型结节型和浸润型的 HCC 首选右半肝联合全尾状叶切除。对于 Bismuth-Corlette Ⅲ、Ⅳ 型 HCC 患者而言,Kondo 等认为,半肝合并全尾状叶切除的预后优于部分局部切除的 Ⅰ、Ⅱ 型患者,且右半肝合并尾状叶切除的效果比左半肝联合尾状叶切除、单独尾状叶切除好。这主要由于肝左、右管汇合部位于肝门的右侧,右肝切除能够将汇合部及其周围组织整块切除。名古屋大学 34 年单中心经验表明,半肝及以上的大范围肝切除的应用是其中心 HCC 手术患者预后逐步改善的重要原因之一。他们认为,精确评估组织学阴性切缘非常困难,很多限量肝切除术（如肝外胆管切除、肝中叶切除）虽然经组织学确认为 R₀ 切除,其实质可能仍为 R₁ 切除,最终结局与 R₁ 切除接近。而半肝及以上的大范围肝切除可提升 R₀ 切除,进而改善患者远期生存。

进展期 HCC 多伴有血管累及。联合门静脉切除重建显著提高 HCC 根治性切除率,短期内未显著增加患者的病死率但明显延长患者长期生存。国际多中心研究表明,51 例根治性切除合并门静脉切除重建的 HCC 患者,其术后 5 年生存率与无门静脉侵犯的 HCC 患者相近,提示门静脉切除重建改善了晚期 HCC 患者预后。得益于活体肝移植技术对肝胆外科的推动、显微外科技术在肝动脉切除重建中的应用,肝动脉切除重建成功率大大提升。肝动脉切除重建已不再受到明显制约。名古屋医学中心报道,门静脉合并肝动脉切除重建的病例长期生存率与单行门静脉切除重建组相比,差异无统计学意义。需指出的是,血管切除重建的病例较未行血管切除重建的病例,其分型分期更晚。因此,对于特定的患者,血管切除重建能使其明显获益。

HCC 早期即可发生淋巴结转移,淋巴结转移与否与患者生存率直接相关。名古屋医学中心的经验表明,排除远处转移,无局部淋巴结转移患者 5 年生存率可达 60%,明显优于局部淋巴结转移的患者（为 21%）。约翰霍普金斯的多中心研究结果表明无淋巴结转移者与淋巴结转移患者相比,术后 1、3、5 年生存率分别为 80.2% vs. 62.9%、44.8% vs. 25.4%、22.4% vs. 15.4%。对于进展期 HCC,笔者推荐常规清扫局部淋巴结,按照肝总动脉、腹腔干、肝十二指肠韧带、胰腺后方淋巴结的顺序进行。为了准确评估肿瘤分期,AJCC 第 8 版推荐至少清扫 5 枚局部淋巴结。

三、解剖性左、右三区切除

依据布里斯班国际肝脏解剖和肝脏手术切除术统一名称,解剖性左三区切除包括左半肝联合Ⅴ+Ⅷ段切除,即Ⅰ、Ⅱ、Ⅲ、Ⅳ、Ⅴ、Ⅷ段切除,解剖性右三区切除包括Ⅰ、Ⅳ、Ⅴ、Ⅵ、Ⅶ、Ⅷ段切除。

(一)适应证和禁忌证

肝三区切除主要用于半肝切除无法获得阴性胆管切缘的HCC患者,其适应证如下:①全身情况。营养状况良好,心、脑、肺等重要脏器无严重基础疾病,肝功能Child-Pugh评分为A级,或初为B级经术前干预转为A级。②肿瘤。a.主要为Bismuth-CorletteⅣ型,HCC无肝动脉、门静脉及其分支累及,或累及患侧血管分支或分叉,但健侧血管分支有足够的距离和主干重建;b.肿瘤沿胆管浸润,累及健侧二级胆管伴患侧肝脏萎缩,或累及双侧二级胆管无肝脏萎缩。③经门静脉栓塞处理使残留肝体积接近40%。④无远处脏器、淋巴结转移(图9-20)。

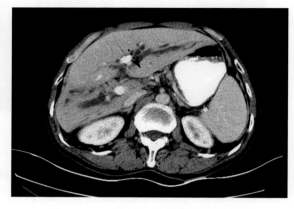

图9-20   术前CT示右三区切除范围

肝三区切除手术禁忌:①营养状况差,合并心、脑、肺等重要脏器的严重基础疾病;肝功能Child-Pugh评分B级以下;②肿瘤累及双侧胆管二级分支以上,超过双侧胆管的切离极限点或无法获得保留侧胆管切缘阴性;肿瘤累及双侧肝动脉和/或门静脉二级分支以上且无法切除重建者,包括肝固有动脉至双侧肝动脉二级分支和/或门静脉主干至双侧二级分支受累;患侧肝萎缩,健侧血管累及二级分支以上无法重建者(左肝萎缩伴肝固有动脉至右前、右后分支和/或门静脉右支及右前、右后分支受累);③残留肝体积≤30%;④伴远处淋巴结转移。

(二)手术步骤(以右三区切除为例)

1. 体位及切口   患者平卧位,取反L形切口。

2. 探查   包括腹腔探查及肝脏探查。首先注意网膜、肠系膜及腹腔其他脏器有无转移结节。观察肝脏颜色、大小,保留侧肝脏是否萎缩,有无可疑转移灶。

3. 清扫淋巴结   打开Kocher切口,首先取腹主动脉旁(16组)淋巴结进行活检,若为阴性,可行根治性切除术;若为阳性,需与家属沟通,执意行切除术者,则需要清扫腹腔干根部和肠系膜上动脉之间的腹主动脉旁淋巴结。随后,结扎右侧胃十二指肠动静脉显露胰头。清扫肝固有动脉及肝动脉旁淋巴结后将动脉悬吊,进而清扫胰头后方淋巴结。于胰腺上缘离断胆总管,远端胆管切缘送术中冷冻快速活检。进一步清扫门静脉后方淋巴结,向头腹侧牵拉离断的胆总管,逐步将其与门静脉分离,实现肝门部血管骨骼化。

4. 肝右三区切除   ①离断肝圆韧带、镰状韧带、右侧冠状韧带及三角韧带后,将肝脏向左翻转,从尾侧到头侧逐一进行分离、缝扎肝短静脉,直至肝右、肝中、肝左静脉根部;充分游离尾状叶。②于肝脏表面镰状韧带处确定切肝平面。肝实质离断过程中,一一结扎分离所有Ⅳ段门静脉分支,进一步分离肝左动脉分支及胆管并进行胆管的离断,保留5mm以上胆管残端进行胆肠吻合。③血管的处理:观察门静脉、肝动脉右支是否受累。若均无受累,直接离断结扎肝右动脉、离断缝扎门静脉右支根部;若受累,则根据累及的程度范围进行相应的血管切除重建;肝中、右静脉可使用血管闭合器进行离断,一般先离断肝中静脉后再进行肝右静脉的分离(图9-21)。

5. 血管切除重建

(1)门静脉切除重建多见于Ⅳ型肿瘤累及门静脉右支及分叉处,或门静脉左支。重建的方式取决于门静脉切除的范围,如果切除长度为2~3cm,可行主干和左支端端吻合;超过这个范围,则需要采取自体血管搭桥或人造血管搭桥(图9-22)。

(2)肝动脉:肝右动脉位于肝总管后方,受累及的风险较大。如果肿瘤侵犯肝右动脉,吻合口预计无张力无扭曲,可切除受累动脉行端端吻合;如果吻合口张力较大,可考虑自体血管搭桥。

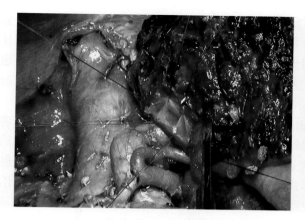

图 9-21 肝右三区切除、行肝左管空肠吻合术

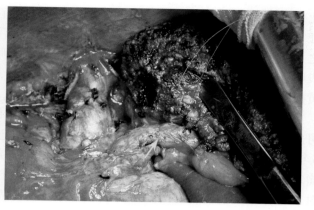

图 9-22 肝右三区切除、门静脉切除重建

6. **胆肠吻合** 将近端胆管残端与 40~50cm 长的空肠祥行肝管空肠 Roux-en-Y 吻合,一般采用 5-0 PDS 可吸收缝线间断或连续缝合。此外,右三区切除肝断面有 2~3 个胆管开口,可通过胆管塑形将其汇合成一个开口后再行胆管重建。如果胆管开口小于 5mm,可放置 3mm 的内支架防止胆道狭窄。

7. **止血、清洗腹腔** 于胆肠吻合口上、下各放置一根硅胶引流管,关腹。

(三) 疗效评价

不同于三区切除在肝细胞肝癌或转移性肝癌治疗中的含义,HCC 患者行肝三区切除明显增加了胆管切缘的长度(较半肝切除,左三区切除可增加约 7mm,右三区切除可增加约 10mm),这对提升 R_0 切除具有重要意义。需注意的是,只有符合以下两个方面,三区切除才能达到延长切缘的效果。①右三区切除需在肝脏左叶间裂左方或正上方进行离断;②左三区切除的前提是右后胆管走行为门静脉上型。名古屋大学的研究结果表明:三区切除与半肝切除患者远期生存比较差异无统计学意义,这并非意味着扩大切除未能改善预后,相反,三区切除使特定的 HCC 患者获益,因这类患者就诊时分期比半肝切除患者更晚期。因此,对于部分左半肝切除能达到切除肿瘤的病例,他们更倾向于采取左三区切除以提高 R_0 切除率。

三区切除使部分晚期 HCC 患者获益的同时,术后并发症发生率及病死率也相应增加。技术层面上,三区切除所需离断的肝脏平面最小,是大范围肝切除中较为简单的术式;而考虑肝功能等因素,三区切除是最具挑战性的术式。左三区切除的体积约占整个肝体积的 65%,右三区切除的体积约占整个肝体积的 75%,对于肝脏代偿功能较差的 HCC 患者而言,三区切除风险极大,其导致的肝衰竭往往难以逆转。术前肝内门脉支栓塞(portal vein-branch embolization,PVE)是预防肝衰竭不可或缺的辅助手段。PVE 可引起患侧肝脏萎缩,健侧肝脏代偿性增生,在降低手术风险及术后并发症发生率的同时,又增加了根治性切除的机会,几乎所有三区切除的患者术前均需要行 PVE(图 9-23)。一般而言,PVE 使残存肝体积增加 35%~40%,接近于左半肝体积(图 9-24)。因而,PVE 术后行三区切除常常能获得相对安全的手术效果。

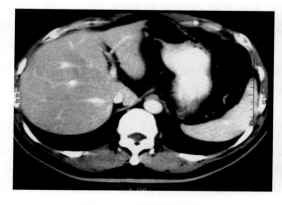

图 9-23 门静脉栓塞前

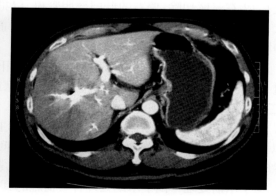

图 9-24 门静脉栓塞后

此外,术前减黄也被认为是降低三区切除术后并发症发生率及病死率的有效干预措施。英国一项研究证实,术前阻塞性黄疸患者行左三区切除术后的术后并发症发生率和病死率分别为87%和20%,相比之下,胆红素正常患者术后并发症发生率及病死率明显减少,为35%和5%。Matsumoto的研究结果也表明,HCC患者行右三区切除术后病死率仅有2.9%,这主要得益于其中心90%以上患者均采取术前减黄措施。

淋巴结转移被认为是HCC患者术后远期生存最敏感预测指标,约58.77%和15.64% IV型HCC患者可出现局部淋巴结转移和远处淋巴结转移。较无淋巴结转移HCC患者,其远期生存明显降低,两组术后5年生存率分别为53% vs. 17.6%和38.6% vs. 0。研究表明,50%以上R$_0$切除的晚期HCC患者会出现肿瘤复发,远处转移是R$_0$切除患者术后最主要的复发形式,最常见的复发部位是腹膜,其次是肝脏。因此,对于晚期HCC患者,提升肝三区切除的疗效不仅要做到R$_0$切除,还需要解决淋巴结转移的难题。Nagino建议对部分术后患者进行辅助性化疗,其研究中,21例伴有淋巴结转移的HCC患者进行了术后化疗,生存时间均超过5年。

综合来看,肝三区切除的应用扩大了晚期HCC患者手术指征。由于增加了阴性胆管切缘,三区切除显著提高了患者R$_0$切除率,而R$_0$切除是延长患者生存的关键。同时,精准的肝功能评估,充分的术前准备如PVE、胆汁引流,选择性应用术后辅助性化疗等措施是确保肝三区切除疗效的重要环节。总之,肝三区切除为部分晚期HCC患者提供了根治性手术的机会,其疗效值得肯定,是晚期HCC患者的优选术式。

四、解剖性三区联合尾状叶切除

(一) 适应证与禁忌证

肝门部胆管癌的三区联合尾状叶切除包含两种术式,一种是切除肝Ⅰ、Ⅱ、Ⅲ、Ⅳ、Ⅴ、Ⅷ段,保留肝Ⅵ、Ⅶ段,称作左三区+全尾状叶切除(以下简称左三区)。另一种是切除肝Ⅰ、Ⅳ、Ⅴ、Ⅵ、Ⅶ、Ⅷ段,保留肝Ⅱ、Ⅲ段,称作右三区+全尾状叶切除(以下简称右三区)。在各类肝切除术中,右三区肝脏切除范围最广,但肝断面最小;左三区肝脏切除范围仅次于右三区,且肝断面最大,因此手术难度最大。肝门部胆管癌需行左、右三区切除的情况,多见于肿瘤浸润胆管双侧均超过二级分支(左内、左外分叉和右前、右后分叉均受累,即Bismuth IV型)。名古屋大学一项纳入216例Bismuth IV型肝门部胆管癌的研究显示:左、右三区切除共占153例(71%)。对475例肝门部胆管癌患者行半肝或三区切除后的标本进行病理研究发现,三区切除的胆管切缘与汇合部之间的距离要明显大于半肝切除,且右三区切除较右半肝切除差异更明显(右三区比较右半肝:25.1mm vs. 14.9mm;左三区比较左半肝:21.3mm vs. 14.1mm)。以上结果表明,三区切除可以比半肝切除获得更长的胆管切缘,从而使Bismuth IV型肝门部胆管癌有望达到根治性切除。由于三区切除需切除大部分肝实质,因此需精准评估预留肝储备功能。除了术前需引流预留侧肝脏外,对于预留肝体积不足的患者,术前需行PVE使预留肝体积增加。

1. 适应证 ①左三区切除:偏左的肝门部胆管癌,侵犯右前叶胆管,但未超越P点。左三区切除的肝实质量与右半肝切除相当,对于预留/全肝体积<40%者,应考虑施行PVE(同侧法,栓塞门静脉左支和右前支)。②右三区切除:偏右的肝门部胆管癌,侵犯左内叶胆管,但未超越U点。右三区切除的肝实质量最大,几乎所有病例均需行PVE(同侧法,栓塞门静脉右支。如技术能力达到,可以同时采用微导管栓塞门静脉左内叶各分支)。

2. 禁忌证 ①病理组织检查确认腹膜种植或肝脏转移或其他远处转移。②肝门部胆管癌向两侧浸润超过P点和U点。③拟保留的肝脏血管受侵闭塞或无法达到满意的切除重建。

(二) 术前评估、规划与围手术期处理

1. 术前评估、规划 肝门部胆管癌的术前评估主要包括病灶评估和手术安全性评估。采用三维可视化模拟手术,有助于理解和把握肝门部各管道的空间关系、有无变异,以及断肝平面的规划。尤其是左三区切除时,需注意肝Ⅵ段和Ⅶ段肝动脉的走行位置,避免损伤。

2. 围手术期处理 围手术期处理各类措施的具体细节可以参考本书有关章节,在此仅简要描述笔者中心的经验。

（1）术前引流：将 ENBD 作为胆管癌术前引流的首选，且仅引流拟保留侧肝脏。因此要求在引流前完成薄层 CT 检查，根据病情评估和手术规划，决定引流肝段。PTBD 和 EBS 可能分别因为窦道种植和胆管炎的缺点，目前已不常规使用。ENBD 的外引流胆汁常规经鼻肠管回输，引流终点是总胆红素降至 50μmol/L 以下。

（2）PVE：笔者目前将预留肝体积/全肝体积<40% 作为 PVE 指征。引流预留部分肝脏后，待总胆红素降至 85μmol/L 以下，即可施行 PVE。采用同侧法（拟栓塞哪一侧肝脏，即穿刺哪一侧的门静脉），于 PVE 术前及术后检测门静脉主干及左、右分支流速。PVE 栓塞后 3 周左右接受手术，手术安全标准为 ICGK-F>0.05。

（3）围手术期感染：围手术期需监测感染情况，尤其是胆汁和腹腔引流液的细菌学检查。笔者在术前常规进行 ENBD 外引流胆汁的细菌学检查（一周一次），术中剪取胆管内的 ENBD 管送导管头培养，术后常规进行腹腔引流液的细菌学检查（术后第 1、3、7 天）。术前无胆管炎和胆汁细菌学阴性者，预防性抗生素采用三代头孢，用至术后 48 小时。术前有胆管炎和胆汁细菌学阳性者，预防性抗生素根据药敏选择，用至术后 48 小时。

（4）术前预康复和术后康复：术前预康复包括体能锻炼和营养支持，笔者一直把术前预康复作为肝门部胆管癌大范围肝切除前的重要处理措施；同时践行加速康复外科的相关理念和措施（术后充分镇痛、早期拔管、早期活动、早期肠内营养等）。近年来有研究显示术前预康复有助于改善肝门部胆管癌患者术前体力及营养指标、缩短术后住院时间。

（三）手术步骤

1. 左三区切除

（1）切口及探查：一般推荐采用上腹部反 L 形切口。可先采用腹腔镜探查肿瘤有无腹、盆腔种植及肝转移。腹部切开后应先打开 Kocher 切口，活检第 16 组淋巴结，并送术中快速病理检查。如病理证实存在肿瘤转移，则不建议行左三区切除。术前影像三维重建肿瘤与胆管关系（图 9-25）。

（2）肝十二指肠韧带廓清和肝门部解剖：分离出肝固有动脉、肝总动脉和胃十二指肠动脉，分别悬吊。为了解剖方便，可以结扎离断胃右动脉。骨骼化肝总动脉，廓清第 8 组及肝总动脉周围的神经丛。打开 Kocher 切口，廓清第 13a 组淋巴结。追踪分离胆总管直至胰腺段内，于近端结扎后切断胆总管。于远端剪取切缘送快速病理，并缝合关闭（如快速病理阳性，可考虑加行 PD）。将切断的胆总管牵向头侧，悬吊肝固有动脉和门静脉，将肝十二指肠韧带内的淋巴神经组织整块掀向头侧，廓清第 12 组淋巴

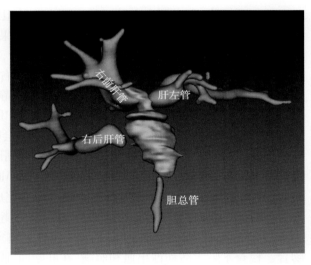

图 9-25　左三区切除，术前影像三维重建显示肿瘤与胆管的关系

结。于根部结扎切断肝左动脉，悬吊肝右动脉并循其进行骨骼化廓清，途中结扎切断胆囊动脉，追踪分离至肝右前和右后动脉分叉。结扎并切断肝右前动脉，分离肝右后动脉直至其入肝处，予悬吊保护。缝扎切断门静脉左支，结扎切断门静脉右支发往尾状叶的数个分支，分离显露出门静脉右前支和右后支。缝扎并切断门静脉右前支，将门静脉右后支悬吊保护。如遇到门静脉或肝动脉需切除重建的情况，一般在这一步仅悬吊出需重建血管的近端和远端。待肝切除结束、切断胆管后再进行血管重建。肝门部解剖完成后，向足侧牵开门静脉右后支，可以显露出右后肝管，即最后的胆道切离点（图 9-26）。如果右后肝管为南绕型（即走行于门静脉前下方），在肝门部解剖的早期即可轻松将其切断，但应缝扎关闭近端胆管开口，以避免术中癌细胞随胆汁溢出播散。

（3）游离肝脏：完全切断左半肝的肝周韧带，切断部分右半肝韧带。从左侧翻起肝脏，结扎切断

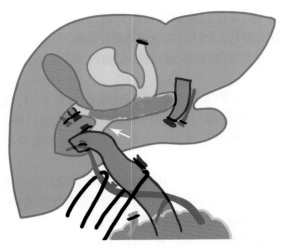

图 9-26 肝门部解剖,显露右后肝管切离点(白色箭头)

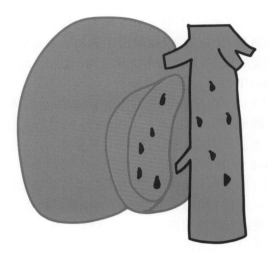

图 9-27 全尾状叶游离,切断肝左、肝中静脉共干,保留右后下静脉

Arantius 管(静脉导管),逐支切断所有肝短静脉,使尾状叶从下腔静脉表面完全游离(图 9-27)。在该步骤中,如遇到肝右后下静脉,一定要予以保留。分离第二肝门,显露出肝中、肝左静脉共干。如果左半肝血流已被完全切断,则可以切断肝中、肝左静脉共干。否则,为了避免肝实质离断过程中渗血,应待肝实质离断后再切断肝中、肝左静脉共干。

(4)肝切除:左半肝和右前区的入肝血流被阻断后,即可以沿肝右前、右后的缺血分界线标记肝切除线,其中脏面的标记线应指向 P 点(图 9-28)。如果术前 PVE 栓塞了门静脉右前支,在肝脏表面也可以看到清晰的右前和右后分界线。肝切除从足侧开始,随着肝断面不断展开,寻找到肝右静脉的分支(熟练使用术中超声会有很大帮助)。循其分支解剖出肝右静脉主干,沿肝右静脉主干左缘继续向头侧展开肝断面,直至肝右静脉根部。再从头侧向足侧沿下腔静脉右缘分离尾状叶和肝右后区之间的肝实质,直至离断肝实质。这一步也可以采用从足侧自尾状叶和肝右后区之间切开肝实质,在肝后悬吊带的指引下,沿下腔静脉右缘离断肝实质,直至头侧尾侧肝断面会师,完成肝实质离断(图 9-29)。在肝实质离断后,切断右后肝管,整块移除左三区标本(图 9-30)。右后肝管切缘送快速病理检查,确认切缘阴性。在切断右后肝管时,注意不要损伤可能出现在切断点附近的Ⅶ段肝动脉。如果是需要血管切除重建的情况,在切断胆管、移除标本后,即可以在显露良好的视野下完成血管吻合操作。如果是门静脉、肝动脉双重建,应先吻合门静脉、后吻合肝动脉。吻合结束,应以术中超声检查并确认血流通畅。

(5)吻合:采用胆管空肠 Roux-en-Y 吻合。将空肠断端自横结肠系膜无血管区上提,行胆管空肠端侧吻合。检查术野无活动性出血和胆漏,在肝断面、胆肠吻合口附近放置引流管,缝合腹部切口结束手术。

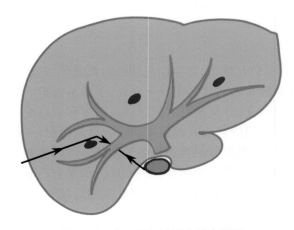

图 9-28 左三区切除肝实质离断面

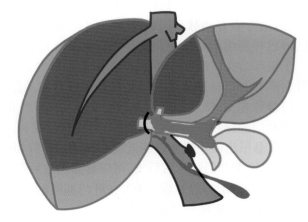

图 9-29 肝实质离断完成后,切断右后肝管(黑线)

2. 右三区切除

（1）切口及探查：同左三区切除。术前影像三维重建肿瘤与胆管的关系（图 9-31）。

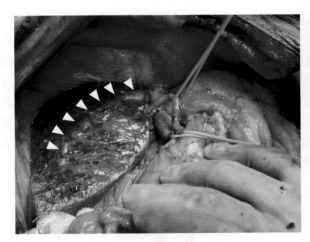

图 9-30　左三区切除后术野

白色箭头示肝右静脉；红色悬吊肝动脉；蓝色悬吊门静脉。

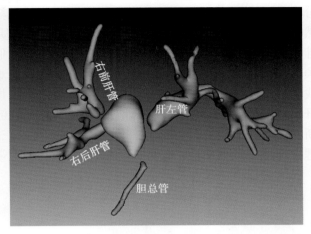

图 9-31　右三区切除，术前影像三维重建显示肿瘤与胆管的关系

（2）肝十二指肠韧带廓清和肝门部解剖：肝十二指肠韧带廓清同左三区切除。肝门部解剖时，于根部结扎切断肝右动脉和肝中动脉（如果存在）。悬吊肝左动脉并循其进行骨骼化廓清，追踪分离至其入肝处（大多位于门静脉矢状部左缘，少数位于右缘），并将其悬吊保护。缝扎切断门静脉右支，结扎切断门静脉左支发往尾状叶的数个分支，分离显露出门静脉左支横部，并将其悬吊保护（图 9-32）。如遇到门静脉或肝动脉需切除重建的情况，由于门静脉左支和肝左动脉均较表浅，一般在这一步就可以进行切除重建。吻合结束后，应以术中超声检查并确认血流通畅。

（3）游离肝脏：完全切断右半肝的肝周韧带，切断部分左半肝韧带。保留部分左肝韧带可以避免术后左外叶意外翻转。在这一步要特别注意肝胃韧带内是否有异位的肝左动脉，如有则应该保留。从右侧翻起肝脏，游离出肝右静脉，并将其切断。继续沿下腔静脉表面向左侧分离，逐支切断所有肝短静脉，拉钩掀起左外叶，结扎切断 Arantius 管（静脉导管）。至此尾状叶从下腔静脉表面完全游离（图 9-33）。在掀起右半肝、切断肝短静脉的过程中，不能长时间使左肝处于受压和扭转状态，否则可能使左肝缺血。术中

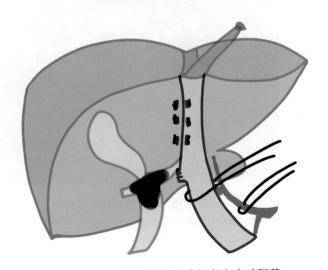

图 9-32　肝门部解剖，逐支切断左内叶肝蒂

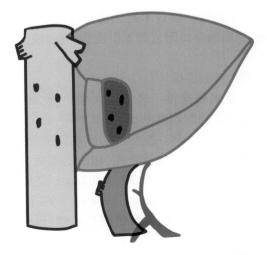

图 9-33　全尾状叶游离，切断肝右静脉，保留肝左、肝中静脉共干

应注意观察左肝的颜色,分离肝短静脉的操作可以间歇进行。

（4）肝切除:一般右三区肝断面会选择在镰状韧带和门静脉矢状部的右缘,但应注意从这个位置进行肝实质离断不是解剖学意义上的右三区切除。后者需紧贴门静脉矢状部操作,逐支切断矢状部发往左内的分支,将矢状部从脐静脉板上游离下来,直至分别游离出由浅入深排列着的左外叶门静脉、肝动脉和胆管。然后沿镰状韧带左缘指向矢状部左缘垂直离断肝实质,这样才是解剖学意义上的右三区切除。如此,左外叶胆管切缘可以向左再前进5mm以上,对于 B₄ 受侵犯的病例,可以获得更理想的阴性切缘,从而改善长期预后(图9-34)。右三区切除肝断面很小,肝实质离断难度不大。需要注意的有两点:第一,术前和术中应寻找和辨认可能出现的脐裂静脉(汇入肝中、肝左静脉共干,或汇入肝左静脉),如果存在,应予保留;第二,在肝实质离断尾声、切断肝中静脉前,应在切断点试阻断,观察肝左静脉回流是否有影响,确认安全后才能切断。在离断肝实质后,切断左外叶肝管,整块移除右三区标本(图9-35、图9-36)。左外叶肝管切缘送快速病理检查,确认切缘阴性。在切断左外叶肝管时,注意不要损伤可能出现在切断点附近的肝动脉。

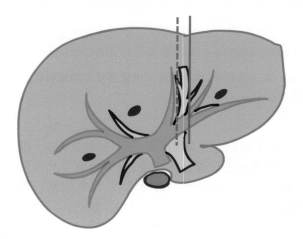

图 9-34　解剖性肝右三区切除面(红色实线,矢状部左缘)较通常肝右三区切除面(红色虚线,矢状部右缘),胆管切离点更偏左

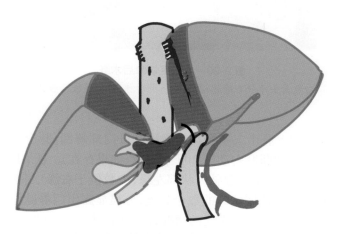

图 9-35　肝实质离断完成后,切断左外叶肝管(黑线)

（5）吻合:采用胆管空肠 Roux-en-Y 吻合。将空肠断端自横结肠系膜无血管区上提,行胆管空肠端侧吻合。如果左肝韧带已切断,应将韧带重新缝合,固定剩余的左外叶。检查术野无活动性出血和胆漏,在肝断面、胆肠吻合口附近放置引流管,缝合腹部切口结束手术。

（四）疗效评价

1. 手术安全性　名古屋大学一项201例肝门部胆管癌行左侧肝切除的研究,其中左三区切除86例,左半肝切除115例。左三区切除病例肿瘤分期更晚、合并血管切除重建比例更高,相应的术后并发症发生率也更高(59.3% vs. 33.0%,P<0.001),但是围手术期病死率差异无统计学意义(1.2% vs. 0.9%)。名古屋大学另一项174例肝门部胆管癌行右侧肝切除的研究,其中右三区切除33例,右半肝切除141例。右三区切

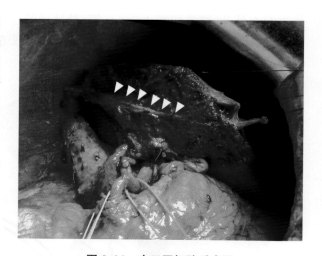

图 9-36　右三区切除后术野
白色箭头示脐裂静脉;红色悬吊肝动脉;蓝色悬吊门静脉。

除病例肿瘤分期更晚、合并门静脉切除重建比例更高,术后并发症发生率和围手术期病死率右三区切除、右半肝切除分别为27% vs. 44.7% 和3.5% vs. 0,但是差异无统计学意义。上述结果表明,右三区切除由于

手术难度不大,术后并发症发生率甚至略低于右半肝切除;左三区切除手术难度大,术后并发症发生率明显高于左半肝切除,但病死率没有明显差异。分析这些结果时需注意,名古屋大学治疗肝门部胆管癌采取积极的手术策略,且术前准备十分积极:术前引流(左三区切除:93%,右三区切除:100%);术前 PVE(左三区切除:88.4%,右三区切除:88%),而且一律要求术前 ICGK-F>0.05 作为手术安全标准。根据笔者的经验:右三区切除手术相对简单、肝断面小;左三区切除手术困难、肝断面大且不容易把握。在规划左三区切除时,ICGK-F 最好>0.08,即考虑一定的手术损失冗余在内。

2. **手术疗效**　在前述比较左三区切除和左半肝切除的研究中,左三区切除 R_0 切除率为 84.9%、左半肝切除 R_0 切除率为 70.4%,差异有统计学意义;两者 5 年生存率分别为 36.8% 和 34%。在前述比较右三区切除和右半肝切除的研究中,右三区切除和右半肝切除 R_0 切除率分别为 82% 和 85.1%,5 年生存率分别为 27% 和 44%,但差异无统计学意义。分析以上结果,应注意到三区切除的病例较半肝切除病例肿瘤分期更晚。因此,通过精确的术前评估、积极的术前处理,肝门部胆管癌的三区切除可以安全、有效地进行,并达到较好的长期疗效。

五、中肝叶切除术

30 多年前,McBride 和 Wallace 为一例肿瘤局限于肝中央部的儿童进行了中央肝切除术。该术式被不同的作者命名为中央肝切除术、中央肝二叶或肝三叶切除术、中间肝叶或肝段切除术,最终被命名为中肝叶切除术,即中央肝段Ⅳ段和/或Ⅴ段及Ⅷ段 ± Ⅰ段被切除,同时完整保留两侧的肝组织(图 9-37)。这项技术需要切除门静脉右前支和汇入肝中静脉的肝部分。与半肝切除术或扩大半肝切除术相比,中肝叶切除术保留了更多的功能性肝组织,有利于术后肝功能的恢复,从而减少肝功能衰竭的发生。然而,由于手术操作复杂和胆道重建困难等原因,中肝叶切除术并没有得到广泛的应用。

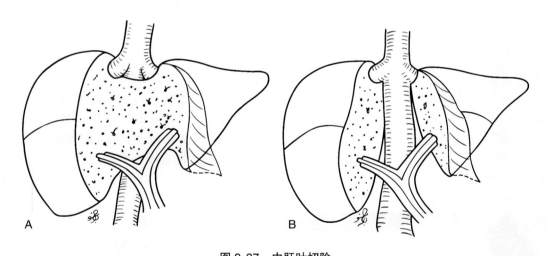

图 9-37　中肝叶切除
A. 未联合尾状叶切除术;B. 联合尾状叶切除术。

(一) 适应证与禁忌证

中肝叶切除术适用于无血管侵犯的 Bismuth-Corlette Ⅰ型、Ⅱ型和Ⅲ型肝门部胆管癌。对于Ⅰ型肝门部胆管癌,采用肝Ⅳb 段切除术。对于Ⅱ型肝门部胆管癌,采用肝Ⅳb 段切除术或扩大Ⅳb 段联合肝Ⅰ段切除术。对于Ⅲa 型和Ⅲb 型肝门部胆管癌,若肿瘤未侵犯肝动脉或门静脉的左、右支,采用肝Ⅳb 段切除术或扩大Ⅳb 段联合肝Ⅴ段切除术或扩大Ⅴ段联合肝Ⅰ段切除术。

对于伴有血管侵犯的Ⅲ型和Ⅳ型肝门部胆管癌,半肝切除术或扩大半肝切除术则是首选的手术方式。对于肿瘤侵犯门静脉右支的Ⅲa 型或Ⅳ型肝门部胆管癌,采用右半肝切除术或扩大右半肝联合肝Ⅰ段切除术。对于肿瘤侵犯门静脉左支的Ⅲb 型肝门部胆管癌,采用左半肝切除术或扩大左半肝联合肝Ⅰ

段切除术。对于肿瘤侵犯门静脉左右支或门静脉主干的肝门部胆管癌,将不再适合于肝切除术。

（二）手术步骤

1. 中肝叶切除术　在右肋缘下做反 L 形切口充分显露术野。

根据术前影像学诊断、术中探查及必要时的超声检查,判断肿瘤侵犯胆管的程度和范围,以及是否累及肝动脉或门静脉的分支。从腹腔干和胰后区开始清扫肝门淋巴结,将肝动脉和门静脉骨骼化。在胰腺上缘分离胆总管。在胆囊床分离胆囊并分离肝外胆管分支至肝门部。分离未被肿瘤侵犯的血管。充分游离肝周韧带,联合肝 I 段切除时需要从下腔静脉处分离尾状叶。确定肝切除范围后,切断肝实质和肝内胆管,并将肝外胆管和胆囊一起切除。肝断面通常留有数个右肝内胆管和左肝内胆管的开口,开口直径为 0.2~1cm(图 9-38)。

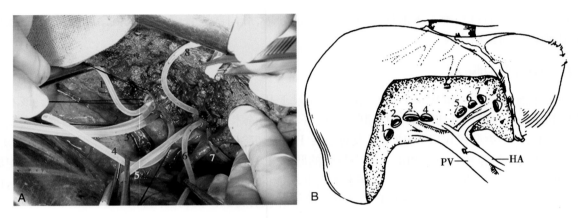

图 9-38　残肝断面肝内胆管开口

A. 术中图片;B. 示意图。

1~8. 胆管残端;PV. 门静脉;HA. 肝动脉。

2. 胆管空肠吻合术　中肝叶切除术后须采用胆管空肠端侧吻合以重建胆道。

首先,将相邻的肝内胆管进行缝合,并成较大的胆管残端便于行吻合术。使用 4-0 或 5-0 可吸收缝线将空肠 Roux-en-Y 肠袢与肝内胆管进行黏膜对黏膜的连续性缝合。若肝内胆管开口相距较远不能直接缝合,则将空肠分别与肝内胆管开口吻合。若肝内胆管管径较小、数目较多,难以分别吻合,则将空肠后壁的浆肌层连续缝合至相邻门静脉分支的管壁上(图 9-39),再将空肠前壁与肝内胆管开口附近的肝组织进行间断 U 形缝合(图 9-40)。

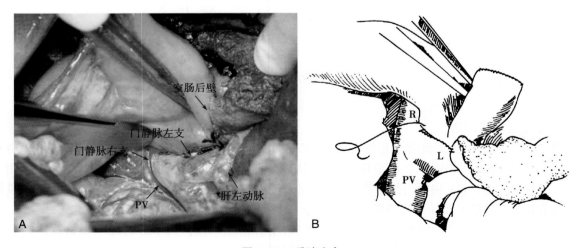

图 9-39　后壁吻合

A. 术中图片:连续缝合空肠后壁浆肌层与门静脉左、右分支;B. 示意图:PV. 门静脉;R. 门静脉右支;L. 门静脉左支。

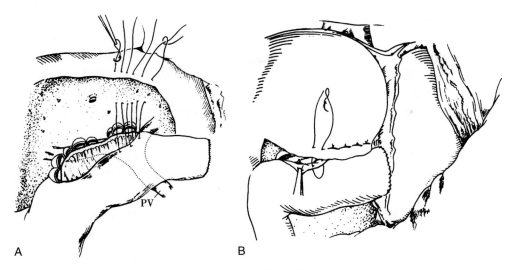

图 9-40 前壁吻合

A. 前壁吻合开始:将空肠开口的前壁与相邻胆管开口的肝组织边缘进行缝合;B. 前壁吻合完成;
PV. 门静脉。

根据胆管的直径,在每个胆管空肠吻合口放置相应的支撑管,经肠管壁引出。若行不缝合胆管前壁的套入式吻合,则将引流管置于胆管空肠吻合口附近的 Roux-en-Y 肠袢内,这可以减少肠袢内的压力,有助于吻合口的愈合。引流管在距吻合口 10cm 处从肠袢内引出。腹腔引流管置于胆管空肠吻合口附近,并通过腹壁的单独切口引出。

（三）疗效评价

笔者对 2000 年 1 月至 2007 年 12 月在武汉同济医院肝脏外科接受手术治疗的 187 例肝门部胆管癌患者进行了回顾性研究,其中 138 例（73.8%）行根治性切除术。根据 Bismuth-Corlette 分型,138 例肝门部胆管癌的分型为:Ⅰ型 11 例（8.0%）、Ⅱ型 34 例（24.6%）、Ⅲa 型 43 例（31.2%）、Ⅲb 型 35 例（25.4%）和Ⅳ型 15 例（10.9%）。93 例行中肝叶切除术,而 45 例因肝动脉或门静脉受侵行半肝切除术或扩大半肝切除术。中肝叶切除术后 1 年、3 年和 5 年总体生存率分别为 87%、54% 和 34%,中位生存期为 3.2 年;半肝切除术或扩大半肝切除术后 1 年、3 年和 5 年总体生存率分别为 80%、42% 和 27%,中位生存期为 2.5 年,两组在总体生存率和中位生存期上比较差异无统计学意义。然而,行中肝叶切除术术后并发症发生率为 22%,显著低于行半肝切除术或扩大半肝切除术的 47%。此外,中肝叶切除术的病死率为 0。

胆管切缘阴性是影响患者预后的一个重要因素,但不是唯一因素。并不是所有胆管切缘阴性的患者都有良好的预后,而一些胆管切缘阳性的患者也能获得长期生存。Maeno 等研究发现,胆管切缘阴性的患者术后 5 年总体生存率为 37%,而切缘阳性者为 20%,这与笔者所报道的 R_1 切除的患者术后 5 年总体生存率为 23% 相一致。Hasegawa 等研究发现,根治性切除术后,60% 的患者会发生肿瘤转移。此外,行肝移植的患者术后 3 年总体生存率仅为 35%。这些研究结果表明,经手术治疗的肝门部胆管癌患者的预后受到多种因素的影响。在达到根治性切除的前提下,不一定需要扩大肝切除范围来治疗肝门部胆管癌,相反小范围肝切除术更有利于患者的预后。

根治性切除术后,胆漏是最常见的并发症,平均发生率为 10%（4%~61.9%）。因此,胆道重建是手术的关键。传统意义上,每个肝内胆管都需要与空肠进行吻合,这导致胆道重建较为困难。然而,笔者研究中心所采用的胆管空肠吻合术更便于实施,术后胆漏发生率仅为 1.4%。

总而言之,对于无血管侵犯的Ⅰ型、Ⅱ型和Ⅲ型肝门部胆管癌,中肝叶切除术可使患者获得良好预后。而对于伴有血管侵犯的Ⅲ型和Ⅳ型肝门部胆管癌,必须行半肝切除术或扩大半肝切除术。

六、哑铃式肝切除术(泰姬陵术式)

大范围肝切除是肝门部胆管癌根治性切除术的重要手段之一,但肝切除后面临的首要风险就是肝功能衰竭。尤其是对于术前阻塞性黄疸较重、阻塞时间长、肝脏有基础疾病、自身免疫力低下、营养状况较差的高危患者,往往无法耐受大范围肝切除。对于这部分患者,尽管可以在术前实施经皮胆道引流或门静脉栓塞进行前期治疗,但由于治疗周期延长,导致患者依从性下降,往往难以顺利完成序贯治疗。因此,对于这部分患者,究竟该如何实施治疗?

哑铃状肝切除术作为一种较新的术式,既可以保证足够的肝外胆管切除范围又可以最大限度地减少肝切除体积,尤其对于术前肝脏储备功能差、年龄较大、无法耐受大范围肝切除的患者是很好的适应证。

(一) 适应证与禁忌证

1. 适应证   无法耐受大范围肝切除的肝门部胆管癌,并满足以下要求:①肿瘤局限于1级肝管;②无血管侵犯;③无肝转移及远处转移。

2. 禁忌证   ①肿瘤侵犯血管或发生远处转移;②患者无法耐受全身麻醉手术。

(二) 手术步骤

1. 哑铃式肝门部胆管癌切除范围   包括左内叶下段(肝Ⅳb段)、右肝蒂前部分右前下(肝Ⅴ段)肝组织、肝左右管及分叉部、肝外胆管和尾状叶(肝Ⅰ段),同时行肝门区血管骨骼化及至少包括第2站淋巴结的清扫(图9-41、图9-42),切除组织整体上形似哑铃状,故称为哑铃式或泰姬陵式肝门部胆管癌根治术。

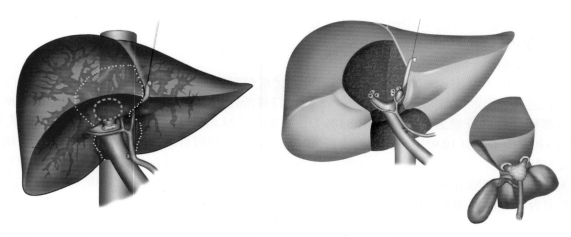

图 9-41   哑铃式肝门部胆管癌切除范围3D图   图 9-42   哑铃状肝切除示意图

2. 手术步骤   反L形切口进腹。探查无腹腔及脏器转移后,沿胆总管向十二指肠后分离,在胰腺上缘尽可能低的位置结扎切断胆总管,取远端胆总管断端组织行快速冷冻切片病理检查以确认有无癌细胞浸润。将胆总管向头侧牵引,向肝门部分离。切除胆囊,在胆囊颈部的后上方找到扩张的右前肝段胆管。骨骼化清扫肝十二指肠韧带,切断胃右动脉,游离肝左动脉及左外支和左内支、肝右动脉及右前支和右后支,切断来自肝左动脉向尾状叶供血的动脉分支,切除肝动脉及分支周围的淋巴结、神经、脂肪组织。打开小网膜,显露肝总动脉,清扫第5、7、8、9组淋巴结和肝总动脉周围神经丛(图9-43)。

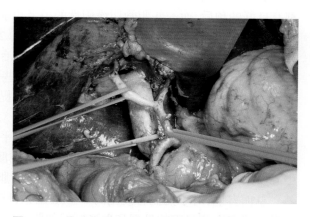

图 9-43   骨骼化清扫肝十二指肠韧带,并游离出肝左、肝右动脉和分支

术中注意肝动脉的解剖学变异情况,常见的变异是源于肠系膜上动脉的肝右动脉,应避免损伤,若有此变异时,应将肝右动脉从其周围的淋巴结脂肪组织分离并牵开。牵开肝动脉,切开肝十二指肠右侧缘被膜,显露门静脉主干并向上分离至门静脉左、右分支,将门静脉向上牵引,逐一结扎 2~3 支门静脉至尾状叶的分支,切除门静脉周围的淋巴结、脂肪、结缔组织,清扫第 12 组淋巴结,然后行 Kocher 切口,清扫第13a 组淋巴结(图 9-44)。切开左尾状叶左缘和下腔静脉间的浆膜,将左尾状叶向右侧翻起,顺序结扎、切断尾状叶与下腔静脉间的肝短静脉,一直到下腔静脉右侧壁(图 9-45)。

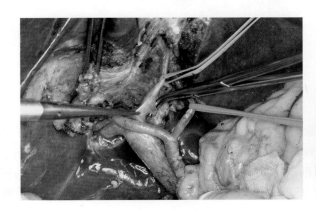
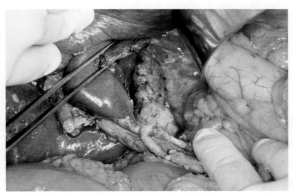

图 9-44　术中注意肝动脉的解剖学变异情况

图 9-45　切断尾状叶与下腔静脉间的肝短静脉,直到下腔静脉右侧壁

沿预切除线,用超声吸引刀及电刀向肝门方向离断肝Ⅳb 段及右前肝蒂前部分肝Ⅴ段的肝组织,切断支配肝Ⅳb 段的格利森系统分支及肝中静脉末端支,显露肝门部胆管分叉部及左右肝蒂。在肿瘤的界线以上约 1cm 处,切开肝左管的前壁并将其横断(超过左尾状叶胆管开口)。肝左管较长时,肝门的左端只有一较大的肝左管开口,若肝左管切断的平面较接近左肝裂,则肝门左端的左侧肝内胆管开口常有多个,包括左内叶、左外叶的开口。切断右侧肝管时,因肝右管的长度平均不到 1cm,肿瘤可能累及右前、右后肝管的开口,为保证切缘无癌细胞浸润,切除范围包括右侧肝管二级分叉部及右前肝管三级分叉部。逐步切断右前下(肝Ⅴ段)肝管、右前上(肝Ⅷ段)肝管和右后肝管,右侧断面呈现右前下、右前上和右后 3 个扩张的肝胆管开口(图 9-46)。肝左、右管断端均行快速冷冻切片病理检查。在右后肝管左侧离断尾状叶与右肝间肝组织,整块切除肝Ⅰ段、肝Ⅳb 段及部分肝Ⅴ段的肝组织连同肝管分叉部及肿瘤、肝外胆管、肝门部的淋巴结脂肪组织,切除标本外形如哑铃状(图 9-47)。行肝左、右管整形后(图 9-48),结肠后上提空肠约 50cm 分别行肝左、右管空肠吻合(图 9-49)。

(三) 疗效评价

回顾性分析笔者中心 108 例肝门部胆管癌根治术的临床资料,其中 38 例为哑铃式肝切除,70 例为传

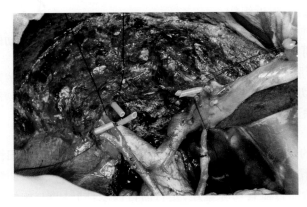
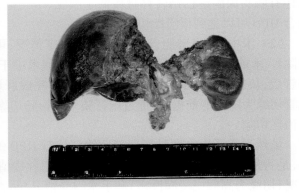

图 9-46　哑铃状肝切除术断面可见多个胆管开口

图 9-47　切除标本外形如哑铃状

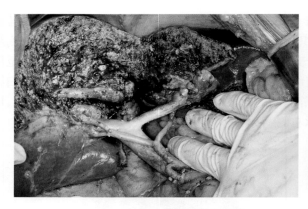

图 9-48　将肝左、右管整形

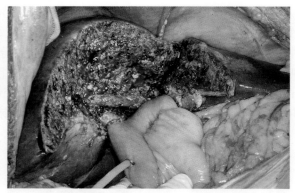

图 9-49　行肝左、右管空肠吻合

统根治术式,二组比较:哑铃式肝切除提高了根治切除率(71.6% vs. 61.1%),提高了手术安全性,降低了并发症发生率(26.3% vs. 48.6%),无围手术期死亡(0 vs. 4.3%),但远期预后与传统根治手术无差异。由于哑铃式肝切除操作较为复杂烦琐,技术要求较高,目前临床实施的病例数较为有限,据现有资料报道,实施哑铃式肝切除患者的 1 年、3 年无瘤生存率分别为 95.7%、46.7%,与同期接受半肝切除的肝门部胆管癌患者 3 年生存率基本一致。

七、肝胰十二指肠切除术

(一)适应证与禁忌证

肝胰十二指肠切除术(hepatopancreatoduodenectomy,HPD)是指彻底切除整个肝外胆道系统的术式,其主要目的是彻底切除整个肝外胆道(从 Vater 壶腹到肝门部胆管及胆囊),并将与肝外胆道相连的部分肝脏和胰头十二指肠作为附属器官一并切除(图 9-50)。该术式最早由日本学者 Takasaki 等在 1980 年报道,用于治疗局部晚期胆囊癌病例。在早期,HPD 术后经常伴发肝功能衰竭、腹腔感染,较高的围手术期并发症发生率和病死率降低了手术患者的生存获益。近年来,随着外科技术和围手术期管理能力的不断提高,HPD 在胆道系统恶性肿瘤尤其是胆管癌中的应用价值逐渐得到肯定和接受。

1. 适应证

(1)术前:肝门部胆管癌术前评估时发现以下情况,并经术中探查确认后,可行 HPD(整块切除)。肝外胆管弥漫受累,肿瘤向足侧浸润超过胆总管胰腺段,需要通过 HPD 才能达到根治性切除。或伴有胰头周围淋巴结转移且浸润了胰腺、十二指肠等附近组织,联合 HPD 可以达到根治性切除。

(2)术中:肝门部胆管癌术中发现以下情况,可行 HPD(分块切除)。术前评估不需行胰十二指肠切除,但术中于胰腺段切断胆总管后,快速病理示胆总管切缘阳性。可在完成肝切除、确认近端胆管切缘为阴性的前提下,通过施行胰十二指肠切除达到总体上的根治性切除。

虽然列举了以上两种肝门部胆管癌施行 HPD 的适应证,但是对于肝门部胆管癌远端胆管切缘阳性时,是否加行胰十二指肠切除,还应综合考虑肿瘤情况(是否合并血管侵犯,是否合并淋巴结转移)、切缘情况(切缘为高瘤或浸润性癌)和手术耐受情况(是否需行血管切除重建,是否需行极限性肝切除,预计手术时间和出血量,患者身体情况能否耐受等)。目前研究表明,通过追加 PD 使远端胆管切缘达到 R_0 切除

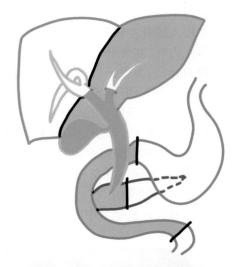

图 9-50　肝胰十二指肠切除术的切除范围

肝外胆道(绿色)及 HPD 术中切除的附属器官(粉色,以左半肝胰十二指肠切除为例)。

可以改善肝门部胆管癌患者的长期预后;但对于切缘为高度上皮内瘤变且肿瘤合并血管侵犯或淋巴结转移的病例,追加 PD 是否能改善长期预后尚存争议。

2. 禁忌证　病理组织检查确认腹膜种植或肝脏转移或其他远处转移。

（二）术前评估、规划与围手术期处理

1. 术前评估、规划与处理参阅解剖性三区联合尾状叶切除。

2. 术后胰瘘:HPD 手术范围大、预计出血多、胰腺质地软、胰管直径细,增加术后胰瘘发生风险。胰肠吻合方式首选胰管对空肠黏膜吻合或其改进技术,如洪氏胰肠吻合术等。术后应监测腹腔引流液,注意有无胆漏、胰瘘。术后 5~7 天行腹部增强 CT 检查,观察剩余肝脏出入肝血流情况、腹腔有无积液脓肿,以及假性动脉瘤等情况。

3. 术后营养:胃管在没有并发胃潴留的前提下尽早拔除,并尽早恢复经口饮食。术后只要肠道有功能,肠内营养优先于静脉营养。胃排空延迟在左侧肝切除和胰十二指肠切除后发生率不低,应注意观察,必要时应及时置入胃管减压以防止发生呕吐误吸。

（三）手术步骤

1. 手术流程　HPD 的分块切除即肝脏切除和胰十二指肠切除,具体手术方法可以分别参阅本书相关章节,在此仅介绍 HPD 整块切除的手术步骤(因肝切除的术式多样,下面将以左半肝胰十二指肠切除为例)。

（1）切口及探查:一般推荐采用上腹部反 L 形切口,部分病例也可采用腹部正中切口或屋顶样切口。可先采用腹腔镜探查肿瘤有无腹、盆腔种植及肝转移。腹部切开后应先打开 Kocher 切口,活检第 16 组淋巴结,并送术中快速病理检查。如病理证实存在肿瘤转移或侵犯,则不建议行 HPD。术前影像三维重建肿瘤与胆管的关系见图 9-51。

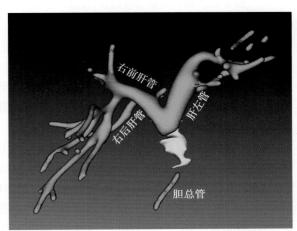

图 9-51　肝胰十二指肠切除术前影像三维重建显示肿瘤与胆管的关系

（2）肝门部解剖性探查和清扫:解剖肝十二指肠韧带,分离并悬吊肝总动脉、肝固有动脉、肝左动脉和肝右动脉,以及门静脉主干、分叉部和左右分支。显露整个右半肝入肝血流,即肝总动脉-肝固有动脉-肝右动脉和门静脉主干-门静脉右支,明确有无肿瘤侵犯。如发现血管受侵,则需进一步分离出右半肝血管受侵部位的近端和远端,确认血管切除重建的可能性,并分别悬吊保护。如果血管没有受侵或可以切除重建,则继续探查胆管切离点。切断门静脉右支发向尾状叶的分支,将门静脉右支从肝门板上完全游离下来。向足侧牵开门静脉右支,显露并探查其腹侧和背侧的右前和右后肝管,判断拟定胆管切断点是否有可能达到 R_0 切除(图 9-52)。肝门部解剖性探查可以明确拟保留侧肝脏血管及胆管切缘能否达到 R_0 切除,该步骤是决定 HPD 是否可以施行的关键,应尽量在重要管道结构离断之前实施。如果判断有 R_0 切除的可能,就继续以下步骤。

（3）胰十二指肠切除:切断肝左动脉,切断胃十二指肠动脉。切断胃体(常规 PD 时)或距离幽门远端 2cm 切断十二指肠(保留幽门胰十二指肠切除术时)。于胰颈下缘分离出肠系膜上静脉。距屈氏韧带约 12cm 处切断空肠,将上段空肠及十二指肠第 4 部自肠系膜血管后方拖至右上腹。于胰颈切断胰腺,胰腺断面止血后在远端胰管内插入支撑管。向左侧牵开肠系膜上静脉,沿肠系膜上动脉右缘逐步离断,直至完全切除胰腺钩突系膜,完成胰十二指肠切除(图 9-53)。

（4）肝切除:继续向肝门侧骨骼化清扫肝十二指肠韧带内的淋巴脂肪及神经组织。切断门静脉左支,使左半肝入肝血流完全中断。分离左半肝周韧带,切断所有肝短静脉。切断静脉导管附着点,显露肝中、肝左静脉共干。至此左半肝和尾状叶完全游离。大多数病例可从切除侧完全游离尾状叶,从而保留了剩余侧肝脏的大部分肝周韧带、避免术后肝脏翻转。在左、右半肝缺血线和肝右管切离点之间划定肝断面(图 9-54),开始进行肝实质离断。深入肝实质后,以肝中静脉主干左缘作为肝断面引导,直至肝中

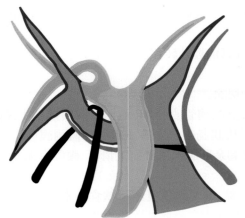

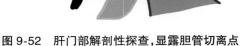

图 9-52　肝门部解剖性探查,显露胆管切离点

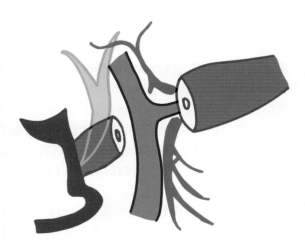

图 9-53　胰十二指肠切除

静脉根部,切断肝左静脉。再从头侧向足侧沿下腔静脉右缘分离尾状叶和肝右后区之间的肝实质,直至完成肝实质离断(图 9-55)。这一步也可以采用从足侧自尾状叶和肝右后区之间切开肝实质,在肝后悬吊带的指引下,沿下腔静脉右缘离断肝实质,直至头侧尾侧肝断面会合,完成肝实质离断。在肝实质离断后,切断右前和右后肝管,整块移除 HPD 标本(图 9-56、图 9-57)。右前及右后肝管切缘送快速病理检查,确认切缘阴性。

(5)吻合:将空肠断端自横结肠系膜无血管区上提,按胰肠-胆肠-胃肠顺序行吻合。检查术野无活动性出血和胆漏,在肝断面、胆肠吻合口附近和胰肠吻合口附近放置引流管,缝合腹部切口结束手术。

(6)大体病理检查:肝门部胆管癌需行 HPD 的情况,表明肝外胆管已弥漫受累,需详细记录肿瘤中心部位,并进一步区分浸润性腺癌、高级别内瘤变、低-中级别内瘤变及正常上皮的范围。因此需从壶腹部至近端胆管断端,沿胆管轴向剖开整个肝外胆管,分别拍照、标记、测量并取材。肝门部胆管癌的切缘包括胆管切缘及环周切缘,后者包括肝脏切缘和肝十二指肠韧带切缘(血管切缘、淋巴结缔组织剥离面)。为了准确评价切缘情况,胆管切缘和环周切缘均需分别取材和检查(图 9-58)。

2. 手术标准

(1)肝切除范围:根据肿瘤浸润情况,可施行围肝门、半肝、三区切除等肝切除术式,几乎所有的病例

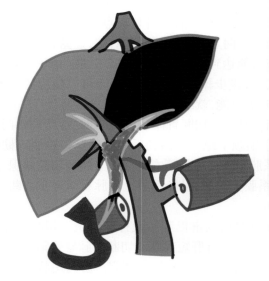

图 9-54　在半肝缺血线和胆管切离点之间划定肝断面,进行肝实质离断

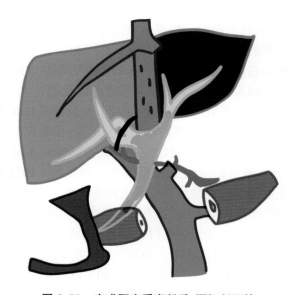

图 9-55　完成肝实质离断后,再切断胆管

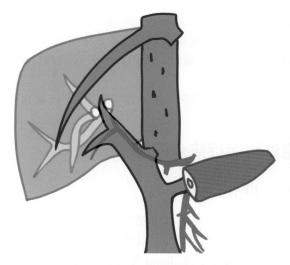

图 9-56　左半肝胰十二指肠切除后示意图

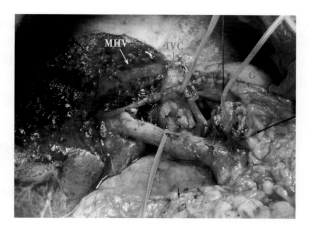

图 9-57　左半肝胰十二指肠切除术后

MHV. 肝中静脉；IVC. 下腔静脉；G. 残胃；P. 胰腺断端；
蓝色悬吊门静脉；红色悬吊肝动脉。

均需切除全部尾状叶。

（2）淋巴清扫范围：HPD 的淋巴结清扫范围包括第 8、12、13、17 组。其他远处淋巴结，如第 9、14、16 组，可以视情况活检，不建议常规清扫。

（3）神经廓清范围：由于胆管癌常浸润动脉周围的神经丛，因此动脉廓清的要求是"骨骼化"，即沿着动脉外膜的层面分离，将神经淋巴组织完全切除，且不能损伤动脉。HPD 的神经廓清范围包括肝总动脉周围神经丛、肝十二指肠韧带神经丛。不需要常规廓清腹腔动脉干神经丛、肠系膜上动脉神经丛，以及胰头神经丛Ⅰ区和Ⅱ区。

（4）切缘：各管道及环周切缘（包括近端胆管切缘、肝切缘及血管切缘）应达到 R_0 切除。理由是：HPD 是一种创伤性较大的手术，因此如果无法达到根治性切除，则不建议冒险施行。

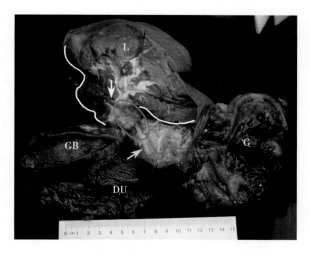

图 9-58　左半肝胰十二指肠切除术后大体标本

L. 左半肝；G. 远端胃；GB. 胆囊；DU. 十二指肠；红圈示腺癌；黄色箭头示高瘤；绿色箭头示胰管；白色箭头示肝右管切缘；白线为环周切缘。

（四）疗效评价

1. **手术安全性**　虽然近 20 年来，外科手术技术和围手术期管理能力已经有了显著提高，但 HPD 仍然是一个高风险的手术。HPD 术后并发症主要为肝功能不全、胰瘘和腹腔感染。据美国两项全国范围不同时期的统计，HPD 总体并发症发生率均在 87% 左右，住院病死率分别是 18% 和 26%，并发症发生率和病死率均远高于大范围肝切除或胰十二指肠切除。日本名古屋大学统计 HPD 术后 Clavien Ⅲ级以上并发症发生率为 78%，住院病死率为 2.4%。东京大学 HPD 常规采用二期胰肠吻合的方法，其术后住院病死率接近 0。上述美国和日本临床数据的明显差异，可能与术前处理策略的差异有关。例如日本的肝胆中心会更积极地施行术前减黄和在预留肝体积不足时施行 PVE 等。以上结果表明，目前 HPD 的并发症发生率和病死率高于常规肝胆胰手术，恰当术前处理可以降低 HPD 的并发症发生率和病死率，评价 HPD 的疗效应以病死率降至可接受的范围（<5%）作为前提。

2. **手术疗效**　早期 HPD 术后肝衰竭、C 级胰瘘、腹腔脓肿发生率高，使其远期疗效不明显。近年来，随着围手术期管理水平的提高，日本一些肝胆中心 HPD 的病死率已经下降到 5% 以下，其远期疗效也显示出优势。名古屋大学对行 HPD 的 49 例肝门部胆管癌病例临床资料进行回顾性分析，无围手术期死亡，3 年、5 年生存率分别为 53.5% 和 44.6%。对 558 例肝门部胆管癌病例中的 74 例远端胆管切缘阳性病例进行分析,21 例未追加切除,44 例追加胆管切除(其中 21 例获得了阴性切缘),9 例追加 PD。所有未追加切除病例均在 5 年内死亡,44 例追加胆管切除者 5 年生存率为 31%,9 例追加 PD 者 5 年生存率为 67%。以上结果表明,在完善的术前处理、严格选择病例的前提下,整块 HPD 或分块 HPD(术中追加 PD)均可以显现出远期生存获益。

(李相成 李大江 王曙光 别 平 古 今 黄志勇 毛 谅 仇毓东)

第六节 肝门部胆管癌外科治疗热点问题

一、肝动脉/门静脉切除与重建在肝门部胆管癌根治术中的争议

由于肝门部胆管癌具有多轴向浸润、侵袭能力,肿瘤组织周围重要的脉管结构往往容易受累,有资料显示 30%~60% 的病例合并门静脉侵犯,而肝动脉侵犯发生率为 10%~30%。以往由于技术水平的限制,肝门部胆管癌合并血管侵犯被认为是外科手术的禁忌。直至 1965 年,Kajitani 等首次实施了肝门部胆管癌切除联合门静脉切除重建。1985 年以前肝门部胆管癌的手术切除率仅为 10% 左右,其中最大的制约因素是肿瘤合并血管侵犯。

随着数字医学技术的迅猛发展,为术前系统评估病灶及周围脉管结构提供了强有力的技术支持。另外,随着血管外科技术的逐渐成熟发展,已突破了肝门部胆管癌受浸润血管段切除与重建的技术瓶颈。2016 年日本学者报道 38.8% 患者合并门静脉侵犯,约 18% 病例接受肝动脉切除重建术。

研究表明,肝动脉重建对促进肝组织再生、维持胆道血供与肝功能状态具有重大的意义,未行动脉重建的患者术后病死率、严重并发症发生率均有显著升高,因此大部分学者倾向于尽可能重建肝动脉。但也有观点认为肝动脉重建并未改变患者的整体生存。到目前为止对肝动脉切除重建技术的应用尚存在一定争议。

(一)肝动脉/门静脉切除与重建的适应证与禁忌证

虽然血管侵犯是影响肝门部胆管癌远期预后的不利因素,但经过术前系统评估仍有部分患者可通过肝动脉、门静脉切除重建达到根治性切除,临床观察表明其远期疗效明显优于姑息性手术组。

门静脉、肝动脉切除重建的指征 在术前系统评估中,建议联合应用多排螺旋 CT 薄层扫描、MRI、三维重建等检查手段。一旦发现门静脉有受压移位、管壁局部轮廓不规则、管腔狭窄或闭塞,应视为血管侵犯(图 9-59)。如血管侵犯长度为 1~2cm 者,具有切除对端吻合的可能,而人工血管可作为血管受浸润段较长者的修复材料。如发现预保留肝脏门静脉呈明显海绵样变或广泛侵犯,应视为切除重建的禁忌。

采用现代影像学技术,如预保留肝动脉有管壁轮廓不规则、肝动脉闭塞、被肿瘤包绕且周围脂肪间隙不清晰时,往往提示肝动脉受侵(图 9-60)。要强调指出,在现阶段术前准确判断肝动脉受侵的程度还存

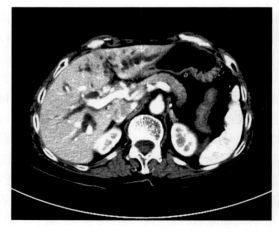 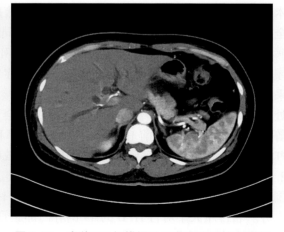

图 9-59 术前 CT 提示门静脉左支闭塞   图 9-60 术前 CT 扫描提示肝右动脉为肿瘤包绕

在一定局限性,必须结合术中探查情况,确定手术方案。一般而言,经过充分解剖游离,肝动脉受侵犯范围为1~2cm且血管条件良好者有重建可能,术中注意保留变异肝动脉及胃十二指肠动脉,有可能在血管重建中用到。

（二）技术要领

1. **门静脉切除重建技术要点** 门静脉切除重建的方式包括:血管壁的部分切除修补(包括楔形切除修补);端端吻合(包括门静脉主干端端吻合及主干与左/右支端端吻合)(图9-61、图9-62);自体血管移植或人工血管架桥(图9-63)。

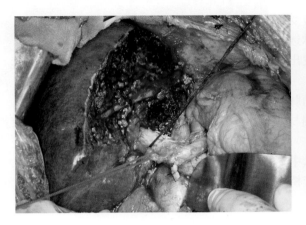

图9-61 门静脉右支受侵犯

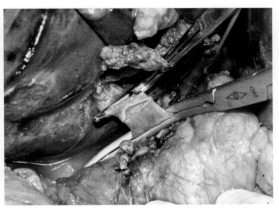

图9-62 门静脉受浸润段切除、重建

如果肿瘤侵犯门静脉的范围较小或侵犯门静脉壁的范围不足周径的1/3时,为了避免切除重建后导致门静脉过度狭窄或门静脉高压的出现,可行局部切除加修复术;血管的端端吻合适用于大部分门静脉切除重建的病例。吻合时要特别注意吻合血管的角度和长度,避免出现成角和狭窄,否则将影响门静脉的血流,诱发血栓形成。

门静脉左支的肝外段较长、走行表浅,绝大多数可行端端吻合,切除长度大于5cm的可能需要血管移植或架桥。门静脉右支较短,分叉较早,若分叉处受侵需要Y形血管移植以确保各分支的通畅。自体血管移植的血管可选择髂静脉、颈静脉、大隐静脉及肾静脉等。左肾静脉作为自体血管移植物近年来得到重视。与其他

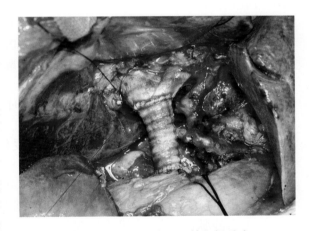

图9-63 门静脉人工血管架桥重建

自体血管相比,它的优势在于易于获取,且直径较大,能够保证充分的门静脉血流。Suzuki等研究报道左肾静脉能够安全应用于肝胆胰手术的血管切除重建,并不造成肾功能损伤。Ohwada等完成11例血管切除重建联合自体左肾静脉移植术,平均左肾静脉移植物长度为3.6cm,其中仅1例术后肝衰竭死亡,故认为左肾静脉作为移植物行门静脉重建是安全有效的。

肝门部胆管癌门静脉重建的经验有以下几点。

（1）对于怀疑有门静脉侵犯的肝门部胆管癌患者,在不增加术后并发症发生的前提下,应积极进行门静脉切除重建,以提高根治性切除率。

（2）切除后的血管两断端应长度适中,便于重建,重建后张力适中,不成角,不扭曲。

（3）由于术中要阻断门静脉,术前对于减黄的指征要更加严格掌握,以免增加肝衰竭发生率。

2. **肝动脉切除重建技术要点** 肝动脉的走行及分支变异较多,研究显示其变异率约为45%,如副肝

左动脉来源于胃左动脉,左内动脉可源于肝右动脉、右前动脉。肝右动脉可来自胃十二指肠动脉、胃右动脉、肠系膜上动脉等,右前动脉也可源于左内动脉等。随着影像学及数字医学技术快速发展,CTA或三维重建对于明确血管变异有重大帮助,对手术决策有着直接的影响。

下面对肝门部胆管癌肝动脉切除与重建方法进行简要介绍。

（1）切除左半肝的肝右动脉重建

1）部分肝固有动脉及肝右动脉主干受侵犯时,切除受侵犯段动脉,将肝固有动脉近端与肝右动脉远端主干端端吻合（图9-64）。

2）部分肝固有动脉及肝右动脉分支（前、后支）受侵犯时,切除病灶动脉,将固有动脉近端与肝右动脉远端的优势分支端端吻合;如果存在肠系膜上动脉发出粗大的副肝右动脉,则不需吻合。

3）肝总动脉、肝右动脉主干及胃十二指肠上动脉受侵犯时,切除病灶动脉,将胃十二指肠上动脉远端与肝右动脉远端主干端端吻合。

以上各种情况,若血管缺失长度较长（依据术中情况）、直接端端吻合存在困难时,通常需自体血管桥接吻合。

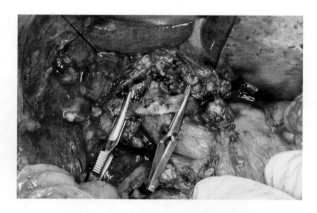

图9-64　肝右动脉切除重建

（2）切除左三肝的肝右动脉重建

1）部分肝固有动脉、肝右动脉及肝右动脉前分支或后分支受侵犯时,切除病灶动脉,将肝固有动脉近端与肝右动脉后支或前支端端吻合。

2）肝固有动脉及肝右动脉分支受侵犯时,可将胃网膜右动脉与肝右动脉分支远端吻合。

3）肝左右动脉分叉及肝右动脉后支受侵犯时,则肝固有动脉近端与肝右动脉远端吻合。

4）存在肠系膜上动脉发出粗大肝右动脉部分受侵犯及肝左动脉受侵犯时,则肝右动脉近端与肝内分支动脉吻合。

5）部分肝左动脉及肝右动脉前支受侵犯时,则肝左动脉近端与肝右动脉肝内分支吻合,肝右动脉主干近端与肝右动脉肝内分支吻合。

6）肝总动脉、固有动脉及肝右动脉分支受侵犯,存在腹腔干发出的肝左动脉,则肝左动脉近端与肝右动脉分支近端吻合。

上述吻合过程中,若血管缺失较长（依据术中情况）,需利用自体血管吻合。

（3）相比较肝右动脉重建,由于肝左动脉容易游离和暴露,因此重建技术难度较低。

（4）门静脉动脉化:当术中发现保留肝动脉受侵程度远超术前判断,而患者又具备根治性切除可能时,门静脉动脉化可作为备选的血管重建方法（图9-65）。作为非常规术式,可供与门静脉吻合的动脉有肝总动脉、肝左或肝右动脉、胃十二指肠动脉、右肾动脉、脾动脉、胃右动脉、胃网膜右动脉等,以此为肝组织提供丰富的氧供,临床应用经验表明术后早期阶段手术死亡率得以降低。因此,具有一定的临床应用价值。但门静脉动脉化在临床应用中仍面临着许多问题,尤其是如何精准控制吻合后动脉血流量,以避免术后合并门静脉高压、难治性腹水及消化不良等。

（5）肝门部胆管癌动脉重建注意事项

1）按照精细血管外科技术的要求,术中切忌钳夹、损伤动脉断端形成血管内膜剥离,良好血管条件是

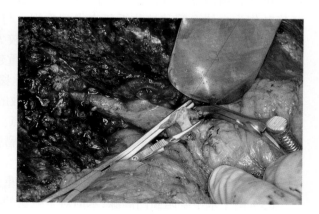

图9-65　门静脉动脉化

保证血管重建成功的关键因素,并且动脉吻合一般选用 7-0 Prolene 血管缝合线,因其具有良好的组织耐受性。

2）动脉吻合口血栓形成是严重并发症,可导致慢性肝功能不全、肝衰竭、肝脓肿及相关胆道并发症等严重后果,因此应尽可能避免发生。吻合口血栓形成与解剖、游离过程中致血管壁损伤有关。另外,血栓形成与吻合质量不高有关,满意的缝合能保证吻合口内膜光滑,避免血栓形成,反复修补吻合口易导致血管腔狭窄,将促进血栓形成。吻合过程中予肝素盐水局部抗凝处理,以及在吻合血管前壁时开放近端动脉,可以有效降低血栓形成。

3）肝动脉与门静脉均需切除重建时,一般先重建肝动脉,再重建门静脉。

4）术后早期要严密观察吻合口通畅情况,可采用床旁超声观察吻合口血流,必要时可使用抗凝治疗。

（三）疗效评价

1. 血管切除与重建技术临床应用评价　最近的研究表明联合血管切除重建可以明显提高肝门部胆管癌 R_0 切除率。de Jong 等报道了一组门静脉受侵犯的肝门部胆管癌患者资料,接受门静脉切除重建组术后 5 年生存率与常规根治手术组患者相似。Meta 分析结果亦显示,联合门静脉切除重建并未增加肝门部胆管癌患者术后并发症发生率和病死率。因此,门静脉切除重建术已被公认可改善肝门部胆管癌的预后。

肝动脉受侵犯是肝门部胆管癌 R_0 根治性切除率低的重要原因,但多中心研究结果显示肝门部胆管癌根治切除联合肝动脉切除与重建效果不一。有中心认为联合肝动脉切除重建的肝门部胆管癌根治术将使得部分进展期患者从中获益,肝动脉重建患者的生存时间明显高于姑息性手术患者的生存时间。也有中心认为联合肝动脉切除重建并未使肝门部胆管癌患者在生存时间上受益,相反,部分患者的血管并发症发生率(栓塞、出血、动脉瘤形成)、术后吻合口漏的发生率、术后病死率均高于对照组。因此,目前对肝动脉切除与重建技术临床应用还存在着较大争议。

2. 肝动脉切除与重建技术存有争议的原因

（1）持反对意见者的观点

1）肝是由门静脉和肝动脉双重供血,门静脉供应肝脏血流量的 70%,而肝动脉和/或肝固有动脉供应肝脏血流量仅为 25%~30%,结扎肝动脉不会引起肝脏的缺血。

2）在肝门部胆管癌进展过程中,随着肝动脉受侵,血管腔逐渐闭塞,肝脏处于一种慢性、渐进的去动脉化状态,因此适应了由肝动脉-门静脉双路供血到仅剩门静脉供血的变化。

3）肝脏可能存在多种侧支通路,门静脉进入肝内逐渐分支汇入肝窦,主要营养肝实质细胞,肝动脉进入肝内形成细小分支主要营养肝脏的汇管区结构,因此阻断肝动脉不会影响肝细胞的血供。

4）肝动脉切除与重建技术难度高,并发症多,患者的手术时间和住院时间均延长,术中出血量增加,手术创伤较大,术后恢复时间较长,住院费用有所增加。围手术期病死率为 7%,未切除重建者为 0。肝动脉切除会明显增加肝门部胆管癌患者围手术期病死率。

（2）虽然有临床研究发现,肝动脉切除重建组患者的生存时间较常规根治组和门静脉重建组缩短,但高于姑息性手术患者,较之可以延长约 13 个月的生存时间。因此,支持肝动脉重建的观点如下。

1）可获得良好的切缘,提高 R_0 切除率。肝门部胆管癌合并肝动脉侵犯并不是手术禁忌,如术者具备娴熟的血管外科技术,为提高根治性切除率,在适宜病例中开展血管切除与重建对提高 R_0 切除率具有重要意义。

2）可提供肝脏充足的供氧。肝动脉供血提供 50% 以上的供氧量;肝门部胆管癌患者大部分伴有明显黄疸。Roselino 的实验表明,大鼠胆管梗阻 7 天后,门静脉血流量可减少 50%,通过肝动脉血流代偿性增多。如肝动脉血流受阻,可导致肝脏缺血缺氧。

3）对肝脏再生具有重大意义。实验表明,阻塞性黄疸模型大鼠实施 70% 肝切除联合肝动脉结扎组较 70% 切除组肝细胞凋亡增加,再生能力减弱。肝动脉结扎后将增加肝细胞凋亡,减弱肝细胞再生能力。

4）肝门部胆管癌行扩大根治术时往往要彻底游离肝周韧带,势必破坏肝脏侧支动脉供血,如同时合并保留侧肝动脉离断,肝脏将处于完全去动脉化状态,极短期内肝脏血流动力学出现明显变化,这有别于渐进式去动脉化状态下机体有足够时间代偿适应。

5）有助于减少胆道并发症。有研究指出未行肝动脉切除重建组术后胆道并发症发生率明显高于重建组,且出现肝衰竭、循环紊乱等严重并发症。

6）部分进展期患者术后获益。肝动脉受侵犯意味着肝门部胆管癌已经进入进展期,而联合肝动脉切除重建可以使部分患者获得根治性切除机会并从中受益。因此,从治疗的有效性、安全性和手术获益角度考虑,国内外多数学者对肝动脉切除重建持肯定态度。

门静脉切除重建术在肝门部胆管癌的外科治疗中已被公认可改善其预后,但肝动脉切除重建长期以来始终存在较大争议,因此,要证明肝动脉切除与重建在肝门部胆管癌根治术中的效果还需大样本多中心的前瞻性研究。

二、ALPPS

（一）适应证与禁忌证

1. 适应证 正常肝脏,剩余肝体积/标准全肝体积<30%;异常肝脏(阻塞性黄疸、重度脂肪肝或化疗导致的肝脏病理改变等),剩余肝体积/标准全肝体积<40%。

2. 禁忌证 不可切除的肝外转移;原发瘤不能行 R_0 切除;患有手术高危基础疾病或全身情况不佳,不能耐受全身麻醉。

（二）技术要领

1. 经典 ALPPS（右三叶切除）技术要领

（1）一期手术:取平卧位,行上腹反 L 形切口或双侧肋缘下"人"字形切口;离断肝圆韧带、镰状韧带,适当游离右三角韧带、右冠状韧带和肝肾韧带,不强求游离肝短静脉;结扎门静脉右支主干或分别结扎门静脉右前、右后分支;在镰状韧带右侧 0.5~1.5cm 处,超声吸引刀劈离肝脏,在劈离肝脏的过程中,离断并结扎肝脏左内叶Ⅳ段的门静脉分支,劈离肝脏至显露肝后下腔静脉前壁(图 9-66、图 9-67);保持肝左、肝中及肝右静脉结构完整、血流通畅;为减少术后胆漏的发生,无须解剖肝左、右管;术中彩色多普勒超声检查证实门静脉右支无血流,肝右动脉血流正常。

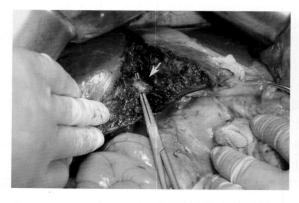 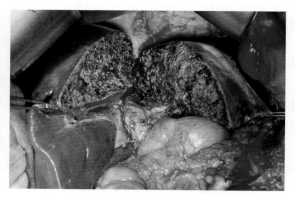

图 9-66 一期手术劈离肝脏的过程中离断肝左内叶Ⅳ段门静脉分支

图 9-67 一期手术劈离肝脏至显露肝后下腔静脉的前壁

（2）二期手术:一期手术后每隔 1 周 CT 检查测量剩余肝体积,待剩余肝体积达到手术切除安全要求的范围后行二期手术(图 9-68、图 9-69);术中确认剩余肝体积明显增加(图 9-70、图 9-71),解剖肝门,于门静脉右支或其分支结扎线远端离断门静脉右支或其分支,离断并结扎肝右动脉,再依次离断肝右管、肝短静脉,最后离断肝中、肝右静脉,完整切除右三叶。从肝管断端注入脂肪乳剂,检查肝断面胆漏情况(图 9-72),行胆管空肠 Roux-en-Y 吻合,完成胆道重建。

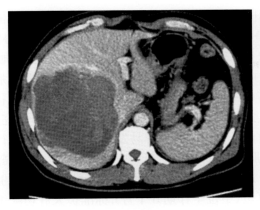

图 9-68　一期手术前 CT 扫描

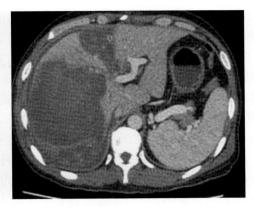

图 9-69　一期手术后第 7 天 CT 扫描,肝左外叶体积比术前增大了 99%

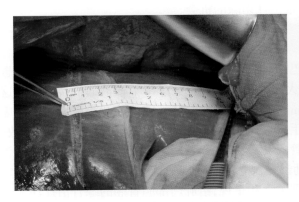

图 9-70　一期手术时剩余肝左叶左右径为 10cm

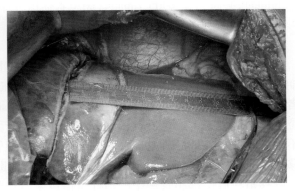

图 9-71　二期手术时剩余肝左叶左右径为 12cm

2. ALPPS 技术改进

（1）劈肝范围:部分 ALPPS,即一期手术离断 50%~80% 的肝实质即可。

（2）劈肝方法:采用开腹或腹腔镜或 B 超引导经皮穿刺射频消融、微波消融或止血带等方法来分隔肝脏。

（3）hybrid-ALPPS:一期手术无法结扎门静脉右支时,在一期手术后采用门静脉栓塞的办法阻断门静脉右支。

（4）微创技术:腹腔镜 ALPPS 及机器人 ALPPS 的技术要点与经典 ALPPS 相同,但腹腔镜下肝实质离断过程中的高清放大视野和转角功能有助于术中发现部分肉眼难以发现的微小脉管渗血和胆漏,降低了一期

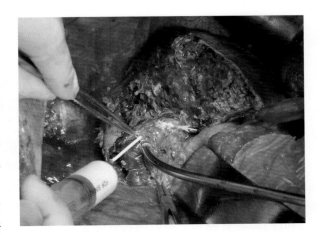

图 9-72　经肝管断端注入脂肪乳剂检查肝断面胆漏

术后出血和胆漏等并发症的发生率,为二期手术前的快速康复提供了良好的技术保证。

（5）一期非手术替代技术:一期经皮穿刺微波或射频肝实质分隔联合切除侧门静脉栓塞术;一期切除侧门静脉栓塞、Ⅳ段联合肝动脉栓塞术;末梢门静脉栓塞术。

（6）功能性剩余肝体积:ALPPS 二期手术前,在 CT 检查测量剩余肝体积的同时,可结合放射性核素肝胆显像技术评估剩余肝功能,更能精准评估剩余肝的储备功能,从而降低二期手术后肝衰竭的发生率。

（三）疗效评价

因 ALPPS 能在短时间内诱导剩余肝脏快速生长,具有扩大肝脏可切除范围的优势,在一定程度上提

高了需要行右半肝甚至右三叶切除的Ⅲa型或Ⅳ型肝门部胆管癌的 R_0 手术切除率及安全性,但ALPPS较高的严重并发症发生率和病死率是目前最重要的争议方面。Schadde等统计了ALPPS国际协作组202例ALPPS:其中结直肠癌肝转移141例,肝细胞癌17例,肝门部胆管癌11例,胆囊癌6例,其他肿瘤27例,结直肠癌肝转移和肝脏神经内分泌肿瘤术后严重并发症发生率和90天病死率最低,而胆囊癌和肝门部胆管癌术后严重并发症发生率和90天病死率最高(肝门部胆管癌、肝细胞癌、结直肠癌肝转移患者严重并发症发生率和90天病死率分别为60%和27%、25%和12%、21%和8%)。Nadalin等研究表明,胆管癌患者肝内胆管扩张和胆汁淤积的肝脏再生功能有限,并且术后更容易发生感染性并发症,行ALPPS风险较大。Olthof等分析ALPPS国际协作组中29例肝门部胆管癌行ALPPS病例手术病死率高达48%,而配对性分析29例未行ALPPS的病例手术病死率为24%。预后研究表明,在剩余肝体积相似的情况下,相比于标准扩大肝切除术,ALPPS组患者总生存期更短(中位生存期6个月),标准扩大肝切除组中位生存期为27个月。有鉴于此,到目前为止,肝门部胆管癌仍被视为ALPPS的相对禁忌证,手术需严格筛选患者,谨慎开展。随着ALPPS的进步,尤其是微创ALPPS的发展,未来ALPPS在降低并发症发生率和病死率的同时,必将为更多肝门部胆管癌患者提供肿瘤根治性切除的机会。

三、肝移植

肝门部胆管癌容易侵犯局部血管,且易发生淋巴结转移及沿肝管向肝内侵犯。肝门部胆管癌患者早期通常没有典型的临床症状,一旦出现黄疸,往往大多数患者已经丧失了手术根治的机会。以往这些患者只能选择胆道引流术等姑息性治疗手段,但Bismuth等提出对没有肝外转移的此类患者可以考虑行原位肝移植。理论上原位肝移植是一种理想的治疗手段,可以达到更大的切除范围,提高手术根治效果,且不受患者肝功能或肝脏基础病的限制。早期的胆管癌肝移植术后生存结果不佳,胆管癌一度被认为是肝移植禁忌。近年来,通过严格的术前评估和新辅助治疗观念的引入,胆管癌肝移植的疗效取得一定突破。肝移植在肝门部胆管癌中的治疗价值越来越得到关注和重视,给肝门部胆管癌的综合治疗注入新的活力。

(一)适应证的变迁

早期观点认为,TNM分期为Ⅰ、Ⅱ期、手术无法根治切除,且无局部淋巴结和远处转移的肝门部胆管癌患者,可以考虑行肝移植治疗。为了获得更好的临床疗效,Pichlmayr R等在此基础上提出了更为具体的移植指征:①肿瘤不能切除,侵犯双侧肝叶胆管或主要血管;②非 R_0 切除;③肿瘤切除后出现肝内转移,但临床疗效并不乐观。另外,肝门部胆管癌通常伴有肝十二指肠韧带旁淋巴结的转移,而且肝门部胆管癌术后亦容易存在局部淋巴结的复发,故Wu等认为通过施行肝移植联合胰十二指肠切除术,可以有效地清除上述淋巴结,使患者获得更好生存质量。考虑到上述术式切除范围广泛、术后并发症较多,临床上应谨慎选择,未能推广。鉴于胆管癌肝移植术后的肿瘤高复发率,美国匹兹堡大学移植中心Starzl等提出了更为激进的手术方式——腹腔多器官联合移植(器官簇移植),术中扩大切除范围,将肝、脾、胰腺、胃、十二指肠、空肠及近侧回肠一并切除,然后移植包括肝、胰腺、十二指肠和近侧回肠在内的器官簇,但是并未达到预期疗效。临床数据显示,1988—1992年接受多器官联合移植的胆管癌患者20例,其中包括12例肝门部胆管癌和8例肝内胆管癌患者,55%的患者术后出现肿瘤复发,术后3年存活率仅为20%。在该中心随后的另一份报告中,11例接受器官簇移植的肝门部胆管癌患者术后5年生存率仅为9.1%。总结这一时期胆管癌肝移植疗效不佳可能与三个因素有关:①移植适应证过于宽泛,进行移植的不可切除胆管癌往往合并有胆道、门静脉或动脉侵犯;②没有进行术前剖腹探查术,因此部分接受移植的患者伴有播散性腹膜疾病或淋巴结转移;③没有采用新辅助治疗。

鉴于现状,随后梅奥诊所引入了更加严格的肝移植入选标准,包括改良的患者选择标准及新辅助治疗的引入,使肝门部胆管癌肝移植后的5年无复发生存率达到了令人满意的76%~80%,可以和其他常见的肝移植适应证相媲美。入选标准包括:①阳性的胆道活检或细胞学检查确认腺癌或恶性变、胆道狭窄,CA19-9>100U/ml且没有细菌性胆管炎;②肿瘤直径<3cm;③影像学上没有远处转移;④超声内镜细针穿刺或区域淋巴结活检阴性,腹腔镜或手助式腹腔镜探查区域淋巴结活检阴性。受到这些结果的鼓舞,自

2000年以来,肝移植在肝门部胆管癌治疗中的价值和地位重新燃起了新的希望,新的诊疗策略取得的良好临床疗效,在其他移植中心也得到成功复制。许多中心报道对于淋巴结阴性的患者肝移植术后5年生存率为60%~65%,尽管复发率为62%。

对于肝移植在肝门部胆管癌治疗中的价值和适应证,各方存在不同认识。2013中华医学会外科学分会胆道外科学组《肝门部胆管癌诊断和治疗指南》认为,满足以下条件的肝门部胆管癌病例可考虑选择肝移植治疗:①肿瘤局限于肝内,采取常规手术方法不能切除,或合并硬化性胆管炎或肝功能失代偿;②无淋巴结转移、周围神经浸润或肝外转移。2015年美国肝胆胰协会《肝门部胆管癌专家共识》声明,标准放疗加上全身化疗序贯肝移植是不可切除肝门部胆管癌合并硬化性胆管炎患者的标准治疗方式。2015年美国国家综合癌症网络胆道肿瘤临床实践指南认为,对于未播散的局部晚期肝门部胆管癌,肝移植是唯一可能治愈的手段,5年存活率为25%~42%。2015年欧洲肝病研究学会肝移植临床实践指南指出,肝门部胆管癌的肝移植应限于联合辅助治疗或新辅助治疗方案的临床研究中。而2015年中国抗癌协会《肝门部胆管癌规范化诊治专家共识》指出,目前肝移植治疗肝门部胆管癌的高级别证据的临床研究有限,其适应证和治疗策略未达到临床广泛共识。

（二）新辅助治疗

1. 早期方案 肝门部胆管癌通常对常规化疗不敏感,尽管对放疗相对敏感,但由于位置深处肝门部,所以肝细胞毒性作用限制了它的广泛应用。针对肿瘤不可切除的患者,胆管内近距离放疗取得了不错的效果。1987年,内布拉斯加大学首先提出采用新辅助疗法联合肝移植治疗胆管癌,术前新辅助治疗方案包括近距离放射疗法和5-FU化疗。11例经过适应证挑选的不可切除肝门部胆管癌患者在接受单用内照射（6 000cGy）或联合5-FU化疗[300mg/($m^2 \cdot$d)]的新辅助方案（还有2名患者接受了外照射）治疗后,45%的患者实现长期存活,术后无瘤生存时间为2.8~14.5年。有趣的是,尽管患者的术后病死率高达27%（考虑可能与新辅助放化疗毒性反应相关）,该研究中患者的肿瘤复发率只有18%。

2. 梅奥方案 1993年梅奥诊所正式提出了梅奥方案——基于新辅助治疗上的肝门部胆管癌肝移植。在外照射、内照射和静脉化疗的联合治疗后,该中心特别强调需要在肝移植术前对患者进行腹部探查,在排除肝外转移的Ⅰ期和Ⅱ期胆管癌患者可最终接受肝移植。梅奥诊所的方案是4 500cGy外照射（3周内30次间隔）结合5-FU[500mg/($m^2 \cdot$d)],连续3d化疗增敏,继以2 000~3 000cGy铱导丝胆管腔内近距离放射疗法（达到影像学肿瘤范围上下2cm）,患者等待肝移植期间以卡培他滨维持[（2 000mg/($m^2 \cdot$d）,分两次口服],术前需要对所有等待移植的受体进行疾病分期的手术探查,以排除存在远处转移的患者。新辅助治疗后的疾病分期很重要,用来排除存在淋巴结或腹膜转移患者,约20%的排队受体会在等待肝移植期间出现肝外转移。对于活体肝移植受体,分期被安排在肝移植前,而对于心脏死亡供者（donor of cardiac death,DCD）肝移植受体,则根据患者的终末期肝病模型（model for end stage liver disease,MELD）评分和预期肝移植日期安排手术分期。疾病分期可以通过腹腔镜或开腹探查完成,任何可疑的病灶都需要活检,肝门旁淋巴结也要常规送检,即使外观上看似正常。2008年,该中心总结报道了148例不可切除肝门部胆管癌患者（90例患者完成了新辅助治疗和肝移植）,其中71例存活,19例死亡（8例死于肿瘤复发）,19例仍在等待肝移植,39例因肿瘤进展未能完成新辅助治疗。该组患者的5年存活率为55%,而成功接受移植的患者5年存活率达71%。梅奥方案取得良好临床疗效与以下因素有关:①内外放射治疗能够有效控制胆管壁病灶和神经侵犯;②严格的适应证筛选,所有的胆管癌移植患者术前TNM分期为Ⅰ、Ⅱ期,且大部分为年轻患者;③65%的患者合并PSC,PSC患者的规律监测筛查提高了肿瘤早期诊断效率。新辅助治疗的有效性可以从切除肝脏的病理结果中得到验证,经过完整新辅助治疗后部分切除病肝病理没有发现肿瘤病灶（尽管移植前的细胞学检查结果为阳性）。2012年,梅奥诊所后续总结了1992—2011年纳入该方案的215例患者资料,ITT分析结果显示1年、3年和5年存活率分别是81%（95% CI为78~84）,62%（95% CI为58~66）和56%（95% CI为52~60）。多因素分析表明预后不良因素包括:CA19-9>100,新辅助治疗后残余肿瘤,神经侵袭和肿瘤包绕门静脉血管。梅奥方案的不足之处一方面在于晚期血管并发症发生率较高,考虑与新辅助放疗相关;另一方面新辅助治疗可能加重患者的肝损害,使该组患者对供肝的需求更加急迫。2015年美国肝胆胰协会《肝门部胆管癌专家共识》声明,对拟行肝移植的晚期肝门部胆管癌患者,术前应采取放疗联合化疗的治疗方案。

3. 其他方案　不同中心的新辅助治疗方案不尽相同,但差别甚微。另外一个美国方案是 5 000~6 000cGy 的立体定向放射治疗(2 周内 3~5 次间隔),期间接受卡培他滨作为放疗增敏和维持治疗。多伦多方案为 45Gy 超分隔外照射,卡培他滨放疗增敏,吉西他滨和顺铂维持治疗至肝移植。爱尔兰方案为 750cGy 铱导丝胆管腔内近距离照射治疗,随后行 4 500~5 000cGy 外照射(5 周内 25 次间隔),5-Fu 化疗增敏,卡培他滨维持治疗。急性胆管炎、胆囊炎、胃十二指肠溃疡和胃排空延迟是新辅助治疗比较常见的并发症。由于药物毒性,25%~61% 接受新辅助治疗的患者无法完成治疗。此外,如果患者接受新辅助治疗期间疾病出现局部进展或远处转移,则将在移植等待名单中被剔除。

4. 新辅助治疗的缺点　新辅助治疗的缺点是肝移植术后血管并发症比率高,通常需要血管架桥来解决,特别是在活体肝移植时,这主要是由放疗后肝十二指肠韧带纤维化所致,放射性血管损伤随着时间迁移而加重,而对于等待 DCD 肝移植的受体来说新辅助治疗和肝移植的间隔期通常较长,所以动脉重建通常利用供体的髂动脉在受体腹主动脉和供肝肝动脉间架桥,而对于活体肝移植受体通常利用受体肝总动脉或肝固有动脉。术后门静脉狭窄比较常见(DCD 受体 22.8%,活体 35%),伴或不伴有血栓,这通常是由放射损伤所致,血管成形或支架通常有效。活体肝移植受体的动脉并发症也高于 DCD 肝移植受体。肝静脉流出道并发症相对少见,与其他疾病肝移植受体类似。胆道并发症发生率在活体肝移植中约为 30%,DCD 肝移植中为 10%。

（三）影响移植疗效的危险因素

虽然新辅助治疗基础上的肝移植疗效较前已大幅提升,然而仍有一部分患者术后存在肿瘤复发,以致影响患者的长期生存。Darwish 等认为肿瘤高复发的原因包括:①CA19-9 数值高;②门静脉完全包绕;③神经浸润;④切除病肝中肿瘤存活。目前还不明确有些患者对移植术前放化疗敏感的原因,切除的病肝中残存的肿瘤明显缩小,而别的患者对放化疗不敏感,残存的肿瘤负荷较重。既往文献报道,肿瘤体积、组织乏氧、贫血、免疫组化中的分子标记、体重指数与放化疗的敏感性相关。淋巴结阳性是影响预后的最重要因素,除此以外,高 MELD 评分、UICC 分期>Ⅱ期、肿瘤体积、血管侵犯和周围神经浸润、CAl9-9 水平升高、切除病肝中存在残余肿瘤也是影响预后的因素。

（四）手术切除与肝移植的选择

目前没有证据表明新辅助治疗后的肝移植优于肝切除,对于明显可切除的Ⅰ、Ⅱ型肝门部胆管癌理论上应该选择肝切除。对于 Bismuth Ⅲ型肝门部胆管癌,有或没有淋巴结转移,轻度的血管侵犯,也适合于肝切除。而对于没有淋巴结转移的Ⅳ型肝门部胆管癌,不管有没有血管侵犯,均适合于肝移植。但是,最近有文章报道通过对受侵犯的肝右动脉切除重建,肝门部胆管癌患者围手术期病死率不足 5%,5 年生存率达 30%。不少文章报道部分Ⅳ型肝门部胆管癌的患者通过切除至 2、3 级胆道,然后把多个胆管开口和肠道依次吻合或行肠道围肝门吻合,也可以完整切除肿瘤。这使得肝门部胆管癌"可切除"的概念又变得模糊起来。2015 年中国抗癌协会《肝门部胆管癌规范化诊治专家共识》对肝门部胆管癌围肝门切除的适应证做出了明确的界定:为达到肿瘤 R0 切除,实施围肝门切除应仅限于 Bismuth-Corlette Ⅰ型肿瘤,或肿瘤未侵犯尾状叶胆管开口的Ⅱ型肿瘤患者;术中应行快速冷冻病理证实胆管上、下切缘及肝脏切缘阴性;对合并严重肝硬化或伴发其他严重疾病,无法耐受大部肝切除术的 Bismuth-Corlette Ⅲ、Ⅳ型患者,可酌情实施。当然,也有文章报道Ⅳ型肝门部胆管癌患者即使接受了手术切除其生存率也低于Ⅲ型患者,原因为切缘阳性的比例为 37.1% vs. 19.5%。另外,不同地区或中心对于胆管癌可切除性的定义不尽相同。肝门部胆管癌易侵犯相邻的血管系统。对于联合受侵犯门静脉切除重建在肝门部癌根治性切除中的价值,各界已达成共识。日本名古屋大学曾报道 73 例 Bismuth Ⅳ型肝门部胆管癌(梅奥方案认为不可切除)在进行合并血管切除重建的根治性手术后与梅奥放化疗后肝移植方案疗效相当。因此,对部分早期可切除肝门部胆管癌病例,肝移植是否优于根治性肝切除有待进一步探索。

总而言之,肝切除和肝移植这两种治疗方式是相互佐证的,如果在决定肝切除的手术探查中发现肿瘤无法切除,即使随后选择新辅助治疗和肝移植,效果也不甚理想,因为手术探查会增加肝移植难度,而且肝移植术后复发率也较高。相反,从新辅助治疗、肝移植出组的患者也不适合肝切除,即使这些患者是潜在可切除的,因为新辅助治疗会导致广泛的肝门胆管坏死,从而使手术切除和随后的胆道重建变得非常危险。所以对于界线未能明确的肝门部胆管癌到底选择肝切除还是肝移植,目前仍没有定论,需要综合考虑肿瘤的可切除性、淋巴结的侵犯情况、供体的可及性,以及患者的身体状态是否能够耐受新辅助治疗和肝移植的双重打击等因素。

（五）肝移植与供肝分配

在美国的部分器官共享联合网络地区,严格的患者选择和术后良好的生存数据奠定了肝门部胆管癌肝移植的适应证,这些中心提出针对肝门部胆管癌的肝移植适应证应摒弃传统的 MELD 评分,这一点尤其重要,因为排队后至肝移植的等待时间是肿瘤复发的危险因素。文献报道,由于严格的患者入组标准,有 31%~42% 的患者会出现疾病进展,从而导致被排除出组。因此,针对肝门部胆管癌,不支持 MELD 评分的专家于 2006 年进行了讨论,同意了梅奥诊所的患者纳入标准,同时也建议各个移植中心向器官共享联合网络（United Network of Organ Sharing,UNOS）肝脏和肠道委员会递交正式的患者治疗预案和供肝分配标准。而这样的结果在肝源普遍短缺的大背景下势必会引发对于肝源分配平等问题的争论。除此之外,肝门部胆管癌肝移植术前的新辅助治疗可能加重患者的肝损害,使得肝门部胆管癌患者对供肝资源的需求更加急迫。因此,针对肝门部胆管癌患者平等分配肝源的评分模型也急需建立和完善,为进一步日益短缺的供肝资源的合理分配提供和优化新的策略,使得更多的肝门部胆管癌患者因移植而生存获益。

（六）问题与展望

肝门部胆管癌肝移植疗效优劣的前提还是在于严格的适应证把握。肝癌肝移植治疗已经具有数个被大众公认的标准,如米兰标准、加州大学旧金山分校（University of California at San Francisco,USCF）标准,以及国内的杭州标准等。然而,尽管早期肝门部胆管癌肝移植疗效并不乐观,但鉴于早期临床实践存在样本量小、纳入标准不一等缺陷,各大移植中心并未停止对肝门部胆管癌行肝移植适应证的研究和探索,截至目前,肝门部胆管癌肝移植的手术适应证标准仍未得到统一。梅奥经验还未在美国以外的地区得到充分验证,如欧洲地区目前仅允许以临床试验的形式施行肝门部胆管癌肝移植。一项来自都柏林的单中心临床研究表明,不可切除肝门部胆管癌在进行新辅助治疗+肝移植术后病死率高达 20%,同时长期生存数据也不尽如人意,4 年存活率为 61%。在供肝资源日益短缺的大环境下,对于确定能达到 R_0 切除的肝门部胆管癌患者仍应尽量考虑行肝切除术,而对于交界未能明确治疗方式的肝门部胆管癌是行肝切除还是肝移植,仍需要依托大样本、前瞻性、随机对照试验结果来进一步确认,以便获得更高级别的循证医学证据。

尽管新辅助治疗已经显示出不错的应用前景,但国内中心仍然应该积极探索符合中国人群的新辅助方案。充分重视新辅助治疗的受益和弊端,一方面新辅助治疗在一定程度上能够有效降低胆管癌移植术后复发率和远处转移;另一方面,要充分权衡各种新辅助治疗方式对将来移植手术的影响及患者手术耐受力的打击,甚至剔除移植等待名单的风险。在梅奥方案中,短距离照射是新辅助治疗的重要手段之一,但近年来研究者们也在积极探索局部治疗的其他替代方案,包括立体定向放射治疗和光动力疗法。分子靶向药物和免疫药物的联合使用给肝门部胆管癌的治疗注入了新的活力,也为提高肝门部胆管癌肝移植的远期疗效带来了曙光。这些治疗手段作为新辅助和术后辅助治疗手段应用于肝门部胆管癌肝移植围手术期的安全性和有效性都亟待进一步的临床验证。

四、尾状叶切除

由于肝门部胆管癌常沿着胆管黏膜或黏膜下层向近侧蔓延,而引流尾状叶的胆管通常是开口于肝左管、肝右管和/或右后叶胆管,因此它们极易受到肝门部胆管癌的侵犯。联合尾状叶切除有助于提高肝门部胆管癌根治性手术切除率,从而改善预后。但是,联合尾状叶切除技术要求高、手术时间长、可能增加并发症发生率。因此,肝门部胆管癌根治性手术切除是否需要常规联合尾状叶切除目前尚存在一定的争议。本节将从尾状叶胆管引流的角度,阐述肝门部胆管癌根治术中联合尾状叶切除的依据、适应证与禁忌证、技术要领及疗效。

（一）尾状叶胆管引流概述

1. 尾状叶解剖结构　尾状叶（caudate lobe）是位于肝中静脉背侧、肝门与肝后下腔静脉之间的肝段，其左侧以静脉韧带为界；右侧与肝右后叶相延续，但两者之间缺乏明确的分界线；上界至肝中静脉汇入下腔静脉处；前下界为肝门横沟，与门静脉汇合部及左右支相毗邻。1985年Kumon依据肝脏铸型标本的研究结果提出将尾状叶分为Spiegel叶（左侧部）、腔静脉旁部（右侧部）及尾状突三部分（图9-73）；其中Spiegel叶是位于肝后下腔静脉及静脉韧带左侧并突入小网膜囊内的一个半游离部分，也即为Couinaud肝脏分段法的Ⅰ段；腔静脉旁部及尾状突位于静脉韧带右侧、肝后下腔静脉前方，其右侧与右肝后叶相延续（但缺乏明确分界线），也即为Couinaud肝脏分段法的Ⅸ段，其中尾状突为位于门静脉主干及右支与下腔静脉之间并向下方突出的部分，腔静脉旁部及尾状突大小在不同人之间差异较大。

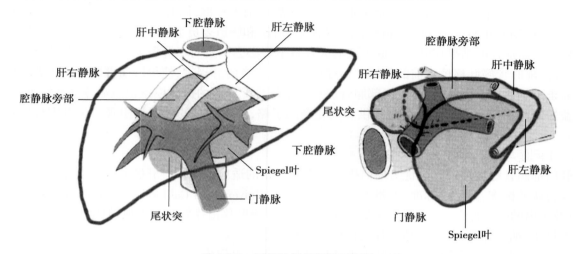

图9-73　尾状叶解剖结构示意图

2. 尾状叶胆管引流　尾状叶的Spiegel叶、腔静脉旁部及尾状突三部分均具有各自独立的胆管引流系统，但通常变异性较大。Mumon对23例肝脏铸型标本进行研究，结果显示，每个Spiegel叶平均有1.86支胆管引流，38.9%的胆管开口于肝左管；31.8%胆管开口于肝Ⅱ段和/或肝Ⅲ段胆管；19.5%胆管开口于右后叶胆管；9.8%胆管开口于肝右管。总体来讲，70.7%的Spiegel叶胆管开口于左侧胆管（肝左管或肝段胆管）；29.3%胆管开口于右侧胆管（肝右管或右后叶胆管）。在腔静脉旁部的胆管引流中，47.4%的胆管开口于肝左管；5.2%胆管开口于肝Ⅱ段胆管；26.3%胆管开口于右肝后叶胆管；15.8%胆管开口于肝右管；5.2%胆管开口于右肝前叶胆管。总体来讲，52.6%的腔静脉旁部胆管开口于左侧胆管（肝左管或肝段胆管）；47.4%胆管开口于右侧胆管（肝右管、右后叶或右前叶胆管）。在尾状突的胆管引流中，84.2%胆管开口于右肝后叶胆管；15.8%胆管开口于肝右管。

Mizumoto等解剖106例尸体肝脏标本后发现，54.7%的尾状叶共有2支胆管分别汇入肝左管（引流尾状突之外的尾状叶）、右后叶胆管（引流尾状突）；19.8%的尾状叶共有2支胆管分别汇入肝左管（引流尾状突之外的尾状叶）、肝右管（引流尾状突）；17.0%的尾状叶共有3支胆管分别汇入肝左管（引流尾状突之外的尾状叶）、肝右管及右后叶胆管（引流尾状突）；5.7%的尾状叶有3支胆管分别汇入肝左管（引流尾状突之外的部分尾状叶，相当于腔静脉旁部）、左外叶胆管（引流尾状突之外的部分尾状叶，相当于Spiegel叶）及右后叶胆管（引流尾状突）；2.8%的尾状叶有2支胆管分别汇入左外叶胆管（引流尾状突之外的尾状叶）及右后叶胆管（引流尾状突）。

综上所述，尾状叶胆管开口有多个，分布范围广，常见开口部位为肝左管、右后叶胆管和/或肝右管。因此，当肝门部胆管癌累及肝左管、肝右管和/或右后叶胆管时，尾状叶胆管受侵犯的可能性很大。

（二）联合尾状叶切除的依据

1. 肿瘤细胞可沿近侧胆管黏膜或黏膜下蔓延　肝门部胆管癌的生物学特性之一是肿瘤细胞可沿胆管黏膜或黏膜下浸润生长，前者多发生于乳头状与结节型癌；后者多发生于浸润型癌或结节浸润型癌。在乳头状与结节型癌中,近侧胆管黏膜受侵犯长度在 5mm 以内者占 47%,20mm 以上者占 47%,最长可达 31mm。在浸润型癌或结节浸润型癌中,近侧胆管黏膜下受侵犯长度为 0.6~18.8mm,其中 10mm 以内者占 83%,但值得注意的是存在黏膜下跳跃性浸润生长的情况。Ebata 等研究 253 例肝外胆管癌手术切除标本后发现,近侧胆管侵犯长度平均为 10mm,其中 75% 者侵犯长度不超过 19.5mm,11% 者超过 20mm。

2. 尾状叶受侵犯发生率高　根据 Kuman 研究结果,左侧部的 Spiegel 叶有 29.3% 的胆管开口于右侧肝管(肝右管或右后叶胆管);右侧部的腔静脉旁部有 52.6% 胆管开口于左侧肝管(肝左管或肝段胆管);15.8% 的尾状突胆管开口于肝右管。由于肝右管长度为(0.7 ± 0.4)cm、肝左管长度为(1.3 ± 0.5)cm,从尾状叶胆管开口的分布及肿瘤细胞沿近侧胆管黏膜及黏膜下蔓延的角度来看,肝门部胆管 Bismuth Ⅱ、ⅢA、ⅢB 及Ⅳ型均有可能累及侵犯 Spiegel 叶、腔静脉旁部及尾状突的胆管。据文献报道,肝门部胆管癌患者尾状叶受侵犯发生率为 32.4%~98%。

3. 有利于保证足够长度的近侧胆管无瘤切缘　近侧胆管无瘤切缘(R_0 切缘)是实现肝门部胆管癌根治性切除的必备条件,也是最大的难点。鉴于肝门部胆管癌根治性切除术后依然存在不少肿瘤局部复发,单纯达到近侧胆管 R_0 切缘仍不足以确保根治性切除。是否需要有一定长度的胆管 R_0 边缘才能确保达到根治性切除?这个问题目前仍存在不少争议。有研究显示,术后出现局部肿瘤复发者其近侧胆管 R_0 切缘长度显著小于无局部复发者,其中 R_0 切缘长度<2.5mm、2.5~5mm、>5mm 者的术后肿瘤局部复发率分别为 18%、10% 及 0,该结果提示肝门部胆管癌根治性切除术近端胆管 R_0 切缘应该尽可能达到 5mm 以上。Ebata 等对 253 例肝外胆管癌手术切除标本进行研究,建议肝门部胆管癌近侧胆管切缘至少要超过肉眼肿瘤边缘 10mm,最好能达到 20mm。最近,Ma 等研究发现,肝门部胆管癌近侧胆管 R_0 切缘≤5mm 者,远期生存时间与 R_1 切除者无显著性差异,该结果提示肝门部胆管癌根治性切除术近端胆管 R_0 切缘应该尽可能超过 5mm。

综上所述,为了达到肝门部胆管癌根治性切除的目的,有必要进行联合尾状叶切除。

(三) 适应证与禁忌证

1. 适应证　①Bismuth-Corlett Ⅱ、Ⅲ 及Ⅳ型肝门部胆管癌者:为了能够获得足够长度的近端胆管 R_0 切缘,通常需要切除肝左、右管至尾状叶各胆管开口的近侧,否则不利于根治性切除。因此,在引流尾状叶的胆管开口需要切除的情况下,需要常规施行尾状叶切除,这样有助于提高 R_0 切除率、改善远期疗效。②全尾状叶切除抑或部分尾状叶切除:鉴于全尾状叶切除技术难度要显著高于部分尾状叶切除,那么是否所有需要联合尾状叶切除者均需施行全尾状叶切除?或者是否可只行部分尾状叶切除?譬如对于Ⅲa型肝门部胆管癌施行右半肝联合右侧尾状叶切除、Ⅲb 型者施行左半肝联合左侧尾状叶(Spiegel 叶)切除是否足够?对这些问题的回答目前尚缺乏高水平的循证医学证据。

但是,由于左侧的 Spiegel 叶有近 1/3 的胆管开口于右侧肝管(肝右管或后叶胆管)、右侧的腔静脉旁部有超过 1/2 的胆管是开口于左侧肝管(肝左管或肝段胆管),因此Ⅱ、Ⅲa、Ⅲb 及Ⅳ型均有可能侵犯 Spiegel 叶、腔静脉旁部及尾状突的胆管。从尾状叶胆管引流的角度看,联合全尾状叶切除可能更有利于获得 R_0 切除,从而提高远期疗效。

2. 禁忌证　①Bismuth-Corlett Ⅰ型肝门部胆管癌者:由于此类患者肿瘤局限于肝总管,且未累及肝管汇合部,理论上来讲尾状叶胆管并不会受累,因此施行肝外胆管切除通常可以保证近侧胆管 R_0 切缘,无须行联合尾状叶切除。但是应该注意,由于肿瘤细胞会沿近侧胆管黏膜或黏膜下层蔓延,在临床上真正的 Bismuth Ⅰ型者是比较少见的。对此类患者,术中一定要仔细检查肿瘤的位置及进行肝左、右管断端快速冷冻病理检查。有不少术前影像学检查提示为 Bismuth Ⅰ型者,术中病理检查证实为Ⅱ型,甚至Ⅲ型。此外,还需要注意一种少见的情况,即肿瘤沿近侧胆管黏膜呈跳跃性生长。②R_1 或 R_2 切除者:对于只能获得 R_1 或 R_2 切除的肝门部胆管癌患者,无须行尾状叶切除。

(四) 技术要领

肝门部胆管癌的尾状叶切除通常不是孤立的尾状叶切除,往往是联合其他肝叶的切除,如右半肝(三叶)切除、左半肝(三叶)切除、肝中叶切除等,要求做到尾状叶与其他部位肝组织的整块切除。其技术要领如下。

1. 充分游离尾状叶　在实施肝切除前,应该充分游离尾状叶。可以根据计划实施联合肝切除的部位,采用右侧入路、左侧入路或右侧与左侧联合入路充分游离尾状叶,如计划实施右半肝联合尾状叶切除者,可采用右侧入路充分游离右半肝及尾状叶(图9-74);对计划实施左半肝联合尾状叶切除者,可采用左侧入路充分游离左半肝及尾状叶。另外,在采用腹腔镜或机器人辅助肝门部胆管癌根治术时,通常采用下方(尾侧)入路游离尾状叶(图9-75)。在游离尾状叶的过程中,关键是要逐支分离、结扎(血管夹夹闭)、离断肝短静脉。不同患者肝短静脉数目变异较大,通常右侧有4~6支、左侧有2~4支,分别汇入至下腔静脉的右侧壁与左侧壁;其直径也差异很大,其中右侧最下方一支肝短静脉往往较粗大,命名为肝右后下静脉,直径为4~8mm,少数人可达10mm以上(图9-75)。离断肝右后下静脉时,对其近下腔静脉断端的处理一定要仔细、确切;对直径较粗大者,应该予以结扎和/或缝扎止血,单纯结扎容易脱落,一旦发生可导致术后腹腔内大出血。

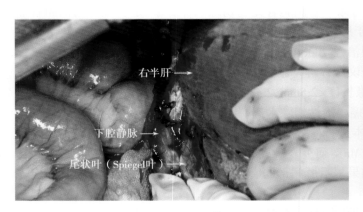

图9-74　肝门部胆管癌(ⅢA型)根治术,采用右侧入路分离尾状叶

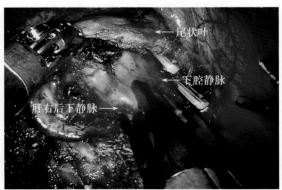

图9-75　达芬奇机器人辅助肝门部胆管癌(ⅢB型)根治术,采用下方(尾侧)入路分离尾状叶,右侧粗大的肝右后下静脉

2. 尾状叶切除

(1)右半肝联合尾状叶切除:①分离、离断、缝扎肝右动脉、右门静脉;②在充分游离右半肝与尾状叶的前提下,沿肝中裂逐步离断肝实质直至肝中静脉(保留)背侧与门静脉汇合部背侧;③逐步分离、离断、结扎尾状叶汇入门静脉汇合部及左支的分支;④沿左侧静脉韧带与肝中静脉背侧逐步离断尾状叶直至下腔静脉窝,离断肝右静脉,避免损伤肝中静脉;⑤离断肝左管,至此整块切除右半肝及全尾状叶(图9-76、图9-77)。

(2)肝右三叶联合尾状叶切除:①分离、离断、缝扎肝右动脉、右门静脉;②在充分游离右半肝与尾状叶的前提下,沿镰状韧带右侧逐步离断肝实质直至肝中静脉汇入下腔静脉处背侧与门静脉左支根部,离

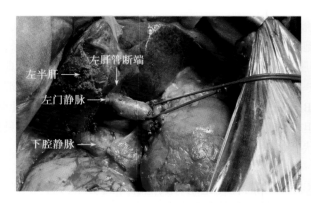

图9-76　肝门部胆管癌(Ⅲa型)施行右半肝联合尾状叶切除后

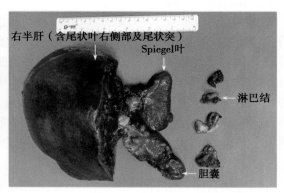

图9-77　肝门部胆管癌(Ⅲa型)施行右半肝联合尾状叶切除术后标本

断左肝内叶肝蒂（避免损伤左肝外叶肝蒂）；③逐步分离、离断、结扎尾状叶汇入门静脉汇合部及左支的分支；④继而沿左侧静脉韧带逐步离断尾状叶直至下腔静脉窝；⑤于肝中静脉、肝右静脉汇入下腔静脉处离断肝中、肝右静脉，残留端予以缝扎；⑥于肝左管二级分支根部离断左肝外叶胆管，至此整块切除肝右三叶及全尾状叶。

（3）左半肝联合尾状叶切除：①分离、离断、缝扎肝左动脉、左门静脉；②在充分游离左半肝与尾状叶的前提下，沿肝中裂逐步离断肝实质直至肝中静脉（保留）背侧与门静脉汇合部背侧；③逐步分离、离断、结扎尾状叶（腔静脉旁部与尾状突）汇入门静脉汇合部及右支的分支；④沿肝中静脉背侧与肝右静脉左侧逐步离断尾状叶的腔静脉旁部与尾状突，离断肝左静脉，避免损伤肝中静脉与肝右静脉；⑤离断肝右管，至此整块切除左半肝及全尾状叶。

（4）肝左三叶联合尾状叶切除：①分离、离断、缝扎肝左动脉、左门静脉；②在充分游离左、右半肝与尾状叶的前提下，沿肝右前叶与右后叶交界处（术中超声定位肝右静脉走行）逐步离断肝实质直至肝右静脉背侧与门静脉右支根部，离断肝右前叶肝蒂（避免损伤肝右后叶肝蒂）；③逐步分离、离断、结扎尾状叶（腔静脉旁部、尾状突）汇入门静脉汇合部及右支的分支；④沿肝右静脉左侧逐步离断尾状叶的腔静脉旁部与尾状突，注意避免损伤肝右静脉；⑤于肝中静脉、肝左静脉汇入下腔静脉处离断肝中、肝左静脉，残留端予以缝扎；⑥于起始部离断肝右后叶胆管，至此整块切除肝左三叶及全尾状叶。

（5）肝中叶联合尾状叶切除：①在充分游离左、右半肝与尾状叶的前提下，沿镰状韧带右侧逐步离断肝实质直至肝中静脉汇入下腔静脉处背侧与门静脉左支，离断左内叶肝蒂（避免损伤左外叶肝蒂）；②逐步分离、离断、结扎尾状叶汇入门静脉汇合部及左支的分支；③沿左侧静脉韧带逐步离断尾状叶直至下腔静脉窝；④于肝中静脉汇入下腔静脉处离断肝中静脉，残留端予以缝扎；⑤沿肝右前叶与右后叶交界处（术中超声定位肝右静脉走行）逐步离断肝实质直至肝右静脉背侧与门静脉右支，离断右前叶肝蒂（避免损伤右后叶肝蒂）；⑥沿肝右静脉左侧逐步离断尾状叶的腔静脉旁部、尾状突，注意避免损伤肝右静脉；⑦分别于起始部离断左肝外叶胆管、右肝后叶胆管，至此整块切除肝中叶及全尾状叶。

（五）疗效

1. 有助于提高根治性切除率，改善预后　随着人们对尾状叶认识的不断加深，在肝切除的基础上联合尾状叶切除在肝门部胆管癌根治性切除中的重要性已经越来越获得认可，不少研究结果显示联合尾状叶切除可提高 R_0 切除率、降低术后肿瘤局部复发率、改善远期生存率。因此，不少学者提倡常规施行尾状叶切除。Bhutiani 等回顾性分析了 241 例肝门部胆管癌手术切除远期疗效及影响因素，其中 90 例联合尾状叶切除，结果显示联合尾状叶切除者 R_0 切除率显著高于尾状叶不切除者，分别为 76%、60%；但是，联合尾状叶切除与否并不影响肝门部胆管癌远期生存率及无瘤生存率，其原因尚不清楚。Kow 等报道手术切除治疗 127 例 Bismuth Ⅲ型肝门部胆管癌，其中 70 例联合尾状叶切除、57 例不切除尾状叶，联合尾状叶切除者中位总生存期、中位无瘤生存期均显著长于不切除尾状叶者，联合尾状叶切除是无瘤生存期的独立预后因素。Cheng 等报道手术切除治疗 171 例Ⅲ型及Ⅳ型肝门部胆管癌，结果显示联合全尾状叶切除提高了 R_0 切除率、改善远期疗效。最近一篇 meta 分析纳入 6 项研究共含 969 例肝门部胆管癌，其中 643 例联合尾状叶切除、326 例不切除尾状叶，结果显示联合尾状叶切除者 R_0 切除率显著高于不切除尾状叶者；中位生存期及远期生存率均显著高于不切除尾状叶者。由于目前有关联合尾状叶切除在肝门部胆管癌根治术中的价值都是回顾性研究，其价值尚有待前瞻性大宗病例随机对照研究进一步评价。

2. 有助于胆肠吻合重建　由于尾状叶胆管有多条，且常开口于肝左管、肝右管，在施行肝门部胆管癌根治术时为了获得有足够长度的近端胆管 R_0 切缘常需要切除肝左、右管至尾状叶各胆管开口的近侧。此时，若保留尾状叶，可能会有多个尾状叶胆管的开口需行胆肠吻合，增加胆肠吻合的难度、增加术后发生胆漏的概率。反之，联合尾状叶切除一方面有助于提高 R_0 切除率；另一方面消除了尾状叶胆管空肠吻合的需要，使胆肠吻合更简单、更容易完成。

五、高位胆肠吻合

高位胆管空肠吻合是指肝总管及以上胆管与空肠吻合，一般而言，肝门部胆管在肝左管或肝右管水平的胆管空肠吻合对专业的肝胆外科医师而言并不十分困难。如果在二级胆管以上的胆管做吻合,在技术上是相当困难的,需要非常熟悉胆道解剖、生理知识,并具有娴熟的胆肠吻合技术。

（一）方法

肝门部胆管癌的部位包括肝总管、肝管的一级、二级分支,切除后必须要进行重建以恢复胆汁的流通,由于十二指肠比较固定,上提到肝门部进行胆管十二指肠吻合重建几乎是不可能的,即使成功,由于十二指肠蠕动的肠腔内压较大,十二指肠液会反流到胆管,因此,胆管十二指肠吻合在肝门部胆管癌的胆道重建中是被否定的。

胆管空肠 Roux-en-Y 吻合:已经应用了 100 多年的 Roux-en-Y 吻合直到现在还是胆肠吻合的主流手术方法,尽管切断空肠,神经扩布受影响,有胆支肠袢蠕动逐渐减弱的缺点,但由于有防止肠液反流、可以较远距离上提至肝门、手术操作容易等优点,胆肠 Roux-en-Y 吻合仍是胆管空肠吻合的有效方法。

胆管空肠改良袢式吻合:针对 Roux-en-Y 吻合术后长时间蠕动减弱的问题,将 Uncut 的胃肠吻合方法应用于胆管空肠吻合,既保留了 Roux-en-Y 的防止反流、维持了胆支肠袢的神经扩布和长期有效的蠕动,也避免了胆支肠袢成为"细菌池",且操作更加方便简单。大量临床病例证明了此方法是一种可替代 Roux-en-Y 吻合的方法(图 9-78)。

在胆肠吻合的胆管侧,由于二级以上胆管存在平滑肌菲薄和缺失,因此胆肠吻合后的吻合口漏仍然是术后主要并发症。长期以来,高位胆肠吻合特别强调胆管黏膜与肠道黏膜的对合

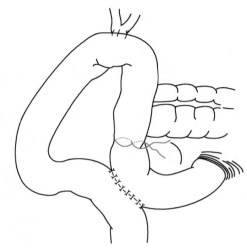

图 9-78　胆管空肠改良袢式引流

吻合。对吻合原则的认识逐渐趋向于统一,即黏膜对黏膜吻合、单层吻合、应用细小的可吸收缝线(小于 4-0)、尽量拼合细小胆管成为较大的开口、吻合口无张力,这些原则为防止吻合口狭窄、吻合口漏起了非常重要的作用。

（二）技术难点

肝门部胆管癌肿瘤切除后,肝断面胆管多数在 5mm 直径以下,手术操作是困难的。难点主要有以下方面。

1. 胆管解剖变异最多见,在切除肿瘤后,有时难以估计胆管断端数量,如果位置不算高,仅仅是肝门部 1 级胆管,这样显露相对容易。但是,如果术前没有直接的胆管影像,胆管汇合异常不容易被发现,如常见的右后支肝管汇入肝左管,在肝门部就难以发现,或者容易遗漏。

2. 合并肝切除后切面渗血,容易导致视野模糊,造成胆管遗漏。边断肝边对胆管断端进行缝合标记线可以减少这种遗漏的发生,从而避免术后胆漏发生。

3. 非解剖肝切除胆管断端不易判定。如果是半肝切除,相对容易寻找胆管,如果非解剖性肝切除,肝断面上常常可见胆管断端,大小不等,难以判断是否需要吻合重建。

4. 肝切除范围不大,视野受限制,手术操作空间小,吻合操作困难。

5. 胆管菲薄,缝合过程容易撕裂,一旦撕裂增加吻合的难度。

（三）基本要求

需要行高位胆肠吻合的患者绝大多数有胆管梗阻,梗阻以上的胆管多有不同程度的扩张,有利于顺利行胆肠吻合。具有丰富的经验、娴熟的吻合技术,按照胆肠吻合的规范操作要求,才能获得良好疗效。

1. 术前胆管树的影像非常重要,只有满意的胆管树影像才能进一步完成三维可视化平台的建立。直接的胆管树影像比间接影像能更直观地了解需要吻合胆管的位置、大小及胆管有无变异。但是,直接的胆管影像往往需要创伤性检查才能获得,如 PTC、PTCD、ERCP 等。此外,从 CT、MRI 等影像还需要了解毗邻脏器和血管的关系,避免手术造成的损伤。

2. 获得满意的影像后需要精确解读影像的内容。这需要反复地阅读、学习和训练。只有清楚解读影

像,才能准确判断术中所遇到的胆管。虽然三维可视化的 3D 影像能帮助手术医师加深了解,但不一定完全反映胆管的实际情况,即使是清楚的影像显示,也需要手术医师精细解读。

3. 娴熟的外科解剖技术,采用合适的解剖器械、减少解剖过程中的出血,才能获得清晰的手术视野,从而判别和选择合适的吻合胆管。建议在主要胆管做好标记,最简单的标记是在胆管壁做标记缝线,以免在解剖过程中遗漏。

4. 胆管断端的修剪准备。胆管断端如果有足够的直径,可以考虑直接与肠道吻合。但是,高位胆管常常是多条胆管裸露在手术视野中,难以直接与肠道吻合。最常用的方法是胆管的拼合,胆管拼合的原则是尽可能将邻近的胆管拼合成为较大的胆管开口,以减少吻合时胆管开口的数量,简化吻合的操作。拼合胆管的方式是采用细的可吸收缝线(5-0,6-0),连续或间断缝合相邻胆管侧壁,使胆管开口从多个变成一个,在拼合胆管前可以进行胆管整形然后再缝合拼合(图 9-79、图 9-80)。为避免损伤胆管的血供,尽量不使用热凝固的器械切断胆管,而使用剪刀等器械切断胆管。

5. 术前对吻合胆管的位置需要有清晰的了解,期望将断面上所有的非常细小的亚段支胆管都进行吻合是不现实的。对一些不能拼合细小胆管,与较大胆管之间的距离较远,拼合张力大,勉强拼合容易造成胆管的撕裂,因此对一些不是主要的细小胆管可予以缝合封闭,可避免胆漏的发生。如肝门部胆管癌患者的细小尾状叶胆管,当吻合难以完成时,可以将其缝合关闭。

6. 肠道吻合口的准备。为减少胆肠吻合口的张力,一般需要一段游离长度足够的肠袢,能达到要求的多为 Roux-en-Y 或改良袢式吻合。Roux-en-Y 吻合的肠袢一定要保留肠袢的血供和活性。根据胆管的大小决定肠道开口的大小,由于肠道柔软并容易牵开,最好开口为胆管直径的 2/3,如果胆管直径为 5mm,肠管开口宜为 3.5mm 左右,以免肠道开口过大吻合时对拢困难(图 9-81)。应沿肠管走行方向切开肠管。如果吻合过程中发现肠道开口过小,可以适当再稍切开肠道以达到与吻合口大小一致。

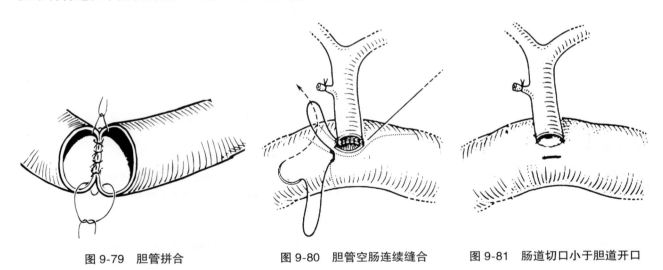

图 9-79　胆管拼合　　　　图 9-80　胆管空肠连续缝合　　　图 9-81　肠道切口小于胆道开口

7. 缝线和缝合方法的选择。对于直径超过 5mm 的胆管,应采用 4-0 以下的可吸收缝线进行缝合,提倡单层外翻缝合,线结打在腔外。对于吻合打结困难、显露有困难的吻合口后壁,也可采用内翻缝合、线结打在腔内,以减少胆管撕裂的危险。显露满意的可采用连续缝合,狭小的胆管可采用间断缝合,然后在缝合以后再统一收紧打结。直径不足 5mm 的胆管,使用 5-0~6-0 的可吸收缝线更为合适(图 9-82)。如果可能,应争取行黏膜对黏膜的缝合,外翻缝合仍然是应该争取的首选吻合方法。但是,对显露困难的吻合,勉强行外翻缝合可能困难,内翻缝合也是可以选择的方法,其缺点是线结显露于吻合口内。对于吻合口较宽的,连续缝合方便快捷,注意缝线不能过分牵拉,以免将吻合口收窄,只要组织对合完好即可。对于较窄的吻合口,仍然主张行间断缝合。张力较大时,可考虑先缝合,然后统一逐一打结,这样缝合的优点是缝合过程不因为前一针缝线打结后影响后一针的缝合,尤其是最后缝合的几针能直视下顺利完成。对于细小的多个高位胆管断端,存在难以拼合及难以黏膜对黏膜吻合的问题,采用肝门空肠吻合口后壁

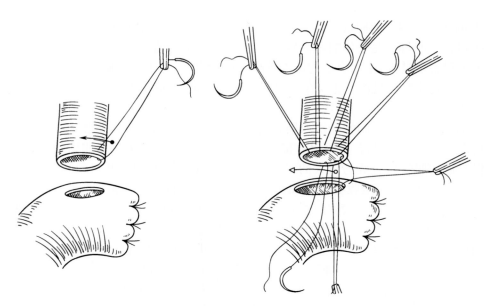

图 9-82　胆肠间断缝合

管壁和肠壁吻合、前壁肝门肝组织缝合的方法能获得良好的愈合。

8. 引流支架管。胆肠吻合口是否放置支架引流管,仍然是个有争议的问题。支架管能引流出胆汁,可减少胆汁对吻合口的刺激,有利于促进吻合口愈合。对一些口径较小的吻合口,支架管起支撑作用,防止吻合口狭窄。但是,对吻合口的超微结构研究表明,为防止狭窄发生而留置支架管,如在短时间内拔出支架管,成纤维细胞的合成功能尚未受到抑制,拔管后纤维组织继续增加,不但不能防止瘢痕形成,而且会加速瘢痕增生,因此短时间内放置支架引流管不能防止吻合口狭窄。对于新鲜的、血供良好的胆肠吻合,目前多数认为无须留置支架引流管,但是,对于吻合口较小,确实存在吻合口狭窄的可能时,留置引流管仍是可以采用的方法。必须要指出的是,如果为防止吻合口狭窄,引流管放置时间不应少于术后 9 个月,甚至要求留置 1 年,这样才能起到防止狭窄的作用。

(何　宇　肖永胜　周　俭　傅斌生　杨　扬　殷晓煜　梁力建)

参考文献

[1] YIN X Y. Diagnosis// Lau W Y. Hilar cholangiocarcinoma[M]. Dordrecht: Springer Netherlands, 2013: 91-98.

[2] HANNINEN E L, PECH M, JONAS S, et al. Magnetic resonance imaging including magnetic resonance cholangiopancreatography for tumor localization and therapy planning in malignant hilar obstructions[J]. Acta Radiol, 2005, 46(5): 462-470.

[3] MASSELLI G, MANFREDI R, VECCHIOLI A, et al. MR imaging and MR cholangiopancreatography in the preoperative evaluation of hilar cholangiocarcinoma: correlation with surgical and pathologic findings[J]. Eur Radiol, 2008, 18(10): 2213-2221.

[4] WEBER A, VON WEYHERN C, FEND F, et al. Endoscopic transpapillary brush cytology and forceps biopsy in patients with hilar cholangiocarcinoma[J]. World J Gastroenterol, 2008, 14(7): 1097-1101.

[5] FRITSCHER-RAVENS A, BROERING D C, KNOEFEL W T, et al. EUS-guided fine-needle aspiration of suspected hilar cholangiocarcinoma in potentially operable patients with negative brush cytology[J]. Am J Gastroenterol, 2004, 99(1): 45-51.

[6] PERPETUO M D, VALDIVIESO M, HEILBRUN L K, et al. Natural history study of gallbladder cancer: a review of 36 years experience at M. D. Anderson Hospital and Tumor Institute[J]. Cancer, 1978, 42(1): 330-335.

[7] TERAI K, JIANG M, TOKUYAMA W, et al. Levels of soluble LR11/SorLA are highly increased in the bile of patients with biliary tract and pancreatic cancers[J]. Clin Chim Acta, 2016, 457: 130-136.

[8] CHAN EBERLIN J. Biliary tract cancers: understudied and poorly understood[J]. J Clin Oncol, 2015, 33(16): 1845-1848.

[9] RODRIGUEZ E A, CAREY E J, LINDOR K D. Emerging treatments for primary sclerosing cholangitis[J]. Expert Rev Gastroenterol Hepatol, 2017, 11(5): 451-459.

[10] VINNITSKAYA E V, ABDULKHAKOV S R, ABDURAKHMANOV D T, et al. Important problems in the diagnosis and treatment of primary sclerosing cholangitis (based on the Russian consensus on diagnosis and treatment autoimmune hepatitis,

Moscow,2018）[J]. Ter Arkh,2019,91（2）:9-15.

［11］MAURICE J B,THORBURN D. Precision medicine in primary sclerosing cholangitis[J]. J Dig Dis,2019,20（7）:346-356.

［12］AISHIMA S,ODA Y. Pathogenesis and classification of intrahepatic cholangiocarcinoma:different characters of perihilar large duct type versus peripheral small duct type[J]. J Hepatobiliary Pancreat Sci,2015,22（2）:94-100.

［13］ALJIFFRY M,WALSH M J,MOLINARI M. Advances in diagnosis,treatment and palliation of cholangiocarcinoma:1990—2009[J]. World J Gastroenterol,2009,15（34）:4240-4262.

［14］HEMMING A W,REED A I,Fujita S,et al. Surgical management of hilar cholangiocarcinoma[J]. Ann Surg,2005,241（5）:693-702.

［15］MATSUO K,ROCHA F G,ITO K,et al. The Blumgart preoperative staging system for hilar cholangiocarcinoma:analysis of resectability and outcomes in 380 patients[J]. J Am Coll Surg,2012,215（3）:343-355.

［16］SUNPAWERAVONG S,OVARTLARNPORN B,KHOW-EAN U,et al. Endoscopic stenting versus surgical bypass in advanced malignant distal bile duct obstruction:cost-effectiveness analysis[J]. Asian J Surg,2005,28（4）:262-265.

［17］HAGA Y,MIYAMOTO A,WADA Y,et al. Value of E-PASS models for predicting postoperative morbidity and mortality in resection of perihilar cholangiocarcinoma and gallbladder carcinoma[J]. HPB（Oxford）,2016,18（3）:271-278.

［18］董家鸿,郑树森,陈孝平,等. 肝切除术前肝脏储备功能评估的专家共识（2011版）[J]. 中华消化外科杂志,2011,10（1）:20-25.

［19］RUYS A T,VAN BEEM B E,ENGELBRECHT M R,et al. Radiological staging in patients with hilar cholangiocarcinoma:a systematic review and meta-analysis[J]. Br J Radiol,2012,85（1017）:1255-1262.

［20］ANDERT A,BRUNERS P,HEIDENHAIN C,et al. Impact of preoperative three-dimensional computed tomography cholangiography on postoperative resection margin status in patients operated due to hilar cholangiocarcinoma[J]. Gastroenterol Res Pract,2017:1947023.

［21］VALLS C,RUIZ S,MARTINEZ L,et al. Radiological diagnosis and staging of hilar cholangiocarcinoma[J]. World J Gastrointest Oncol,2013,5（7）:115-126.

［22］MASSELLI G,GUALDI G. Hilar cholangiocarcinoma:MRI/MRCP in staging and treatment planning [J]. Abdom Imaging,2008,33（4）:444-451.

［23］CHOI E R,CHUNG Y H,LEE J K,et al. Preoperative evaluaion of the longitudinal extent of bordesline resectable hilar cholangiocarcinoma by intraductal ultrasonography[J]. J Gastroenterol Hepatol,2011,26（12）:1804-1810.

［24］RUYS A T,BENNINK R J,VAN WESTREENEN H L,et al. FDG-positron emission tomography/computed tomography and standardized uptake value in the primary diagnosis and staging of hilar cholangiocarcinoma[J]. HPB（Oxford）,2011,13（4）:256-262.

［25］FATTACH H E,DOHAN A,GUERRACHE Y,et al. Intrahepatic and hilar mass-forming cholangiocarcinoma:Qualitative and quantitative evaluation with diffusion-weighted MR imaging[J]. Eur J Radiol,2015,84（8）:1444-1451.

［26］Unno M,Okumoto T,Katayose Y,et al. Preoperative assessment of hilar cholangiocarcinoma by multidetector row computed tomography[J]. J Hepatobiliary Pancreat Surg,2007,14（5）:434-440.

［27］《中华外科杂志》编辑部. 肝门部胆管细胞癌外科治疗的若干热点问题[J]. 中华外科杂志,2013,51（11）:961-978.

［28］KITAGAWA Y,NAGINO M,KAMIYA J,et al. Lymph node metastasis from hilar cholangiocarcinoma:audit of 110 patients who underwent regional and paraaortic node dissection[J]. Ann Surg,2001,233（3）:385-392.

［29］XU H X,CHEN L D,XIE X Y,et al. Enhancement pattern of hilar cholangiocarcinoma:contrast-enhanced ultrasound versus contrast-enhanced computed tomography[J]. Eur J Radiol,2010,75（2）:197-202.

［30］KIM H M,PARK J Y,KIM K S,et al. Intraductal ultrasonography combined with percutaneous transhepatic cholangioscopy for the preoperative evaluation of longitudinal tumor extent in hilar cholangiocarcinoma[J]. J Gastroenterol Hepatol,2010,25（2）:286-292.

［31］LARGHI LAUREIRO Z,NOVELLI S,LAI Q,et al. There is a great future in plastics:personalized approach to the management of hilar cholangiocarcinoma using a 3-D-printed liver model[J]. Dig Dis Sci,2020,65（8）:2210-2215.

［32］Mahul B A,Stephen E,Frederick L G,et al. AJCC cancer staging manual[M]. 8th ed. New York:Springe,2016.

［33］汤朝晖,田孝东,魏妙艳,等. 美国癌症联合委员会胆道恶性肿瘤分期系统（第8版）更新解读[J]. 中国实用外科杂志,2017,37（3）:248-254.

［34］ALJIFFRY M,WALSH M J,MOLINARI M. Advances in diagnosis,treatment and palliation of cholangiocarcinoma:1990—2009[J]. World J Gastroenterol,2009,15（34）:4240-4262.

［35］JARNAGIN W R,FONG Y,DEMATTEO R P,et al. Staging,resectability,and outcome in 225 patients with hilar cholangiocarcinoma[J]. Ann Surg,2001,234（4）:507-517.

［36］EBATA T,KOSUGE T,HIRANO S,et al. Proposal to modify the International Union Against Cancer Staging System for perihilar cholangiocarcinomas[J]. Br J Surg,2014,101（2）:79-88.

［37］IKEYAMA T,NAGINO M,ODA K,et al. Surgical approach to bismuth Type Ⅰ and Ⅱ hilar cholangiocarcinomas：audit of 54 consecutive cases［J］. Ann Surg,2007,246（6）:1052-1057.

［38］OTANI K,CHIJIIWA K,KAI M,et al. Role of hilar resection in the treatment of hilar cholangiocarcinoma［J］. Hepatogastroenterology,2012,59（115）:696-700.

［39］KONDO S,HIRANO S,AMBO Y,et al. Forty consecutive resections of hilar cholangiocarcinoma with no postoperative mortality and no positive ductal margins：results of a prospective study［J］. Ann Surg,2004,240（1）:95-101.

［40］NAGINO M. Perihilar cholangiocarcinoma：a surgeon's viewpoint on current topics［J］. J Gastroenterol,2012,47（11）: 1165-1176.

［41］MATSUMOTO N,EBATA T,YOKOYAMA Y,et al. Role of anatomical right hepatic trisectionectomy for perihilar cholangiocarcinoma［J］. Br J Surg,2014,101（3）:261-268.

［42］DINANT S,GERHARDS M F,RAUWS E A,et al. Improved outcome of resection of hilar cholangiocarcinoma（Klatskin tumor）［J］. Ann Surg Oncol,2006,13（6）:872-880.

［43］DINANT S,GERHARDS M F,BUSCH O R,et al. The importance of complete excision of the caudate lobe in resection of hilar cholangiocarcinoma［J］. HPB（Oxford）,2005,7（4）:263-267.

［44］WITZIGMANN H,BERR F,RINGEL U,et al. Surgical and palliative management and outcome in 184 patients with hilar cholangiocarcinoma：palliative photodynamic therapy plus stenting is comparable to r1/r2 resection［J］. Ann Surg,2006,244（2）:230-239.

［45］REA D J,MUNOZ-JUAREZ M,FARNELL M B,et al. Major hepatic resection for hilar cholangiocarcinoma：analysis of 46 patients［J］. Arch Surg,2004,139（5）:514-523.

［46］ROBLES R,FIGUERAS J,TURRION V S,et al. Spanish experience in liver transplantation for hilar and peripheral cholangiocarcinoma［J］. Ann Surg,2004,239（2）:265-271.

［47］TAKASAKI K,KOBAYASHI S,MUTOH H,et al. Our experiences（5 cases）of extended right lobectomy combined with pancreato-duodenectomy for the carcinoma of the gall bladder（in Japanese）［J］. Tan to Sui,1980,1:923-932.

［48］ALDEN M E,MOHIUDDIN M. The impact of radiation dose in combined external beam and intraluminal Ir-192 brachytherapy for bile duct cancer［J］. Int J Radiat Oncol Biol Phys,1994,28（4）:945-951.

［49］BUSKIRK S J,GUNDERSON L L,SCHILD S E,et al. Analysis of failure after curative irradiation of extrahepatic bile duct carcinoma［J］. Ann Surg,1992,215（2）:125-131.

［50］FOO M L,GUNDERSON L L,BENDER C E,et al. External radiation therapy and transcatheter iridium in the treatment of extrahepatic bile duct carcinoma［J］. Int J Radiat Oncol Biol Phys,1997,39（4）:929-935.

［51］KIMURA N,YOUNG A L,TOYOKI Y,et al. Radical operation for hilar cholangiocarcinoma in comparable Eastern and Western centers：Outcome analysis and prognostic factors［J］. Surgery,2017,162（3）:500-514.

［52］NAGINO M,EBATA T,YOKOYAMA Y,et al. Evolution of surgical treatment for perihilar cholangiocarcinoma：a single-center 34-year review of 574 consecutive resections［J］. Ann Surg,2013,258（1）:129-140.

［53］TAN J W,HU B S,CHU Y J,et al. One-stage resection for Bismuth type Ⅳ hilar cholangiocarcinoma with high hilar resection and parenchyma-preserving strategies：a cohort study［J］. World J Surg,2013,37（3）:614-621.

［54］DUIGNAN S,MAGUIRE D,RAVICHAND C S,et al. Neoadjuvant chemoradiotherapy followed by liver transplantation for unresectable cholangiocarcinoma：a single-centre national experience［J］. HPB（Oxford）,2014,16（1）:91-98.

［55］KUMON M. Anatomical study of the caudate lobe with special reference to portal venous and biliary branches using corrosion liver casts and clinical application［J］. Liver Cancer,2017,6（2）:161-170.

［56］MIZUMOTO RSUZUKI H. Surgical anatomy of the hepatic hilum with special reference to the caudate lobe［J］. World J Surg,1988,12（1）:2-10.

［57］SAKAMOTO E,NIMURA Y,HAYAKAWA N,et al. The pattern of infiltration at the proximal border of hilar bile duct carcinoma：a histologic analysis of 62 resected cases［J］. Ann Surg,1998,227（3）:405-411.

［58］EBATA T,WATANABE H,AJIOKA Y,et al. Pathological appraisal of lines of resection for bile duct carcinoma［J］. Br J Surg,2002,89（10）:1260-1267.

［59］NIMURA Y,HAYAKAWA N,KAMIYA J,et al. Hepatic segmentectomy with caudate lobe resection for bile duct carcinoma of the hepatic hilus［J］. World J Surg,1990,14（4）:535-543.

［60］HONG DE F,ZHANG Y B,PENG S Y,et al. Percutaneous microwave ablation liver partition and portal vein embolization for rapid liver regeneration：a minimally invasive first step of ALPPS for hepatocellular carcinoma［J］. Ann Surg,2016,264（1）:e1-2.

［61］彭淑牖,黄从云,李江涛,等. 末梢门静脉栓塞术在计划性肝切除术中的应用初探［J］. 中华外科杂志,2016,54（9）:664-668.

第十章

腹腔镜技术在肝门部胆管癌根治术中的应用

第一节　腹腔镜探查在肝门部胆管癌术前分期中的应用

　　肝门部胆管癌患者需进行多项影像学检查,包括计算机体层成像(computed tomography,CT)、腹部超声(abdominal ultrasound)、经皮穿刺肝胆道成像(percutaneous transhepatic cholangiography,PTC)、正电子发射断层成像(positron emission tomography,PET)、血管造影(angiography)、内镜逆行胰胆管造影术(endoscopic retrograde cholangiopancreatography,ERCP)及磁共振胰胆管成像(magnetic resonance cholangiopancreatography,MRCP)。尽管进行了广泛而深入的术前影像学检查,只有 50%~75% 的患者在经历探查术后,才能确定可以进行根治性手术切除,其他患者或因肿瘤局部浸润,或因远处转移,无法行根治性切除术治疗,且增加了不必要的剖腹探查术,延长了住院时间,增加了住院费用,还可能延误患者进行姑息性治疗,因此,术前明确肿瘤的整体范围及病灶周围浸润程度,建立准确的临床分期和分型,将有助于合理选择手术方式、规范肝门部胆管癌的治疗。目前,随着腹腔镜技术的进步及普及,腹腔镜探查分期技术(staging laparoscopy,SL)已有效地用于多种疾病的临床分期,如胃癌、胰腺癌、胆囊癌等,也逐渐应用于肝门部胆管癌的术中评估。

　　目前有关腹腔镜检查用于胆管癌分期的报道十分有限。有的学者主张在进行开腹探查术前,先行腹腔镜探查术;有的学者考虑针对黄疸患者,有时需进行合并肝大部分切除术,为防止术后出现肝衰竭,术前会进行胆道引流和门静脉栓塞术等有创性操作,而先行腹腔镜检查可对肿瘤进行分期,避免不必要的有创性检查或治疗,从而直接选择姑息性治疗。

一、肝门部胆管癌临床分期

　　肝门部胆管癌患者术前都会进行详细的影像学检查,通过这些影像资料对肿瘤进行术前分期。许多分期系统被推荐用于肝门部胆管癌,目前比较常用的肝门部胆管癌分期有四种:一是根据胆管受侵情况的大体形态分期(Bismuth-Corlette 分型),该分型于 1975 年由 Bismuth 提出,并于 1988 年做出修改,是目前临床上最常用的肝门部胆管癌分型方法。该分型能很好地反映癌肿的解剖部位,但不能反映肿块与周围其他结构的关系,严格意义上说并不能准确反映肝门部胆管癌分期。同时术前影像学的 Bismuth-Corlette 分型与术后分型及术中探查结果差异较大,常需对 Bismuth-Corlette 分型进行术后调整,调整率可达 35%。除了 Bismuth-Corlette 分型,还有美国抗癌协会的 AJCC 分期系统,目前已经更新至第 8 版,该分期系统是根据常见消化道肿瘤浸润或转移范围的规律来制订。上述两种分期系统都没有考虑门静脉受累及肝叶萎缩情况,而肝门部胆管癌的可切除性与门静脉系统是否受累、是否存在肝叶萎缩等密切相关。第三种分期方法是 1998 年由美国纪念斯隆-凯特琳癌症中心(Memorial Sloan-Kettering Cancer Center,

MSKCC）提出的根据肝门部胆管癌癌肿部位及范围、门静脉是否受累、有无肝叶萎缩的 T 分期法,该分期方法将肝门部胆管癌分为 4 期。但这一分期方法目前没有得到多数认可。第四种是由国际胆管癌组织（International Cholangiocarcinoma Group,ICG）推出的目前最全面的分期评估方法,该分期方法既能对可切除性进行评估,还可以预测患者预后,但目前该分期方法缺乏大量的临床资料与研究来证实其优劣性。

二、腹腔镜探查术

腹腔镜肝门部胆管癌根治术已有报道,但均为少数病例报道,缺乏大样本比较,缺乏远期疗效观察,而且手术操作复杂,难度大,时间长,风险高,根治效果不确定,因此腹腔镜肝门部胆管癌根治术只能在较大医疗中心探索性开展。而腹腔镜更多的是应用于肝门部胆管癌的术前探查分期评估。腹腔镜探查用于肝门部胆管癌术前分期通常需要在全身麻醉条件下进行,即选择在进行开腹探查术之前。腹腔镜探查切口一般选择在准备行开腹探查术的切口线上进入腹腔,探查整个腹腔、盆腔,如肝、小网膜、肝十二指肠韧带、肠系膜、腹膜(包括壁腹膜和脏腹膜)等。如果上述区域无法仔细地进行探查,就认为腹腔镜探查失败。通过探查可直接观察肝脏质地,有无病灶,可发现术前影像学等检查未能发现的肝硬化或肝叶萎缩。如果发现脏腹膜或壁腹膜存在疑似转移的病灶,则需进行冷冻组织切片检查,明确病理。如果肝门部胆管癌患者出现以下情况,则认为肿瘤无法切除:如腹膜转移,肝内存在多个且不相邻的转移灶,十二指肠周围、胰腺后、肝总动脉周围广泛转移,局部病变浸润性生长包裹门静脉或肿瘤侵犯肝左、右管达二级胆管,一侧肿瘤侵犯二级胆管分支伴对侧肝叶萎缩或对侧门静脉属支受侵犯。邻近肝门区域肿大淋巴结的存在并不是手术切除的禁忌证,但为了降低肿瘤种植的风险,一般不主张进行该局部的淋巴结活检。如果未发现转移性病变,或者怀疑局部有浸润性病变,可以通过 10mm 的操作孔置入 7.5MHz 调频探头,进行腹腔镜超声检查,有助于更细致地探查肝脏(包括肝静脉、肝动脉、门静脉或胆道是否浸润)、淋巴结和肠系膜上动脉等。

三、腹腔镜超声

1958 年,日本 Yamakawa 等在腹腔镜引导下采用 A 型超声扫描仪检查胆囊癌和胆囊结石,开创了腹腔镜超声（laparoscopic ultrasound,LUS）应用的先河。随着腹腔镜胆囊切除术的广泛开展,LUS 逐渐被外科医师接受并广泛应用。LUS 不仅具有直观的视觉效果,也有超声波对深度、层次、结构和性质关系的判断,还可进行直接或超声引导下的活检病理诊断,延伸了腹腔镜外科医师的触觉和视觉反馈,对精确诊断和手术决策的制订均具有重要意义,腹腔镜超声可有效增加腹腔镜对肿瘤术中分期的敏感性和准确性。腹腔镜超声探头为线性高频（8~10MHz）,可以提供高分辨率的影像,而且采用多普勒超声可以评估肿瘤对血管的浸润情况。一般腹腔镜检查的顺序是:首先检查肝左叶和肝右叶,然后将探头横向扫描肝十二指肠韧带,探查胆总管、肝动脉、门静脉,最后探查主要的分组淋巴结。腹腔镜超声也可以引导细针穿刺,对可疑病变进行活检。

近年来腹腔镜技术得到了突飞猛进的发展,有关腹腔镜超声的应用报道也有所增加,虽然腹腔镜超声可以提供清晰的肝实质和肝门部结构的影像,但是其判断肝门部胆管癌的可切除性的作用却未能得到文献的广泛支持。

腹腔镜超声虽然可以评估肿瘤对血管的浸润情况,但由于局部解剖复杂、超声分辨率及操作者经验技术等因素,目前还难以准确判断有无血管、胆道和淋巴结侵犯。一位英国爱丁堡大学的学者报道:对肝门部胆管癌患者腹腔镜探查联合应用腹腔镜超声检查可提高准确率,84 例无法切除的肝门部胆管癌患者中,单独使用腹腔镜检查准确率为 24%,腹腔镜探查联合腹腔镜超声检查诊断准确率约为 41%。Tillman 研究发现 110 例近端胆道梗阻的患者,腹腔镜超声确定了 19 例患者无法进行根治性切除,但之后的开腹探查术发现 19 例患者中仅有 1 例肿瘤无法切除。导致腹腔镜超声检查无法有效使用的原因主要在于:由于肝门部肿瘤局部炎症改变和留置胆道内支架的干扰,难以准确判断肿瘤病变的浸润程度;腹腔镜超声检查诊断肝脏转移病灶的敏感性很高,但是,此类患者的肝脏转移病灶常常位于肝脏表面,腹腔镜探查即可发现；尽管腹腔镜超声检查无法有效地评估肝门部淋巴结是否存在浸润和转移，也无法区分区域性淋巴结和远处肿大的淋巴结是肿瘤转移还是炎症性病变；此外，腹腔镜超声引导下的淋巴结活检难度也很大。

在癌症患者使用腹腔镜进行诊断与治疗的初期报道中，曾经存在对于使用腹腔镜是否会促进肿瘤进展的忧虑，尤其是腹腔镜切口局部种植转移。Nieveen 报道了 420 例上消化道系统恶性肿瘤患者进行诊断性腹腔镜检查，腹腔镜切口种植性转移的发生率为 2%。Shoup 报道 650 例上消化道恶性肿瘤患者进行诊断性腹腔镜检查后，穿刺道肿瘤种植性转移发生率为 0.8%，与开腹探查手术无差别。腹腔镜探查分期患者的总体死亡率 <1%，并发症发生率也较低。除腹腔镜探查操作特有的并发症，如切口出血、切口感染和麻醉并发症外，最严重的并发症是在置入穿刺器时或分离既往手术导致的粘连时造成横结肠或小肠损伤，即肠穿孔。

总之，术前评估胆道系统恶性肿瘤是否能够切除是极其困难的，因为除了要判断是否有转移发生，还要判断肿瘤是否侵犯肝门部的血管和胆管，而术前进行的影像学检查常常难以准确评估。尽管术前进行了深入评估，仍有不到一半的患者进行剖腹探查时，需术中经过广泛仔细地解剖肝门部血管及胆道结构才能决定是否能进行切除治疗。腹腔镜检查在确定腹膜和肝脏转移方面具有优势，而在血管、淋巴结侵犯诊断方面效果欠佳。胆囊癌和肝内胆管癌患者进行腹腔镜分期检查的准确率比肝门部胆管癌患者高，肝门部胆管患者无法进行切除手术的原因多见于血管和胆道受侵，且只有经过仔细解剖才能评价上述结构是否受侵，因此，腹腔镜在肝门部胆管癌分期中的作用一直存在争议。美国纪念斯隆-凯特琳癌症中心（Memorial Sloan-Kettering Cancer Center，MSKCC）的 Jarnagin 等对 186 例原发性和继发性肝胆恶性肿瘤患者进行腹腔镜分期检查，发现腹腔镜探查无法准确判断因淋巴结转移、血管受侵或胆道广泛受侵导致的无法进行手术切除的情况。然而，另一项针对 100 例肝外胆道恶性肿瘤（44 例胆囊癌患者和 56 例肝门部胆管癌患者）的前瞻性研究发现，腹腔镜分期检查能够识别大多数无法手术切除的患者，此研究作者提倡针对所有可能进行切除的胆囊癌患者和 T 分期中处于 T_2/T_3 分期的肝门部胆管癌患者都进行腹腔镜分期检查，腹腔镜检查的检出率取决于发生腹膜转移或肝脏转移。随着肝门部胆管癌成像技术的显著提高，使对肝门部胆管癌患者进行准确临床分期成为可能，多数情况下在不使用腹腔镜检查条件下，影像学检查即可判定肝门部胆管癌是否能进行根治性切除。

总之，腹腔镜探查用于肝门部胆管癌分期评估的优点为：可直观地获取诊断依据，创伤小、痛苦轻；诊断腹腔内的微转移灶方面对腹部超声、CT、MRI 等影像学检查具有重要的补充诊断价值，进而避免不必要的开腹探查术。其局限性主要是：由于肝门部胆管癌往往是局部处于晚期无法手术切除，诊断性腹腔镜探查虽然对于发现腹膜和肝转移的准确率高，但是即使与腹腔镜超声技术结合使用，也无法确定患者局部为晚期肿瘤还是转移的淋巴结，其诊断的敏感性仍较低。在疾病处于晚期，肿瘤转移概率很高时，腹腔镜探查对于诊断可能会有所帮助，但可能存在戳口肿瘤种植转移的风险。因此必须正确对待腹腔镜探查在肝门部胆管癌诊治中的地位，根据 Ruys 总结的经验：①对于拟行腹腔镜术前分期检查的肝门部胆管癌患者的筛选，首选可能存在腹膜或肝转移者；②将腹腔镜探查作为开腹手术之前的诊断措施，当腹腔镜探查证实无手术禁忌时，即进行开腹手术；③选择腹腔镜技术娴熟的外科医师进行腹腔镜术中肿瘤分期评估。由于医学影像技术飞速发展，使肝门部胆管癌术前分期和手术切除可能性的判断越来越准确，目前使用腹腔镜单纯进行肝门部胆管癌术前分期已呈下降趋势，但使用腹腔镜进行肝门部胆管癌的切除越来越受到重视。

（杨永生　张学文）

第二节　腹腔镜肝门部胆管癌根治术术前评估

随着腹腔镜技术及血管外科技术的进步和手术器械的发展，在各个大型肝胆外科医疗中心已积极开展腹腔镜肝门部胆管癌根治性切除术的探索，由于腹腔镜操作的特殊性，腹腔镜肝门部胆管癌根治术病例选择更加严格，需行术前精细评估并进行常规腹腔镜探查，以选择适合腹腔镜手术的病例；同时需要结合术者自身及团队的技术和器械设备水平进行判断;另外,还需要结合患者家庭的经济状况、心理预期、术后风险的承受能力等诸多人文因素加以判断。

一、手术可切除性评估

腹腔镜肝门部胆管癌根治术手术可切除性应根据患者术前 CT、MRCP 及三维重建成像等影像学结果进行 Bismuth-Corlette 分型,以评估肿瘤精准位置、直径及侵犯范围,同时充分了解与周边重要血管的关系及血管受侵犯情况,有无邻近脏器侵犯、淋巴结转移情况,还可行虚拟肝切除评估肝功能和计算预留肝体积。通过 PET/CT 等检查,可排除远处转移。AJCC 癌症分期系统是国际通用的确定癌症分期、选择治疗方案、判断预后、比较疗效的"金标准",AJCC 第 7 版分期系统肝门部胆管癌的 TNM 分期基于病理组织学标准,有助于术后评价肿瘤局部和远处转移,同时纳入淋巴结转移的因素,对肿瘤预后判断具有指导意义。但由于 T 分期等需要病理证实,术前影像学检查无法明确,故需结合腹腔镜术中探查及胆管断端切缘快速病理检查。

（一）常用术前影像学评估方法

1. **B 超**　操作方便、费用低,较容易判断阻塞性黄疸及发现梗阻的部位,对肿瘤病变性质的判断价值不大,只作为门诊筛选的检查方法。

2. **经皮经肝胆管引流（PTCD）或内镜逆行胰胆管造影术（ERCP）**　自从超声、CT、MRI 等影像技术广泛应用以来,PTCD 或 ERCP 等方法很少用于进行肝门部胆管癌的诊断。目前 PTCD 或 ERCP 的主要目的是进行胆管引流减黄或控制胆道感染,还可作为无法手术患者的姑息性治疗手段。PTCD 可引起胆漏、胆管出血、肝包膜下或肝内血肿等并发症;ERCP 的主要并发症是胆管炎、胰腺炎、出血,以及肝十二指肠韧带组织水肿,给手术增加困难。

3. **增强 CT 及 MRI/磁共振胰胆管成像（MRCP）**　应用对比剂的增强 CT 和 MRI/MRCP,通过高分辨率动态扫描,采用新开发的各种成像及计算软件,形成胆管和血管成像的立体三维成像技术,如 MRCP 通过显示管壁的不规则增厚及管腔狭窄、中断可以了解胆管浸润、胆管变异情况,从而使医师更直观地了解肿瘤侵犯胆管的长度、肿瘤近端胆管重建的条件及肝实质的侵犯情况。3D 血管成像有利于了解血管(包括门静脉、肝动脉和肝静脉)有无侵犯、侵犯程度、是否需要重建及能否重建。CT 和 MRI 还可评估淋巴结和远处转移的情况。根据上述资料,可行虚拟肝切除,甚至 3D 模型打印、规划手术切面及计算预留肝体积,以帮助达到 R_0 切除的目的;如果预留肝体积不足（<40%）,可考虑行肝内门脉支栓塞（portal vein-branch embolization,PVE）,2 周以后再行肝体积测定,计划预留肝体积增大达到要求后再进行根治性切除。

4. **PET/CT**　主要用于肝门部病变定性诊断,同时有助于了解肿瘤淋巴结转移和远处转移的情况。

（二）肝门部胆管癌的术前 TNM 分期

1. **T 分期**　借助影像学检查资料了解肿瘤浸润的范围:①纵向浸润,即胆管浸润的长度和范围,近端是否侵犯双侧的二级胆管,远端是否侵犯胰腺段胆管。②横向浸润,即肿瘤有无向肝实质内侵犯及侵犯深度;有无肝内转移病灶;有无门静脉侵犯及侵犯的程度;有无肝动脉侵犯,尤其是 Bismuth Ⅲb 型、Ⅳ型的肝右动脉或肝固有动脉的侵犯;有无肝静脉尤其肝中静脉的侵犯等情况。

（1）肝门部胆管癌的胆管浸润长度和范围:术前借助影像学检查资料,尤其是 MRCP,来判断肿瘤浸润胆管的长度和范围,但是由于腹腔镜操作的特殊性,缺少直接触感,故需结合术中胆管断端切缘快速病理检查来确定 Bismuth 分型,帮助医师设计具体可能采取的手术方式;其中,Bismuth Ⅳ型,即侵犯双侧二级胆管者需要切除的肝体积大,胆管重建需要整形的胆管分支多,多伴有血管侵犯而需要行血管切除重建,对腹腔镜下手术操作技巧要求极高;远端胆管侵犯胰腺段胆管者,若考虑行根治性切除,还需联合胰十二指肠切除术,即肝-胰十二指肠切除术,创伤大、预后差。

（2）肝门部胆管癌的浸润程度:主要涉及肝脏浸润和转移情况,以及周围血管侵犯情况。有周围血管侵犯的 TNM 分期在 T_3 以上,虽然部分患者可以通过联合血管切除改善预后,但是手术切除的风险增大且绝大多数患者的预后较差,5 年生存率低,是否切除还需结合患者的经济状况、心理预期、术后风险的承受能力等因素考虑,若预留侧肝内有转移则是根治性切除的禁忌证。对于门静脉、肝动脉及肝中静脉和下腔静脉窝受侵犯的患者是否切除需结合具体情况进行处理。①门静脉受侵犯:通过动态增强 CT 和血管成像来判断肝门部胆管癌的门静脉受侵犯不是手术切除的禁忌证,经过选择的患者可以安全地进行肝切除。至于判断门静脉受侵犯到什么程度才难以重建,则需要结合术者自身的血管外科技术来决定。一般认为,肝脏切除时预留侧的门静脉干受侵犯,或从门静脉主干近端到左右分叉部被肿瘤包绕,或门静脉闭塞,或双侧门静脉支均被肿瘤包绕是肝门部胆管癌手术切除的禁忌证。②肝动脉受侵犯:由于肝动脉的壁厚、压力和弹性大,肝动脉受侵犯很难表现出像门静脉那样在血管成像上的血管闭塞表现,一般表现为动脉管腔变细,动脉走行移位、僵硬等。肝动脉受肿瘤累及时常需要在动态增强 CT 的动脉期水平仔细动态地观察动脉走行与肿瘤的关系才能发现。特别需要注意的是,肝动脉受侵犯 Bismuth Ⅲb 型和部分需要切除左肝的Ⅳ型患者,由于肝右动脉走行于肿瘤的后方,很容易被侵犯。由于肝动脉的管腔较细、内膜损伤后易产生血栓,对动脉切除后重建的技术要求高、术后通畅率低,术后一旦保留侧肝脏的动脉血供差,很容易发生肝缺血坏死、感染、肝脓肿等并发症。③肝中静脉和下腔静脉窝受侵犯:肝中静脉受侵犯在肝门部胆管癌的术前评估中要引起重视,主要涉及 Bismuth Ⅲb 型侵犯肝中静脉,右肝的静脉回流以肝中静脉为主;以及 Bismuth Ⅲa 型侵犯肝中静脉,肝脏的左内叶静脉回流以肝中静脉为主的情况,这时通常需要行左或右三叶切除,这部分患者可能需要术前进行门静脉栓塞准备,否则预留的肝体积可能不能够代偿,术后易出现肝衰竭。而肿瘤明显侵犯下腔静脉窝、累及各支肝静脉根部时则提示不能根治性切除。

2. N 分期　通过各种影像学检查及术中腹腔镜探查活检判断淋巴结转移范围,目前常将肝十二指肠韧带淋巴结规定为肝门部胆管癌的区域淋巴结,超出此范围的淋巴结转移都被认为是远处转移,是手术切除的禁忌证。

3. M 分期　通过各种影像学检查及术中腹腔镜探查活检判断肝门部胆管癌是否存在远处转移,如果有远处转移则是根治性切除的禁忌证。

二、手术安全性评估

(一) 患者的全身状态评估

通过术前常规检查及化验,需要明确患者的身体各项功能和营养状态,重视营养、体能、呼吸的评估,重视心肺功能对于长时间气腹的耐受性,判断患者的身体状态是否能够耐受包括肝切除在内的大型手术,是否有影响实施手术的伴发疾病。控制好高血压、糖尿病等合并症。

(二) 肝功能储备情况评估

1. 有无慢性肝病　慢性肝病如脂肪肝、肝炎、肝硬化等都会增加肝脏切除手术的风险。建议对于合并慢性乙型病毒肝炎者不论其 HBV DNA 指数高低,从决定手术起即应考虑进行抗病毒治疗。

2. 术前判断患者肝储备功能　血清肝脏酶学检查是最常用的肝功能标准试验,可反映肝细胞的完整性或是否存在胆汁淤积。血清白蛋白、前白蛋白及凝血酶原时间与肝实质的功能相关,但对判别肝脏疾病的性质无特异性。Child-Pugh 评分作为反映肝脏合成及分泌功能的指标,多用于评估肝硬化门静脉高压症手术的肝功能,但是对于非肝硬化的肝门部胆管癌肝功能评估价值不大。目前吲哚菁绿清除试验被认为是肝切除术后手术病死率最有效的预测方法,其中 15 分钟吲哚菁绿滞留率($ICGR_{15}$)试验最常用。吲哚菁绿的清除受胆汁排泄的影响,阻塞性黄疸造成的高胆红素血症及炎症反应都可以升高吲哚菁绿滞留,与肝储备功能无关,因此,对肝门部胆管癌患者应用吲哚菁绿滞留试验来判断肝功能只能作为参考。总之,肝门部胆管癌患者受胆管梗阻引起的高胆红素血症的影响,加之可能合并有慢性肝病,目前还没有一个判断其肝功能储备的金标准,往往需要结合多个方法进行综合评估。

(三) 预留肝体积的判断

术前,全面了解肝门部胆管癌患者的全身状况、肝功能储备、Bismuth 分型、TNM 分期等情况后,在无明确手术禁忌证时,医师应制订预切手术方案,规划切除肝脏的平面,计算切除肝脏及保留肝脏的体积。按国际标准,胆管癌行肝切除时,预保留的肝体积须至少达 40% 以降低术后的风险;对于合并胆汁淤积、慢性肝病(脂肪肝、肝硬化)或既往行全身化疗的患者,预保留的肝体积须大于 50%。如果黄疸指数高且预留的肝体积达不到理想状态,就需要在预留侧肝脏行胆管引流,使总胆红素降到 85μmol/L 以下时再对切除侧肝脏的门静脉进行 PVE。一般情况下预留侧肝体积可在 2 周后明显增大达到手术条件,增加手术的安全性。若预留侧肝体积没有按预期增加,则可能提示患者的肝脏质地有问题,此时实施大范围的肝脏切除应非常慎重。

（四）选择性胆管引流后的黄疸减退情况

1. 术前预留肝脏的胆管引流情况可以间接提示肝门部胆管癌患者肝功能的储备情况和预留肝脏的功能情况　在引流充分的情况下,每天引流 200~500ml 金黄色稠厚胆汁往往提示引流区域的肝功能良好,此时可以同时见有胆红素快速下降,肝功能血清酶学指标,如丙氨酸转移酶、胆汁酸、碱性磷酸酶及谷氨酰转肽酶快速恢复或接近正常,均提示预留的肝脏可以耐受切除手术。相反,如果胆汁稀薄、颜色较淡,尽管胆汁引流充分,胆汁引流量大,甚至可以超过 1 000ml/d,则往往提示预留肝功能较差或恢复较慢,术后发生肝衰竭的概率较大,这种情况同时可见胆红素下降缓慢,甚至不降反升。

2. 判断胆管引流是否充分　判断胆管引流是否充分,观察每天的胆汁引流量只是一个方面,还要结合胆汁酸、碱性磷酸酶及谷氨酰转肽酶的下降趋势,以及影像学检查示穿刺引流后的胆管是否扩张。

（五）门静脉切除重建中血流阻断的影响

门静脉切除重建并不增加肝门部胆管癌切除的并发症发生率和病死率,主要是要求术者的血管外科技术要熟练。除非肝脏储备功能很差或本身合并有慢性肝病,正常的肝脏基本上都能够耐受门静脉切除重建过程的血流阻断。

（六）术后可能发生的并发症对肝功能的影响

肝门部胆管癌根治性切除术后常见的并发症除了保留肝体积小引起的肝功能不全外,肝脏坏死、感染、术后出血、胆漏等都可能对肝功能造成损害,从而继发肝衰竭。因此,术前应规划好手术方案,预留足够的肝体积,充分了解及保护好保留肝脏的血供及胆管引流情况,以减少术后并发症的发生。

三、腹腔镜手术团队的评估

一个固定、熟练且兼具丰富腹腔镜下肝脏、胆道、血管外科手术经验的团队是安全开展腹腔镜肝门部胆管癌根治术的必备素质。手术团队须通过成功开展多种腹腔镜手术,尤其是复杂肝脏、胆管和血管外科等手术积累经验,熟悉肝脏及胆道的解剖结构,熟练掌握腹腔镜下复杂肝脏切除、胆管整形吻合、胆肠内引流、血管切除吻合重建等技术,同时具备掌控腹腔镜手术中各种复杂手术风险的经验、能力和心理素质,如术中出血的快速、精准处理,及时判断并完成中转开腹手术的能力等。

主刀及助手之间技术水平的平衡和良好的配合有利于手术流畅进行,湖南省人民医院肝胆微创外科术中采用"双主刀"的操作模式,主刀和助手可以根据需要自由互换角色,无须频繁换位,从而使手术过程变得更流畅,效率得到明显提高,应急情况的处理也变得更加从容不迫,手术的安全性和精细程度都得到了明显提升。

（朱斯维　尹新民）

第三节　腹腔镜肝门部胆管癌根治术

肝门部胆管癌位置深在,周围毗邻肝动脉、门静脉等重要血管,常需联合尾状叶、半肝,甚至肝三叶切除,手术难度高、风险大,传统开腹手术目前仍是外科治疗肝门部胆管癌的主要选择。近年来,完全腹腔镜肝门部胆管癌根治术的病例报道日益增多,腹腔镜手术治疗肝门部胆管癌得到一些腹腔镜手术经验丰富的外科医师的重视并采用。腹腔镜肝门部胆管癌根治术具有如下优势:①腹腔镜的放大作用有助于术者更加清晰地观察胆管、血管等精细结构,增加了离断的准确性;②腹腔镜多变的视野角度可以避开肝蒂血管的阻挡,从而获得满意的操作空间;③腹腔镜手术中腹腔内存在 12~14mmHg 的气腹压力,有助于控制肝脏创面出血;④腹腔镜手术对腹腔内环境干扰相对较小,无手套等异物进出腹腔,术后腹腔内粘连少;⑤创伤小,恢复快,切口美观,住院时间短。

肝内胆管切除的近端界线需要根据术式的选择来确定。R_0 切除是肝门部胆管癌患者仅有的治愈机会,对于某些侵袭范围较广的肿瘤患者来说,为达到 R_0 切除,半肝切除术、肝三叶切除术联合尾状叶切除术和联合胰十二指肠切除术是必需的。腹腔镜手术治疗肝门部胆管癌的过程中,近端胆管切除的界线和开腹手术术式一致,即左侧胆管界线为 U 点,右侧胆管界线为 P 点,病变超过左/右界线通常认为不能根治性切除。随着手术器械的演进和外科医师技术水平的提高,腹腔镜半肝切除联合尾状叶切除的报道日益增多,但仍罕见有腹腔镜肝三叶切除联合尾状叶切除的报道,这些术式均需要高水平的肝脏外科技巧才能完成。在右侧肝脏切除术中,若肝门部肿瘤侵犯了肝脏左内叶(S_4)胆管,通常需要行肝右三叶联合尾状叶切除来保证根治性切除,而不是右半肝切除;若肿瘤侵袭范围达到肝脏左内叶(S_4)和左外叶(S_2+S_3)汇合部胆管,胆管切除的范围需要达到门静脉左支脐部的左侧。在左侧肝脏切除术中,若肝门部肿瘤侵犯了肝脏右前叶(S_5+S_8)胆管,通常需要行肝左三叶联合尾状叶切除来保证根治性切除,而不是左半肝切除;若肿瘤侵袭范围超过 P 点,那么即使行肝左三叶联合尾状叶切除也难以做到根治性切除。对于肝门部胆管癌沿胆总管向下生长超过胰腺上缘的病例,腹腔镜肝门部胆管癌根治术联合胰十二指肠切除术理论上可以做到根治性切除。此型肝门部胆管癌手术难度大、耗时长,术后并发症发生率和病死率较高,目前尚未有腹腔镜下行此术式的报道。

一、局部切除

患者取仰卧、头高足低、"大"字体位。戳卡布局采用五孔法 V 形分布,脐下置入 10mm 套管作为观察孔,左侧腋前线肋缘下置入 5mm 戳卡,锁骨中线中腹部置入 12mm 戳卡,右侧腋前线肋缘下置入 5mm 戳卡,锁骨中线中腹部置入 12mm 戳卡(图 10-1),具体步骤如下。

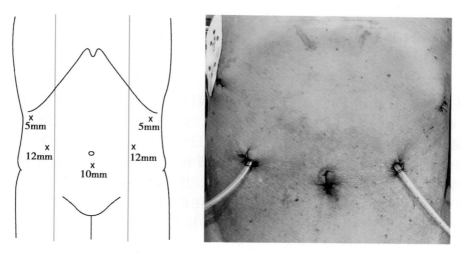

图 10-1 腹腔镜肝门部胆管癌根治术戳卡示意图

1. 进镜后全腹腔探查,排除肝脏、腹膜等转移灶。
2. 解剖肝门,初步判断肿瘤可切除性。逆行将胆囊从胆囊床上剥除,超声刀切开肝门板,解剖出肝左管、肝右管、肝总管和胆总管,明确肝门部肿瘤的体积和浸润范围,注意检查门静脉和肝动脉系统有无受侵,如门静脉主干受侵则中转开腹手术行血管切除重建或行姑息性治疗。若肿瘤局限于肝总管未侵犯肝管汇合部,则可行局部切除(图 10-2)。
3. 清扫淋巴结,离断胆道系统。常规淋巴清扫范围应包括肝门区、肝十二指肠韧带、肝总动脉周围及胰头后的淋巴结和神经丛组织(即 8、9、12、13 组淋巴结)。根据术者习惯和病变情况等特点,可采用右侧入路或左侧入路。右侧入路:行 Kocher 手法打开十二指肠侧腹膜,清扫胰腺后缘淋巴结(13 组)并送术中冷冻切片检查,如阳性则清扫 16 组淋巴结,如 16 组淋巴结阳性则放弃根治性肿瘤切除;如阴性则整块切除肝十二指肠韧带内淋巴结、脂肪、神经组织(12 组),再清扫肝总动脉周围淋巴结(8 组)和腹腔干周围淋

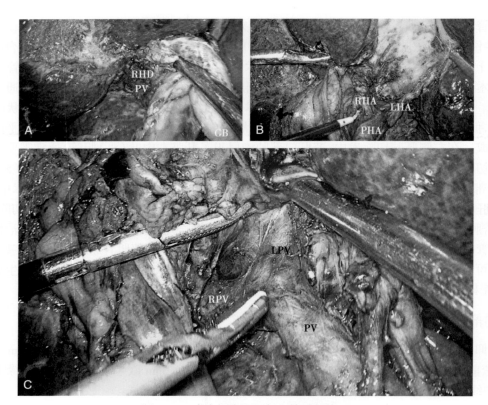

图 10-2　术中探查肝门部血管受侵情况

A. 暴露右侧肝蒂；B. 暴露左、右肝动脉分叉；C. 暴露门静脉分叉。RHD. 肝右管；RPV. 门静脉右支；LPV. 门静脉左支；PV. 门静脉；LHA. 肝左动脉；RHA. 肝右动脉；PHA. 肝固有动脉；GB. 胆囊。

巴结（9组）。左侧入路：打开小网膜囊，清扫肝总动脉周围（8组）和腹腔干（9组）周围淋巴结和脂肪组织，悬吊肝总动脉和胃十二指肠动脉（可根据情况离断胃十二指肠动脉），离断胃右动脉，清扫肝十二指肠韧带内淋巴结、脂肪、神经组织（12组），再清扫胰腺后缘淋巴结（13组）送冷冻切片检查，如阳性则清扫16组淋巴结，如16组淋巴结阳性则放弃根治性肿瘤切除（图10-3）。在淋巴结清扫过程中，游离胆总管至胆总管胰腺段，离断胆总管并行冷冻切片检查，确认下切缘阴性（图10-4）。提起胆总管残端沿门静脉右侧壁向上解剖，于肝门部肿瘤上方2cm处离断肝左、右管和尾状叶胆管，完成肝十二指肠韧带区域"骨骼化"淋巴结清扫，行冷冻切片检查确认上切缘阴性（图10-5）。标本袋取出标本。

4. Roux-en-Y 吻合术行胆肠吻合。根据患者体形、术中具体情况，可采用"结肠前"或"结肠后"吻合方式，吻合前可行胆管整形以方便后续吻合。于屈氏韧带远端15~20cm处切割闭合器离断空肠，经"结肠前"或"结肠后"提起远端空肠至肝门部，行胆肠吻合。沿空肠长轴方向全层切开系膜缘对侧肠壁，长度约等于胆管残端，4-0倒刺线空肠侧"从外向内"走针，胆管侧"从内向外"走针，腔外打结，针距为0.3cm，胆肠吻合后壁建议采取连续性缝合，胆肠吻合前壁根据胆管大小、位置、角度可采取连续或间断缝合。胆肠吻合完成后，近端空肠和胆肠吻合口远端45~60cm处以空肠切割闭合器行侧侧吻合（图10-6）。共同开口以倒刺线缝合封闭。冲洗腹腔，引流管放置于胆肠吻合口后方，术毕关腹。

二、半肝切除+尾状叶

肝门部胆管癌如侵犯左侧或右侧二级肝管，则需要联合行半肝+尾状叶切除术。对于 Bismuth ⅢA 型和肿瘤主要部分位于右侧的 Bismuth Ⅳ 型肝门部胆管癌，需紧贴肝中静脉右侧行右半肝+尾状叶切除（图10-7）；对于 Bismuth ⅢB 型和肿瘤主要部分位于左侧的 Bismuth Ⅳ 型肝门部胆管癌，需紧贴肝中静脉左侧行左半肝+尾状叶切除（图10-8）。

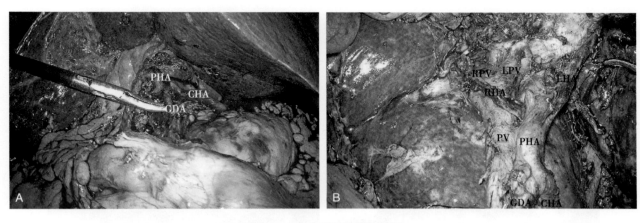

图 10-3　术中淋巴结清扫范围

A. 术中保留胃十二指肠动脉；B. 肝十二指肠韧带清扫图。PHA. 肝固有动脉；CHA. 肝总动脉；GDA. 胃十二指肠动脉；RPV. 门静脉右支；LPV. 门静脉左支；PV. 门静脉；LHA. 肝左动脉；RHA. 肝右动脉。

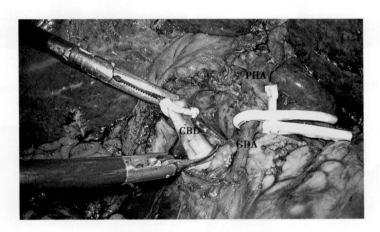

图 10-4　胰腺上缘剪刀离断胆总管

CBD. 胆总管；PHA. 肝固有动脉；GDA. 胃十二指肠动脉。

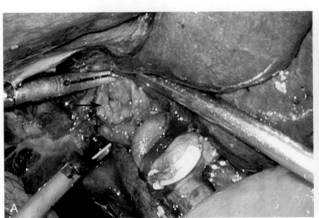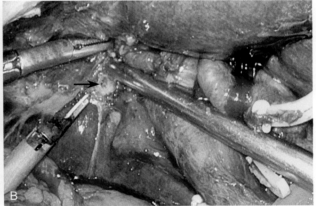

图 10-5　肝左、右管残端

A. 肝左管残端（箭头示）；B. 肝右管残端（箭头示）。

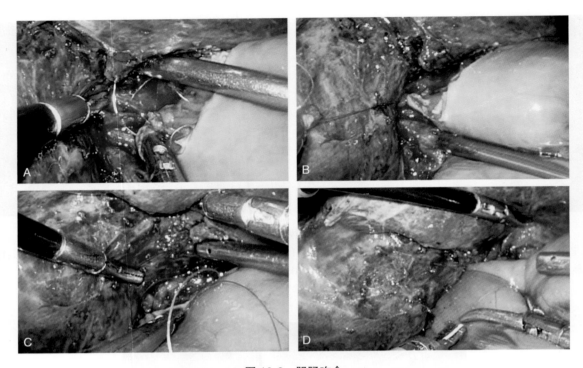

图 10-6   胆肠吻合

A. 胆肠吻合首针位置;B. 连续缝合胆肠吻合口后壁;C. 连续缝合胆肠吻合口前壁;D. 胆肠吻合完成后效果图。

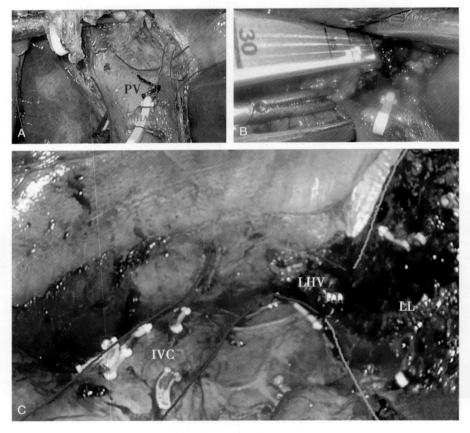

图 10-7   右半肝+尾状叶切除肝门部血管处理和切除后肝脏创面

A. 离断肝右动脉;B. 分离门静脉右主干;C. 右半肝+尾状叶切除后效果图。PV. 门静脉;
LHA. 肝左动脉;RHA. 肝右动脉;IVC. 下腔静脉;LHV. 肝左静脉;LL. 左肝。

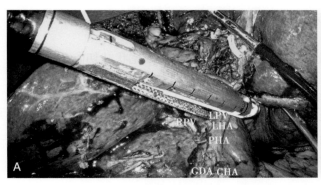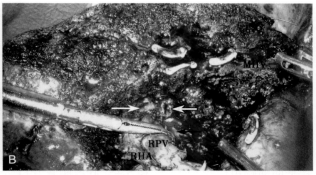

图 10-8　左半肝+尾状叶切除肝门部血管处理和切除后肝脏创面

A. 离断肝左动脉和门静脉左主干；B. 左半肝+尾状叶切除后效果图。RPV. 门静脉右支；LPV. 门静脉左支；LHA. 肝左动脉；
PHA. 肝固有动脉；RHA. 肝右动脉；RPV. 门静脉右支；MHV. 肝中静脉；CHA. 肝总动脉；GDA. 胃十二指肠动脉。

　　切肝过程中可采取低中心静脉压技术，同时于肝十二指肠韧带处置阻断带行 Pringle 全肝血流阻断法，每阻断 20 分钟开放 5 分钟。解剖肝门处的肝动脉及门静脉的分支，切割闭合器离断切除侧肝动脉和门静脉，保护保留侧血管并置牵引带。根据缺血分界线和肝脏解剖标记，超声刀由足侧向头侧切开肝实质，直径≤3mm 的管道，可用超声刀直接离断；遇到直径在 3mm 以上的管道，可用 hem-o-lok 夹夹闭。在下腔静脉窝处，切割闭合器离断切除肝右静脉（图 10-9）。沿下腔静脉，由足侧向头侧游离并结扎肝短静脉后离断（图 10-10），切断下腔静脉韧带后完全游离尾状叶，将半肝连同全尾状叶整块切除。当右肝体

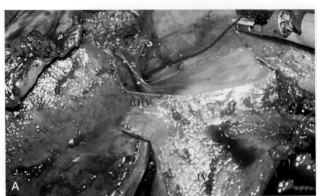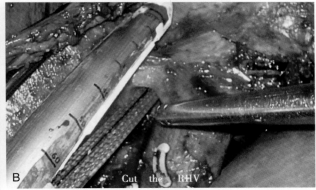

图 10-9　下腔静脉窝处切割闭合器离断切除右肝静脉

A. 右肝静脉起始部示意图；B. 切闭离断右肝静脉。RHV. 肝右静脉；IVC. 下腔静脉。

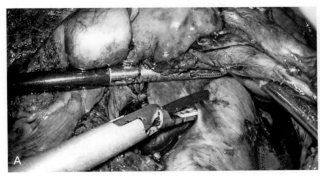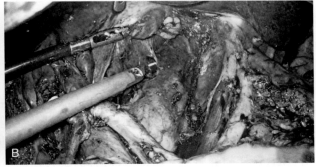

图 10-10　处理肝短静脉

A. 显露肝短静脉；B. 沿下腔静脉右侧壁离断肝短静脉。

积较大,同时切除右半肝和尾状叶困难时,可以尝试先切除右半肝再行尾状叶切除,这样可以降低手术难度,避免大出血风险。

右半肝+尾状叶切除难度较大,肝管空肠重建较容易(图 10-11)。行左半肝+尾状叶切除难度较小,但肝管空肠重建相对困难(图 10-12)。对于 Bismuth Ⅳ型肝门部胆管癌,根据肿瘤所在位置、双侧胆管侵犯程度差异和左右侧肝叶萎缩情况决定术式,可选择行扩大右半肝切除、扩大左半肝切除、左三叶切除和右三叶切除。若考虑行扩大肝切除时,倾向选择右半肝+尾状叶切除,原因在于肝右动脉走行于肝总管后方易受肝门部肿瘤侵犯,右半肝切除相较左半肝切除可提供更大的切除范围,获得 R_0 切除的可能性更大。在右半肝切除术中,胆管切除平面通畅可以识别 S_4 和 S_3+S_2 肝段胆管开口。在左半肝切除术中,胆管切除平面通畅可以识别 S_5、S_8 和 S_6+S_7 肝段胆管开口。

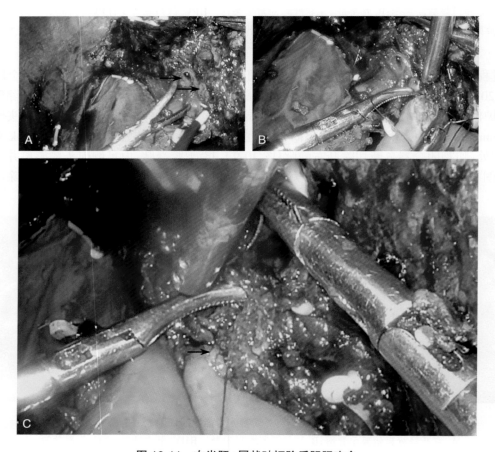

图 10-11   右半肝+尾状叶切除后胆肠吻合
A.左外叶和左内叶胆管残端(箭头示);B.连续缝合胆肠吻合口后壁;C.胆肠吻合口(箭头示)。

三、三叶切除+尾状叶

(一)右三叶切除+尾状叶

行肝右三叶联合尾状叶切除术时,显露门静脉左支脐部是基本操作。门静脉左支脐部前方可存在一肝桥组织,此时需要应用超声刀横断此处以显露门静脉脐部。切开门静脉脐部内的结缔组织,逐步夹闭门静脉左内段的分支,静脉韧带的近端需要在门静脉转弯处夹闭,门静脉背面起始的门静脉分支均需夹闭切断,这样门静脉左支脐部可以游离、翻转以确定肝脏左外叶 S_2 和 S_3 的门静脉分支根部。同时,可以清楚地区分出走行于左门静脉脐部左侧、左外叶胆管和门静脉之间的肝左动脉及其分支。然后,肝切除的分界线会出现在镰状韧带的左侧而不是右侧。用上述方法完全游离右肝和尾状叶后,行 Pringle 法间断

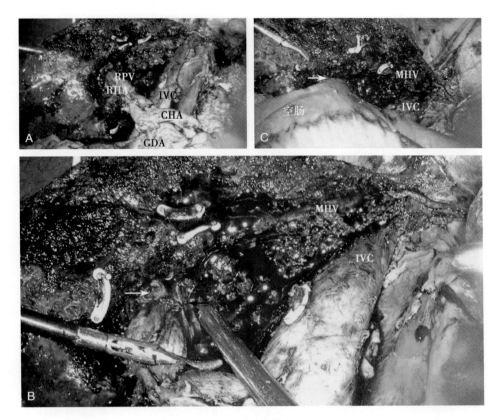

图 10-12　左半肝+尾状叶切除后胆肠吻合

RPV. 门静脉右支；RHA. 肝右动脉；CHA. 肝固有动脉；IVC. 下腔静脉；MHV. 肝中静脉；
GDA. 胃十二指肠动脉。

A. 切除后创面及重要血管示意图；B. 右前叶和右后叶胆管残端（箭头示）；C. 胆肠吻合口
（箭头示）。

阻断肝血流，每阻断 20 分钟开放 5 分钟，沿肝切除的分界线切除肝脏。以切割闭合器离断肝中静脉根部。
完成切除部分后，可以在胆管切除平面确认 S_2 和 S_3 肝段胆管。

（二）左三叶切除+尾状叶

逐步分离胃右动脉、肝左动脉、肝中动脉、胆囊动脉和肝右动脉前支且夹闭离断，将肝十二指肠韧带
骨骼化。分离门静脉分叉周围的尾状叶细小分支
并夹闭离断以方便分离牵引左右门静脉和门静脉
右前、右后支。分离左门静脉和门静脉右前支后，
沿右后区胆管预订切线继续分离肝动脉和门静脉
右后支。上述操作完成后，用电钩标记肝表面可
以出现右门静脉裂的分界线。夹闭静脉韧带的远
端以利于分离、牵引肝左静脉和肝中静脉共干。按
照左半肝切除术的操作，游离左肝和尾状叶，切割
闭合器离断肝左静脉和肝中静脉共干（图 10-13）。
Pringle 法间断阻断肝血流，每阻断 20 分钟开放
5 分钟，沿肝切除的分界线切除肝脏。完成切除部
分后，可以在胆管切除平面确认 S_6 和 S_7 肝段胆管
（图 10-14）。

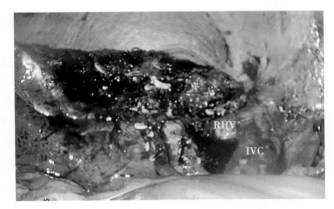

图 10-13　左三叶切除+尾状叶后肝脏创面
RHV. 肝右静脉；IVC. 下腔静脉。

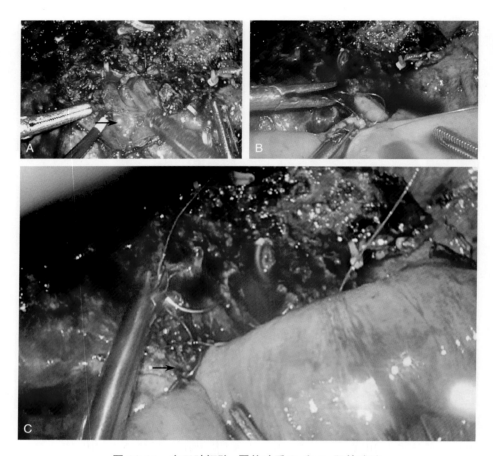

图 10-14　左三叶切除+尾状叶后 S$_6$ 和 S$_7$ 肝管残端
A:箭头所指为右后叶胆管残端;B:连续缝合胆肠吻合口;C:箭头所指为胆肠吻合口

四、围肝门切除+尾状叶

Bismuth Ⅱ型肝门部胆管癌常侵犯尾状叶,腹腔镜肝门部胆管癌根治术治疗此型胆管癌应常规行围肝门切除联合尾状叶切除术。Trocar 布局采用五孔法 V 形分布,解剖肝门判断肿瘤可切除性过程中,若肿瘤侵犯肝管汇合部而尚未侵及左右二级肝管,则可行局部切除+肝尾状叶切除。腹腔镜单纯肝尾状叶切除相较肝尾状叶肿瘤切除难度较低,注意处理第三肝门的肝短静脉。肝十二指肠韧带及肝门区淋巴脂肪组织清扫完毕后,于肝十二指肠韧带置入阻断带行 Pringle 全肝血流阻断,每阻断 20 分钟开放 5 分钟。

联合入路(从左到右、从右到左)切除尾状叶,在肝后下腔静脉前间隙游离、解剖第三肝门,按照"自下而上、从左向右"的原则游离肝短静脉后,用 hem-o-lok 夹夹闭、离断,建立下腔静脉隧道,利用腹腔镜后腹腔优势进行游离尾状叶,逐步处理肝短静脉,肝短静脉的较细回流支可使用超声刀离断,粗大支可结扎后离断,必要时可用血管缝线缝扎后离断,将门静脉到尾状叶分支血管离断后,可显露整个尾状叶(图 10-15)。将肝门牵向右侧,自尾状叶左侧以超声刀离断肝组织,大的血管及胆管以 hem-o-lok 夹夹闭,然后将肝门牵向左侧。直径≤3mm 的管道,可用超声刀直接离断;直径在 3mm 以上的管道,可用 hem-o-lok 夹夹闭。以同样的方法进行左右会合,将肝尾状叶切除。Bismuth Ⅱ型肝门部肿瘤切除后残留肝左、右管残端常距离较远,无法通过整形成为 1 个共同开口,可行 2 个胆肠吻合口(图 10-16)。

五、其他

肝门部胆管癌常合并血管侵犯,若肿瘤只侵犯切除侧肝门静脉和/或肝动脉而尚未侵及血管分叉部

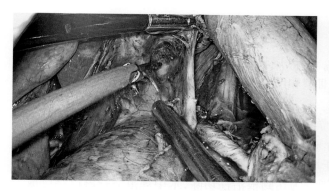

图 10-15　足侧向头侧入路处理肝短静脉

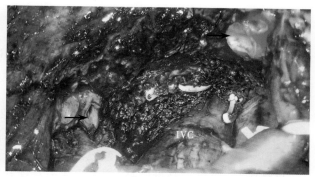

图 10-16　围肝门切除+尾状叶后肝左、右管残端

IVC.腔静脉；图左侧箭头.右侧肝管残端；图右侧箭头.左侧肝管残端。

及主干，按照常规步骤进行即可；若肿瘤侵犯预保留侧肝脏肝动脉，由于腹腔镜下行肝动脉吻合操作困难目前尚未开展，可中转开腹手术；若肿瘤侵犯门静脉主干和/或预保留侧肝门静脉分支，为达到根治手术目的则必须行血管切除与重建。腹腔镜胰十二指肠切除术中门静脉和/或肠系膜上静脉受侵犯时可以常规开展腹腔镜下血管切除吻合，而肝门部位置特殊，行血管切除吻合并非易事，仅建议由有经验的外科医师进行腹腔镜下的肝门部门静脉切除吻合。挖掏血管周围组织，充分显露血管且悬吊，在血管受侵部位两侧分别上"哈巴狗钳"，距离肿瘤侵犯血管部位 2~3mm 处以剪刀剪开门静脉壁，直视下切除血管受累变白部分，以肝素盐水冲洗清洁，先后壁再前壁的顺序连续缝合血管断端，其他步骤同开腹手术（图 10-17）。

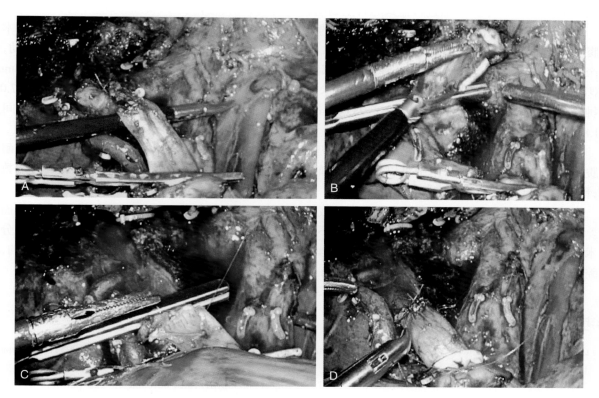

图 10-17　门静脉右后支受侵切除重建

A.暴露门静脉肿瘤侵犯位置；B.哈巴狗夹闭切除处头侧、足侧静脉；C.连续缝合静脉壁；D.门静脉重建后图像

六、疗效评价

腹腔镜肝门部胆管癌根治术的关键在于保证 R_0 切除、尾状叶切除和可靠的胆肠吻合。Bismuth Ⅰ型和Ⅱ型的根治性切除手术难度相对较容易,Bismuth Ⅲ型和Ⅳ型的根治性切除手术难度较大,手术风险及术后并发症发生风险较大。

为达到 R_0 切除,外科医师术前应仔细进行影像学评估,严格把握腹腔镜手术适应证。对于有预保留侧肝动脉或门静脉或血管主干受累的患者并不适合采用腹腔镜手术。随着腹腔镜胰十二指肠切除术的广泛开展,腹腔镜下血管切除重建已经实现,但对于肝门部的门静脉主干或其分支受侵者,由于位置深在,显露困难,血管控制难度高,该术式并未常规开展。为达到根治性切除,术中规范清扫淋巴结已成为肝门部胆管癌根治术的必备内容,腹腔镜手术中应以肝总动脉、肝固有动脉为指引,在血管鞘内分离解剖,从足侧向头侧,清扫淋巴、神经和脂肪组织,从而实现肝十二指肠韧带“骨骼化”。

尾状叶紧贴肝门部,在肝门部胆管癌中常发现尾状叶肿瘤转移,Bismuth Ⅱ型及以上分型的肝门部胆管癌根治术中应常规切除尾状叶。腹腔镜手术具有独特的视野和显露条件,在处理肝短静脉时相较开腹手术更有优势,可在下腔静脉前隧道内,自下而上夹闭离断肝短静脉,联合术中低中心静脉压技术、超声刀等手术器械,更有助于减少术中出血量。

腹腔镜下胆肠吻合是肝门部胆管癌根治术的难点,原因在于胆管残端常不止一个,为胆肠吻合带来一定难度,若处理不妥可造成术后胆漏。腹腔镜下胆肠吻合常采用结肠后吻合,通过位于结肠中血管左侧的结肠系膜无血管区上提空肠,注意无张力,胆肠吻合后可以在吻合口旁适当减张。为保证胆肠吻合口通畅,根据胆管口径和厚度采用 3-0 或 4-0 可吸收缝线或倒刺线,后壁连续缝合,前壁连续或间断缝合,通常无须放置 T 管支撑。对于右半肝联合尾状叶切除者胆肠吻合相对容易,而对于左半肝联合尾状叶切除者,肝切除后常存在 2~3 个胆管残端,若胆管间距离超过 1cm,镜下缝合更加困难。这种情况下,可以将胆管拼合成“品”字形从而进行盆式胆管空肠吻合。

手术时间和术中出血量是衡量手术安全性的重要指标,多项文献报道证实腹腔镜下肝门部根治术和开腹手术相比手术时间相似而术中出血量减少。因腹腔镜手术切口小,患者术后能够早期下床活动,疼痛产生的对呼吸咳痰运动的限制少,降低了肺部感染的发生率。朱鸿超等报道的腹腔镜和开腹 Bismuth Ⅰ型肝门部胆管癌研究结果显示:腹腔镜组手术时间为(263.00±30.93)分钟,开腹组为(213.83±37.06)分钟,腹腔镜组术中出血量为(179.50±98.05)ml,开腹组为(261.25±97.33)ml,腹腔镜组住院时间为(11.80±2.49)天,开腹组为(16.25±3.35)天。

腹腔镜肝门部胆管癌根治术必要时可中转开腹术式,以保证患者安全。其指征包括:患者难以耐受气腹;病灶显露或切除困难;术中难以控制的出血;血管主干或保留侧肝血管受肿瘤侵犯;胆管残端数量多,预计镜下胆肠吻合困难。

腹腔镜肝门部胆管癌根治术是十分具有挑战性的手术,尤其是对于 Bismuth Ⅲ、Ⅳ型肝门部胆管癌患者。随着腹腔镜下肝脏切除和胆肠吻合技术的不断发展,通过详尽的术前评估、严格的病例选择、充分的手术规划、丰富的开腹手术经验、娴熟的腹腔镜操作技术,腹腔镜肝门部胆管癌根治术是安全可行的,而腹腔镜手术对肝门部胆管癌患者生存的影响尚有待大样本临床证据评估。

(刘建华)

参考文献

[1] CARRIAGA M T, HENSON D E. Liver, gallbladder, extrahepatic bile ducts, and pancreas [J]. Cancer, 1995, 75(1 Suppl): 171-190.

[2] JARNAGIN W R, FONG Y, DEMATTEO R P, et al. Staging, resectability, and outcome in 225 patients with hilar cholangiocarcinoma [J]. Ann Surg, 2001, 234(4): 507-517.

[3] WATT I, STEWART I, ANDERSON D, et al. Laparoscopy, ultrasound and computed tomography in cancer of the oesophagus and gastric cardia: a prospective comparison for detecting intra-abdominal metastases [J]. Br J Surg, 1989, 76(10): 1036-1039.

［4］POSSIK R A，FRANCO E L，PIRES D R，et al. Sensitivity，specificity，and predictive value of laparoscopy for the staging of gastric cancer and for the detection of liver metastases［J］. Cancer，1986，58（1）：1-6.

［5］WARSHAW A L，GU Z Y，WITTENBERG J，et al. Preoperative staging and assessment of resectability of pancreatic cancer［J］. Arch Surg，1990，125（2）：230-233.

［6］DAGNINI G，MARIN G，PATELLA M，et al. Laparoscopy in the diagnosis of primary carcinoma of the gallbladder. A study of 98 cases［J］. Gastrointest Endosc，1984，30（5）：289-291.

［7］ROSENOFF S H，YOUNG R C，ANDERSON T，et al. Peritoneoscopy：a valuable staging tool in ovarian carcinoma［J］. Ann Intern Med，1975，83（1）：37-41.

［8］JARNAGIN W R，BODNIEWICZ J，DOUGHERTY E，et al. A prospective analysis of staging laparoscopy in patients with primary and secondary hepatobiliary malignancies［J］. J Gastrointest Surg，2000，4（1）：34-43.

［9］GOERE D，WAGHOLIKAR G D，PESSAUX P，et al. Utility of staging laparoscopy in subsets of biliary cancers：laparoscopy is a powerful diagnostic tool in patients with intrahepatic and gallbladder carcinoma［J］. Surg Endosc，2006，20（5）：721-725.

［10］CARMICHAEL A R，JACKSON B T. Diagnostic laparoscopy combined with laparoscopic ultrasonography in staging of cancer of the pancreatic head region［J］. Br J Surg，1995，82（12）：1703-1704.

［11］CONNOR S，BARRON E，WIGMORE S J，et al. The utility of laparoscopic assessment in the preoperative staging of suspected hilar cholangiocarcinoma［J］. J Gastrointest Surg，2005，9（4）：476-480.

［12］VAN DELDEN O M，DE WIT L T，NIEVEEN VAN DIJKUM E J，et al. Value of laparoscopic ultrasonography in staging of proximal bile duct tumors［J］. J Ultrasound Med，1997，16（1）：7-12.

［13］WEBER S M，DEMATTEO R P，FONG Y，et al. Staging laparoscopy in patients with extrahepatic biliary carcinoma. Analysis of 100 patients［J］. Ann Surg，2002，235（3）：392-399.

［14］TILLEMAN E H，DE CASTRO S M，BUSCH O R，et al. Diagnostic laparoscopy and laparoscopic ultrasound for staging of patients with malignant proximal bile duct obstruction［J］. J Gastrointest Surg，2002，6（3）：426-430.

［15］MACHADO M A，MAKDISSI F F，SURJAN R C，et al. Laparoscopic resection of hilar cholangiocarcinoma［J］. J Laparoendosc Adv Surg Tech A，2012，22（10）：954-956.

［16］ANTHONY T RUYS，OLIVIER R BUSCH，DIRK J GOUMA，et al. Staging laparoscopy for hilar cholangiocarcinoma：is it still worthwhile？［J］. Ann Surg Oncol，2011，18（9）：2647-2653.

［17］汤朝晖，全志伟. 胆囊癌和胆管癌的综合治疗［J］. 上海医学，2011，34（11）：808-811.

［18］BHUTIANI N，SCOGGINS C R，MCMASTERS K M，et al. The impact of caudate lobe resection on margin status and outcomes in patients with hilar cholangiocarcinoma：a multi-institutional analysis from the US Extrahepatic Biliary Malignancy Consortium［J］. Surgery，2018，163（4）：726-731.

［19］洪德飞，沈国樑，张远标，等. 经皮微波消融肝实质分隔联合门静脉栓塞计划性肝切除治疗肝门部胆管癌［J］. 中华普通外科杂志，2016，31（9）：750-753.

［20］尹新民，刘雅玲，成伟，等. 全腹腔镜Ⅳ型肝门部胆管癌根治术的临床应用价值（附视频）［J］. 中华肝脏外科手术学电子杂志，2018，7（2）：27-31.

［21］张宇华，洪德飞，张成武，等. 腹腔镜半肝联合全尾状叶整块切除治疗肝门胆管癌2例并文献分析［J］. 中国实用外科杂志，2018，38（11）：1297-1299.

［22］王坚，陈炜. 围肝门外科技术在胆道外科的应用［J］. 中华消化外科杂志，2015，14（4）：284-287.

［23］成伟，尹新民. 老年肝门部胆管癌治疗的相关问题［J］. 医学与哲学，2018，39（5）：21-23.

［24］刘鑫宇，彭创，彭沙勇，等. 腹腔镜Ⅲ、Ⅳ型肝门部胆管癌根治术6例治疗经验［J］. 中华肝胆外科杂志，2019，25（1）：45-48.

［25］MOLINA V，SAMPSON J，FERRER J，et al. Klatskin tumor：diagnosis，preoperative evaluation and surgical considerations［J］. Cir Esp，2015，93（9）：552-560.

［26］董家鸿，项灿宏，石军，等. 以围肝门切除为本的肝门部胆管癌治愈性切除术的临床疗效［J］. 中华消化外科杂志，2017，16（10）：1053-1060.

［27］陈勋，周进学，李庆军，等. 腹腔镜下肝门部胆管癌根治术四例报告［J］. 中华肝胆外科杂志，2018，24（10）：705-708.

［28］刘苏来，彭创. 腹腔镜下Ⅲ、Ⅳ型肝门胆管癌根治性手术的可行性和策略［J］. 肝胆胰外科杂志，2019，31（2）：14-17.

［29］LEE W，HAN H S，YOON Y S，et al. Laparoscopic resection of hilar cholangiocarcinoma［J］. Ann Surg Treat Res，2015，89（4）：228-232.

［30］FENG F，CAO X，LIU X，et al. Laparoscopic resection for Bismuth type Ⅲ and Ⅳ hilar cholangiocarcinoma：How to improve the radicality without direct palpation [J]. J Surg Oncol,2019,120(8):1379-1385.

[31] 王若帆,徐建,李强,等.腹腔镜根治性切除治疗肝门部胆管癌 15 例分析[J].中国实用外科杂志,2019,39(4):55-59.

[32] 腹腔镜肝门部胆管癌根治切除术操作规范专家组,中华外科杂志编辑部.腹腔镜肝门部胆管癌根治性切除操作流程专家建议[J].临床肝胆病杂志,2019,35(11):2441-2446.

[33] 徐建,张薇,邬长康,等.腹腔镜下根治性切除术治疗Ⅳ型肝门部胆管癌的效果分析[J].临床肝胆病杂志,2019,35(3):110-114.

[34] LIN E,SARMIENTO J M. Laparoscopic extended right hepatectomy,portal lymphadenectomy,and hepaticojejunostomy for hilar cholangiocarcinoma [J]. J Laparoendosc Adv Surg Tech A,2014,24(6):411-416.

[35] MACHADO M A,MAKDISSI F F,SURJAN R C. Totally laparoscopic right hepatectomy with Roux-en-Y hepaticojejunostomy for right-sided intraductal papillary mucinous neoplasm of the bile duct [J]. Ann Surg Oncol,2014,21(6):1841-1843.

[36] 袁俊建,王振勇,李凤山,等.全腹腔镜下肝门部胆管癌根治术 30 例分析[J].中华普通外科杂志,2019,34(6):523-526.

[37] 李师森,张晓明,黄长文,等.腹腔镜 Bismuth Ⅳ型肝门部胆管癌根治术的分析[J].中华普通外科杂志,2019,34(8):714-715.

[38] NIMURA Y,HAYAKAWA N,KAMIYA J,et al. Hepatic segmentectomy with caudate lobe resection for bile duct carcinoma of the hepatic hilus [J]. World J Surg,1990,14(4):535-543.

[39] 刘鑫宇,彭创,彭沙勇,等.腹腔镜Ⅲ、Ⅳ型肝门部胆管癌根治术 6 例治疗经验[J].中华肝胆外科杂志,2019,25(1):45-48.

[40] GAMBHIR S,INABA C S,WHEALON M,et al. Short- and long-term survival after laparoscopic versus open total gastrectomy for gastric adenocarcinoma:a National database study [J]. Surg Endosc,2021,35(4):1872-1878.

[41] 刘学青,刘建华,冯峰,等. 32 例腹腔镜肝门部胆管癌根治术的临床研究[J].中华肝胆外科杂志,2019,25(3):200-206.

第十一章

机器人技术在肝门部胆管癌根治术中的应用

肝门部胆管癌根治性切除目前仍是公认的肝胆胰外科最富挑战性的手术之一,力争根治性的切除以使患者取得更好的疗效是肝门部胆管癌手术的根本目的。复杂手术所带来的不仅是外科医师手术技巧的挑战,更需要术前仔细计划切除范围,评估剩余肝体积、血管供应和引流的完整性以维护足够肝功能。达芬奇机器人手术系统对传统腹腔镜视觉成像系统及器械操作方式进行了革命性的改进,有放大的立体视觉、稳定的机械操作臂及可以自由活动的器械,从而克服了腹腔镜手术一些固有的缺陷,使疑难、复杂手术得以在机器人微创手术下完成。本章简要介绍机器人肝门部胆管癌根治性手术的术前评估及手术经验。

第一节　机器人肝门部胆管癌根治术术前评估

因为机器人手术仍然缺乏手的触觉,无法在术中通过胆管壁的硬度初步判断肿瘤侵犯的范围,对于机器人肝门胆管根治的术前可切除性的评估比开腹手术要求更高。肝门部胆管癌浸润性生长的特点决定了术前评估需要判断以下方面:①肿瘤沿胆管轴向水平进展的程度以判断胆管离断的平面;②肿瘤在垂直方向进展程度,包括门静脉、肝动脉、肝实质和十二指肠的浸润;③淋巴结转移情况。综合多种检查手段,需要术前就规划出肝脏切除的范围、胆管离断平面、淋巴结廓清的范围、肝动脉和门静脉是否需要重建,以及重建的长度和是否需要自体/人工血管的移植。当然,术中情况往往与术前检查不尽相同,也需要外科医师在术中进一步探查和判断肿瘤的实际进展情况以灵活调整手术方案和策略。

结合术前影像学检查,做出手术规划并评估手术风险。对于预留肝体积和功能不足的情况,需待胆管引流后结合肝脏增生的情况反复评估,在尽可能安全的前提下开展手术。与常规肝细胞癌不同的是,虽然肝门部胆管癌的肝脏多不合并肝硬化等基础病变,对于大范围肝切除的耐受性较好,但同时需要的注意是,肝门部胆管癌手术包括切除和重建两个部分,大范围肝切除后全身情况的改变、肝脏合成相对不足、毒性代谢产物排出能力下降,不仅对胆肠吻合口愈合产生不利影响,而且如果并发胆漏,进而引起腹腔感染也不利于肝脏再生和全身情况的恢复。

肝脏切除范围的确定:肿瘤沿胆管水平方向的进展直接影响了手术方式的选择,对于判断胆管离断平面常用门静脉右前与右后支分叉的 P 点和门静脉左支矢状部的 U 点,如侵犯超过 U 点未到达 P 点则需行左半肝切除,反之则需切除右半肝。当然,临床上需根据术中情况做出判断并评估。

1. 血管侵犯程度的判断　预留肝脏必须保证完整的门静脉、肝动脉血供和胆汁引流才能发挥应有的功能,胆管癌垂直方向的浸润往往与胆管内水平方向的发展不尽相同,而对于血管的影响则是术前判断比较困难的地方。最常见的是胆管内主要位于左侧的肿瘤反而向右后方侵犯肝右动脉分支的情况,这时就需格外小心,判断血管侵犯的长度,是否需要动脉部分切除重建,离断后动脉断端是否有足够的游离度以便于吻合或需要移植物等。

2. 区域内肿瘤的转移情况　远处转移已无根治性切除指征,但在上腹部区域内的淋巴结转移、肝内转移、周围神经浸润等情况下,要合理规划,既保证肿瘤根治性切除,也要防止手术范围过大增加术后并发症发生率和病死率。一般来说,仅位于计划切除侧肝脏的少量肝内转移灶是可以手术一并切除的;腹腔 12 组淋巴结可常规清扫,7、8、9、16b 组淋巴结转移仍可尝试切除,但如果有第 13、14、17 组淋巴结转移就要非常慎重,因为一旦肿瘤生长与胰腺组织融合,局部切除淋巴结就存在较高胰瘘发生风险,显著增加术后并发症的发生率,而为了达到根治的效果也需要慎重评估肝胰十二指肠切除风险/获益比。

第二节　机器人肝门部胆管癌根治术

一、戳卡孔的布局

与常见的肝切除不同,肝门部胆管癌需要兼顾肝门的解剖、肝切除、Kocher 游离和胰头后方淋巴结清扫、胆肠吻合时处理空肠起始部等操作,很难做到面面俱到,这时就需要有所取舍,同时助手也可以利用腹壁的弹性在一定范围内将机械臂上下移动,兼顾不同操作区域的需要。

患者仰卧,头高足低 30°,小截石位。脐上建立气腹,腹内压 13~15mmHg,穿刺建立第一辅助孔,电视监视下建立其余 4 个戳卡孔。根据病变位置及手术类型的不同,戳卡孔位置略有不同,根据是否需要进行左半肝切除或右半肝切除,调整穿刺孔位置(图 11-1、图 11-2)。左侧 8mm 机器人金属套管通过转接 12mm 一次性塑料套管进入,机器人 4 个器械孔之间的间距 >8cm。机器人经患者头部正上方推入,固定。助手在患者两腿之间进行辅助手术操作。

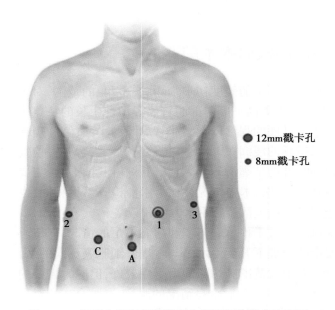

图 11-1　机器人肝门部胆管癌右半肝切除戳卡孔布局

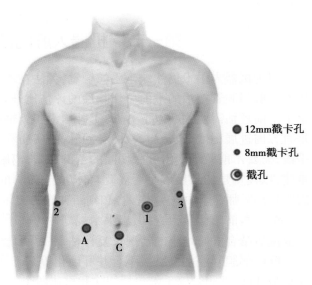

图 11-2　机器人肝门部胆管癌左半肝切除戳卡孔布局

二、肝十二指肠韧带淋巴结清扫

肝门部胆管癌根治术首先进行的就是肝十二指肠韧带淋巴结的清扫,机器人手术系统提供了灵活的机械臂,3D 立体视野,并且可以过滤术者细微的震颤,可以较为彻底地进行淋巴结清扫。

确定无腹腔内的远处或种植转移后打开小网膜,自 8a 组淋巴结入手,这里肝总动脉相对表浅、变异少。轻柔提起淋巴结,以超声刀沿其周边间隙逐步游离,遇淋巴结的静脉等小血管可用慢挡小心离断。

向后方逐步连同 7、9 组淋巴结一同游离并抬起，夹闭后离断胃冠状静脉。向右侧游离肝总动脉到胃右动脉起始部，以外科夹夹闭后离断胃右动脉并清扫 5 组淋巴结，注意伴行的胃右静脉直接汇入门静脉，需解剖至汇入门静脉根部处夹闭后离断以防止较大量出血。沿肝固有动脉左侧壁继续游离 8 组及相连的 12a 组淋巴结，向后方显露门静脉左侧壁。将上述淋巴结整块抬起并游离，深入腹腔干旁的部分如显露不好

可暂不处理，待从另一个方向解剖肝门淋巴结时从胰头后方再行处理。进一步显露并悬吊肝固有/肝总动脉干，助手帮助牵引悬吊带，继续向上方游离并显露肝动脉各分支，清扫动脉周围神经丛，肝动脉变异较多，游离时不要轻易离断组织，保护肝动脉分支对剩余肝功能保护十分重要。探查肿瘤对动脉的浸润程度并与术前判断对比。向后方游离并悬吊门静脉主干，处理胃冠状静脉汇入处，探查门静脉左右支（图 11-3）。

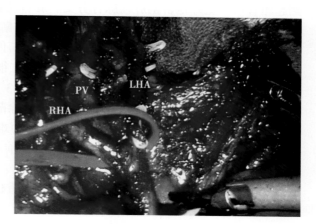

图 11-3　解剖肝动脉左右支及门静脉主干

LHA. 肝左动脉；PV. 门静脉；RHA. 肝右动脉。

其后重点探查胆管远端是否有足够切缘。向右侧将淋巴结及软组织从胆管壁前方游离，解剖并游离悬吊胆管下段。从胆管右侧游离 12b 组淋巴结，结合术前影像评估注意是否有变异的副/迷走肝右动脉从后方经过，在确定左、右胆管离断位置之前尽量保护动脉各分支。Kocher 切口游离十二指肠，连同胰头及十二

指肠向左侧翻起，确定胆管下切缘无肿瘤侵犯可夹闭后离断胆管。将 12b 组连同 13a 组淋巴结小心从胰头后方游离下来，注意有汇入门静脉后壁的小分支需要夹闭后离断。将上述淋巴结连同 12p 组向左侧游离，其与之前游离的 7、8、9 和 12a 组淋巴结连接部分一同游离至腹腔干根部后整块切除。

最后需要确定胆管近端离断位置。外科医师将肿瘤按解剖学部位进行大体分型以指导手术施行，但肿瘤并不会按分型进行生长，I 型肝门部胆管癌同胆管中段癌，部分早期胆囊管癌与 II 型肝门部胆管癌并不能完全区分开，术者能做到的还是按照肿瘤根治原则探查其浸润程度来界定切除范围进而做到 R_0 切除。将胆管断端抬起，进一步游离解剖肝动脉各分支。解剖并游离和悬吊门静脉左、右支，注意门静脉向后发出的尾状叶分支，如不慎撕扯导致出血会比较难以控制或缝合，应夹闭或结扎妥当后离断。门静脉游离后就可以完全显露肿瘤的后方。解剖胆囊三角，确定胆囊动脉后夹闭并离断胆囊动脉，同时注意保护肝右动脉。将胆囊从胆囊床游离下来，可夹闭胆囊管减少术中胆汁涌出影响视野。下降肝门板，从前方探查胆管左右支。至此，即可判断切除范围是否与术前一致，如肿瘤相对局限，胆管游离程度较好，可于正常质软处离断肝管，切缘送冷冻病理检查。肝门部胆管癌往往侵犯肝门胆管较多，可明确切除范围后暂不离断胆管，先行处理血管后开始肝切除，离断肝实质至肝门部时周边结构会更为清楚，此时游离、切断肝管可有更大的机会获得阴性切缘，也有利于后期胆管成形和重建。

肝十二指肠韧带淋巴结清扫是肝门部胆管癌根治术的必要步骤，既是对肿瘤的探查，也是切除的重要部分，解剖清晰明确，各重要管道处理妥当可为后续肝切除打下良好基础（图 11-4）。

三、根治术式

（一）胆管局部切除

对于 Bismuth-Corlette 分型为 I 型的肝门部胆管癌和相对局限的胆管中段癌可施行胆管局部切除，仅少部分 II 型肝门部胆管癌适合此类手术。因为对于胆

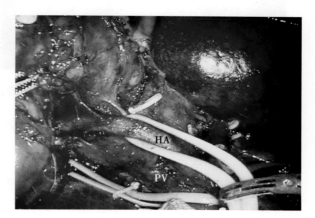

图 11-4　明确肿瘤与血管的关系后可按计划转入肝脏切除

HA. 肝动脉；PV. 门静脉。

管癌沿胆管水平方向的进展有可能大于从胆管外观察到的范围,局部切除无法获得阴性切缘。同时,即便通过完全游离胆管的各个分支,完整切除了肿瘤,接下来面对的将是 3~8 支胆管断端需要成形重建,不仅操作困难,术后胆漏发生的风险也更高。

如前所述完成肝十二指肠韧带淋巴结清扫,明确肿瘤在胆管水平方向的进展情况。离断胆管远端后翻起胆管可以更好地解剖肝动脉各分支。肝右动脉的变异较多,除了术前仔细阅读影像、3D 血管重建了解各个分支可能的走行外,最重要的还是术中按解剖原则沿肝固有动脉主干逐步显露各分支。已故黄志强院士常说的一句话是"一个好的外科医生相信他所看到的,而差的外科医生往往只看见自己相信的",减少想当然,不轻易离断看似细小的组织可以在很多情况下减少副损伤的发生。离断胆管近端,如已接近肝左、右管分叉部,常会有肝左管、右前、右后 3 支开口(图 11-5),如前所述,离断平面过高出现多支胆管开口的情况,不仅增加吻合的复杂性,而且切除范围有可能不够,还是尽量选择半肝切除为宜。

胆道重建是机器人肝门部胆管癌根治术的难点之一,戳卡孔的布局很难上下兼顾进行胆肠 Roux-en-Y 吻合肠道的准备。肠袢可以选择放于结肠前或使用在胰腺手术中总结并使用的"L 孔/R 孔"做结肠后的胆肠吻合。需要根据患者体形、腹腔内情况、小肠系膜的长度及术者与助手间的配合习惯综合选用。以下介绍经结肠后 L 孔先行胆肠吻合再行肠道重建的手术步骤。

首先打开胃结肠韧带,处理大网膜内的血管。然后在胰腺下方肠系膜上静脉左侧横结肠系膜的无血管区打开系膜。找到空肠起始部,反复判断输入袢与输出袢后按输入袢在患者左侧、输出袢在右侧的位置,与助手配合将肠袢由胃后方经小网膜孔提至肝门区。这条路径是相对最近的,对于空肠系膜长度要求不高。选定合适的肠壁吻合位置后以电钩打开肠壁,注意要略短于胆管开口的宽度,因为肠道肌层比较松弛,吻合过程中很容易开口增大,从而造成吻合口不对称的情况。胆管开口如比较宽大,可视情况选择 Prolene 这类不可吸收缝线,因为其光滑,操作性较好。但不可吸收缝线会增加胆肠吻合口狭窄的概率,大多数情况下还是以可吸收缝线为主,单股可吸收的 PDS 或编织的抗菌薇乔都是可以选择使用的。采用连续缝合,可吸收缝线的光滑程度不及 Prolene,助手需要配合好提紧缝线,以防止出现吻合口漏(图 11-6)。

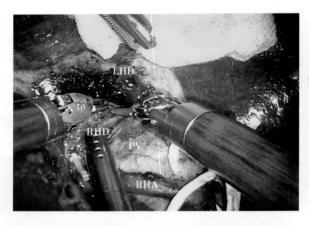

图 11-5 距肿瘤 0.5cm 以上正常肝管处分别离断肝左、右管

LHD. 肝左管;RHD. 肝右管;RHA. 肝右动脉;PV. 门静脉。

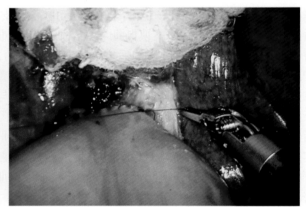

图 11-6 胆肠吻合

胆肠吻合完毕后肠道位置相对固定,再次确认肠道的输入、输出端,将输出袢远端 40~50cm 处提至视野内,以切割闭合器离断肠管,适度游离空肠系膜,以切割闭合器行空肠空肠侧侧吻合。随后将肠道逐步复位到结肠下区,一般不需要关闭结肠系膜,但注意一定要将肠肠吻合口还纳以降低术后肠蠕动恢复后发生内疝的概率。

(二)半肝切除+尾状叶

对于肝门部胆管癌来说,联合尾状叶的半肝切除(左半或右半肝切除)是最多使用也是最定型的手术,行半肝切除也是现有肝门部胆管癌分型以协助手术规划的基本判断起点,相对来说也是手术根治性和安全性比较平衡的术式。对于部分位置较高的Ⅱ型和所有Ⅲ型肝门部胆管癌均需进行半肝切除。

首先还是进行肝门部淋巴结的清扫,自8组淋巴结开始进行动脉和门静脉的解剖和游离。显露肝动脉各分支,清扫动脉周围神经丛,探查肿瘤对动脉的浸润程度,游离并悬吊门静脉主干,探查门静脉左右支。夹闭后离断胆管远端。将12b组及13a组淋巴结连同12p组向左侧游离,其与之前游离的7、8、9和12a组淋巴结一起整块切除。将胆管断端抬起,进一步游离解剖肝动脉各分支。解剖胆囊三角,将胆囊从胆囊床游离下来,从前方探查胆管左右支,确定切除范围。夹闭后离断相应半肝的肝动脉,丝线结扎门静脉后以血管切割闭合器离断,也可以hem-o-lok夹闭后离断。对于右半肝切除术来说,有固定门静脉右支主干的占77%,其余的存在各种变异的可能,如术前评估有血管三维重建可比较清楚地分辨。对于右前、右后分别发出的患者,可解剖清楚后先予以结扎,在将周边肝实质离断后管道显露更好的情况下离断。

其次进行肝脏的游离:离断肝圆韧带、镰状韧带,左半肝切除需游离左冠状韧带、三角韧带,夹闭并切断Arantius管,游离左尾状叶,夹闭并离断各支肝短静脉后向右前方抬起肝脏,完整显露下腔静脉至肝左静脉根部(图11-7)。右半肝游离则从右侧三角韧带、冠状韧带开始,小心处理右肾上腺和右肾上腺静脉,游离肝脏裸区。夹闭后离断右侧腔静脉韧带,自下而上处理肝短静脉,完全抬起尾状叶(图11-8、图11-9)。

虽然离断了一侧肝的血供,但由于存在广泛的交通支,肝实质离断时仍需进行肝门阻断,同时控制中心静脉压以减少离断肝实质过程中的出血(图11-10)。只有出血少,肝实质离断过程才会比较迅速,肝内的管道处理会更妥当,术后肝功能不全和出血、胆漏的发生率会比较低。左右半肝切除均需保留肝中静

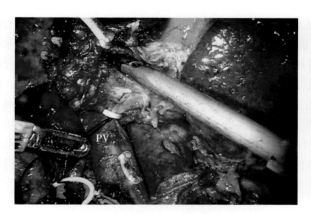

图11-7　结扎后夹闭门静脉左支
PV.门静脉。

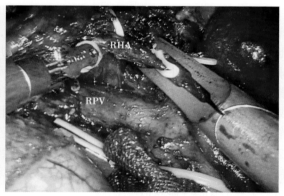

图11-8　离断肝右动脉
RHA.肝右动脉;RPV.右门静脉。

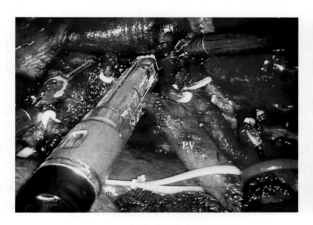

图11-9　离断门静脉右支
PV.门静脉。

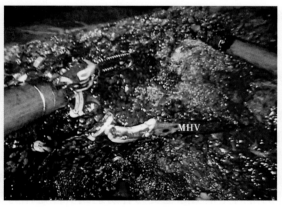

图11-10　沿肝中静脉行肝实质离断
MHV.肝中静脉。

脉主干,由浅入深逐步离断肝实质,沿较粗大的分支可逆行找到肝中静脉的主干。显露主干的过程中,肝静脉表面会有一些细小分支出血,但只要中心静脉压低,在气腹存在的情况下以纱布压迫即可止血,待切除完毕后可视情况再行缝合等处理。在保证 R_0 切除的基础上,可切除、重建受侵犯的局部肝动脉或门静脉(图 11-11、图 11-12)。

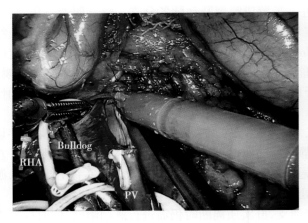

图 11-11　门静脉根部受侵以剪刀离断左门静脉根部
RHA. 肝右动脉;PV. 门静脉。

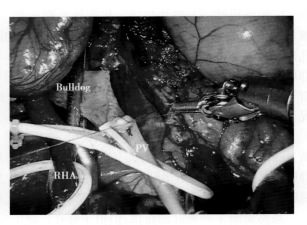

图 11-12　门静脉断端予以修补
RHA. 肝右动脉;PV. 门静脉。

对于肝门部胆管癌,从根治性角度来说,切除尾状叶可以降低尾状叶胆管的转移风险,Ⅲb 型肝门部胆管癌联合左半肝加全尾状叶切除一般问题不大,Ⅲa 型肝门部胆管癌如行右半肝联合全尾状叶切除有可能占到全肝体积的 65%~70%,从手术安全性来讲风险偏大。需在术前仔细评估剩余肝脏的体积、行门静脉栓塞等处理,另外,肿瘤位置如对左尾状叶肝管影响较小,还是偏向保留左尾状叶即 Spiegel 叶。除了增加了保留肝体积,保留左尾状叶还有一个潜在的好处,在离断门静脉右支后,门静脉主干与左支间会形成一个比较大的夹角,即使进行左肝韧带的再固定,门静脉入肝血流仍可能形成湍流,在全尾状叶切除门静脉失去后方支撑后会加重这种情况,从而一定程度增加术后门静脉血栓的概率。当然,肿瘤范围较大,左半肝体积足够的情况下还是尽可能做全尾状叶切除,术后注意复查门静脉血流,发现血栓及时行抗凝治疗大多数血栓会得到控制。

(三)三叶切除+尾状叶

肝门部胆管癌高位的Ⅲ型或Ⅳ型需要行三叶切除才能达到根治的范围。但对三叶切除来说,手术的技巧并不比半肝切除增加很多,更高的要求是术前对范围的评估、按手术计划行精确的胆管引流、剩余肝体积和肝功能的多重评估、血管受侵程度的判断和重建规划等,以及对术中、术后可能发生的各种情况的准备。

准备行三叶切除手术时,需要在肝门解剖阶段将门静脉各分支处理好,尤其是对于"工"字形门静脉等罕见变异,需结合术前评估的血管三维重建保留预留肝实质的血液供应。待管道显露清楚后再离断。

对于左三肝的切除,一般右后叶的体积较大,手术难点多集中在 S_6 和 S_7 段胆管支有可能距离较远无法成形为一个开口而需做两个胆肠吻合口。如果肝段胆管没有主干而很早就分叉出各亚段支,重建的难度可能会更大。肝右静脉主干变异较多,在存在粗大肝右后下静脉时会没有较粗的肝右静脉而是几个细小的肝右静脉,这时需要结合术中超声,把握好肝实质离断平面,保护好预留肝静脉回流血管。

右三肝切除的技术特点与右半肝相差不大。常规来说,左内叶体积本身不大,联合尾状叶切除中尾状叶的游离完整切除也更为容易达到。但是作为所有肝切除类型中预留肝体积最小的一种手术,其肝功能不全、肝衰竭的风险最高,而且切除后门静脉主干和剩余的门静脉左支几乎成为一个"发卡弯",血流动力学改变大,手术风险高。在右肝存在萎缩、左外叶代偿增大的情况下或通过术前门静脉右支栓塞促进左肝增大时应用更为安全。对于阻塞性黄疸患者,ICG 排泄试验的准确性下降明显,故需结合多种指标和患者综合情况方能评估预留肝功能是否达到手术的需求。

（刘　荣）

参考文献

[1] ITO F,CHO C,RIKKERS L,et al. Hilar cholangiocarcinoma:current management [J]. Ann Surg,2009,250(2):210-218.

[2] LAU S,LAU W. Current therapy of hilar cholangiocarcinoma [J]. Hepatobiliary Pancreat Dis Int,2012,11(1):12-17.

[3] GROOT KOERKAMP B,JARNAGIN W. Surgery for perihilar cholangiocarcinoma [J]. Br J Surg,2018,105(7):771-772.

[4] AKASHI K,EBATA T,MIZUNO T,et al. Surgery for perihilar cholangiocarcinoma from a viewpoint of age:Is it beneficial to octogenarians in an aging society? [J]. Surgery,2018,164(5):1023-1029.

[5] BLECHACZ B. Cholangiocarcinoma:current knowledge and new developments [J]. Gut Liver,2017,11(1):13-26.

[6] FENG F,CAO X,LIU X,et al. Laparoscopic resection for Bismuth type III and IV hilar cholangiocarcinoma:How to improve the radicality without direct palpation [J]. J Surg Oncol,2019,120(8):1379-1385.

第十二章

肝内胆管癌

第一节 临床病理特征与诊断

肝内胆管癌（intrahepatic cholangiocarcinoma,ICC）是指起源于二级以上的肝内胆管上皮细胞或胆管周围腺体的恶性肿瘤,其发病率仅次于肝细胞癌,占原发性肝癌的 10%~15%,近 30 年来肝内胆管癌的患病率在全国范围内呈明显上升趋势。肝内胆管癌发病隐匿,侵犯肝脏周围器官、组织和神经,易发生淋巴结和肝外远处转移,大部分患者确诊时已处于晚期,目前缺乏明确有效治疗方法,预后极差。少部分早期肝内胆管癌即使接受根治性切除术,术后仍然极易复发和转移,患者 5 年生存率为 25%~40%,预后远差于肝细胞癌。既往常常将肝内胆管癌和肝细胞癌放在一起,作为原发性肝癌进行讨论,但两者之间无论是病因、病理,还是治疗、预后都存在明显差异,因此,从第 7 版 TNM 分期系统开始,其被单列出来。

一、分类

随着肝内胆管癌的研究日益深入,发现肝内胆管癌存在着明显的异质性。国内外尚缺乏统一的分类标准,所用名词也不同,这里将国内外近年来主要的研究成果做一简要的归纳。

从大体病理分类,可分为肿块型（mass forming,MF）、管周浸润型（periductal infiltrating,PI）、管内生长型（intraductal growing,IG）和混合生长型四种类型。依据累及（起源）胆管直径的大小可分为大胆管型（中央型）和小胆管型（周围型）。

大胆管型和小胆管型肝内胆管癌在病因、病理、临床表现和预后等方面都显著不同（表 12-1）,笔者认为临床应当明确区分,在诊断肝内胆管癌时,应同时说明是大胆管型还是小胆管型。小胆管型中有一类特殊的肝内胆管癌,其起源于黑林管（Hering canal）中的肝前体细胞,临床预后较普通肝内胆管癌要好,被称为细胆管癌（cholangiolocellular carcinoma,CLC）。

表 12-1 大胆管型和小胆管型肝内胆管癌的比较

	大胆管型	小胆管型
部位	中央（邻近肝门）	周围
病因	PSC、胆石症、胆管囊肿	慢性肝炎、肝硬化
细胞起源（未确证）	大胆管、胆管周围腺体	小胆管、黑林管
BilIN,IPNB	+	−

续表

	大胆管型	小胆管型
大体类型	胆管周围浸润型（PI） 胆管内生长型（IG） PI+MF 型 IG+PI 型	肿块型（MF）
是否产生黏液	++	+/-
肿瘤细胞形态	柱状	低柱状或立方体
镜下表现	中-大腺管,乳头状去分化伴侵犯	小腺管,腺体融合,小梁形成
肿瘤纤维化	弥漫性,成纤维细胞,CD10+成纤维细胞	肿瘤中央瘢痕形成
神经侵犯	++	-
淋巴转移	++	+/-
瘤内门静脉	胆管内播散	较小肿瘤内残留门静脉管道
肿瘤边界	浸润性,不规则	膨胀性和浸润性
分子异常	*K-ras* 突变,S100P（+）,MMP7（+）	*IDH1* 突变,NCAM（+）,N-钙黏素（+）
肿瘤血管	动脉（-）	动脉（+）
坏死	+	+/-

BilIN. 胆管上皮内瘤变；IPNB. 胆管内乳头状肿瘤；PSC. 原发性硬化性胆管炎。

二、病理

(一) 大胆管型

在胆管结石等慢性炎症的刺激下,可发生两种病理改变,一是由大胆管管壁内的管周腺体形成腔内生长型,或者是胆管内乳头样肿瘤,然后可向周围浸润生长,乃至形成肿块。二是发生胆管上皮内瘤变,恶性转化后形成管周浸润型胆管癌,继续发展则形成肿块型+管周浸润型胆管癌。大胆管型肝内胆管癌的病理特点为,由高大的柱状肿瘤细胞组成为主,以大腺体排列,具有相对更高的 *K-ras* 基因突变率。

(二) 小胆管型

在慢性肝炎和肝硬化的疾病基础之上,也可发生两种病理改变,一是由小胆管上皮发生恶性转化,形成肿块型肝内胆管癌;二是由黑林管内前体细胞发生恶变,形成细胆管癌（大体上也呈现为肿块型）。小胆管型肝内胆管癌多由立方细胞至低柱状肿瘤细胞组成,胞质稀少,常表达 N-钙黏素,*IDH1/2* 突变的频率较大胆管型更高。

三、诊断

(一) 临床表现

小胆管型肝内胆管癌可有乙肝等慢性病史,常常没有特别的主诉,表现为非特异性的腹部不适,或者为体检发现。大胆管型肝内胆管癌常有肝内胆管结石等病史,可以发生胆管炎,临床表现为腹痛、发热和黄疸。对于较晚期的患者,可以出现由肿瘤转移引起的症状,如骨转移引起的剧烈疼痛等。

(二) 实验室检查

小胆管型肝内胆管癌可有乙肝或丙肝等病毒性肝炎标准物阳性。大胆管型可表现碱性磷酸酶和谷氨酰转肽酶升高。肿瘤标志物方面,糖类抗原 19-9（CA19-9）及癌胚抗原（CEA）可以升高,并可作为监测和随访的指标。

(三) 影像学表现

超声检查常常可以提示肝脏占位(小胆管型)、肝内胆管扩张(大胆管型)。由于肝内胆管癌常常含有大量纤维结缔组织,可引起肝脏包膜的皱缩,形成 CT 或 MRI 上的所谓"脐征"。这是鉴别肝内胆管癌和肝细胞癌的重要特点之一。另一个重要的鉴别点是肝内占位合并近端的胆管扩张。大胆管型肝内胆管癌可发生于肝内胆管结石基础上,故在对肝内胆管结石患者的影像学检查过程中应鉴别有无恶性表现(胆管壁的明显增厚、延迟强化的肿块等)。

B超常常作为体检筛查的工具,CT对有无血管侵犯方面的诊断价值较高,MRI可获得胆管的重建图像,对于判断手术的可切除性、制订手术方案有重要价值,同样可判断血管侵犯和淋巴转移的情况。PET/CT的主要价值在于了解有无远处转移,特别是对于大胆管型的肝内胆管癌,对于制订治疗方案意义较大。

四、鉴别诊断

由于对疾病的认识有限,现在肝内胆管癌的术前诊断率还不高,其鉴别诊断具有重要的临床意义。

(一)大胆管型肝内胆管癌

主要与肝门部胆管癌鉴别。临床上侵犯肝门部的肝内大胆管癌和肝门部胆管癌鉴别诊断上较为困难。即便解剖手术切除标本,有时也很难将两者区分开来。国内学术界有肝内胆管癌侵犯肝门即为肝门部胆管癌的说法,其主要依据是国外学者提出的围肝门区胆管癌的概念。后者最早是由约翰霍普金斯大学的研究者提出,他们将胆管癌按手术方式分为:只涉及肝脏的肝内胆管癌,涉及胆管分叉部的肝门周围胆管癌,以及涉及胰十二指肠的胆管中下段癌。这里需要指出的是,肝门部胆管癌属于肝外胆管癌的范畴,正如不能因为胆囊癌侵犯肝脏就将其视作肝癌一样,亦不能因为肝内胆管癌侵犯了肝门就将其看作肝门部胆管癌,肝门周围胆管癌的概念不同于肝门部胆管癌。

还有一种较为流行的看法,认为肝内胆管癌恶性程度显著高于肝门部胆管癌。围绕这个问题,日本学者曾做一个研究,将同期的肝内胆管癌和肝门部胆管癌进行比较,发现其预后无差别。事实上,这并不难理解,由于解剖部位的差别,肝门部胆管癌更容易早期出现症状(黄疸、胆管炎等),而肝内胆管癌出现症状时常常已发生血管侵犯和转移(单侧胆管梗阻并不会导致黄疸,只有当病情发展至一定阶段累及双侧胆管时患者才会出现黄疸)。

(二)小胆管型肝内胆管癌

1. 与肝细胞癌鉴别   两者均可有肝炎、肝硬化的病史,都可表现为肝脏肿块。鉴别点一是肿瘤标志物,肝细胞癌多表现为甲胎蛋白、甲胎蛋白异质体及异常凝血酶原的升高,而肝内胆管癌多表现为CA19-9和CEA升高。影像学方面,肝细胞癌呈现"快进快出"的强化特征,而肝内胆管癌常表现为乏血供、延迟强化等特点,还有"脐征"、胆管扩张等表现。

2. 与转移性肝癌鉴别   两者均可表现为乏血供的肝内占位。肿瘤标志物也有交叉表现。因此在诊断肝内胆管癌时一定要想到转移性肝癌的可能,可以通过胃肠镜或PET/CT等检查帮助鉴别。

3. 与胆囊癌肝转移鉴别   胆囊癌肝转移的患者常常合并胆囊结石病史,细致读片可观察到胆囊黏膜破坏的表现,且胆囊癌更容易出现淋巴结转移。

4. 其他需要鉴别的情况   ①肝内胆管结石:长期的肝内胆管结石患者,本就可能进展为肝内胆管癌,因此对每一个肝内胆管结石的患者都应当注意影像学表现有无恶性特征,结合肿瘤标志物进行研判。②肝脓肿:肝内胆管癌可与肝脓肿同时存在,因此对肝脓肿患者,必须警惕肝内胆管癌的可能,影像学检查及密切随访是重要的鉴别手段。

(王 向　张永杰)

第二节　术前可切除性评估

肝内胆管癌行根治性切除术是可能治愈的方法。然而,这些患者在发现时常常已发生淋巴结转移、肝内播散或腹膜种植等情况,难以实现 R_0 切除。术前需对手术可切除性进行全面评估,避免盲目做姑息性手术或剖腹探查术。

对于不可切除肝内胆管癌,除了基本健康状况无法耐受的情形,目前无异议的判定标准是Ⅳ期肝内胆管癌,即发生远处转移的肝内胆管癌不适合手术治疗,肝内胆管癌常见的转移部位包括腹膜、骨骼、肺及胸膜等。值得注意的是,超出区域淋巴结范围的淋巴结转移也归为远处转移。

对于肝内胆管癌,如合并肝外胆管侵犯、血管侵犯、肝内转移、淋巴结转移或肿瘤巨大,均预示分期晚,预后不良。从技术层面上,经验丰富的外科医师已突破扩大肝脏切除或扩大淋巴结清扫等极限手术障碍,但从肝内胆管癌的生物学行为层面上讲,这些患者即使完成根治性切除,仍存在极高复发率、转移风险,手术的必要性值得商榷,目前的循证医学证据尚不足以给出确切回答。除了常规的 MRCP、肝脏 CT 增强、PET/CT 等检查,术前肝脏三维可视化重建对于规划手术具有重要价值。

胆管条件的评估:在接受手术治疗的患者中,约 29% 合并肝外胆管侵犯,且以中央型肝内胆管癌为主。术前应行 MRCP 对胆管条件进行评估。如出现双侧二级胆管受侵,或一侧胆管侵犯伴对侧肝脏萎缩或伴对侧门静脉侵犯,通常认为已无可切除机会。

血管条件的评估:如肝内胆管癌合并下腔静脉、肝动脉或门静脉主干受肿瘤包绕超过 180° 的侵犯,通常视为手术禁忌。但有激进的学者认为仍可通过血管切除重建实现 R_0 切除。在一项 1 087 例肝内胆管癌患者的研究中,128 例联合下腔静脉或门静脉切除重建,与未行血管切除重建的患者相比,术后并发症并未明显增加,且总体生存时间无明显差异。

淋巴结转移情况的评估:在接受手术的患者中,约 34% 合并有淋巴结转移。淋巴结转移在肝内胆管癌的分期评估中具有举足轻重的地位,在第 8 版 AJCC 指南肝内胆管癌的 TNM 分期中,有淋巴结转移(N_1)即被视为ⅢB 期。术前从影像学角度判定淋巴结是否转移常根据以下几个方面:淋巴结的最短径≥5mm 伴强化或 PET/CT 摄取增高;融合分叶或呈毛刺状;淋巴结内部坏死等。左侧和右侧肝内胆管癌区域淋巴结范围的定义是不同的,左侧的肝内胆管癌区域淋巴结范围包括膈下淋巴结、肝门区淋巴结和肝胃韧带淋巴结,而右侧的肝内胆管癌区域淋巴结范围包括肝门区淋巴结、十二指肠及胰腺周围淋巴结。常见的远处淋巴结转移部位包括腹腔动脉干周围淋巴结、腹主动脉周围淋巴结和下腔静脉周围淋巴结等。伴区域淋巴结转移的患者,尽管扩大淋巴结清扫不存在技术上的障碍,但通常认为已很难完成 R_0 根治。

肝储备功能评估:肝内多发的转移灶通常被视为不可切除,左三叶或右三叶等扩大肝切除可视为探索性术式,但术前应当仔细评估剩余肝体积,如剩余肝体积不足 40%,则应视为手术禁忌,术前可进行 PVE 增加剩余肝体积。

(王 向 张永杰)

第三节 根治性切除范围探讨

与肝门部胆管癌(hepatocellular carcinoma,HCC)相比,肝内胆管癌(intrahepatic cholangiocarcinoma,ICC)具有侵袭性强、淋巴结转移率高等特点。因此,其根治性切除的范围除完整切除原发肿瘤及其累及的邻近脏器外,还应包括区域淋巴结清扫。

一、肝切除范围

根据肿瘤部位、大小和数目的不同,肝切除的类型包括:肝段切除、肝叶切除、半肝切除、三叶切除或肿瘤局部切除;如肿瘤累及肝门部或尾状叶胆管,可附加肝外胆管切除重建及尾状叶切除;肿瘤局部直接侵犯肝外邻近脏器(膈肌、结肠、胃、右侧肾上腺等),如能达到整块切除也可能生存获益。肝切除的范围应遵循肝切除术的基本原则:完整切除肿瘤并保留足够体积的功能性肝组织。解剖性肝切除和非解剖性肝切除是常用的手术技术。

在根治性切除的基础上,宽切缘肝切除有助于改善患者术后预后。较多研究证实,在 R_0 切除的 ICC 患者中,切缘越窄,预后越差,切缘超过 1cm 者预后最好。但一味追求超宽切缘而行大范围肝切除,并不能带来生存获益。对于剩余功能性肝体积不足或部位特殊的肿瘤,如能做到 R_0 切除,窄切缘肝切除不失为一种选择。

二、淋巴结清扫范围

ICC 淋巴结转移率可高达 30%。淋巴结清扫可降低术后复发风险,提高病理分期的准确性,有助于更好地进行预后分层。因此,当术前或术中明确诊断为 ICC 时,应常规行淋巴结清扫。

左、右肝淋巴引流路径有所不同。肝左叶通常引流至肝十二指肠韧带淋巴结胃小弯侧或贲门右淋巴结群,右叶则引流至肝十二指肠韧带、门腔间隙、胰腺上缘或后方淋巴结群。因此,除常规清扫肝总动脉旁淋巴结外,ICC 区域淋巴结清扫范围应根据肿瘤位置采取不同的策略:肝左叶肿瘤需清扫肝十二指肠韧带、小网膜至胃小弯和贲门右侧淋巴结,右叶肿瘤应廓清肝十二指肠韧带、门腔间隙和胰腺后方淋巴结。淋巴结清扫和病检数目应大于 6 枚。超越区域以外更大范围的淋巴结清扫是否对生存有益,尚无定论。

临床上,对 ICC 实施淋巴结清扫的比例差别较大,报道为 41%~98%。未行淋巴结清扫的主要原因是术前和术中 ICC 被误诊为 HCC 或其他肿瘤,影像学检查或术中探查未发现淋巴结异常。因此,准确诊断是提高 ICC 淋巴结清扫比例的关键。当诊断不明确时,可利用术中快速病理检查以协助确定是否行淋巴结清扫。

三、联合血管切除

ICC 侵袭性强,极易侵犯门静脉或下腔静脉等大血管,9%~14% 的患者需行联合血管切除以达到 R_0 切除。对于经验非常丰富的肝胆胰外科团队,联合血管切除重建可能会增加手术难度,不增加围手术期病死率和并发症发生率,并可能获得与无大血管侵犯的患者相当的生存预期。这表明大血管侵犯并非 ICC 手术的绝对禁忌证,因此,经过充分评估手术可行性和安全性后,针对某些合并大血管侵犯的 ICC 可考虑行肝切除联合血管切除和重建以达到 R_0 切除。

(程张军　沈 锋)

第四节　肝内胆管癌根治性切除术

一、肝内胆管癌个体化手术治疗策略

（一）肿瘤位于肝内周边区域的小胆管型肝内胆管癌

肿瘤起源于三级以上胆管分支、位于肝内外周部位的"肿块型"肝内胆管癌;或病毒相关性"肿块型"肝内胆管癌。

1. 以力求实现肿瘤切缘≥1cm 的局部性肝切除术为首要目标。当术前评估肿瘤局部性肝切除术切缘无法保证≥1cm 时,应考量扩大肝切除范围的可行性。如术前评估实施大范围肝切除术后肝衰竭风险较高,或扩大半肝切除仍无法确保肿瘤切缘≥1cm 者,可根据肿瘤生长部位、大小、病灶数目、病灶周缘情况,个体化采取 PVE、TAE、消融、放疗、系统化疗、靶向治疗、免疫治疗等治疗策略,待肿瘤降期后再次评估手术切除治疗的可行性。因患者合并肝硬化较重、无法直接行肝肿瘤切除术者,或因肿瘤邻近肝静脉根部等部位常规手术难以实现 R_0 切除者,新辅助治疗联合肝移植治疗的可行性亦值得探索。

2. 是否行淋巴结清扫术,可根据术前影像学结合术中探查、病理活检决定实施。

3. 如患者合并病毒性肝炎,术后应长期规律抗病毒治疗。术前肝炎病毒复制活跃者,术前即应给予三代核苷类药物快速抗病毒治疗,时间宜持续一周以上。

（二）肿瘤位于邻近围肝门部区域大胆管的大胆管型肝内胆管癌

1. 肿瘤切除以肝段、半肝或肝三叶规则性切除为首要选择,切缘务必保证 R_0 切除。

2. 强调限于肝十二指肠韧带、肝下下腔静脉旁、胃小弯等区域的淋巴结清扫,不宜扩大淋巴结清扫范围。

二、根治性切除术式

（一）大胆管型左肝内胆管癌

实施左半肝+左尾状叶切除、肝十二指肠韧带及腹膜后淋巴结骨骼化清扫术（图 12-1~图 12-13）。

（二）大胆管型右肝内胆管癌

实施右半肝+尾状叶切除、肝十二指肠韧带及腹膜后淋巴结骨骼化清扫术（图 12-14~图 12-18）。

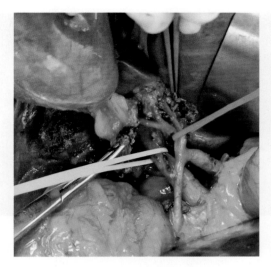

图 12-1 由足侧向头侧,骨骼化清扫肝十二指肠韧带,至肝门区域

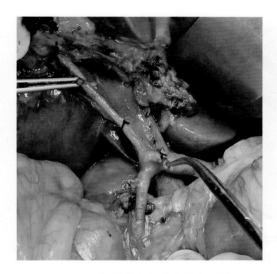

图 12-2 离断肝左动脉和肝中动脉

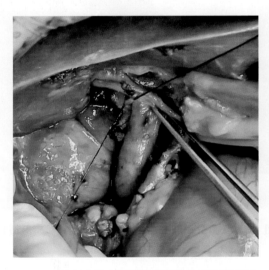

图 12-3 格利森鞘内解剖离断通往 S_6 段门短静脉

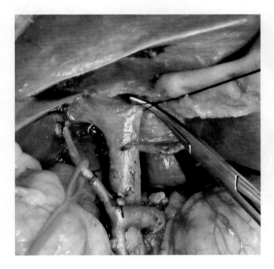

图 12-4 离断门静脉左干

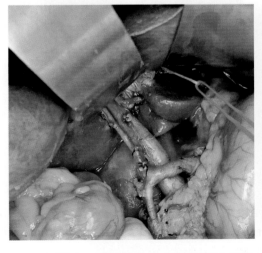

图 12-5 游离、离断发自胃左动脉的副肝左动脉

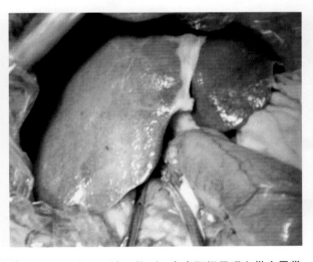

图 12-6 左半肝呈缺血状,左、右半肝间呈现血供交界带

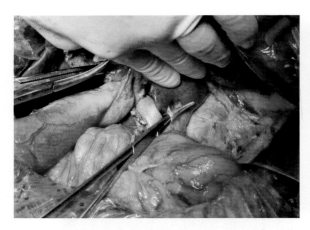

图 12-7　由尾侧向头侧离断左尾状叶多支肝短静脉（第三肝门区域）

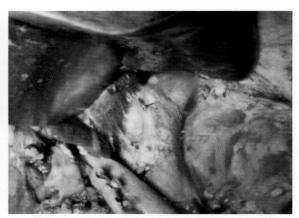

图 12-8　完全离断左尾状叶多支肝短静脉

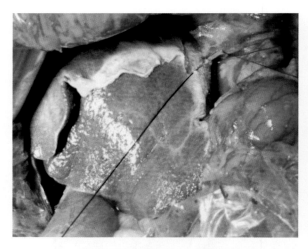

图 12-9　离断左侧静脉韧带根部（下腔静脉窝区域）

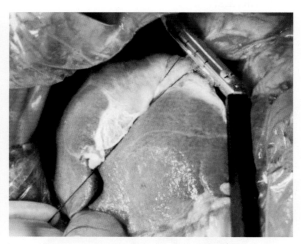

图 12-10　肝外离断肝左静脉根部（下腔静脉窝区域）

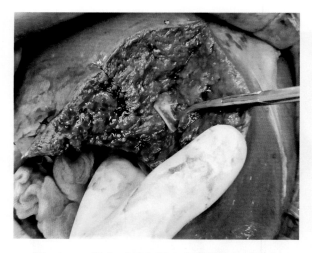

图 12-11　沿左、右半肝缺血交界带离断肝实质

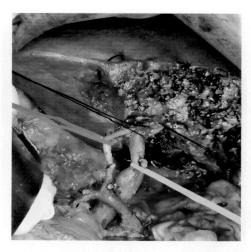

图 12-12　切除左半肝及左尾状叶，肝内离断右肝门部胆管

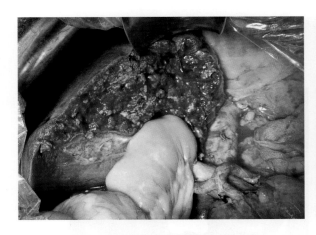

图 12-13 完成肝门部胆管整形、胆肠吻合

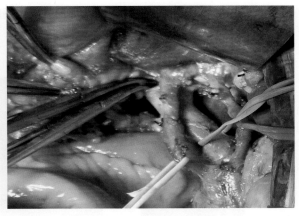

图 12-14 骨骼化清扫肝十二指肠韧带,至肝门区域

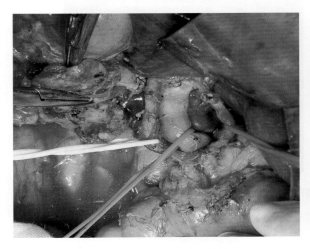

图 12-15 完成右肾静脉平面上方腹膜后淋巴结清扫及肝十二指肠韧带骨骼化清扫

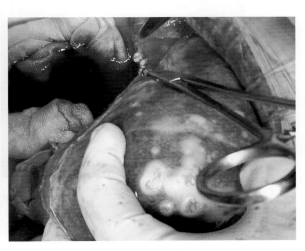

图 12-16 切开肝右静脉韧带根部,肝外游离、离断肝右静脉根部,断端缝闭

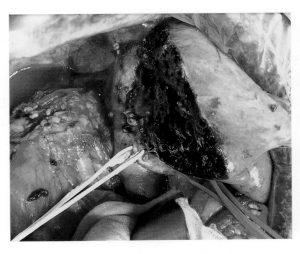

图 12-17 切除右半肝及尾状叶

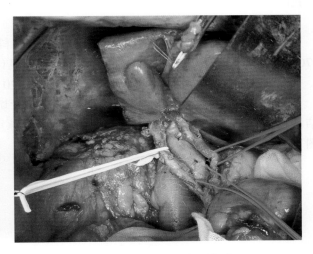

图 12-18 术毕移除切除标本

（三）小胆管型中肝肝内胆管癌，无区域淋巴结转移

实施中肝胆管癌根治性切除术（图 12-19）。

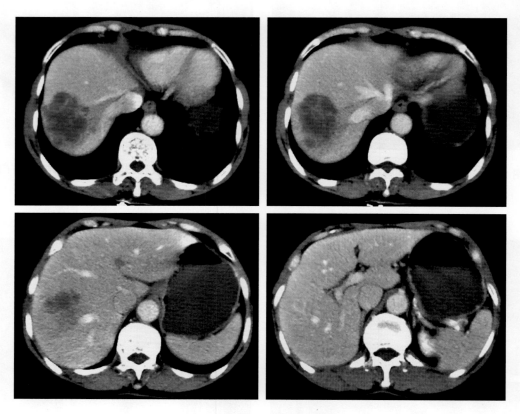

图 12-19　中肝叶占位病灶

（四）大胆管型左肝内胆管癌

病史资料：男性患者，55 岁，既往乙肝"小三阳"及糖尿病史多年。术前 3 个月出现皮肤巩膜黄染，查上腹部增强 CT 提示左肝内胆管癌侵犯肝门部胆管，于外院行 PTCD 胆道引流术，术后黄疸迅速消停，入住我院实施"计划性肝切除"治疗方案。

1. "计划性肝切除"临床路径

（1）肿瘤放疗联合系统性化疗：机器人放射外科手术系统（射波刀）肿瘤外放射治疗方案，1 个疗程（7Gy/次 ×5 次），总放射剂量 35Gy；化疗方案，替吉奥（S1）口服，40mg/次，2 次 /d，共 3 个疗程。

（2）治疗前后，分别行肿瘤标志物检测（图 12-20）和影像学检查（图 12-21~图 12-23）。

2. 手术方案　实施"肝左三叶切除、全尾状叶切除、肝十二指肠韧带骨骼化清扫、腹膜后区域淋巴结清扫、自体肝中静脉血管段架桥肝右后叶门静脉重建、胆管整形胆肠 Roux-en-Y 吻合术"（图 12-24、图 12-25）。

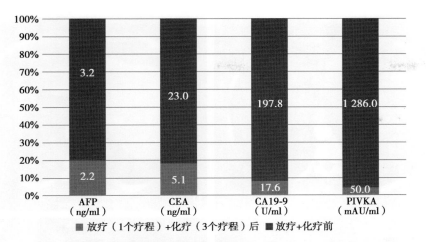

图 12-20　术前肿瘤放疗联合系统性化疗前后肿瘤标志物变化情况

AFP. 甲胎蛋白；CEA. 癌胚抗原；CA19-9. 糖类抗原 19-9；PIVKA. 异常凝血酶原复合物。

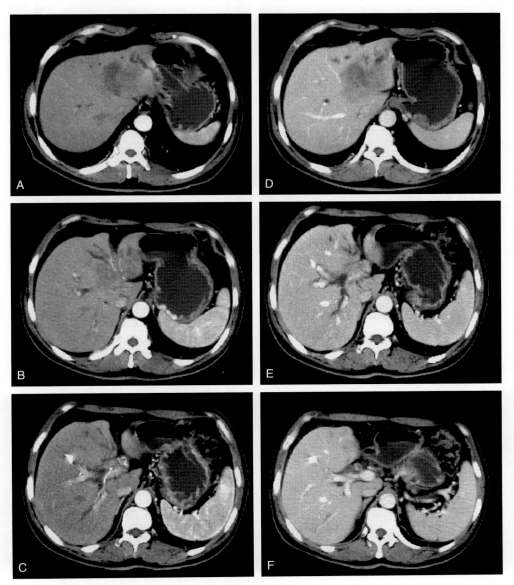

图 12-21　术前肿瘤放疗联合系统性化疗前肝脏 CT

A、B、C. 动脉期；D、E、F. 门静脉期。

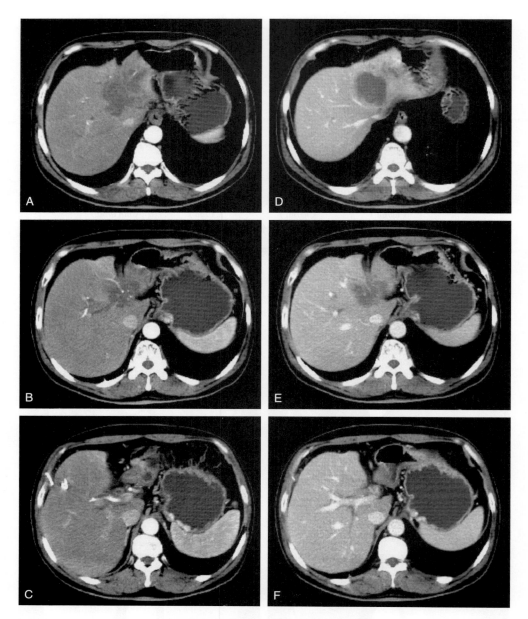

图 12-22   术前肿瘤放疗联合系统性化疗后复查肝脏 CT

A、B、C. 动脉期；D、E、F. 门静脉期。

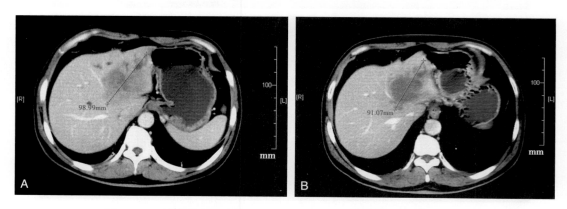

图 12-23   放疗联合系统性化疗前、后肝脏 CT 测量肿瘤病灶体积对比

A. 治疗前肿瘤最大径 98.99mm（门静脉期）；B. 治疗后肿瘤最大径 91.07mm（门静脉期）。

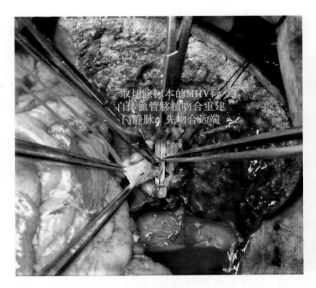

图 12-24　"自体血管段架桥"肝右后叶门静脉重建
MHV. 自体肝中静脉血管段。

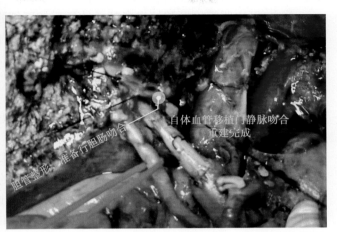

图 12-25　完成胆管整形、胆肠 Roux-en-Y 吻合术

（李　斌　姜小清）

第五节　肝移植治疗肝内胆管癌

自肝移植技术诞生以来，不断有学者尝试以肝移植作为肝内胆管癌的治疗手段。手术方式也先后经历单纯肝移植、肝移植联合胰十二指肠切除和腹腔脏器联合移植等阶段。由于初期行肝移植效果不佳，胆管癌一度被认为是肝移植禁忌。近年来，随着入选标准的探索性研究、新辅助治疗观念的引入，胆管癌肝移植的疗效取得一定突破。

一、适应证与禁忌证

关于肝内胆管癌是否适合原位肝移植术的争论由来已久。病肝的完整切除可以同时治愈肝内胆管结石、硬化性胆管炎等这些肝脏基础病变，从而彻底消除了胆管癌的病因，此外肝内胆管癌的复发多出现在肝内，肝移植可以很好地解决肝切除术后肝内残留卫星灶和手术切缘阳性率高的问题。理论上，肝移植的治疗效果应该明显优于常规肝切除术，但实际情况并非如此。与肝门部胆管癌的经验类似，早期进行的肝内胆管癌肝移植结果并不尽如人意，肿瘤复发率高，文献报道的 5 年生存率为 10%~29%。肝内胆管癌一度成为肝移植禁忌。此时研究入组的标准差异较大，部分研究仅将远处转移作为手术禁忌。

随着研究数据的丰富，肝内胆管癌已被证实并非肝移植的绝对禁区。西班牙一项多中心回顾性研究评估了 42 例不可切除肝内胆管癌行肝移植治疗的患者，与同期匹配的肝细胞癌肝移植患者进行了预后对比，结果发现两组间术后 5 年的肿瘤复发率相当。当限定肿瘤 <2cm 时，两组患者的 5 年肿瘤复发率和生存率差异无统计学意义。这一结果表明肝移植可能使"极早期"（<2cm）的不可切除肝内胆管癌患者获益。2016 年一项多中心研究共纳入 48 例胆管癌患者，其中 15 例为"极早期"（即肿瘤≤2cm）。"极早期"患者术后 5 年生存率为 65%，而"进展期"患者术后 5 年存活率为 45%；两组患者肿瘤复发风险分别为 18%、61%。这些研究结果支持 2cm 以下不可切除肝内胆管癌纳入肝移植适应证。

国内报道肝内胆管癌肝移植较少，疗效有待确定。一项纳入 12 例胆管癌患者的研究发现行肝移植后预后不佳，2 年存活率仅为 24.6%，平均复发时间在移植术后 3 个月，从发现复发到患者死亡平均为 4 个月。陈规划等报道 11 例胆管癌肝移植患者生存时间为 2.5~53 个月，中位生存期为 9 个月；受者 4 年无瘤存活率为 51.9%，累积存活率为 50.5%；肿瘤复发时间平均在术后 3.8 个月，肿瘤复发死亡患者平均存活时间为 7.5 个月。TNM 分期、淋巴结转移、血管侵犯和胆道癌栓是影响胆管癌预后的重要因素。术后肿瘤未复发者 5 例,均无淋巴结转移、门静脉癌栓或胆管癌栓,TNM 分期均为 I、II 期。对于肿瘤大小而言,淋巴结转移和血管侵犯可能对预后更为重要。

　　总之,肝内胆管癌肝移植患者的总体预后较肝细胞癌肝移植患者差,鉴于供体的缺乏,应从严掌握手术适应证,尽量选择肿瘤 <2cm 的患者。淋巴结转移、血管或胆道侵犯者慎重,即使肿瘤 <5cm,仍需警惕有无已经出现淋巴结转移的可能。

二、技术要领

　　术中开腹后应行全腹腔探查,明确是否存在影像学漏诊病灶,对可疑病灶行术中冷冻病理检查,进一步明确肿瘤分期。胆管癌易存在孤立或跳跃性的淋巴结转移,术中应对肝门淋巴结常规行冷冻病理检查。此外,手术过程中由于对肝脏的搬动、挤压等操作,容易造成肿瘤细胞脱落入血,从而引起血行转移或肝内转移。对于生长在表面或术前、术中存在破裂的肿瘤要注意种植转移的风险。

　　减少血行播散需遵循避免触碰、整块切除及阻断血流原则。减少术野种植则需注意隔离保护、减少沾染、避免破损及锐性解剖原则。在肝内胆管癌肝移植术中,无瘤技术的操作要点主要包括如下几点:①尽早阻断肿瘤区血供,截断肿瘤区血液回流,减少肿瘤细胞入血;②减少机械性扰动,包括对肝脏的挤压、搬动、拖转、牵拉;③整块切除病肝,行肝周淋巴结清扫;④避免荷瘤区(门静脉支配区)肝实质缝合;⑤充分术中腹腔冲洗。对于位于肝右叶的肿瘤病灶来说,在游离右肝的韧带及肝脏裸区过程中,不可避免要搬动及挤压肝脏,进而增加了肿瘤转移的机会。针对此类病例,建议采用从左向右入路病肝切除术,即先游离左侧肝脏,游离肝上、肝下下腔静脉,阻断并离断肝上、肝下下腔静脉,然后离断右肝韧带,游离右肝,切除病肝。对于位于尾状叶的肿瘤,由于其血液回流为肝短静脉,需要减少肝脏搬动和挤压,建议采用从左向右入路病肝切除术,行经典式原位肝移植。如果行背驮式肝移植术,术中游离肝短静脉时需要格外谨慎。

三、疗效评价

　　目前,肝内胆管癌行肝移植治疗数量有限,且各研究入组标准不同,术后疗效如前所述差异较大,总体效果仍不理想。鉴于新辅助治疗应用于肝门部胆管癌肝移植术前取得了巨大成功,研究者也希望在肝内胆管癌领域复制类似的结果。2011 年,UCLA 的研究人员报道了 25 例肝内胆管癌患者,9 例接受新辅助治疗的患者无瘤生存率显著高于未接受新辅助治疗者。影响生存率的风险因素包括神经侵犯和多灶性肿瘤,而肿瘤是否大于 5cm 并非影响患者术后生存的风险因素。据此,UCLA 提出了针对肝内胆管癌的新辅助治疗+肝移植方案。纳入标准包括不可切除的肝内胆管癌≤8cm,病灶局限可行全肝切除+淋巴结清扫及没有远处转移。患者术前通过活组织检查进行危险分层。新辅助治疗包括对于肿瘤 <6cm 的行立体定向放射治疗,6~8cm 的肿瘤行肝动脉栓塞化疗,后续予以 5-FU 或卡培他滨为基础的化疗。低风险和中风险组的患者经手术探查确认符合移植标准后进行肝移植,而高风险组再次进行活检以评估新辅助疗效。在纳入分析的 40 例患者中,低、中、高风险组 5 年肿瘤无复发生存率分别为 78%、19%、0。考虑到中风险组患者大部分未行新辅助治疗,UCLA 研究者建议可将移植适应证适当放宽至中风险人群。该研究初步表明,新辅助治疗也能改善肝内胆管癌肝移植预后,但由于混杂了胆管癌和肝门部胆管癌病例,影响了结果的判读。新辅助治疗在肝内胆管癌肝移植领域的应用有待进一步大样本临床研究探索。

(汪根树　陈规划)

第六节　侵犯肝门的肝内胆管癌的处理

一、侵犯肝门的肝内胆管癌的临床特点

(一)临床特征的多样性

　　侵犯肝门的肝内胆管癌,兼有肝门部胆管癌、肝细胞肝癌和胆囊癌的临床特性。肝内胆管癌侵犯肝门后可进一步侵犯肝总管、对侧肝管、肝动脉与门静脉,其临床特点类似于 Bismuth III 型或IV型肝门部胆

管癌。当肝内胆管癌仅表现为肝内占位时,其临床表现又与 HCC 类似,有时鉴别困难,导致术式选择困难,因为肝细胞肝癌不需要清扫肝十二指肠韧带淋巴结。肝内胆管癌又具有胆囊癌易种植、腹腔播散的生物学特点,因此,术前与术中还需评估腹腔内有无播散性转移。当高度怀疑时,常规术中应先行腹腔镜探查。

（二）病理生理的复杂性

侵犯肝门的肝内胆管癌,导致阻塞性黄疸及反复的肝内胆道感染,甚至形成肝脓肿,引起肝功能损害,而这种病理损害又与原先的基础疾病如肝内胆管结石、胆道寄生虫病或肝硬化引起的病理生理改变叠加,使其病理生理改变更加错综复杂,往往导致在胆道感染的基础上叠加肝硬化门静脉高压症双重病理生理改变,使得患者手术耐受性降低,手术风险加大。

（三）根治性切除的困难性

侵犯肝门的肝内胆管癌根治性切除困难的原因有三个:①其易形成腹膜播散与肝内广泛转移的生物学特性,导致丧失手术机会。②易侵犯肝门血管,文献报道肝门血管侵犯率为 40%~58%,很多肝内胆管癌又同时侵犯下腔静脉窝与第三肝门,导致无法切除或手术风险极大。③合并肝内基础病变,如肝内胆管结石、肝硬化等,导致病灶去除后的余肝仍处于病理状态,若再合并余肝功能不佳与体积不够,即使手术技术上能达到根治,也丧失了必要的手术条件。

（四）放化疗的不敏感性

由于肿瘤的生物学特性,肝内胆管癌对放化疗均不敏感。因此,对于侵犯肝门的肝内胆管癌,难以通过术前新辅助治疗达到降期的目的,也难以通过新辅助治疗筛选出哪些侵犯肝门的肝内胆管癌患者能通过化疗和/或手术治疗获益。因此,患者一旦丧失手术机会,就丧失有效的治疗手段。

二、侵犯肝门的肝内胆管癌的手术难点

（一）肝门解剖的艰难性

侵犯肝门的肝内胆管癌存在两个肝门甚至三个肝门的解剖与显露问题。肝门一旦受到肿瘤侵犯,整个肝门呈癌性封闭。胆管、肝动脉与门静脉相互融合、挛缩与纠结在一起,没有边界。加上基础疾病导致的肝脏萎缩与增生、肝门旋转和肝十二指肠韧带曲张静脉等,此时要显露肝门,保护保留侧肝脏的脉管是极其困难的。由于下腔静脉窝邻近膈肌,解剖空间更小,一旦受肿瘤侵犯,常使膈肌、膈静脉与肝右、肝中、肝左静脉同时受侵犯,此时要游离肝上下腔静脉,控制出肝血流就十分困难与危险,尤其是肝左静脉与肝中静脉常共干,肝左静脉被侵犯,常导致肝中静脉根部被侵犯。若要根治必须牺牲肝中静脉,有可能导致残肝淤血。严重时肿瘤从肝门蔓延至下腔静脉窝,甚至侵犯肝后下腔静脉,形成三个肝门同时受侵犯的情况,导致整个手术丧失安全的解剖路径。

（二）肝脏切除的复杂性

侵犯肝门的肝内胆管癌常占据半个肝脏,有时从肝门延续生长到下腔静脉窝,肿瘤常紧贴肝中静脉生长,这种情况下要保留肝中静脉,传统钳夹法很难成功,往往造成肝中静脉纵向撕裂,导致大出血与空气栓塞。即使用 CUSA 刀精准切肝,肝中静脉上也会出现很多小的筛孔出血,此时将中心静脉压（CVP）降低至 0~1cmH$_2$O,有助于减少肝中静脉的筛孔出血。伴有肝脏萎缩基础上的肝内胆管癌,常有尾状叶的增生和肝门的旋转,可导致肝内静脉走行发生变化,此时虽然切除萎缩肝脏的体积很小,但手术难度极大。对于侵犯肝门的肝内胆管癌,为便于手术,可于顺逆结合敞开肝门后,在阻断切除侧肝血流的情况下,从下腔静脉窝先行离断,再离断肝门的肝动脉与门静脉,这样可以降低手术难度。但一旦下腔静脉窝受侵犯,这样逆行切肝的途径就不能实施,肝脏切除就更困难。位于中肝的肝内胆管癌,行三叶肝切除,往往余肝体积不够;行中肝切除,肝内有两个切缘。在肝门受侵犯时,要保护右后叶与左外叶肝动脉和门静脉血供也是十分困难的。总之,肝内胆管癌侵犯肝门时,切肝的主要困难是入肝与出肝血流的控制。

（三）肝脏合并病变处理的困难性

合并肝内胆管结石等基础疾病的肝内胆管癌,若保留侧肝脏存在要处理的良性病变,就加大了手术

的复杂性。在肝门未被解剖、肿瘤侧肝脏没有被切除的情况下,保留侧肝脏内的病变就丧失手术解决病灶的路径。因此,此类患者常需在肿瘤被切除后再处理保留侧肝脏的基础病变。

保留侧肝脏的基础病变能否获得彻底的处理决定了手术的彻底性与预后,如合并肝内胆管结石,结石能否取净、胆道狭窄能否解除,与肿瘤能否 R_0 切除同样重要。对于既需处理肿瘤性病变,又要处理保留侧肝脏良性病变时,不增加手术创伤对保留侧肝功能的打击,无疑增加了手术难度与复杂性,延长了手术时间。有时保留侧肝脏良性病变的处理比肿瘤的处理更困难,如保留侧肝脏发生萎缩与增生综合征,需合并萎缩肝脏切除和狭窄胆管的处理,此时手术的复杂性与难度将大大增加。

三、应用"围肝门外科技术体系"处理侵犯肝门的肝内胆管癌

围肝门外科技术体系的核心是通过术前全面、精确的可切除性评估与手术安全性评估,采用顺逆结合的肝门显露路径,重视术中肝门敞开后的再评估,制订合理的手术规划。采用精准肝脏切除技术与胆肠吻合技术,提高手术安全性与根治性;通过预估与管控术后并发症,降低围手术期并发症发生率与患者病死率。

(一) 临床应用需把握的关键点

1. 病变的可切除评估与三个肝门的解剖评估　侵犯肝门的肝内胆管癌与其他两种围肝门胆道肿瘤不同,其能否根治性切除,不仅取决于肝门血管是否受侵犯及受侵犯后能否切除与重建,以及肝门胆管 R_0 离断的极限点位置,还涉及下腔静脉窝与第三肝门是否受肿瘤侵犯及侵犯的程度。因此对于此类患者,术前应常规做薄层增强 CT 与增强 MRI+MRCP,在此基础上,有条件可加做三维重建。

肝门评估的重点是肝门胆管、肝动脉与门静脉的汇合方式及三套脉管的空间构象、胆管受肿瘤侵犯的范围及距保留侧肝脏胆管离断极限点的距离、肝动脉与门静脉受肿瘤侵犯的长度。在肝门的评估中尤其应注意:①有无走行于胆管前方的肝右动脉(图 12-26),因为其在肝门板降低时易被损伤。②有无右前肝管或右后肝管汇入肝左管,行左半肝切除时,切除线应位于右前肝管或右后肝管汇入肝左管处的远端,以防损伤(图 12-27、图 12-28)。若为了达到 R_0 切除,无法

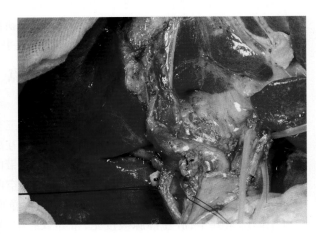

图 12-26　走行于胆总管前方的肝右动脉

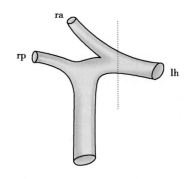

图 12-27　肝右管的典型变异
右前肝管汇入肝左管,行左半肝切除时,若切除线位于红虚线左侧,则损伤右前肝管。rp.右后肝管;ra.右前肝管;lh.肝左管。

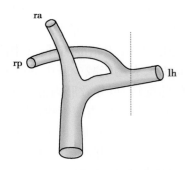

图 12-28　肝右管的典型变异
右后肝管汇入肝左管,行左半肝切除时,若切除线位于红虚线左侧,则损伤右后肝管。rp.右后肝管;ra.右前肝管;lh.肝左管。

在汇入处的远端离断,离断后应单独行右前肝管或右后肝管与空肠吻合或右前肝管与右后肝管拼合整形成一个开口,再行胆肠吻合。在行左半肝切除时,不要误扎变异的右前肝管或右后肝管;在行胆肠吻合时,不要遗漏单独开口的右前肝管或右后肝管。③有无副肝动脉或替代肝动脉的存在。来自胃左动脉的替代性肝左动脉因远离肝门,一般不会受肿瘤侵犯,对保证左肝的血供十分有益(图12-29)。④有无特殊的门静脉汇合方式。最常见的门静脉类型有四种(图12-30),在Ⅲ型门静脉变异行右半肝切除时,因为门静脉右后支从门静脉主干较低位置发出,随后主干发出左支和右前支,因此易将门静脉右后支误作为右支结扎,而未完全离断

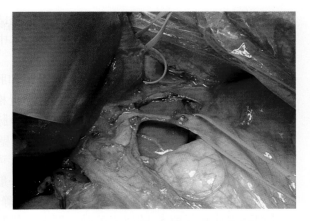

图 12-29　替代性肝左动脉来自胃左动脉

右半肝的门静脉血流(图12-31)。在Ⅳ型门静脉变异行左半肝切除时,因为门静脉右前支与左支汇合形成共干再与门静脉右后支汇合,因此易将右前支与左支的共干当作门静脉左支而离断,形成门静脉右前支损伤,导致肝脏Ⅴ段和Ⅷ段的缺血(图12-32)。另外,还要注意一些少见的门静脉汇合方式,如左门静脉肝外段缺失的变异(图12-33),此种情况下会造成右半肝切除术不能施行,但不影响左肝切除。

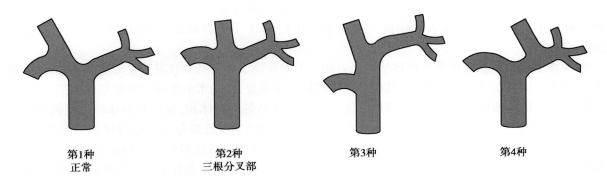

第1种　　　　　第2种　　　　　第3种　　　　　第4种
正常　　　　　三根分叉部

图 12-30　四种常见的门静脉变异

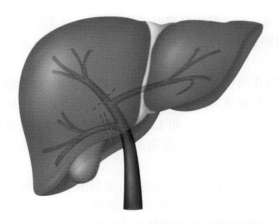

图 12-31　Ⅲ型门静脉变异行右半肝切除时门静脉的离断位置

绿色虚线表示正确离断位置,红色虚线表示错误离断位置。

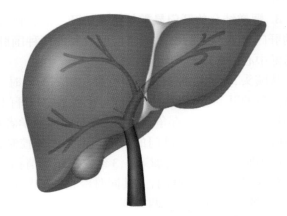

图 12-32　Ⅳ型门静脉变异行左半肝切除时门静脉的离断位置

绿色虚线表示正确离断位置,红色虚线表示错误离断位置。

总之,对肝门胆管的精准评估,是行有计划的血管切除与吻合、有计划的胆管整形与胆肠吻合、防止术中误伤与遗漏的基础。

下腔静脉窝评估的重点除判断肝左、肝中和肝右静脉汇入下腔静脉的类型外,还需评估这三根静脉靠近根部的分叉类型及是否有变异的肝静脉汇入等。如肝中静脉和肝左静脉大多形成一支共干汇入下腔静脉,共干的右壁有时有 S_8 的静脉汇入、左壁有肝左上静脉汇入,若被误伤,可引起相应肝段静脉回流障碍致肝淤血。此外,肝中静脉一般引流右叶 S_5、S_8 和左内叶的静脉血,但是有时也接收 S_6 的静脉血,行左三叶切除需注意保留 S_6 的回流静脉。肝左上静脉通常汇入肝左静脉,但也有部分(约占 4.8%)单独汇入下腔静脉,从肝左外叶向下腔静脉方向游离时需加以注意,避免误伤,影响 Ⅱ 段肝静脉回流。在明确下腔静脉窝肝静脉汇合方式的基础上,判断肿瘤侵犯血管的范围,有利于制订安全的出肝血流控制方式,制订肝静脉切除重建规划,如肝中静脉无法保留,而其回流肝的区域又很大,可考虑肝中静脉切除,用自体静脉架桥与下腔静脉吻合。

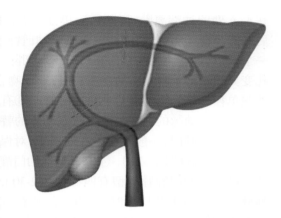

图 12-33　门静脉左支肝外段缺如行左半肝切除时门静脉的离断位置

绿色虚线表示正确离断位置,红色虚线表示错误离断位置。

第三肝门的评估,应观察相应的肝短静脉、肝后下腔静脉等是否被肿瘤侵犯,尤其评估肿瘤是否侵犯整个肝后下腔静脉,决定是否采用前入路切除及肝上、肝下下腔静脉是否需预置阻断带,行全肝血流阻断。

2. 手术安全性与保留侧肝功能评估　患者能否手术取决于全身营养状况及重要脏器功能评估,每个患者均应做 NRS 2002 和 ASA 评分。其中肝功能评估尤为重要,因为术前能决定肝脏切除范围,对于保留侧肝功能与体积的预估就十分重要,可用三维重建技术评估各段肝体积,保留侧肝体积应根据有无基础病变,按中华医学会外科学分会胆道外科学组制订的《肝切除术前肝脏储备功能评估的专家共识(2011版)》标准预留,但要尽量留有余量,防止术后肝功能不全。对于血清总胆红素 >200μmol 的患者,术前应行保留侧肝脏 PTCD,至总胆红素 <80μmol 再手术。另外,还要对保留侧肝脏的合并疾病进行评估,如有无活动性肝炎和胆道寄生虫病等,尤其是是否合并肝内胆管结石,制订对于保留侧肝脏合并良性疾病的治疗规划,如术前是否需抗病毒治疗,术中是否需同时处理伴随疾病等,并评估处理此类伴随疾病对手术创伤和手术时间的影响。

3. 顺逆结合的肝门显露与精准切肝　由于肿瘤常邻近或沿肝中裂劈开的路径生长,此类患者顺逆结合的肝门显露与肝脏切除的难度要较其他两种围肝门胆道肿瘤大,应结合术中入肝血流、出肝血流的控制与低中心静脉压技术切除肿瘤。

从胰头、十二指肠上方行顺行肝门解剖的同时,骨骼化清扫肝十二指肠韧带淋巴脂肪组织,显露未被肿瘤侵犯的肝动脉、门静脉与胆管,有利于控制肝门的入肝血流。另外,对肝内胆管癌是否必须行肝十二指肠韧带淋巴清扫尚存争议,但笔者与大部分学者认为,清扫第 8、12 和 13 组淋巴结不会增加手术难度与风险,相反更有利于肝门的精准解剖与血流控制,也有利于术后精确分期与判断预后。对于原发于左侧的肝内胆管癌,还需附加第 1、3 组淋巴结的清扫。

肝内胆管癌侵犯肝门,尤其同时侵犯肝门与下腔静脉窝时,在行半肝切除时,逆向由肝内向肝门离断肝实质、敞开肝门较其他两类围肝门胆道肿瘤困难。主要是因为肝静脉根部、门静脉和肝中静脉沿线处理困难。应先仔细评估两个肝门哪个侵犯更严重,并且注意肿瘤与肝中静脉主干的距离。一般由肝门向下腔静脉窝逐层劈开肝实质,劈肝时注意保护肝中静脉,同时注意预留足够的肝脏切缘。在敞开肝门后,再评估两个肝门哪处静脉受侵犯严重,先离断较易处理的受侵犯的门静脉或肝静脉。如果肝门受侵犯严重,可先离断下腔静脉窝,逆行切除肝脏,最后离断肝门的门静脉。如果肿瘤跨越半肝,需行左三叶或右三叶切除时,需注意保护门静脉矢状部与肝右静脉。

4. 精确高质量的胆肠吻合　肝内胆管癌侵犯肝门,保留侧肝脏胆管离断点取决于肿瘤侵犯的范围,对于弥漫性肝内胆管癌,肿瘤会侵犯至对侧二级以上胆管,此时应评估 P 点与 U 点这两处胆管离断点的解剖,以判断胆管的分支与构成。在离断胆管时,应逐支离断,切缘送冷冻切片,同时用 5-0 PDS 牵引,以免遗漏胆管。相邻胆管用 5-0 或 6-0 PDS 线整形成一个开口,行黏膜对黏膜的胆肠吻合,以保证吻合口无张力和血供充足,尽量不放置支撑管。

5. 腹腔引流与并发症管控　术后预估与及时管控并发症是围肝门外科技术体系的重要一环。胆漏与残肝功能不全引起的腹水、低蛋白血症是两大主要并发症。胆漏主要发生在肝创面与胆肠吻合口,应及时有效引流。左半肝切除后创面的胆漏,易引起胃瘘。对于老年患者,可术中预置空肠营养管。极限大范围切肝,应注意护肝治疗,给予输注白蛋白、利尿和营养支持,以度过术后早期的肝功能不全期。通过有效及时的并发症管控,可大大降低 Clavien Ⅲ~Ⅳ级并发症发生率,从而降低围手术期病死率。

（二）临床应用的价值体现

1. 可切除性评估更精准,减少盲目的手术探查　侵犯肝门的肝内胆管癌,常规的术前可切除性评估难以精确。术中不剖开肝门的评估,也难以在挛缩、纠结的肝门中判断胆管的 R_0 切除边界,以及能否安全地行血管离断与重建。术前三维重建结合术中肝门敞开后的评估,能提高可切除性评估的准确性。即使肝劈开后无法 R_0 切除,也可以将其对拢缝合,避免大范围切肝却只获得 R_1 甚至 R_2 切除所带来的创伤大、手术获益小的结果。另外,通过三维重建能清晰显露肝内重要格利森鞘、肝静脉分支与肿瘤的关系,规划安全的肝实质离断路径,防止重要的脉管被误伤。

2. 有利于"整块切除肿瘤",提高 R_0 切除率　通过围肝门外科技术体系,在肝门区域采用顺逆结合的方法敞开肝门;在下腔静脉窝区,肝外解剖肝上下腔静脉,前入路离断肝脏后再处理下腔静脉窝血管。整个操作过程中,均在肿瘤周围操作,不分离、不触碰肿瘤。肝门敞开后,可以沿肝门板向 P 点或 U 点两个胆管切除的极限点游离,有利于最大限度地达到胆管的 R_0 切缘。同时,用 CUSA 刀精准切肝,既能防止损伤重要血管,又能提高肝切缘的安全边界范围。

3. 手术安全性更可控　通过围肝门外科技术体系,术前精确评估血管的变异与受侵范围,有助于有计划的血管切除与重建。术中顺向骨骼化解剖肝门血管,有利于精确控制各肝段的入肝血流。CUSA 刀切肝,有助于减少术中出血,避免肝内重要脉管的损伤,从而降低术后残肝功能不全和胆漏的发生率。顺逆结合肝门敞开后在直视下离断血管或行血管重建,扩大了手术视野与操作空间,提高了血管切除吻合的安全性与质量。根据三个肝门受侵程度,决定手术路径与肝门离断顺序,提高了手术方案的合理性。

（王　坚）

第七节　腹腔镜技术在肝内胆管癌的应用

近年来,腹腔镜肝内胆管癌根治术在国内外已逐步开展,其可行性和安全性得到部分同行的认可。与开腹肝内胆管癌根治术不同,腹腔镜手术有着更严格的技术要求、手术适应证及禁忌证。血管浸润、症状性疾病、局部淋巴结转移和多发性肿瘤是肝内胆管癌患者预后较差的独立危险因素,对于具有高危因素的患者,建议常规使用诊断性腹腔镜检查帮助发现肿瘤隐匿性转移,可以减少不必要的剖腹探查术和并发症。虽然将腹腔镜技术应用于 ICC 是一种可行性的治疗手段,但是目前腹腔镜肝内胆管癌根治术的临床应用仍然是有限的。

一、腹腔镜探查术的价值

ICC 的术前诊断可根据影像学和实验室等检查综合得出,但是对于部分可疑的或存在肿瘤隐匿性转移的患者,术前诊断往往是困难的。剖腹探查术是一种有效的确诊手段,但是对于不可切除的患者,剖腹探查会延误化疗的时间。ICC 腹腔镜探查术相对于剖腹探查术具有局部创伤小、手术相关并发症少、术后恢复快等优势,其检出率为 25%~36%,准确率约为 67%。因此对于 CA19-9 明显升高、多发肿瘤、怀疑有血管侵犯和腹膜转移的患者,腹腔镜探查术有助于发现隐匿的转移性疾病和确定肿瘤分期,且存在的高危因素越多,检出率和准确性越高。不可切除疾病包括肝内多发转移或广泛的血管侵犯,腹腔镜联合术中超声检查可以进一步提高腹腔镜探查术的实用性,因此,对于诊断困难和具有高危因素的患者推荐应用腹腔镜探查术。

二、腹腔镜肝内胆管癌根治术

（一）适应证与禁忌证

1. **适应证**　①肿瘤可切除,包括单发肿瘤、多发肿瘤或肿瘤伴有卫星灶。可切除的定义为肿瘤局限在一个或几个肝段内可完整切除,组织学边缘呈阴性且保留了足够的剩余肝体积;②肿瘤直径≤5cm,区域淋巴结清扫;③患者能够耐受手术。

2. **相对禁忌证**　①直径 >5cm 的肿瘤(肿瘤越大切除的难度越大,气腹下引起破裂的风险越高);②位于Ⅰ、Ⅷ和Ⅶ段肝脏的肿瘤手术难度相应增加;③肝门部被侵犯或胆管受到侵犯;④预留功能性肝体积 < 全肝体积 40% 的患者,术前对拟切除肝叶做 PVE 后剩余肝体积能够满足人体代偿需要,否则为绝对禁忌证。

3. **绝对禁忌证**　①不能耐受气腹者;②腹腔内严重粘连,难以显露、分离病灶者;③肝外转移、双侧肝内多发肿瘤、区域以外的远处淋巴结转移;④剩余肝体积无法满足机体代偿需要;⑤病变紧贴或直接侵犯大血管者;⑥失代偿性肝硬化者;⑦不具备腹腔镜手术条件和没有相关腹腔镜手术经验的中心或医院;⑧术中出血难以控制或患者难以耐受气腹,或因显露不佳、病灶较大等情况切除困难时,应立即中转开腹手术。

（二）根治性切除手术方式

ICC 根治性切除通常包括肝切除、区域淋巴结清扫,此外,部分患者还涉及胆管切除(20%)、血管切除或重建(5%),以及邻近受侵的组织或器官切除,合并肝内、外胆管结石者则需要术中胆道探查或取石。对于术中发现血管被侵犯需行切除重建时,建议及时中转开腹手术行相应处理,腹腔镜下难以完成血管重建和保证重建质量。此外,一旦发生大出血,腹腔镜下止血是较为困难的。因此,腹腔镜肝内胆管癌根治性切除手术方式包括肝脏切除术、区域淋巴结清扫术、胆肠吻合或胆道探查或取石术,其中区域淋巴结清扫术和胆肠吻合通常需要腹腔镜技术经验丰富的外科医师完成。

1. **腹腔镜肝切除术(laparoscopic liver resection,LLR)**　LLR 的手术方式主要分为非解剖性肝切除术和解剖性肝切除术。LLR 的手术方式和操作技巧可参考中华医学会外科学分会肝脏外科学组制订的《腹腔镜肝切除专家共识与手术操作指南(2013 版)》。

2. **腹腔镜区域淋巴结清扫术**　目前大多数专家推荐 ICC 根治术应该包括区域淋巴结清扫。区域淋巴结清扫对明确肿瘤分期具有重要价值,AJCC 第 8 版 TNM 分期推荐 ICC 术中清扫淋巴结的个数≥6 枚。根据肿瘤位置不同,淋巴结清扫范围有所差异,肝十二指肠韧带和肝动脉的淋巴结最先参与转移过程,应在所有患者中予以切除。对于起源于右半肝的 ICC,胰头后淋巴结常发生转移,建议常规切除。位于左半肝的 ICC,淋巴结转移可通过小网膜到达胃小弯,因此需行胃小弯侧淋巴结清扫。根据术者的习惯、术中具体病变情况,并结合腹腔镜操作的特点,可采取不同的手术入路。位于右半肝的 ICC 可采取右侧入路,依次清扫胰腺后缘 13a 组淋巴结,肝十二指肠韧带内淋巴结(12h、e、b、a、P 组),再清扫肝总动脉周围旁淋巴结(8a 组和 8p 组),腹腔干周围淋巴结。位于左半肝的 ICC 可采取左侧入路,依次清扫胃小弯侧淋巴结(3 组)、肝总动脉周围旁淋巴结和腹腔干周围淋巴结、肝十二指肠韧带内淋巴结,再清扫胰腺后缘淋巴结。必要时清扫腹主动脉旁淋巴结(16 组)。术中可选择血管吊带对血管进行悬吊,以方便显露解剖位置及淋巴结清扫(图 12-34)。

3. **腹腔镜胆肠吻合**　与开腹相比,腹腔镜下胆肠吻合技术难度大,特别是高位胆管整形重建困难,操作精细,因此对术者要求较高,需要娴熟的腹腔镜和肝胆外科技术。吻合时需选择合适的可吸收线,针距约为 0.3cm。后壁建议采取连续性缝合,前壁可采取连续或间断缝合,根据胆管大小、位置、角度决定。腹腔镜胆肠吻合的操作方法和技巧可参考 2019 年《腹腔镜肝门部胆管癌根治性切除操作流程专家建议》。

4. 腹腔镜胆道探查或取石术　ICC 患者合并肝内、外胆管结石者,则需要施行胆道探查或取石术。基本原则为"去除病灶,取尽结石,矫正狭窄,通畅引流,防止复发"。腹腔镜联合术中胆道探查取石可以有效取尽结石,可作为部分患者的确定性手术方式。腹腔镜胆道探查或取石术的操作方法和技巧可参考 2019 年中国研究型医院学会肝胆胰外科专业委员会制订的《肝胆管结石病微创手术治疗指南(2019 版)》。

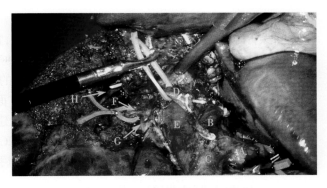

图 12-34　血管带悬吊肝动脉

A. 肝总动脉;B. 肝固有动脉;C. 胃十二指肠动脉;D. 肝右动脉;E. 门静脉;F. 肝右动脉分支(右前支);G. 肝右动脉分支(右后支);H. 肝中静脉。

(三)疗效评价

近年来随着腹腔镜肝内胆管根治术的逐步开展,多项研究表明接受腹腔镜肝内胆管癌根治术的患者短期与长期生存率与开腹手术相比差异无明显的统计学意义。但是由于 ICC 恶性程度高、预后差,根治术中涉及区域淋巴结骨骼化清扫术或胆肠吻合等高难度手术操作,目前腹腔镜肝内胆管癌根治术的临床应用仍然是有限的。

一项 meta 分析表明,腹腔镜肝内胆管癌根治术失血量更少,对 Pringle 的需求也更少,但是与开腹肝内胆管癌根治术相比,大体积肝切除术和淋巴结清扫比例更低,并且获取的淋巴结数目更少。但也有研究表明,腹腔镜肝内胆管癌根治术在 R_0 切除率、切缘深度、长期总体生存率、无病生存率及淋巴结清扫总数等方面与开腹手术一致,差异无统计学意义,且腹腔镜区域淋巴结清扫术在技术上安全可行。

腹腔镜肝内胆管癌根治性切除难度大、风险高,应谨慎选择合适的病例逐步实施开展,并以患者安全为目的,规范手术治疗和优化操作流程。目前证据表明,在高容量的腹腔镜肝胆胰外科中心和具有广泛腹腔镜手术经验的团队进行腹腔镜肝内胆管癌根治术对于 ICC 的治疗是可行的。

(李敬东)

第八节　机器人技术在肝内胆管癌的应用

一、腹腔镜探查的价值

腹腔镜探查可以弥补术前实验室检查和影像学检查的不足,其对患者造成的创伤较小、术后并发症少,在对腹腔脏器探查的同时还可以在直视下对肿瘤组织穿刺取活检进一步明确其病理类型。腹腔镜探查结合术中超声或吲哚菁绿荧光显影等技术可以帮助外科医师对肿瘤进行准确的术中评估,重新进行术中肿瘤分期并预判手术风险。探查结束后立即行手术治疗,可以代替绝大部分既往的剖腹探查术,尽可能地减少盲目的开腹探查术;对于肿瘤术中分期和判断手术可切除性等方面具有优势。

2014 年《美国肝胆胰学会共识声明》中阐述:ICC 患者术中接受腹腔镜探查分期的获益率为 27%~38%。两项前瞻性研究发现,由腹腔镜探查发现隐匿性的转移病灶,25%~36% 的 ICC 患者在腹腔镜探查后可以确定无法行根治性切除。因此,专家们认为大量的不可切除的 ICC 患者可能从腹腔镜探查术中获益。对于术前判断可切除的 ICC 患者,腹腔镜探查仅仅使总手术时间适度延长。《美国肝胆胰学会共识声明》建议对于高危患者(多发病灶、高 CA19-9 水平、可疑血管侵犯或腹膜转移的患者),应常规使用腹腔镜探查,因为在手术时可能会发现隐匿性转移病灶。腹腔镜超声检查的应用可进一步增加腹腔镜探查和肿瘤分期的实用性,对于肝内转移或广泛血管侵犯的患者来说,肿瘤的不可切除性只能通过术中超声来评估。因此,术前怀疑为高危的患者推荐使用腹腔镜探查联合术中超声检查。

祁付珍等通过对 56 例肝内胆管癌患者的研究,建议如果患者术前影像学检查显示肿瘤边界不清,同时伴有大网膜增厚合并腹水,即使腹水量较少,也提示肿瘤发生腹腔广泛转移的可能性较大。伴有上述特征的患者建议术前常规行腹腔镜探查,不仅可以降低剖腹探查的概率,同时也能够通过活检明确病理学诊断,为术后化疗和其他治疗提供参考依据。

吲哚菁绿(indocyanine green,ICG)为诊断用药,常用来检查肝功能和循环功能。术前48小时经患者肘正中静脉给予注入ICG来为ICC患者进行术中肿瘤的正染,术中行荧光腹腔镜或机器人外科手术系统荧光模式下探查,不仅可以准确显示突出于肝表面的肿瘤位置并且可以显示肝脏表面其他的微小转移病灶,对于肝门部淋巴结转移情况也可一并探查,该方面的经验和结果尚在进一步总结中。

总之,对于术前判断具有高危因素的ICC患者建议常规行腹腔镜探查,结合术中腹腔镜超声检查及ICG荧光显影等技术的辅助作用,可以进一步对ICC患者进行术中肿瘤分期、判断肿瘤可切除性并评估手术风险,避免盲目进行开腹探查术,减少不必要的手术创伤。

二、机器人肝内胆管癌根治术

(一)适应证与禁忌证

不同的外科医师、不同的医疗中心和不同的手术团队都应该根据自身的实际情况来选择相应的病例。所有的目标都是在保证患者安全的前提下最大限度地发挥某种技术或方法的优势。

1. 适应证

(1)肿瘤位于Couinaud Ⅰ~Ⅷ段的患者都可以采用机器人手术,随着机器人肝切除技术的进步,适应证也在不断扩大。

(2)病变大小以不影响第一肝门和下腔静脉窝的解剖为准,肿瘤直径一般不超过10cm为宜。这一标准在实际操作过程中也应该灵活掌握,如肝左外叶或其他肝段的外生性肿瘤即使直径已经超过了10cm或更大,只要不影响肝门的解剖和手术操作也可纳入选择。

(3)上腹部手术史,尤其是既往曾经接受过肝胆手术,通常被认为是腹腔镜手术的禁忌证。然而根据笔者的实际临床经验,机器人外科手术系统比常规腹腔镜在行腹腔粘连分离的过程中具有操作更容易、安全性更高的特点,也可以安全地进行复发性肿瘤的再切除。

2. 禁忌证

(1)肿瘤侵犯下腔静脉或肝静脉根部,腹腔镜下显露困难,一旦术中发生出血而不易控制等情形。

(2)肿瘤已经发生肝内转移或门静脉左右主干分支内都有癌栓、围肝门部淋巴结转移或肿瘤弥漫界线不清者。

(3)既往有上腹部手术史,腹腔内粘连严重或患者伴有严重肝硬化、门静脉高压者,为手术的相对禁忌证。

(4)术前评估患者肝功能分级为Child-pugh C级,或伴有其他重要脏器功能不全者。

(5)肿瘤体积过大,无法行第一肝门和下腔静脉窝解剖显露者。

(6)患者身高过低、严重的脊柱畸形、难以建立气腹或无法建立有效腹腔内操作空间者。

(二)根治性切除手术方式

应用机器人行肝内胆管癌根治术与腹腔镜肝脏肿瘤切除术式基本相似,但在穿刺器布孔位和具体手术操作上又有不同。本部分主要介绍机器人非解剖性肝内胆管癌切除术及以肝左外叶、左右半肝切除和肝右后叶切除为代表的解剖性肝内胆管癌切除术方法,其他肝段切除方式不再赘述。

1. 机器人非解剖性肝内胆管癌切除术　适用于肝脏边缘浅表性的小病灶,不需解剖肝门和下腔静脉窝的脉管结构。游离肝脏后,距病变1~2cm处,用超声刀离断肝实质,对于小的出血点,可以直接电凝止血,当遇到大血管、胆管时,使用生物夹夹闭。若肝组织较薄,亦可直接应用直线切割闭合器V形离断肝组织,楔形切除肿瘤。应用术中超声寻找主供血管,处理主供血管后,可以有效减少术中出血。切下病灶后,要对肝创面进行彻底止血,是否放置引流视肝脏断面的大小及止血情况决定。切除标本装入标本袋,经扩大腹部1个穿刺切口后取出,女性已婚患者亦可从阴道后穹窿取出。

2. 机器人解剖性肝内胆管癌切除术

(1)肝左外叶切除:常规采用四孔法操作,探查后游离肝左叶,超声刀依次离断肝圆韧带、镰状韧带、左侧冠状韧带、左三角韧带。超声刀将肝圆韧带左侧1cm肝实质适当离断,自右侧副操作孔放入直线切割闭合器,闭合离断Ⅱ/Ⅲ段血管蒂。超声刀继续向深部离断肝组织,将肝左静脉上下和前方肝组织离断少许,直线切割闭合器离断部分肝组织和肝左静脉。

（2）左半肝切除:常规采用五孔法操作,探查后游离肝左叶,超声刀离断肝胃韧带,应用术中镜下超声观察并判断肿瘤位置及肝内脉管的走行。解剖肝门,控制入肝血流:依次解剖肝左动脉、门静脉左支,结扎并离断肝左动脉,结扎门静脉左支,可先不离断,肝左管一般先不处理。此时可沿肝缺血线划定切除标记线,同时可经患者外周静脉注入吲哚菁绿,修正切除范围。超声刀由浅入深离断肝实质,逐一结扎离断肝内静脉及肝蒂的分支,最后用直线切割闭合器切断肝门静脉和肝左静脉的根部。

（3）右半肝切除:手术步骤与左半肝切除相似,常规采用五孔法操作,探查后游离右半肝,采用超声刀与电凝钩结合的方法游离右半肝,适当离断肝短静脉,应用术中镜下超声观察并判断肿瘤位置及肝内脉管的走行。解剖肝门,控制入肝血流:切除胆囊后解剖肝右动脉、门静脉右支,结扎并离断肝右动脉,结扎门静脉右支,可先不离断,肝右管一般先不处理。此时可沿肝缺血线划定切除标记线,同时可经患者外周静脉注入吲哚菁绿,修正切除范围。超声刀由浅入深离断肝实质,逐一结扎离断肝内静脉及肝蒂的分支,最后用直线切割闭合器切断肝门静脉和肝右静脉的根部,完整切除右半肝。

（4）右后叶(Ⅵ、Ⅶ段)切除:常规采用五孔法操作,探查后游离右半肝,可不离断肝短静脉,应用术中镜下超声观察并判断肿瘤位置及肝右静脉的走行。解剖肝门,控制入肝血流:切除胆囊后解剖出肝右动脉的右后叶分支结扎并离断,继续分离门静脉右后叶分支并结扎。此时可沿肝缺血线划定切除标记线,同时可经患者外周静脉注入吲哚菁绿,修正切除范围。超声刀由浅入深离断肝实质,找到肝右静脉的主干,沿肝右静脉主干平面向下腔静脉窝方向离断肝脏,逐一结扎离断肝内静脉及肝蒂的分支,最后用直线切割闭合器切断肝门肝右后叶的分支肝蒂,完整切除右肝后叶。

（三）疗效评价

目前尚未有评价机器人肝内胆管癌切除术疗效的文献报道,研究还主要以腹腔镜肝内胆管癌切除为主,并且此类的对比研究也少。2020年Shiraiwa DK等在综述中进行了4项腹腔镜肝内胆管癌切除与开腹手术切除的对比研究,186例患者中,57例接受了腹腔镜手术,129例接受了开腹手术。与开腹手术相比,腹腔镜肝内胆管癌切除术具有术中出血量更低、术后住院时间更短和术中肝门阻断时间更短等优势,但开腹手术完成的复杂肝内胆管癌切除手术比率更高、淋巴结清扫更彻底。目前的数据表明,在患者量较大的医学中心,微创手术经验丰富的肝胆外科团队可以开展腹腔镜肝切除术来治疗肝内胆管癌。胆管癌的微创治疗仍然是一种新的治疗方法,很少有可供比较的研究。在不同的研究报告中还存在显著的患者异质性和报告的偏差,仍需要高质量的比较研究。

2014年,第二届国际腹腔镜肝切除共识会议指出,机器人肝切除技术优于或不劣于腹腔镜技术。对于有经验的术者和医学中心,机器人肝切除术与腹腔镜肝切除术相比具有同等的安全性和可行性。结合笔者团队前期开展腹腔镜肝切除术的经验和目前已完成的4 000多例机器人肝胆胰肿瘤切除手术的经验,笔者认为机器人手术系统更适合于半肝以上的解剖性肝切除和困难位置(Ⅶ、Ⅷ段)的肝肿瘤切除术或联合肝段切除的复杂手术操作。在肝内胆管癌手术过程中需要精细的肝门解剖、淋巴结清扫或胆肠吻合等消化道重建技术,这些方面机器人具有较为明显的优势。

多项研究发现,淋巴结转移是影响ICC患者术后预后的重要因素之一,淋巴结转移与否直接影响患者术后5年总生存率或5年无瘤生存率。发生淋巴结转移的ICC患者术后5年总生存率不足10%。目前的NCCN指南、EASL指南、国际抗癌学会指南及美国肝胆胰外科协会共识等均推荐ICC术中行常规的淋巴结清扫。与腹腔镜比较,机器人在肝门淋巴结清扫中更具优势。

机器人肝胆胰手术目前已在国内外多家大型医学中心开展,手术几乎涵盖了肝胆胰所有手术。然而,机器人手术系统也存在自身的局限性和不足,如单次使用费用高昂和缺少力学反馈等。总体上来说,应该正确认识和评价机器人手术系统在肝胆胰外科中的应用,以保证该手术合理、规范化地开展。机器人手术是传统腹腔镜手术的进一步发展和延伸,是比腹腔镜手术更高级的操作平台,在复杂的肝胆胰手术切除和重建等操作中更具优势。机器人行肝内胆管癌根治术的疗效尚需要多中心、更大宗手术病例的积累,最终目的是实现患者利益的最大化。

（刘　荣）

第九节　疗效与预后

ICC 的预后仍很差,主要的预后不良因素有血管侵犯、肝门周围淋巴结转移、肝内卫星灶、切缘阳性、CA19-9 升高等。

一、病理类型

(一) 大体类型

目前国际上普遍采用日本肝癌研究会的分类方法,即将 ICC 依据肿瘤大体表现可分为肿块型(mass-forming type,MF)、管周浸润型(periductal-infiltration type,PI)和管内型(intraductal growth type,IG)三型。此外,还有肿块和胆管周围浸润及胆管周围浸润加胆管内生长等混合型。其中肿块型最多见,在肝实质形成明确的肿块,呈膨胀性生长,通过门静脉系统侵犯肝脏,随着肿瘤长大可通过淋巴管侵犯格利森鞘;管周浸润型主要沿胆管的长轴生长,常常导致周围胆管的扩张,此两种病理类型预后较差。管内型呈乳头状或瘤栓样向胆管腔内生长,往往仅累及胆管黏膜浅层,较少侵犯黏膜下层,外科手术切除易达到切缘阴性,因此预后好于其他类型;混合型的淋巴转移发生率远高于管内型,治愈率和根治性切除率则远低于管内型和肿块型。

(二) 组织学类型

ICC 最常见的组织学类型是管状腺癌,占 90%。乳头腺癌、鳞状细胞癌、肠型腺癌、透明型腺癌、印戒细胞癌等属罕见类型。组织学分级分为高、中、低分化癌和未分化癌,分化良好的组织学类型预示着较长的生存期。相对于肝细胞性肝癌来说,肝内胆管癌最显著的组织学特征是在肿瘤细胞周围存在丰富的促结缔组织增生的基质。依据肿瘤细胞周围基质的多少可将 ICC 分为硬化型(scirrhous-type,SICC)和非硬化型(nonscirrhous-type,NSICC)。一项研究表明,硬化型肝内胆管癌患者血管和周围神经侵犯、淋巴结转移明显多于非硬化型,其与预后明显相关。

二、分子标记物

(一) CA19-9

多项研究亦显示,血清 CA19-9 浓度升高与 ICC 患者预后显著相关。中山大学肿瘤防治中心的临床资料亦有相同的结论:84 例肝内胆管癌患者中,56 例(66.7%)行手术治疗,28 例(33.3%)行姑息性治疗,在手术患者中,CA19-9≤35ng/ml 组 1 年和 2 年的生存率分别为 76.3% 和 66.4%,而 CA19-9>35ng/ml 组 1 年和 2 年的生存率分别为 32.9% 和 22.8%($P<0.01$),在接受姑息性治疗的患者中,单因素生存分析亦显示血清 CA19-9 水平是 ICC 患者的独立预后因素($P=0.01$)。然而亦有相反的结论,Kim H J 和 Miwa S 曾分别报道以 37ng/ml 为 CA19-9 浓度的分界值,血清 CA19-9 水平与 ICC 患者预后并无明显相关性,出现这种结论不一致的原因可能是与 CA19-9 的检测方法、被检条件不一致或其分界值的界定尚不统一有关。另外,无论是良性疾病还是恶性疾病引起的胆道梗阻都可以造成血清 CA19-9 的升高。

(二) 黏蛋白

黏蛋白(mucin)是一种高度糖基化修饰的高分子量蛋白家族。MUC1 的异常糖基化可以影响肿瘤细胞的生物学行为,因此 MUC1 是一个重要的肿瘤预后指标。研究表明,MUC1 在胆管癌中呈现表达增强,并提示预后差,且 MUC1 的高表达与胆管癌的浸润及转移密切相关,有文献报道 MUC1 异常糖基化程度越高,胆管癌发生转移的可能性越大。另有研究证明,敲除 MUC1 基因可以降低胆管癌的侵袭能力和肿瘤细胞的扩散。近年来有多个学者报道,MUC2 可在导管内乳头状肝内胆管癌中表达,且提示着较好的预后,MUC1 与 MUC2 的比值可以用于区分预后差的侵袭性胆管癌和预后较好的胆管囊腺癌,联合检测 MUC1 与 MUC2 在胆管癌中的表达,对于判断胆管癌的预后有重要价值。值得注意的是,MUC2 在肿块型肝内胆管癌中的表达是检测不到的。

MUC4 是与 MUC1 类似的另一个跨膜黏蛋白,近年来有学者发现其对于肿块型肝内胆管癌患者术后的总生存期具有预测价值。MUC4 是 ErbB2 受体酪氨酸激酶的胞内配体及调节子,其与 ErbB2 受体结合后会激活 ErbB2 介导的信号转导通路,从而抑制细胞凋亡促进肿瘤的进展。Shibahara 等认为,MUC4 和 ErbB2 双阳性的肝内胆管癌患者术后预后要明显差于 MUC4 和 ErbB2 双阴性的患者,不仅如此,MUC4 和 MUC1 双阳性的患者预后比 MUC1 阳性 MUC4 阴性患者差。

另外,凝胶形成型黏蛋白 MUC5AC 的高表达也提示肝内胆管癌患者较短的生存期。有研究表明,MUC5AC 血浆高水平的肝内胆管癌患者的平均生存期要比 MUC5AC 低水平患者短。可见血浆 MUC5AC 是一个潜在的有意义的肝内胆管癌的特异性分子标记物,但其作为预测肝内胆管癌患者术后生存状况的价值仍需进一步的实验来验证。

三、肝炎病毒感染

近年来,多项研究报道乙肝病毒(hepatitis B virus,HBV)感染是 ICC 发病的重要危险因素,但关于 HBV 感染对 ICC 术后患者预后的影响,以及围手术期抗乙肝病毒治疗是否能改善预后均未见报道。上海东方肝胆外科医院沈锋团队对此进行了深入研究。该团队回顾性分析了上海东方肝胆外科医院及福建医科大学孟超肝胆医院 2006—2011 年 928 例合并 HBV 感染并行手术切除的 ICC 病例。按照是否行抗病毒治疗及 HBV DNA 定量水平分为三组:抗病毒治疗组(antiviral therapy,AVT)、无抗病毒治疗 HBV DNA 定量低水平组(<2 000U/ml)和无抗病毒治疗 HBV DNA 定量高水平组(≥2 000U/ml)。比较临床资料后发现:三组中术后病毒重激活的发生率分别为 3.3%、8.3% 和 15.7%($P<0.001$);Cox 回归模型分析提示,HBV DNA 定量高、术后病毒重激活是术后复发(HR 为 1.22、1.34)、肿瘤特异性生存(CSS,HR 为 1.36、1.46)及 OS(HR 为 1.23、1.36)的独立预后危险因素;AVT 组 5 年复发率、CSS 及 OS 分别为 70.5%、46.9% 及 43%,均优于无抗病毒治疗 HBV DNA 定量高水平组(86.5%、20.9% 及 20.5%,$P<0.001$);AVT 组和无抗病毒治疗 HBV DNA 定量低水平组之间术后复发率、CSS 及 OS 类似($P=0.057$、0.051、0.060);与无抗病毒治疗 HBV DNA 定量高水平组相比,AVT 在术前或术后进行均可获得较好的长期生存(术后复发,HR 为 0.44、0.54;CSS,HR 为 0.38、0.57;OS,HR 为 0.46、0.54)。研究结果提示,对于合并 HBV 感染并行手术切除的 ICC 患者,术后病毒重激活与并发症发生率升高及生存期缩短密切相关,AVT 可降低术后病毒重激活的风险并延长 HBV DNA 定量高水平患者的生存期,术前或术后行 AVT 均可改善患者预后。

四、淋巴结转移

肝内胆管癌(ICC)区别于肝细胞性肝癌(HCC)最主要的特征是 ICC 易发早期淋巴结转移,一项纳入 7 868 例 ICC 患者的系统评价结果显示:ICC 具有很高的血管浸润(30.0%)、胆管侵犯(40.0%)和淋巴结转移率(45.0%),其中,淋巴结转移已是公认的影响 ICC 预后的独立危险因素,发生淋巴结转移患者的 5 年生存率为 0~30%。一项多中心研究包含 1973—2010 年 449 例经手术切除的 ICC 患者,其中有 248 例(55%)进行了淋巴结清扫术,74 例(30%)有淋巴结转移,单因素分析显示淋巴结转移与预后明显相关,N_0 期和 N_1 期患者的平均生存时间分别为 30 个月和 24 个月($P=0.03$),多因素分析亦表明肿瘤数量、血管侵犯和淋巴结转移与生存密切相关。魏妙艳等分析 1 321 例 ICC 病例资料发现,346 例行淋巴结清扫的 ICC 患者中,157 例发生淋巴结转移,淋巴结阳性率高达 45.4%。

然而,另一部分学者持有不同的观点。Kim 等针对 215 例 ICC 患者是否行淋巴结清扫的研究结果显示:淋巴结清扫并不能显著改善 ICC 患者的预后,并且有更高的术后并发症发生风险。中山大学孙逸仙纪念医院肝胆外科对近 10 年来国内外关于 ICC 淋巴结清扫的临床研究数据进行整合与分析发现:淋巴结清扫与否,患者总体生存率都没有显著性差异。同时,分析中山大学孙逸仙纪念医院肝胆外科近 10 年来收治的 117 例 ICC 患者中,45 例行根治性手术切除+淋巴结清扫,72 例未行淋巴结清扫,两者的 5 年生存率分别是 14.4% 和 28.5%,无瘤生存时间分别是 21.1 个月和 28.0 个月,差异无统计学意义,提示淋巴结清扫并没有明显改善 ICC 患者长期生存情况,但在肿瘤分期和判断预后方面有一定意义。

五、肿瘤大小、肝内转移和血管侵犯

ICC 具有较强的局部播散性,其扩散和转移可沿格利森鞘向肝实质浸润;或沿肝窦扩散;或在淋巴管和门静脉分支内形成癌栓向肝内、外转移,肝窦侵犯和门静脉侵犯是最常见的肝内转移方式。门静脉主干或对侧门静脉受侵犯、肝内多发转移和卫星结节均为肿瘤无法切除的常见原因。因此,目前普遍认为肝内多发转移和血管受侵犯是不良的预后因素。Weber 等研究结果亦显示,肿瘤数目、血管侵犯是影响预后的重要因素。ICC 三种病理类型的生长和扩散特性不同,其局部扩散的途径也不同。肿块型在肝实质形成明确的肿块,呈膨胀性生长,通过门静脉系统侵犯肝脏,随着肿瘤长大可通过淋巴管侵犯格利森鞘。胆管周围浸润型主要沿门管区格利森鞘经淋巴管扩散及神经侵犯,常常导致周围胆管扩张。管内型呈乳头状或瘤栓样向胆管腔内生长。因此,胆管内生长型较少出现淋巴结转移、肝内转移和血管侵犯,术后复发率也较低,具有较好的预后;而肿块型和胆管周围浸润型易出现血管侵犯和淋巴结转移,预后较胆管内生长型差。目前,肿瘤大小作为一项预后指标的价值仍存在争议。Weber 等认为,肿瘤数目、血管侵犯及肿瘤大小是影响预后的重要因素,而 deJong M C 等报道肿瘤大小不能提供任何预后信息。

六、分期

肿瘤的预后与分期密切相关。早在 2001 年,Okabayashi 等基于对 60 例 MF 型 ICC 患者的研究,提出了 TNM 分期,根据肿瘤数量(单个或多个)、血管侵犯、局部淋巴结转移、远处转移这几项危险因素,将患者分为 Ⅰ、Ⅱ、ⅢA、ⅢB 和Ⅳ期,但该 TNM 分期未将肿瘤直径纳入评价标准,是因为在单因素分析中,3 组不同肿瘤直径(<3cm vs. 3~6cm vs. ≥6cm)的患者未能表现出生存率上的差异。在该研究中肿瘤直径 <3cm 的患者仅 3 例,并且取 3cm 和 6cm 作为临界值尚存争议。随后 2002 年美国抗癌联合会(AJCC)TNM 分期第 6 版中,将肿瘤直径 >5cm 作为评估 T 分期的指标之一。然而,此 TNM 分期的提出是基于 1 项 HCC 患者预后分期的研究,鉴于 ICC 与 HCC 的发病机制、生物学行为和临床病理分型截然不同,依据 HCC 的数据建立的预后系统直接应用于 ICC 患者显然不适宜。

在随后的研究中,Yamasaki 等将肿瘤直径 2cm 作为分界点,联合浆膜侵犯一并用来评估 T 分期,并沿用到日本肝癌研究组(LCSGJ)TNM 分期。然而该评估系统未能解决不同分期系统的患者生存差异问题,在其研究中Ⅰ、Ⅱ期患者和Ⅲ、Ⅳ期患者亦未能表现出相互之间的生存曲线差异(P>0.05)。

直至 2009 年,Nathan 等通过对 598 例接受手术切除的 ICC 患者进行研究,提出新的 TNM 分期,再次将肿瘤直径排除在外,并探究新的 TNM 分期与既往的 Okabayashi、AJCC、LCSGJ 等 TNM 分期系统在此 598 例患者预后预测方面的优劣性,比较不同的 T 分期之间及Ⅰ、Ⅱ、Ⅲ和Ⅳ期患者的生存曲线,新提出的 TNM 分期有相对较好的表现。但 Nathan 提出的 TNM 分期中仅 3 个 T 分期,相比之前的 TNM 分期中包含 4 个 T 分期,3 个分期或许更易表现出数据统计上的差异,因此同既往系统之间的比较是否合理仍有待讨论。在随后发布的 AJCC TNM 分期(第 7 版)中,与 Nathan 等研究类似,亦未将肿瘤直径纳入预后因素,并在 T 分期中加入新的预后因素——胆管周围侵犯,然而第 7 版的 AJCC 分期系统在随后的研究中预测准确性欠佳。

Sakamoto 等于 2016 年提出的新 TNM 中再次将肿瘤直径 2cm 作为临界值加入 T 分期的评估中,研究者通过对肿瘤直径的不同临界值进行数据分析,并得出结论,2cm 是差异最为显著的临界值,新 TNM 系统在Ⅱ、Ⅲ、ⅣA 和ⅣB 分期之间的生存曲线分离显著,优于 Okabayashi 等、LCSGJ(第 6 版)和 AJCC(第 7 版)的 TNM 分期,但Ⅰ、Ⅱ期患者之间仍未能展现出生存期的显著差异(P=0.094)。2016 年第 8 版 AJCC 肿瘤分期发布,更新主要集中于对 T 分期的修订:①将 T_1 期肿瘤按大小分为 T_{1a} 期(直径≤5cm)和 T_{1b} 期(直径 >5cm),证据等级Ⅱ级,再次将肿瘤直径纳入分期标准。②由于肝内血管浸润和多发病灶的预后判断价值相同,将 T_{2a} 期和 T_{2b} 期合并为 T_2 期,证据等级Ⅱ级。③因肿瘤生长方式对肝内胆管癌的预后判断仍存在争议,T_4 期更新为"肿瘤直接浸润至肝外组织结构",第 7 版中"沿胆管周围浸润生长"的肿瘤生长方式不作为分期标准,但仍推荐在资料收集时记录。第 8 版癌症分期系统对无肝内血管浸润的单发肿瘤(T_1 期),根据肿瘤大小分为 T_{1a} 期和 T_{1b} 期,无淋巴结转移时肿瘤分期分别为Ⅰ A 期和Ⅰ B 期,通过对纳入美

国国家癌症数据库（NCDB）的 861 例肝内胆管癌患者预后分析，I A 期、I B 期和Ⅱ期患者间生存期差异具有统计学意义（$P<0.01$）。

七、治疗手段

（一）手术治疗

根治性切除是获得长期生存的最重要因素。梁力健等报道，根治性切除患者平均生存 20 个月，1、2、3 年生存率分别为 72.1%，35.6% 和 20.1%，明显长于姑息性切除和单纯引流组，他们认为，R_0 切除和 TNM 分期是 ICC 两个重要的预后独立因素。Ellis 也报道了与 R_1/R_2 切除相比，R_0 切除明显提高了 ICC 患者的总体生存率。对于手术切缘的宽度，亦有不同的观点。Marukami 等认为，只要获得 R_0 切除，切缘的宽度并不影响肝内胆管癌的复发及复发部位。但 Spolverato 等研究显示，10mm 及以上的切缘可延长患者术后生存期，手术切缘宽度越小其复发风险越大，然而 Zhang 等研究却认为只要保证有 5mm 及以上的切缘即可提高肝内胆管癌的术后整体生存率和无复发生存率。近年来有学者提出，扩大的肝切除可以明显延长 ICC 患者的生存期。扩大手术是在标准手术基础上加做肝外胆管和/或胰十二指肠切除等。Lang 等通过适当扩大肝切除范围以达到 R_0 切除的标准可以将 1 年和 3 年的生存率分别提高到 94% 和 82%。也有学者建议在肿块型 ICC 中行扩大肝切除，对管周浸润型在规则性肝切除的基础上行肝外胆管切除和肝门部淋巴结切除。Yamamoto 等曾报道 83 例可手术切除的 ICC，56 例行标准手术，27 例行扩大手术（标准手术基础上加做肝外胆管和/或胰十二指肠切除），比较两组术后 1 个月病死率、局部复发率、腹腔播散率，扩大手术组明显高于标准手术组，而 5 年生存率标准手术组为 30%，高于扩大手术组的 10%，差异显著，因此不提倡行扩大手术。对于术中是否常规行淋巴结切除在前已讨论，多数学者认为规则性肝切除加淋巴结清扫可以改善 ICC 患者预后。

（二）肝移植

肝细胞肝癌是肝移植术的常见适应证，但对于不可切除的肝内胆管癌是否适宜行肝移植有很大的争议，主要是因为肝内胆管癌肝移植术后整体生存期和无复发生存期较低。美国肝病研究学会（American Association for the Study of Liver Diseases，AASLD）制订的 2013 年版指南将肝内胆管癌作为肝移植的禁忌证，此外，欧洲肝病研究学会（European Association for the Study of the Liver，EASL）制订的 2015 年版指南亦不推荐胆管癌或混合型肝癌行肝移植治疗。但近年来有研究者报道小样本的肝内胆管癌行肝移植术的临床资料。Fu 等分析了 11 例肝内胆管癌行肝移植术的术后生存资料，发现术后 1 年、2 年、3 年和 4 年的无复发生存率均为 51.9%，整体生存率均为 50.5%，该研究者发现部分不可切除的肝内胆管癌患者可经肝移植获得相对好的预后。香港大学的研究团队回顾性分析了 181 例行根治性手术切除或肝移植的 ICC/HCC-CC 病例，其中 9 例接受了肝移植，172 例行根治性肝切除，通过倾向性评分匹配（propensity score matching）降低两组间临床病理资料的差异，最后研究结果发现，接受肝移植的术后患者可获得更好的预后（5 年 OS 为 77.8% vs. 36.6%，$P=0.013$），提示对于早期 ICC/HCC-CC 患者肝移植可能是一个更好的治疗选择。因此，目前大多认为仅对无肝外转移证据，传统手术无法切除、合并有严重肝硬化无法耐受手术的 ICC，可考虑行肝移植。

（三）靶向及免疫治疗

针对 *FGFR2* 融合/重排的靶向新药培米替尼二线治疗晚期胆管癌患者的 FIGHT202 研究更新数据显示出良好的效果。该研究共纳入 146 例经过≥1 线治疗的晚期胆管癌患者，分为 3 个队列：A 是 *FGFR2* 融合/重排（$n=107$），B 是其他 *FGFR* 突变（$n=20$），C 是非 *FGFR* 突变（$n=18$），1 名患者未定。所有患者均接受培米替尼治疗（13.5mg，1 次/d，用 2 周停 1 周）。结果显示，A 组 ORR 为 35.5%，其中 3 例患者完全缓解（CR），CR 率为 2.8%，疾病控制率（DCR）为 82%。B 组和 C 组的 ORR 为 0。相比其他两个队列，队列 A 的患者对药物有效响应的比例大很多，有效时间也长得多。A 组的 DOR 中位数为 7.5 个月，PFS 和 OS 中位数分别为 6.9 个月和 21.1 个月，相比其他两个队列，生存期得到大幅延长。培米替尼有望作为治疗胆管癌的第一个靶向药物而上市，对胆管癌的靶向治疗具有划时代的意义。

免疫检查点和其他 T 细胞共抑制的机制通路受体是免疫治疗很有前景的治疗靶点。这些受体最显著的包括程序性死亡受体-1(PD1),以及其配体(PDL1)和细胞毒性 T 淋巴细胞抗原-4(CTLA4)。Gani 等报道了 PDL1 在 72% ICC 肿瘤样本中高表达,与 PDL1 阴性对照组相比平均远期生存时间下降 60%。Sabbatino 等报道了 PD1/PDL1 在 ICC 肿瘤标本中 100% 高表达,并进一步提出抗肿瘤 T 细胞介导的免疫应答主要体现在淋巴细胞的聚集以及激活的 HLA-Ⅱ类抗原的表达。这些前瞻性研究为免疫检查点在 ICC 免疫治疗中的应用提供了理论支持,PD1/PDL1 等免疫药物的临床治疗正在探索中实现。

（王　捷）

参考文献

［1］AISHIMA S,ODA Y. Pathogenesis and classification of intrahepatic cholangiocarcinoma:different characters of perihilar large duct type［J］. J Hepatobiliary Pancreat Sci,2015,22(2):94-100.

［2］YASUNI NAKANUMA. 胆道病理学［M］. 张永杰,丛文铭,译. 上海:上海科学技术出版社,2019.

［3］杨新伟,傅晓辉,张永杰. 细胆管癌的临床病理特征［J］. 世界华人消化杂志,2019,27(18):1114-1117.

［4］EBATA T,KAMIYA J,NISHIO H,et al. The concept of perihilar cholangiocarcinoma is valid［J］. Br J Surg,2009,96(8):926-934.

［5］FANG C,ZHANG P,QI X. Digital and intelligent liver surgery in the new era:prospects and dilemmas［J］. EBioMedicine,2019,41:693-701.

［6］JARNAGIN W R,FONG Y,DEMATTEO R P,et al. Staging,resectability,and outcome in 225 patients with hilar cholangiocarcinoma［J］. Ann Surg,2001,234(4):507-517.

［7］KAWARADA Y,ISAJI S,TAOKA H,et al. S4a+S5 with caudate lobe(S1)resection using the Taj Mahal liver parenchymal resection for carcinoma of the biliary tract［J］. J Gastrointest Surg,1999,3(4):369-373.

［8］KAWASAKI S,IMAMURA H,KOBAYASHI A,et al. Results of surgical resection for patients with hilar bile duct cancer:application of extended hepatectomy after biliary drainage and hemihepatic portal vein embolization［J］. Ann Surg,2003,238(1):84-92.

［9］REAMES B,EJAZ A,KOERKAMP B,et al. Impact of major vascular resection on outcomes and survival in patients with intrahepatic cholangiocarcinoma:A multi-institutional analysis［J］. J Surg Oncol,2017,116(2):133-139.

［10］GANI F,NAGARAJAN N,KIM Y,et al. Program Death 1 Immune Checkpoint and Tumor Microenvironment:Implications for Patients with Intrahepatic Cholangiocarcinoma［J］. Ann Surg Oncol,2016,23(8):2610-2617.

［11］中华医学会外科学分会胆道外科学组. 胆囊癌诊断和治疗指南(2015 版)［J］. 中华消化外科杂志,2015,14(11):881-890.

［12］SHIMADA K,NARA S,ESAKI M,et al. Extended right hemihepatectomy for gallbladder carcinoma involving the hepatic hilum［J］. Br J Surg,2011,98(1):117-123.

［13］ZHANG H,YANG T,WU M,et al. Intrahepatic cholangiocarcinoma:Epidemiology,risk factors,diagnosis and surgical management［J］. Cancer Lett,2016,379(2):198-205.

［14］WANG K,ZHANG H,XIA Y,et al. Surgical options for intrahepatic cholangiocarcinoma［J］. Hepatobiliary Surg Nutr,2017,6(2):79-90.

［15］SI A,LI J,YANG Z,et al. Impact of anatomical versus non-anatomical liver resection on short- and long-term outcomes for patients with intrahepatic cholangiocarcinoma［J］. Ann Surg Oncol,2019,26(6):1841-1850.

［16］AMIN M B,EDGE S,GREENE F,et al. AJCC cancer staging manual［M］. 8th ed. New York:Springer,2017.

［17］CHENG Z,LEI Z,SI A,et al. Modifications of the AJCC 8th edition staging system for intrahepatic cholangiocarcinoma and proposal for a new staging system by incorporating serum tumor markers［J］. HPB(Oxford),2019,21(12):1656-1666.

［18］LENDOIRE J,GIL L,IMVENTARZA O. Intrahepatic cholangiocarcinoma surgery:the impact of lymphadenectomy［J］. Chin Clin Oncol,2018,7(5):53.

［19］REAMES B,EJAZ A,KOERKAMP B,et al. Impact of major vascular resection on outcomes and survival in patients with intrahepatic cholangiocarcinoma:a multi-institutional analysis［J］. J Surg Oncol,2017,116(2):133-139.

［20］ALI S,CLARK C,ZAYDFUDIM V,et al. Role of major vascular resection in patients with intrahepatic cholangiocarcinoma［J］. Ann Surg Oncol,2013,20(6):2023-2038.

［21］YUAN L,LUO X,JIANG X Q,et al. Comparison of clinicopathological characteristics between cirrhotic and non-cirrhotic patients with intrahepatic cholangiocarcinoma:a large-scale retrospective study［J］. Mol Clin Oncol,2017,7(4):615-622.

［22］徐泱,樊嘉,周俭,等. 12 例胆管细胞癌患者肝移植的预后分析［J］. 中华器官移植杂志,2007,28（11）:662-665.

［23］张彤,傅斌生,陈规划,等. 单中心 11 例肝内胆管细胞癌肝移植疗效分析［J］. 中华普通外科杂志,2010,25（6）:469-471.

［24］WEIMANN A,VARNHOLT H,SCHLITT H J. Retrospective analysis of prognostic factors after liver resection and transplantation for cholangiocellular carcinoma［J］. Br J Surg,2000,87（9）:1182-1187.

［25］SAPISOCHIN G,FACCIUTO M,YAO F. Liver transplantation for "very early" intrahepatic cholangiocarcinoma:International retrospective study supporting a prospective assessment［J］. Hepatology,2016,64（4）:1178-1188.

［26］SHARON M,DARIO R,EILEEN M,et al. Intrahepatic cholangiocarcinoma:expert consensus statement［J］. HPB（Oxford）,2015,17（8）:669-680.

［27］王坚. 围肝门外科技术在胆道外科的应用［J］. 中华消化外科杂志,2015,14（4）:284-287.

［28］GERMAIN T,FAVELIER S,CERCUEIL J,et al. Liver segmentation:practical tips［J］. Diagn Interv Imaging,2014,95（11）:1003-1016.

［29］董家鸿,郑树森,陈孝平,等. 肝切除术前肝脏储备功能评估的专家共识（2011 版）［J］. 中华消化外科杂志,2011,10（1）:20-25.

［30］何敏,王昊陆,闫加艳,等. 顺逆结合肝中裂劈开肝门显露法治疗 Bismuth Ⅲ、Ⅳ型肝门胆管癌的安全性与疗效分析［J］. 中华外科杂志,2018,56（5）:360-366.

［31］周彦明,杨甲梅,王雪峰,等. 肝内胆管癌肝外淋巴转移特点的初探［J］. 中华消化外科杂志,2007,6（2）:96-98.

［32］RAZUMILAVA N,GORES G J. Cholangiocarcinoma［J］. Lancet,2014,383（9935）:2168-2179.

［33］NAKANUMA Y,SATO Y,HARADA K,et al. Pathological classification of intrahepatic cholangiocarcinoma based on a new concept［J］. World J Hepatol,2010,2（12）:419-427.

［34］COELEN R,RUYS A,WIGGERS J,et al. Development of a risk score to predict detection of metastasized or locally advanced perihilar cholangiocarcinoma at staging laparoscopy［J］. Ann Surg Oncol,2016,23（Suppl 5）:904-910.

［35］陈孝平,沈锋. 肝内胆管癌外科治疗中国专家共识［J］. 中华消化外科杂志,2021,20（1）:1-15.

［36］腹腔镜肝门部胆管癌根治切除术操作规范专家组,中华外科杂志编辑部. 腹腔镜肝门部胆管癌根治性切除操作流程专家建议［J］. 中华外科杂志,2019,57（8）:561-567.

［37］中国研究型医院学会肝胆胰外科专业委员会,国家卫生健康委员会公益性行业科研专项专家委员会. 肝胆管结石病微创手术治疗指南（2019 版）［J］. 中华消化外科杂志,2019,18（5）:407-413.

［38］中华医学会外科学分会胆道外科学组. 肝胆管结石病诊断治疗指南［J］. 中华消化外科杂志,2007,6（2）:156-161.

［39］KINOSHITA M,KANAZAWA A,TAKEMURA S,et al. Indications for laparoscopic liver resection of mass-forming intrahepatic cholangiocarcinoma［J］. Asian J Endosc Surg,2020,13（1）:46-58.

［40］UY B,HAN H,YOON Y,et al. Laparoscopic liver resection for intrahepatic cholangiocarcinoma［J］. J Laparoendosc Adv Surg Tech A,2015,25（4）:272-277.

［41］SHIRAIWA D,CARVALHO P,MAEDA C,et al. The role of minimally invasive hepatectomy for hilar and intrahepatic cholangiocarcinoma:A systematic review of the literature［J］. J Surg Oncol,2020,121（5）:863-872.

［42］刘荣,尹注增,赵之明,等. 应用机器人手术系统行肝胆胰手术单中心 1 000 例报告［J］. 中国实用外科杂志,2017,37（3）:288-290.

［43］SUH K,ROH H,KOH Y,et al. Clinicopathologic features of the intraductal growth type of peripheral cholangiocarcinoma［J］. Hepatology,2000,31（1）:12-17.

［44］KIM H,YUN S,JUNG K,et al. Intrahepatic cholangiocarcinoma in Korea［J］. J Hepatobiliary Pancreat Surg,1999,6（2）:142-148.

［45］MIWA S,MIYAGAWA S,KOBAYASHI A,et al. Predictive factors for intrahepatic cholangiocarcinoma recurrence in the liver following surgery［J］. J Gastroenterol,2006,41（9）:893-900.

［46］KOCER B,SORAN A,KIYAK G,et al. Prognostic significance of mucin expression in gastric carcinoma［J］. Dig Dis Sci,2004,49（6）:954-964.

［47］CLARK C,WOOD-WENTZ C,REID-LOMBARDO K,et al. Lymphadenectomy in the staging and treatment of intrahepatic cholangiocarcinoma:a population-based study using the National Cancer Institute SEER database［J］. HPB（Oxford）,2011,13（9）:612-620.

［48］GUGLIELMI A,RUZZENENTE A,CAMPAGNARO T,et al. Patterns and prognostic significance of lymph node dissection for surgical treatment of perihilar and intrahepatic cholangiocarcinoma［J］. J Gastrointest Surg,2013,17（11）:1917-1928.

[49] KIM D,CHOI D,CHOI S,et al. Is there a role for systematic hepatic pedicle lymphadenectomy in intrahepatic cholangiocarcinoma? A review of 17 years of experience in a tertiary institution [J]. Surgery,2015,157(4):666-675.

[50] 陈亚进,周睿. 可根治性切除肝内胆管细胞癌肝周围淋巴结清扫的探讨[J]. 中华消化外科杂志,2019,18(1):48-50.

[51] WEBER S,JARNAGIN W,KLIMSTRA D,et al. Intrahepatic cholangiocarcinoma:resectability,recurrence pattern,and outcomes [J]. J Am Coll Surg,2001,193(4):384-391.

[52] OKABAYASHI T,YAMAMOTO J,KOSUGE T,et al. A new staging system for mass-forming intrahepatic cholangiocarcinoma: analysis of preoperative and postoperative variables [J]. Cancer,2001,92(9):2374-2383.

[53] MA K,CHOK K,SHE W,et al. Hepatocholangiocarcinoma/intrahepatic cholangiocarcinoma:are they contraindication or indication for liver transplantation? A propensity score-matched analysis [J]. Hepatol Int,2018,12(2):167-173.

[54] MELERO I,BERMAN D,AZNAR M,et al. Evolving synergistic combinations of targeted immunotherapies to combat cancer[J]. Nat Rev Cancer,2015,15(8):457-472.

第十三章

中下段胆管癌

第一节　定义、诊断与鉴别诊断

一、定义

中下段胆管癌是起源于胆总管中、下段的胆管恶性肿瘤。受限于目前国内外尚无完善的流行病学随访及统计等工作,中下段胆管癌病因及其确切的发病率尚无准确理论及数据支持。由于解剖部位的原因,临床上采用的中下段胆管癌的外科治疗方案及辅助治疗方案较多,并常与胰头癌、壶腹癌等恶性肿瘤相类似。但越来越多的研究发现,中下段胆管癌与上述恶性肿瘤存在诸多差异,其诊疗方案亦与之有所区别。

二、诊断

(一)临床表现

早期中下段胆管癌多无明显临床症状。进展期多出现进行性阻塞性黄疸,可伴皮肤瘙痒、上腹胀痛不适、消化不良、厌食乏力、体重减轻等症状。有时可触及腹部肿块和/或胆囊肿大,墨菲征可能阴性。如发生胆道感染时则出现右上腹痛、寒战、高热及黄疸的典型胆管炎表现,其致病菌多为大肠埃希菌、粪链球菌及厌氧性细菌。

(二)实验室检查

1. 肝功能异常　包括 TBil、DBil、GPT、GOT、AKP、GGT 等。

2. 肿瘤标志物　CEA 和 CA19-9 可作为基线检查,但不能作为诊断依据。

3. 凝血功能　胆道梗阻时,维生素 K 吸收障碍,肝脏不能正常合成凝血因子,因此凝血酶原时间延长。

4. IgG4　如合并 IgG4 相关性疾病患者,建议请风湿免疫科或肝病科专科会诊或转至有经验的诊疗中心。

(三)影像学检查

1. 超声　超声可以动态显示不同时相血供变化,评估肿瘤的血供特征。当胆道梗阻时可显示梗阻上端胆管扩张、胆囊充盈。另外,超声内镜可以清楚地显示肿瘤与周围脏器的位置关系,有助于排除胰头癌、壶腹癌,对明确是否并发胆道结石等具有一定价值。必要时对肿物或区域内肿大淋巴结行超声内镜引导下穿刺活检,对指导手术、辅助治疗等治疗方案意义重大。

2. MRI 及 MRCP　MRCP 可显示梗阻的胆管、胆道梗阻部位及胆管癌的纵向生长程度。结合增强MRI 时可显示胆管外的信息,包括胆道病变性质及胆道病变与周围结构的关系等。

3. **CT** 增强 CT 扫描可表现为胆管壁强化或占位。可发现肿瘤位置大小、梗阻范围、血管等周围组织侵犯及淋巴转移等。

4. **PTC/ERCP** PTC 和 ERCP 均为有创性胆道显影检查,但二者在检查的同时均能对合并阻塞性黄疸的患者行胆道引流,即 PTCD 或 ENBD,达到暂时缓解阻塞性黄疸、改善肝功能的目的。在胆管扩张情况下,若 CT 或 MRI 未发现肿瘤,ERCP 或 EUS 可能有助于诊断。此外,ERCP 可用于活检组织学诊断并提供解除胆道梗阻的入路。PTC 主要针对 ERCP 效果不满意或严重阻塞性黄疸的患者。PTC 和 ERCP 可能引起胆漏、胆管炎及出血等并发症,偶尔危及患者生命。

5. **病理诊断** 为确定性诊断。注意,为了取得理想的影像检查结果,超声、CT 及 MRI 等影像学检查尽量应在活检或胆道引流前完成。

6. **其他** 如胸部 CT 平扫、胸部 CT 增强、PET/CT 等可用于评估有无远处转移。

三、鉴别诊断

1. **胆石症** 有胆囊结石和手术史者,应首先分析其与胆道狭窄的关系。胆石症患者多有胆绞痛,进食过多或进食油腻食物后常出现上腹隐痛,结石通过奥迪括约肌可引起损伤或嵌顿于壶腹部可导致胰腺炎。

2. **壶腹癌** 黄疸出现早,肿瘤组织坏死脱落导致黄疸呈波动性,便隐血有时阳性。可出现胆道感染典型症状。十二指肠镜可见十二指肠乳头隆起的菜花样肿物。

3. **十二指肠腺癌** 来源于十二指肠黏膜上皮,位于十二指肠乳头附近,黄疸较轻且进展缓慢。便隐血可为阳性,大量出血时可有柏油样便及贫血。晚期可并发十二指肠梗阻。

4. **胆道畸形** 包括胆道畸形及先天性胆道扩张症。胆道畸形多于出生后 1~2 个月即出现进行性黄疸,陶土便及深茶色血尿,MRCP 及 ERCP 显示胆道闭锁。先天性胆道扩张症临床表现多为持续性腹痛、腹部肿块及间歇性黄疸,可出现胆道感染症状,囊壁扩张破裂会导致胆汁性腹膜炎。

5. **腹腔结核** 可有低热、盗汗、乏力,OT 试验阳性,常有结核相关病史。

第二节　术前可切除性评估

在多学科诊疗模式下,结合患者年龄、一般状况、临床症状、合并症、血清学及影像学检查结果,完成诊断及鉴别诊断,评估病灶的可切除性。

1. **可切除** ①无远处转移;②影像学检查显示肠系膜上静脉形态结构正常;③腹腔干、肝动脉、肠系膜上动脉周围脂肪边界清晰。

2. **可能切除** ①无远处转移;②肠系膜上静脉或门静脉局部受累,狭窄、扭曲或闭塞,但其远近端正常,可切除重建;③肿瘤包裹胃十二指肠动脉或局限性包裹肝动脉,但未浸润至腹腔干;④肿瘤紧贴肠系膜上动脉但未过半。

3. **不可切除** ①远处转移;②肠系膜上动脉包裹超过一半,肿瘤紧贴腹腔干;③肠系膜上静脉或门静脉受累,不可切除重建;④主动脉或下腔静脉浸润或包裹。

（刘连新）

第三节　TNM 分期与淋巴结清扫范围

一、TNM 分期

TNM 分期是由 UICC 和 AJCC 发布的一种国际通用的肿瘤分期系统,目前最新版为第 8 版,对中下段胆管癌的原发肿瘤(primary tumor,T)、区域淋巴结(regional lymph nodes,N)、远处转移(metastasis,M)情况做了详细说明。与第 7 版相比,第 8 版对 T、N 分期进行了较为彻底的修订,如在 T 分期中将肿瘤浸润深度作为标准更加精确,N 分期按区域淋巴结转移数目作为划分更有助于评估预后(表 13-1)。

表 13-1　UICC/AJCC 第 8 版中下段胆管癌 TNM 分期

TNM 分期	
T_{is}：原位癌	分期
T_1：肿瘤侵及胆管壁深度 <5mm	0 期：$T_{is}N_0M_0$
T_2：肿瘤侵及胆管壁深度 5~12mm	I 期：$T_1N_0M_0$
T_3：肿瘤侵及胆管壁深度 >12mm	IIA 期：$T_1N_1M_0$
T_4：肿瘤侵及腹腔干、肠系膜上动脉和/或肝总动脉	IIA 期：$T_2N_0M_0$
区域淋巴结（N）	IIB 期：$T_2N_1M_0$
N_0：无区域淋巴结转移	IIB 期：$T_3N_{0~1}M_0$
N_1：1~3 枚区域淋巴结转移	IIIA 期：$T_{1~3}N_2M_0$
N_2：≥4 枚区域淋巴结转移	IIIB 期：T_4 任何 NM_0
远处转移（M）	IV期：任何 T 任何 NM_1
M_0：无远处脏器转移	
M_1：有远处脏器转移	

二、切除和清扫范围

规范的区域淋巴结清扫对于术后精准的肿瘤分期十分重要,并且是影响中下段胆管癌预后的独立因素。第 8 版的 UICC/AJCC 分期对区域淋巴结（N）进行细分,根据阳性淋巴结数目分为两组,N_1 为阳性淋巴结数目 1~3 枚,N_2 为阳性淋巴结数目≥4 枚,非区域淋巴结阳性认为是远处转移（M_1）。目前尚无淋巴结清扫数目的强制性规定,Adsay 等的研究认为,接受胰十二指肠切除术的中下段胆管癌应该至少清扫 12 枚淋巴结,若少于 12 枚,则难以准确评估肿瘤的淋巴结状况。对于中下段胆管癌的淋巴结转移路径及清扫范围尚缺乏足够的循证医学证据支持,仍待进一步探索明确。

2015 年日本肝胆胰外科协会发布的胆管癌淋巴结分群方法目前被广泛采用。区域淋巴结包括:肝十二指肠韧带淋巴结（12h、a、b、p、c 组）、肝总动脉周围淋巴结（8a、p 组）、胰头周围淋巴结（13a、b 组,17a、b 组）及肠系膜上动脉根部周围淋巴结（14p、d 组）。非区域淋巴结包括:腹主动脉旁淋巴结（16a1、a2、b1、b2 组）、腹腔动脉干旁淋巴结（9 组）、胰体尾部下缘除肠系膜上动脉根部周围以外的淋巴结（18 组）及其他远隔部位淋巴结。

根据目前国内外最新相关指南建议,中下段胆管癌术中除规范的区域淋巴结骨骼化清扫外,还应常规清扫 13a、13b 组及 17a、17b 组淋巴结。若术中发现非区域淋巴结转移,目前研究认为扩大的淋巴结清扫范围并不能改善患者预后,反而增加术后并发症发生率及病死率,不建议常规实施。

（曹利平）

第四节　中段胆管癌局部切除术

胆管癌据位置可分为肝内胆管癌（intrahapetic cholangiocarcinoma,ICC）、肝门部胆管癌或上段胆管癌（hilar cholangiocarcinoma,HCC）和远端/下段胆管癌（distal cholangiocarcinoma,DCC）。在 AJCC 的指南中,没有中段胆管癌的概念,但在部分文献中提到,位于十二指肠上段和后段的部分远段胆管癌,可定义为中段胆管癌（middle cholangiocarcinoma,MCC）。Longmire 则把胆管癌分为三类,①高位胆管癌,包括肝左、右管及其汇合部、肝总管癌;②中段胆管癌,从胆囊管开口至胰腺上缘段的胆总管癌;③下段胆管癌,即胆总管胰腺段癌。

中段胆管癌在保证胆管切缘阴性的前提下可通过局部根治性切除、肝十二指肠韧带淋巴结清扫、肝管空肠 Roux-en-Y 吻合术取得良好的临床疗效,但一定要将切缘送术中快速冷冻病理,保证上、下切缘均阴性,甚至要多次送检,若切缘依然阳性就需要改行胰十二指肠切除术或肝门部胆管癌根治术。也有文献报道,对于侵及胰腺段胆管的中段胆管癌,可行联合部分胰腺切除的扩大肝外胆管切除术(associating partial pancreatectomy and extended extrahepatic bile duct resection,APPER),可获得与胰十二指肠切除术相同的疗效,但须谨慎挑选入选病例,术中多点取材保证阴性切缘是 APPER 成功的关键。

　　中段胆管癌能否实施局部切除术,术前完善细致的多种影像学检查相结合初步判断肿瘤的侵袭范围至关重要。薄层增强 CT 可以明确肿块的位置、大小,是否有肝动脉和门静脉受侵犯,必要时数字血管成像能够进一步显示肿块与血管的关系、肝动脉的走行,以及是否存在右肝副动脉或从肠系膜上动脉发出的替代肝动脉、肝右动脉等血管变异情况;MRCP 胆管成像或 ERCP 胆管造影能够显示胆管肿块的位置和上下范围。应常规做超声内镜检查,EUS 对胰内段胆管是否受侵袭、胰头周围淋巴结转移情况的显示比 CT 有更高的灵敏度。全身 PET/CT 检查有助于了解是否存在远处转移、附近淋巴结转移等。在多种影像学检查的基础上,如果中段胆管癌没有远处转移,没有侵犯肝门和胰内段胆管,没有侵犯肝动脉和门静脉,胰头后方没有可疑转移的肿大融合淋巴结,方可考虑选择局部切除术。这就是中段胆管癌行局部切除术的手术适应证。反之,如果术前各项检查提示中段胆管癌向上侵犯到了肝门,则需要行肝门部胆管癌根治术,如果向下侵犯到胰内胆管,则需要改行胰十二指肠切除术。如果胰头周围(13、17 组)、SMA 周围(14 组)有较多可疑转移淋巴结,此术式不能做到彻底清扫,可行姑息性内引流术。

　　术中探查胆管的侵袭情况应做 Kocher 切口,充分游离胰头十二指肠,探查胆管肿块大小范围,尤其是胰内段胆管是否有条索状变硬。

　　切开肝十二指肠韧带前叶,解剖分离肝总动脉,分离并切断胃十二指肠动脉,悬吊肝动脉,清扫肝固有动脉及其分支周围淋巴结(12a 组)。分离胆总管远端,于近胰腺缘切断,胆总管远端切缘(下切缘)送术中冷冻病理检查,确保 R$_0$ 切除后予以缝扎,并清扫胆总管周围淋巴结(12b 组)。于近肝缘处切开胆囊浆肌层,将胆囊底、体部自胆囊床完整分离,于胆囊颈部分离胆囊动脉,予切断、结扎,游离胆囊管但不离断。于肝左、右管分叉部下方切断肝总管,肝总管切缘(上切缘)送术中冷冻病理检查,确保 R$_0$ 切除;将肝总管翻起,分离肝总管肿瘤与门静脉间隙,游离并清扫门静脉主干及其左右分支周围淋巴结(12p 组),行骨骼化处理。彻底清除肝十二指肠韧带内所有淋巴脂肪组织,将胆囊、胆管包括癌肿及周边淋巴结和神经结缔组织整块切除。手术过程中注意保护肝动脉及门静脉主干和分支。

　　距屈氏韧带约 15cm 处用切割吻合器离断空肠,于横结肠系膜中部、横结肠动脉的右侧无血管区切开系膜,将远端空肠经此系膜裂口上提至右上腹,与肝总管残端行端侧吻合。可选用 5-0 可吸收线连续或间断单层缝合,吻合口左、右角部各缝合悬吊一针减张。可酌情放置胆道支撑管。距肝管空肠吻合口远端 60cm 处行近、远端空肠端侧 Roux-en-Y 吻合术。

　　查无活动性出血,冲洗腹腔,于胆肠吻合口后方文氏孔处放置橡胶引流管一根自右上腹引出,胆肠吻合口前方放置负压引流管一根自左上腹引出,两根引流管需长距离伴行,侧孔要足够多,有利于充分引流,且即使术后出现胆漏等问题,改为双套管冲洗后,双管共同负责引流,效果甚佳。

　　对于中段胆管癌局部切除术的临床疗效,比较大宗的报道来自日本的 Masayuk 等的研究结果。与 PD 相比,在淋巴结转移数目、5 年生存率、复发率等方面结果相近,同时创伤更小、手术时间更短、术中出血量更少、住院时间更短、并发症发生率更低,并且可以更快地进行化疗等综合治疗,故可在高度选择的患者中施行。尤其是因为身体状况不佳无法耐受 PD 等术式的患者,行局部切除术加早期化疗后 5 年生存率可达 44%,远远高于其不行手术只做化疗的 12%。但要注意,此术式的淋巴结清扫数目比 PD 要低,而 R$_1$ 切除率比 PD 要高,因为可更早开始术后化疗,故总体生存率相近。

　　总之,行此术式的患者需要术前精确评估,肿瘤侵犯的范围比较局限,且以 T$_1$、T$_2$ 期患者为主。

(陈丹磊　邵成浩)

第五节　胰十二指肠切除术

　　1935 年 Whipple 首次报告现代意义的胰十二指肠切除术(pancreaticoduodenectomy,PD),即开腹胰十二指肠切除术(open pancreaticoduodenectomy,OPD),1994 年 Gagner 等首次报告腹腔镜胰十二指肠切

除术（laparoscopic pancreaticoduodenectomy，LPD），2003年Giulianotti等首次报告达芬奇机器人胰十二指肠切除术（robotic pancreaticoduodenectomy，RPD）。近几年来，随着腹腔镜胰腺外科手术经验的不断积累，高清腹腔镜和能量手术器械的普及，达芬奇机器人装机容量的扩大，LPD和RPD在争议中得到了较快发展，胰十二指肠切除术的发展步入了开腹、腹腔镜、机器人三个技术平台融合的新时代。由于中下段胆管癌相对容易被早发现，不易侵犯血管和神经丛等生物学行为特征，三个技术平台都是合理选择，术者可以根据自身的经验和技术，以及医院的条件、患者的需求个体化选择手术平台。

一、开腹胰十二指肠切除术

1. 麻醉方式和患者体位　患者仰平卧位。采用气管插管全身麻醉。术者站在患者右侧，第一助手、第二助手位于患者左侧。

2. 切口选择　为了更好地显露，笔者建议：肥胖患者可以选择反L切口；偏瘦患者可以选择正中绕脐切口。应用自动拉钩牵开腹壁。探查腹腔、盆腔脏器及网膜和腹壁是否有转移灶。若存在清扫范围外的转移灶，应终止胰十二指肠切除术，改为胆肠内引流术。

3. 胆囊减压　胆囊压力明显增高或术前有黄疸未行减黄的患者，进腹后用20ml针筒穿刺抽吸胆汁行细菌培养，血管钳提起胆囊底部，电钩切开胆囊底部，吸引器伸进胆囊腔内抽吸胆汁，抽吸完胆汁后应用热生理盐水或碘附溶液冲洗胆囊和胆囊窝，避免胆汁污染腹腔。缝合封闭胆囊切口。

4. 断胃或十二指肠　应用无损伤肠钳或胃钳分别牵开胃结肠韧带，超声刀或ligasure自胃远端1/3处向远处离断胃结肠韧带至十二指肠起始部，显露胰腺前面。以胃左动脉为界，离断胃小网膜，结扎胃冠状静脉分支近端后离断。拔除胃管，直线切割闭合器（一般用蓝色或金色钉仓）离断胃，切除40%~50%远端胃，断面应用电凝止血。若行保留胃幽门的胰十二指肠切除术，则距幽门3~4cm处离断十二指肠。

5. 循肝动脉清扫　根据肝总动脉搏动，应用超声刀自肝总动脉起始部向肝门方向清扫肝总动脉、肝固有动脉周围软组织和淋巴结。游离胃右动脉，近端结扎一道后，超声刀离断胃右动脉；游离胃十二指肠动脉后，近端应用4-0薇乔线结扎一道，术者左手触摸肝固有动脉和肝右动脉搏动完好后，近端再结扎一道，远端结扎一道后，剪刀或超声刀离断胃十二指肠动脉。应用血管悬吊带悬吊肝总动脉，提拉血管悬吊带继续360°清扫肝总动脉周围软组织和淋巴结，为便于术后淋巴结分组，可分别标识取出清扫的淋巴结和软组织。注意避免损伤变异的肝右动脉和肝总动脉。

6. 逆行"切除"胆囊，离断肝总管或胆总管　游离胆囊动脉，近端结扎后超声刀离断。逆行切除胆囊（胆囊管不离断）。若胆囊肿大明显影响手术视野，可切除胆囊。

游离肝总管或胆总管，注意避免损伤起源于肠系膜上动脉的肝右动脉和肝总动脉，以及变异的肝外胆管。对术前无阻塞性黄疸或有黄疸但已PTCD减黄的患者，应用血管阻断钳或结扎线结扎肝侧肝总管或胆总管，结扎胰腺侧胆总管，在两结扎线之间用剪刀离断肝总管或胆总管（胆囊管汇入肝右管时）。电凝钩电凝止血离断面出血点。肝侧肝总管或胆总管切缘送快速切片病理检查。术前有黄疸但无减黄的患者，可在肝侧端胆管插入引流管并用线结扎固定，将胆汁引流出体外。离断胆管后应用热生理盐水或碘附溶液反复冲洗术野，避免污染。

7. 肝十二指肠韧带骨骼化清扫　提拉肝动脉血管牵拉带和胰腺侧肝总管或胆总管，自肝门板自上而下360°清扫门静脉周围相应的淋巴结和软组织，直至清晰显露胰颈上门静脉，对粗大的门静脉分支用1-0可吸收线结扎后，远端超声刀离断。

8. 游离胰肠系膜上静脉　根据胰颈上缘门静脉的定位，应用超声刀打开胰颈下缘后腹膜，术者示指从胰颈上缘门静脉腹侧自头侧向尾侧分离，一般可很轻松地分离肠系膜上静脉腹侧，建立胰后隧道。对有慢性胰腺炎或胰颈后系膜上静脉腹侧不易分离者，不必游离胰后隧道，可边断胰颈边显露肠系膜上静脉。游离胃结肠干（亨勒干，Henle trunk）或其胃支，保留端用可吸收线结扎和血管缝线缝扎，远端结扎后以超声刀或ligasure离断。

9. Kocher切口　患者体位转为头高右侧抬高30°。若因患者体形肥胖或结肠肝曲粘连影响打开Kocher，可游离结肠肝曲使之下垂。应用超声刀打开十二指肠外后侧的腹膜，沿右肾前筋膜、胰头后方路径向左侧游离至腹主动脉左侧缘。显露下腔静脉、左肾静脉及肠系膜上动脉根部。靠近结肠肝曲离断结肠十二指肠韧带,充分游离十二指肠水平部、升部,可显露肠系膜上静脉远端。16a2、16b1组淋巴结若有增大,可切除送快速切片病理检查。

10. 离断近端空肠　超声刀离断近端12cm空肠系膜和屈氏韧带。距屈氏韧带约12cm处应用直线切割闭合器(白色钉仓)离断近端空肠,断面电凝止血出血点。用超声刀或ligasure紧贴小肠继续离断小肠系膜至系膜根部。

11. 断胰颈　于肠系膜静脉远侧胰腺上下缘应用4-0 Prolene线各缝一针,7-0丝线穿过胰后隧道,环绕胰头侧胰腺结扎一道,以减少离断胰颈时出血。大血管钳穿过胰后隧道,应用超声刀或电刀离断胰颈。对于术前CT或MRI提示细小胰管,超声刀离断至胰管大致位置时,应用超声刀夹碎胰腺组织,显露胰管后,用剪刀离断胰管;对于术前CT或MRI提示胰管明显扩大时,可一直应用超声刀离断胰腺。胰腺断面出血点应用电凝钩点状止血或Prolene线缝扎止血。

12. 断钩突　自尾侧向头侧游离肠系膜上静脉,肠系膜上静脉分支(如冠状静脉,胰十二指肠后上、下静脉、第一支空肠静脉等)保留端用可吸收线结扎和血管缝线缝扎,远端结扎后用超声刀慢挡或ligasure离断;用血管拉钩或血管吊带将肠系膜上静脉拉向左侧,使肠系膜上动脉位于肠系膜上静脉的右侧。根据肠系膜上动脉的搏动,离断肠系膜上动脉腹侧鞘膜,显露肠系膜上动脉腹侧。沿肠系膜上动脉右侧自尾侧向头侧应用超声刀或ligasure离断钩突系膜,胰十二指肠下动脉近端需用可吸收线结扎一道,直至腹腔干根部右侧。钩突系膜完全离断后移除标本。应用大量温生理盐水冲洗创面,反复检查手术创面无出血后,准备胰肠吻合、胆肠吻合和胃肠吻合。

13. 消化道重建

(1)胰消化道重建:胰腺导管对空肠黏膜吻合术是国际上最主流的胰消化道重建术式,这种主流术式从开腹手术一直沿用到腹腔镜和机器人胰消化道重建。传统胰肠吻合术术后胰瘘发生率高达10%~30%,其原因除了技术上很难达到高质量吻合外,主要原因是没有从胰肠吻合口愈合机制方面进行预防。洪德飞教授提出,并经动物实验证实胰管对空肠黏膜吻合术愈合的机制包括胰管与空肠黏膜的生长性愈合及胰腺断端与空肠浆肌层缓慢的粘连性愈合,愈合的结局是形成组织瘘管,因此笔者在国际上首先提出了胰肠吻合口"瘘管愈合"学说,并创建了洪氏胰肠吻合术,颠覆了传统胰肠吻合术的理念与技术。在理念上从吻合口颠覆转变为瘘管,在技术上从依靠复杂缝合转变为创建人工瘘管,即引流为主,组织简单对合即可,胰管支撑管作用由传统法的"支撑胰管"转变为"引流胰液和引导空肠黏膜与胰管的愈合",因此命名为"胰液引流管"。胰液引流管形成的"人工瘘管"有足够时间等待胰腺断端与空肠浆肌层完成粘连性愈合形成"组织瘘管",即胰肠吻合口。洪氏胰肠吻合术不仅破解了腹腔镜胰肠吻合术的国际难题,而且从技术上和吻合口愈合机制上预防胰瘘,目前至少被250家医院的消化外科医师应用于开腹、腹腔镜、机器人胰消化道重建。统计5个中心洪氏胰肠吻合术应用于LPD 412例,B级胰瘘发生率约6.3%,C级胰瘘发生率约0.9%,其他严重并发症发生率也低于文献报道,没有发生因胰瘘致死病例;并且重建方便,不受胰管细小限制,腹腔镜胰肠重建时间从传统法的60分钟以上缩短为20分钟左右,化解了LPD曲线期胰肠吻合术的风险;开腹胰肠吻合时间从30分钟缩短为8分钟左右。

洪德飞教授推荐胰肠吻合术式:对于开腹胰消化道重建术,主胰管直径≤5mm时,选择Ⅰ型洪氏胰肠吻合术;主胰管直径>5mm时,选择洪氏胰腺胰管整层空肠全口吻合术(Ⅱ型洪氏胰肠吻合术)。因胆管中下段癌胰管一般都细小,多选择Ⅰ型洪氏胰肠吻合术。

Ⅰ型洪氏胰肠吻合术的具体步骤如下。

①准备胰液引流管:根据术前CT或MRI测得的胰管直径大小,准备与胰腺断端主胰管直径相匹配的胰液引流管一根(胰液引流管直径≥主胰管直径),长约15cm,在插入端剪2~4个侧孔,插入端剪成斜面。②胰液引流管固定:方法一,主胰管直径≥3mm时,将胰液引流管插入主胰管3~5cm,然后应用4-0 PDS或薇乔线从胰管12点方向进针,贯穿胰液引流管,从胰管背侧6点方向穿出缝合一针,边距5mm以上,打结固定胰液引流管。若插入后,胰液引流管直径小于主胰管直径,可在胰液引流管外缝合1~2针,以保证胰液通过胰液引流管进入空肠腔。牵拉胰液引流管不能拉出,表明已稳妥固定。方法二,主胰管直径

<3mm 时,用 4-0 PDS 或薇乔线缝合胰管壁一针,提起缝线牵开胰管,胰液引流管插入主胰管 3~5cm 后,缝线环绕胰液引流管结扎将胰液引流管固定在主胰管上。也可应用 3-0/4-0 长针 Prolene 线从腹侧胰腺进针,穿过胰腺背侧,再从胰腺背侧进针,从胰腺腹侧出针,环绕胰液引流管缝合固定。③胰腺断端空肠浆肌层头侧缝合:应用 3-0 /4-0 长针 Prolene 线从胰腺头端开始贯穿胰腺全层和空肠浆肌层连续缝合 2~3 针直至胰管处,钛夹固定线头。④"人工瘘管"构建:持针器夹住缝针,缝针钩起空肠袢系膜对侧肠壁,在胰管对应处空肠打一小孔,把胰液引流管另一端放入空肠袢远端,拉直引流管,避免扭折。应用 4-0 薇乔线环绕胰液引流管荷包缝合后,抽紧荷包缝线打结,形成"人工瘘管"。⑤胰腺断端空肠浆肌层尾侧缝合:应用 3-0/4-0 长针 Prolene 线在胰液引流管尾侧贯穿胰腺和空肠浆肌层连续缝合 2~3 针。靠拢胰腺断端与空肠袢,抽紧尾侧 Prolene 线打结,应用 5mm hem-o-lok 固定线结,避免 Prolene 线松脱,同样抽紧头侧 Prolene 线打结,应用 5mm hem-o-lok 固定线结,避免 Prolene 线松脱,即完成洪氏胰肠吻合术。缝合过程中,胰腺断端要求边距 10mm 以上,空肠浆肌层多缝合组织。

（2）胆肠吻合:距胰肠吻合口 10~15cm 处行肝总管(胆总管)空肠吻合术。肝总管直径≥10mm 以上,用 4-0 倒刺线或 4-0 PDS 可吸收线连续缝合;肝总管直径 <10mm,用 4-0 PDS 或 4-0 倒刺线连续缝合后壁,前壁以 4-0 薇乔线或 PDS 线间断缝合。吻合口完成后反复用纱条挤压,观察是否有胆汁渗漏;若有,应用可吸收线在渗漏处补针直至无胆汁渗漏。

（3）胃肠/十二指肠空肠吻合及鼻肠营养管放置:请麻醉医师将胃管和鼻肠管一起插入胃腔(年老、营养情况相对较差的患者可安置鼻肠营养管)。提起空肠,距胆肠吻合口 50~60cm 空肠用 4-0 薇乔线缝合空肠浆肌层与胃大弯侧胃浆肌层。分别用电凝切开空肠和胃,切割闭合器(白钉)伸入胃腔和肠腔,靠拢后击发,先后应用碘附溶液、热生理盐水冲洗胃腔。牵开胃肠吻合口,观察胃肠吻合口内壁是否有活动性出血,出血处可电凝止血或缝扎止血。将鼻肠营养管远端伸入输出袢,远端距胃肠吻合口 20~30cm,胃管远端置入输入袢后固定胃管和营养管。以 3-0 倒刺线或薇乔线连续缝合胃肠切口,即完成胃肠吻合。

应用大量温生理盐水冲洗腹腔、盆腔,反复检查创面无渗血、胆肠吻合口无胆漏。

14. 游离镰状韧带和肝圆韧带　用超声刀游离镰状韧带和肝圆韧带,将游离的肝圆韧带置于胰肠吻合口后方,隔开胰肠吻合口与胆肠吻合口,并覆盖门静脉、胃十二指肠动脉残端予以保护。

15. 腹腔引流管放置　在胆肠吻合口前方、胰肠吻合口后方分别放置腹腔引流管各一根。对胰管细小、胰腺质地软者,在胆肠吻合口前方放置双套管引流管一根,术后腹腔引流液淀粉酶高者,可持续冲洗。对术前放置的 PTCD 管不要拔除,术后继续胆道引流减压。

16. 缝合切口,结束手术。

二、腹腔镜胰十二指肠切除术

1. 麻醉方式和患者体位　患者仰卧位或两腿分开剪刀位。采用气管插管全身麻醉。术者(主刀和第一助手)站在患者右侧和左侧,扶镜医师根据手术进程,站在患者左侧或右侧,患者剪刀位时,扶镜医师站在患者两腿之间。

2. 操作孔位置及腹腔镜探查　先在脐下做 10mm 切口(观察孔),建立 12~15mmHg 人工 CO_2 气腹,并插入 10mm 套管,置入 30°腹腔镜探查,未见肝、腹腔和盆腔转移灶及其他病变后,在上腹部右锁骨中线、右腋前线、左锁骨中线及左腋前线建立主、辅操作孔各两对(图 13-1)。若存在清扫范围外的转移灶,应终止胰十二指肠切除术,改为胆肠内引流术。

3. 胆囊减压　胆囊压力明显增高或术前有黄疸未行减黄的患者,腹腔镜穿刺针穿刺抽吸胆汁行细菌培养。电钩切开胆囊底部减压,抽吸完胆汁后应用热生理盐水或碘附溶液冲洗胆囊和胆囊窝,避免胆汁污染腹腔。

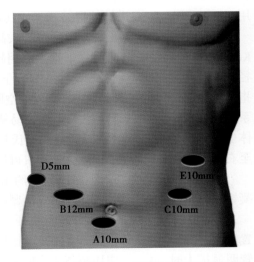

图 13-1　腹腔镜胰十二指肠切除术操作孔布局

A. 腹腔镜孔;B. 右锁骨中线主操作孔;C. 左锁骨中线副操作孔;D. 右腋前线副操作孔;E. 左腋前线主操作孔。

4. **断胃或十二指肠**　应用无损伤肠钳或胃钳分别牵开胃结肠韧带,超声刀或 ligasure 自胃网膜左右交界处向远处离断胃结肠韧带至十二指肠起始部,显露胰腺前面。打开后腹膜,显露胃十二指肠动脉。以胃左动脉为界,离断胃小网膜,结扎胃冠状静脉分支近端后离断。拔除胃管,直线切割闭合器(一般用蓝色或金色钉仓)离断远端胃,切除 40%~50% 的远端胃,断面电凝钩止血。若行保留胃幽门的胰十二指肠切除术,则距幽门 3~4cm 处离断十二指肠。

5. **肝脏悬吊**　应用荷包线针自腹壁外向内穿刺,应用腹腔镜持针器将荷包线针自腹腔内倒向穿刺出腹壁外,应用 hem-o-lok 夹固定荷包缝线和肝静脉韧带,在腹壁外提拉荷包缝线,肝脏面自动抬起,结扎荷包缝线。若肝圆韧带肥厚还是影响操作视野,可紧贴腹壁离断肝圆韧带,将肝圆韧带放置在荷包缝线与肝脏面之间。

6. **循肝动脉清扫**　根据肝总动脉搏动,应用超声刀自肝总动脉起始部向肝门方向清扫肝总动脉、肝固有动脉周围软组织和淋巴结。游离胃右动脉,近端结扎一道后,超声刀离断胃右动脉;游离胃十二指肠动脉后,近端应用 4-0 薇乔线和 5mm hem-o-lok 三道结扎,远端 hem-o-lok 双重夹闭后,用剪刀或超声刀离断胃十二指肠动脉。应用血管悬吊带提拉肝动脉,继续 360° 清扫肝总动脉周围软组织和淋巴结,为便于术后淋巴结分组,应用标本袋取出清扫的淋巴结和软组织。注意避免损伤变异的肝右动脉和肝总动脉。

7. **离断肝总管或胆总管**　游离胆囊动脉,近端结扎后超声刀离断,逆行切除胆囊(胆囊管不离断)。若胆囊肿大明显影响术野,可切除胆囊。巡回护士记录胆囊标本后,将胆囊放置在右肝上间隙。游离肝总管或胆总管,注意避免损伤起源于肠系膜上动脉的位于胆总管右侧缘的肝右动脉和肝总动脉以及变异的肝外胆管。对术前无阻塞性黄疸或有黄疸但已行 PTCD 减黄的患者,应用血管阻断钳或大血管夹夹闭肝总管或胆总管,远端胆管应用大血管夹结扎后,剪刀离断肝总管或胆总管(胆囊管汇入肝右管时)。电凝钩止血离断面出血点;对术前有黄疸而未减黄的患者,结扎胆管远端后,离断肝总管或胆总管,开放肝侧肝总管或胆总管,术中可以减黄,吸净流出的胆汁,并用生理盐水反复冲洗,避免胆汁污染腹腔,用纱条覆盖肝总管开口。肝总管或胆总管切缘送快速切片病理检查。

8. **肝十二指肠韧带骨骼化清扫**　提拉肝动脉血管牵拉带和肝总管远端,自肝门板自上而下 360° 清扫门静脉周围相应的淋巴结和软组织,直至清晰显露胰颈上门静脉,对粗大的门静脉分支近端用 5mm 血管夹双重结扎后,远端以超声刀慢挡离断。

9. **游离胰颈下缘 SMV**　根据胰颈上缘门静脉的定位,应用超声刀打开胰颈下缘后腹膜,分离出肠系膜上静脉(SMV)腹侧,用吸引器头或肠钳钝性分离胰颈后 SMV,即建立胰后隧道。对有慢性胰腺炎或胰颈后 SMV 腹侧不易分离者,不必游离胰后隧道,可边断胰颈边显露 SMV。游离胃结肠干或其胃支,近端用 5mm hem-o-lok 双道结扎胃结肠干或其胃支近端,远端以超声刀慢挡或 ligaure 离断。

10. **Kocher 切口**　患者体位转为头高右侧抬高 30°。若因患者体形肥胖或结肠肝曲粘连影响打开 Kocher,可游离结肠肝曲使之下垂。应用超声刀打开十二指肠外后侧的腹膜,沿右肾前筋膜、胰头后方路径向左侧游离至腹主动脉左侧缘。显露下腔静脉、左肾静脉及肠系膜上动脉(SMA)根部。充分游离十二指肠水平部、升部,可显露 SMV,将近端空肠从肠系膜血管后方拉至右侧,超声刀慢挡离断近端 12cm 空肠系膜和屈氏韧带。若近端空肠无法轻易从肠系膜血管后方拉至右侧,应考虑空肠近端是否有粘连,患者体位转到平卧位,提起横结肠,找到屈氏韧带,充分游离近端空肠后,再将近端空肠从肠系膜血管后方拉至右侧。如 16a2、16b1 组淋巴结增大,可切取送快速切片病理检查。

11. **离断近端空肠**　距屈氏韧带约 12cm 处应用直线切割闭合器(白色钉仓)离断近端空肠,断面电凝钩止血出血点。用超声刀或 ligasure 紧贴小肠继续离断小肠系膜至胰腺钩突部下缘,可显露 SMV 远端。

12. **断胰颈**　应用超声刀离断胰颈。对于术前 CT 或 MRI 提示细小胰管,超声刀离断至胰管大致位置时,应用超声刀夹碎胰腺组织,显露胰管后,应用剪刀离断胰管(图 13-2);对于术前 CT 或 MRI 提示胰管明显扩大时,可一直应用超声刀离断胰腺;对于胰腺质地硬的患者,可应用电钩离断胰颈。胰腺断面出血点应用电凝钩止血。

13. **断钩突**　自尾侧向头侧游离 SMV,近端以 5mm hem-o-lok 双重结扎第一支空肠静脉、胰十二指肠下静脉、胰十二指肠上后静脉(Belcher 静脉)、冠状静脉,超声刀慢挡离断远端;应用无损伤胃钳抓住 SMV

侧壁,或用血管悬吊带向左方牵拉 SMV,使 SMA 位于SMV 的右侧。根据 SMA 的搏动,离断 SMA 腹侧鞘膜,显露 SMA 腹侧。沿 SMA 右侧自尾侧向头侧应用超声刀离断钩突系膜,直至腹腔干根部右侧。胰十二指肠下动脉保留端需用 5mm hem-o-lok 血管夹结扎。钩突系膜完全离断后标本即可切除。将标本放置标本袋内封闭后放置于右肝上间隙,待手术结束时取出。

14. 消化道重建 温生理盐水冲洗腹腔,反复检查术野无出血后,准备胰肠吻合、胆肠吻合和胃肠吻合。

（1）洪德飞教授推荐胰肠吻合术式:对于腹腔镜胰肠吻合术,胰管直径 <8mm 时,选择 I 型洪氏胰肠吻合术;胰管直径≥8mm 时,选择 II 型洪氏胰肠吻合术。

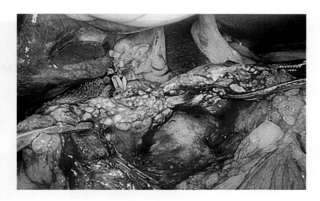

图 13-2 超声刀打碎胰腺实质,找到主胰管后,用剪刀离断主胰管

胆管中下段癌往往胰管不扩张,一般胰腺断端主胰管直径为 2~3mm,因此多选择 I 型洪氏胰肠吻合术。

I 型洪氏胰肠吻合术的具体步骤如下。①准备胰液引流管:根据术前 CT 或 MRI 测得的胰管直径大小,准备与胰腺断端主胰管直径相匹配的胰液引流管一根(最好胰液引流管直径≥主胰管),长约 15cm,在插入端剪 2~4 个侧孔,插入端剪成斜面(图 13-3)。②胰液引流管固定:方法一,主胰管直径≥3mm 时,将胰液引流管插入主胰管 3~5cm,然后应用 4-0 PDS 或薇乔线从胰管 12 点方向进针,贯穿胰液引流管,从胰管背侧 6 点方向穿出缝合一针,边距 5mm 以上,打结固定胰液引流管。若插入后,胰液引流管直径小于主胰管直径,可在胰液引流管外缝合 1~2 针,以保证胰液通过胰液引流管进入空肠腔。牵拉胰液引流管不能拉出,表明已稳妥固定(图 13-4)。方法二,主胰管直径 <3mm 时,用 4-0 PDS 或薇乔线缝合胰管壁一针,提起缝线牵开胰管,胰液引流管插入主胰管 3~5cm 后,缝线环绕胰液引流管结扎将胰液引流管固定在主胰管上。也可应用 3-0/4-0 长针 Prolene 线从腹侧胰腺进针,穿过胰腺背侧,再从胰腺背侧进针,从胰腺腹侧出针,环绕胰液引流管缝合固定。③胰腺断端空肠浆肌层头侧缝合:应用 3-0 /4-0 长针 Prolene 线从胰腺头端开始贯穿胰腺全层和空肠浆肌层连续缝合 2~3 针直至胰管处,以钛夹固定线头。④"人工瘘管"构建:持针器夹住缝针,缝针钩起空肠襻系膜对侧肠壁,在胰管对应处空肠打一小孔,把胰液引流管另一端放入空肠襻远端,拉直引流管,避免打折。应用 4-0 薇乔线环绕胰液引流管荷包缝合后,抽紧荷包缝线打结,形成"人工瘘管"(图 13-5)。⑤胰腺断端空肠浆肌层尾侧缝合:应用 3-0/4-0 长针 Prolene 线在胰液引流管尾侧贯穿胰腺和空肠浆肌层连续缝合 2~3 针。靠拢胰腺断端与空肠襻,抽紧尾侧 Prolene 线打结,应用 5mm hem-o-lok 固定线结,避免 Prolene 线松脱;同样抽紧头侧 Prolene 线打结,应用 5mm hem-o-lok 固定线结,避免 Prolene 线松脱,即完成 I 型洪氏胰肠吻合术。缝合过程中,胰腺断端要求边距 10mm 以上,空肠浆肌层多缝合组织(图 13-6)。

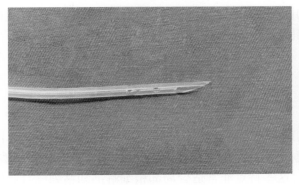

图 13-3 胰液引流管前端剪成斜面,并剪 2 个侧孔引流胰液

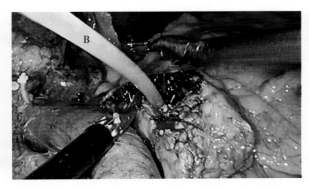

图 13-4 4-0 PDS 穿过胰管、胰液引流管、胰管后壁结扎固定

A. 胰腺断端;B. 胰液引流管。

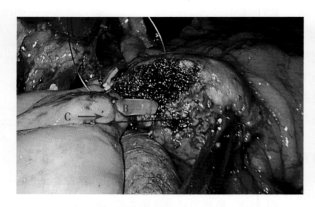

图 13-5　空肠荷包缝合抽紧结扎,胰腺与空肠形成人工瘘管

A. 胰腺断端;B. 胰液引流管;C. 空肠荷包缝合。

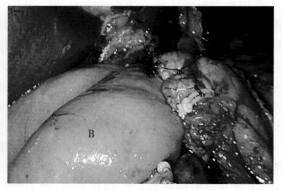

图 13-6　完成洪氏胰肠吻合

A. 胰腺断端;B. 空肠;C. 胰腺缝针边距≥10mm。

（2）胆肠吻合:距胰肠吻合口 10~15cm 处行肝总管(胆总管)空肠吻合术。肝总管直径≥10mm 以上,用 4-0 倒刺线或 PDS 可吸收线连续缝合;肝总管直径 <10mm,用 4-0 倒刺线连续缝合后壁,前壁以 4-0 薇乔线或 PDS 线间断缝合。吻合口完成后反复用纱条挤压,观察是否有胆汁渗漏,若有,可应用可吸收线在渗漏处补针直至无胆汁渗漏。

（3）胃肠吻合/十二指肠空肠吻合及鼻肠营养管放置:将手术床转至平卧位,提起横结肠,找到近端空肠,提拉空肠,明确是胰肠、胆肠吻合的空肠袢,用无损伤钳抓住距胆肠吻合约 50cm 的空肠。将手术床转至头高足低位,将空肠与胃靠拢。用 4-0 薇乔线缝合空肠浆肌层与胃大弯侧胃浆肌层,电钩分别切开空肠和胃,切割闭合器(白色钉仓)伸入胃腔和肠腔后击发吻合。生理盐水反复冲洗胃腔,牵开胃肠吻合口,观察胃肠吻合口内壁是否有活动性出血。请麻醉医师帮助将鼻肠营养管送入胃腔(年老、营养情况相对较差的患者可选择性放置鼻肠营养管),用肠钳将鼻肠管拉至胃肠吻合口输出袢,应用导丝将营养管送至距胃肠吻合口约 20cm 的小肠。以 3-0 倒刺线连续缝合胃肠吻合口切口,即完成胃肠吻合。

15. 游离镰状韧带和肝圆韧带　应用热蒸馏水冲洗腹腔、盆腔后,用超声刀游离镰状韧带和肝圆韧带,将游离的肝圆韧带放置于胰肠吻合口后方,隔开胰肠吻合口和胆肠吻合口,韧带覆盖门静脉、胃十二指肠动脉残端予以保护。

16. 取出标本　在脐下纵向或耻骨联合上弧形切开 4~6cm,连标本袋一起取出标本。标本标记各切缘送病理检查:胰腺断端、肝总管断端、十二指肠断端、钩突系膜(左界、后界、上界、下界)切缘。

17. 腹腔引流管放置　用布巾钳暂时封闭标本取出口,重新建立气腹。冲洗腹腔和盆腔,仔细检查手术创面无活动性出血、胆漏后,在胆肠吻合口前方、胰肠吻合口后方分别放置腹腔引流管各一根。对胰管细小、胰腺质地软者,在胆肠吻合口前方放置双套管引流管一根,术后腹腔引流液淀粉酶高者,可持续冲洗。对术前放置的 PTCD 管不要拔除,术后继续胆道引流减压。

18. 缝合切口,结束手术。

三、机器人辅助胰十二指肠切除术

（一）达芬奇机器人的优点和缺点

达芬奇机器人手术系统(da Vinci surgical system,DVSS)具有光学放大 10~20 倍的高清晰 3D 立体图像,EndoWrist 器械可完全模仿人手腕动作 7 个自由度,其活动范围甚至远大于人手,动作被等比例调整,滤除抖动,并精确地传递至患者身旁的机械臂器械上,这些特点非常适合局部精细解剖和精细缝合。但 DVSS 操作视野小,容易在腹腔内"迷失方向",力反馈缺失,当机械臂移动范围大时容易相互干扰,导致机器故障,影响手术进程,因此,为了发挥 DVSS 和腹腔镜手术的优势,可行腹腔镜机器人杂交胰十二指肠切除术,即采用腹腔镜切除胰十二指肠,DVSS 进行消化道重建和血管重建。

　　达芬奇机器人胰十二指肠切除时主刀医师可以坐着手术,不需要洗手、戴无菌手套、穿无菌手术衣,使主刀有充分的自由度,也有利于节省体力。达芬奇外科机器人费用昂贵,开机费和耗材费均未纳入医保报销范围,具体费用因各省定价不一致相差较大。

　　(二) 手术步骤

　　1. 体位　胰腺位于上腹部深部,为清晰显露术野,需依靠重力使肠管下沉至盆腔,应采取尽可能直立的头高足低仰卧位,同时固定足板以防止患者滑落。此外,为使钩突部显露更方便,需要旋转手术床使患者右侧抬高15°~30°,也可使用腰垫。根据手术室显示屏放置位置、辅助孔的选取及术者习惯,助手在患者并腿位时可站位于患者左侧,分腿位时可站位于患者两腿之间(图13-7)。

　　2. 麻醉方式　气管内插管,静脉、吸入复合麻醉。

　　3. 腹腔镜探查、操作孔布局　以 Veress 气腹针建立气腹。标准体形患者穿刺点可选择脐上或脐下。上身较短,剑突与脐间距较小患者,可以左

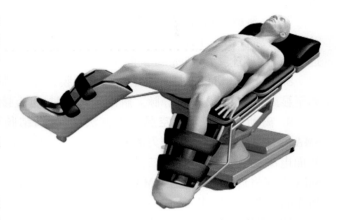

图 13-7　达芬奇机器人胰十二指肠切除术患者体位

侧肋缘下穿刺建立气腹后观察腹部最高点选为镜孔。手术过程中,根据患者心肺耐受情况适当调整气腹压力和流速,切除时建议 12~15mmHg,重建时可调低至 10~12mmHg。腹腔镜探查排除肝、腹壁、肠系膜转移后,继续定位布置其他操作孔。

　　各操作孔的定位应在气腹建立之后再做决定,切忌以气腹前初定的标识直接安置各位置戳卡。建议选择气腹后的腹正中线最高点为镜孔,通常该点与肿瘤的直线距离(即 T 点与 Camera 的间距)为10~15cm。对于上身短小的患者,镜孔位置可适当下移。①号机械臂穿刺孔的理想位置应位于镜孔左侧外上,直线距离 8~10cm,综合考虑患者身材因素,以体表标志线为参考:若①号机械臂穿刺孔的位置非常接近左肋下缘,可适当下移,极限低位应高于镜孔水平线,①号机械臂穿刺孔可能的位置见图13-8中方框表。若使用③号机械臂,且习惯用于患者右侧,其位置的确定可优先于②号机械臂,通常以镜头进腹查看,选择右肝下缘平面与结肠肝曲转角平面上缘的交点。②号机械臂穿刺孔的位置在取镜孔与③号机械臂穿刺孔的位置连线的中点稍下方,①、②、③号机械臂穿刺孔的位置与镜孔连成一条弧线。使用单一辅助孔(A1)建议选择①号机械臂穿刺孔与镜孔连线中点下方。初期开展手术时,可在①号机械臂穿刺孔的位置与镜孔连线中点下方增加第二个辅助孔(A2)。此孔除用于助手操作外,在钩突部显露较为困难时,也可调整为镜头孔,以增加自右向左的视角,因此 A2 孔也建议采用 12mm 戳卡(图13-8)。

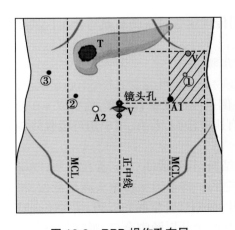

图 13-8　RPD 操作孔布局

①、②、③. 主操作孔;A1、A2. 副操作孔;
MCL. 锁骨中线。

　　4. 胆囊减压或减黄　对于术前有黄疸而又无减黄、胆囊明显增大的患者,腹腔镜穿刺针抽取胆汁行细菌培养。电钩切开胆囊底部,吸引器吸引黏稠的胆汁,应用生理盐水或碘附溶液冲洗干净后,缝扎切口。

　　5. 离断胃或十二指肠　应用无损伤肠钳或胃钳分别牵开胃结肠韧带,超声刀或 ligasure 离断远端胃结肠韧带至十二指肠起始部,显露胰腺前面。游离胃网膜右动、静脉,结扎近端,超声刀或能量平台离断远端。以胃左动脉为界,离断胃小网膜,结扎胃冠状静脉分支近端后离断。拔除胃管,直线切割闭合器(蓝钉或金钉)离断远端40%~50% 的胃,断面应用电凝钩止血。若行保留胃幽门的胰十二指肠切除术,则距幽门 3~4cm 处离断十二指肠。

　　6. 肝十二指肠韧带骨骼化清扫　超声刀打开胰上缘后腹膜,解剖出肝总动脉,应用血管带悬吊。循肝总动脉向肝门部清扫,游离出胃右动脉后,近端带线结扎后超声刀离断。游离出胃十二指肠

动脉（GDA），双道结扎 GDA 远、近端后离断。结扎胆囊动脉后逆行切除胆囊（胆囊管可以不离断）。游离出肝总管，无黄疸的患者，近端血管以阻断钳阻断；有黄疸者，近端开放，远端结扎或缝扎后，应用剪刀离断肝总管。胆汁流出后及时吸出，并应用热生理盐水或碘附溶液冲洗，避免胆汁污染腹腔。继续骨骼化清扫肝十二指肠韧带，直至胰颈上门静脉显露。

7. 游离肠系膜上静脉（SMV）　根据胰颈上门静脉，超声刀切开胰颈下缘后腹膜，游离出胰颈下 SMV。游离胃结肠干或其胃支，以 5-0 Prolene 线缝扎胃结肠干或其胃支近端，超声刀慢挡或 ligaure 离断远端。超声刀慢挡或 ligaure 离断十二指肠结肠韧带。

8. Kocher 切口　打开升结肠右侧腹膜，游离结肠肝曲至系膜根部使右半结肠下降，沿十二指肠框游离至显露下腔静脉、左肾静脉。解剖条件好时，可直接于钩突后方显露肠系膜上动脉及腹腔干根部。

9. 离断屈氏韧带及空肠　①方法一：取横结肠系膜上入路，牵拉十二指肠水平部，将近端空肠在 SMA 后方牵拉至右侧，超声刀离断屈氏韧带和近端 12cm 空肠肠系膜后，直线切割闭合器离断（白色钉仓），断面电凝钩止血。②方法二：悬吊横结肠，于屈氏韧带下方游离近端空肠和近端 12cm 空肠肠系膜，在 SMA 右侧将近端空肠拖至 SMA 右侧，直线切割闭合器离断，断面电凝钩止血。此方法常用于近端空肠有粘连的患者或肥胖患者。

10. 离断胰颈　用吸引器头或无损伤肠钳自尾侧向头侧游离 SMV，分离出胰颈后隧道，应用超声刀离断胰颈，术前影像学检查提示细小胰管时，可夹碎胰管外围胰腺组织找到主胰后，应用剪刀离断胰管，避免超声刀离断闭合胰管，胰液无法流出找不到主胰管。对有慢性胰腺炎或胰颈后 SMV 腹侧不易分离者，不必游离胰后隧道，可用吸引器头端压迫肠系膜上静脉下缘，用电钩边断胰颈边显露 SMV，电钩离断时切忌吸引器吸引，避免气腹压波动电钩损伤 SMV。

11. 离断胰腺钩突　自尾侧向头侧游离 SMV 右侧，依次结扎或缝扎胰十二指肠后上、下静脉近端，超声刀离断。用胃钳牵拉胰腺钩突系膜，助手用吸引器或胃钳将 SMV 或门静脉牵向左侧，使肠系膜上动脉位于 SMV 右侧缘，超声刀离断 SMA 腹侧系膜组织，显露 SMA 全程，紧贴 SMA 右侧完整切除胰腺钩突系膜，结扎或缝扎胰十二指肠下动脉近端。对于存在 PV、SMV 侵犯或与 PV/SMV 有致密粘连的患者，也可采用"动脉先行"的手术入路后，先从 SMA 右侧离断胰腺钩突系膜，然后应用腹腔镜血管阻断钳阻断肿瘤头侧门静脉、远侧 SMV 和脾静脉近端，用剪刀将肿瘤紧贴 SMV 和门静脉切除，对明确肿瘤侵犯门静脉或 SMV 者，可连同血管一起切除，血管壁送快速病理切片，门静脉或 SMV 可切除或重建。切除标本放置在标本袋内封闭后，放在右肝上间隙，消化道重建结束后取出。

12. 消化道重建　温生理盐水反复冲洗创面，检查无出血后，准备胰肠吻合、胆肠吻合和胃肠吻合。

（1）胰肠吻合。对于机器人胰肠吻合术，胰管直径≤5mm 时，选择Ⅰ型洪氏胰肠吻合术；胰管直径 >5mm 时，选择Ⅱ型洪氏胰肠吻合术。胆管中下段癌往往胰管不扩张，一般胰腺断端主胰管直径为 2~3mm，因此选择Ⅰ型洪氏胰肠吻合术。

由于达芬奇机器人操作特点非常适合精细解剖、吻合，也可应用传统胰管对空肠黏膜吻合术。洪德飞教授仍强调：胰液引流管应固定妥当，尽可能与胰管大小匹配。

Ⅰ型洪氏胰肠吻合术步骤同腹腔镜胰十二指肠切除、胰肠吻合术步骤。

（2）胆肠吻合：距胰肠吻合口 10~15cm 处行肝总管（胆总管）空肠吻合术。肝总管直径≥10mm 以上，以 4-0 倒刺线或 PDS 可吸收线连续缝合；肝总管直径 <10mm，以 4-0 倒刺线连续缝合后壁，前壁以 4-0 薇乔线或 PDS 线间断缝合。吻合口完成后反复用纱条挤压，观察是否有胆汁渗漏，若有，可应用可吸收线在渗漏处补针直至无胆汁渗漏。

（3）胃肠吻合及鼻肠营养管放置：将手术床转至平卧位，提起横结肠，找到近端空肠，提拉空肠，明确是胰肠、胆肠吻合的空肠袢，用无损伤钳抓住距胆肠吻合约 50cm 的空肠。将手术床转至头高足低位，将空肠与胃靠拢。以 3-0 薇乔线缝合空肠浆肌层与胃断端胃浆肌层 2 针，分别切开空肠和胃肠，切割闭合器（白色钉仓）伸入胃腔和肠腔吻合，击发吻合器。生理盐水反复冲洗胃腔，牵开胃肠吻合口，观察胃肠吻合口内壁是否有活动性出血。麻醉医师帮助将鼻肠营养管送入胃腔（年老、营养情况相对较差的患者可选择性放置鼻肠营养管），用肠钳将鼻肠营养管拉至胃肠吻合口输出袢，应用导丝将营养管送至距胃肠吻合口约 20cm 的小肠。3-0 倒刺线连续缝合胃肠吻合口切口,即完成胃肠端侧吻合。

13. 游离镰状韧带和肝圆韧带 用超声刀游离镰状韧带和肝圆韧带,将游离的肝圆韧带放置于胰肠吻合口后方,隔开胰肠吻合口与胆肠吻合口,韧带覆盖门静脉、胃十二指肠动脉残端予以保护。

14. 取出标本 冲洗腹腔、盆腔,检查创面无渗血、胆肠吻合口无胆漏后,在脐下纵向或耻骨联合上弧形切开 4~6cm,连标本袋一起取出标本。标本标记各切缘送病理检查:胰腺断端、肝总管断端、十二指肠断端、钩突系膜(左界、后界、上界、下界)切缘。

15. 腹腔引流管放置 应用布巾钳暂时夹闭标本取出口,重新建立气腹后放置腹腔引流管。于右肝下胆肠吻合口前方、胰肠吻合口后方各留置引流管一根,分别自 Port3 及 Port1 之戳卡孔引出。对胰管细小、胰腺质地软者,在胆肠吻合口前方放置双套管引流管一根,术后腹腔引流液淀粉酶高者,可持续冲洗。对术前放置的 PTCD 管不要拔除,术后继续胆道引流减压。

16. 缝合切口,结束手术。

四、术后管理

1. 术后 72 小时应严密监测患者生命体征及进出量、监测血糖。保持水、电解质、酸碱平衡。重点监测:血常规、出凝血时间、C 反应蛋白、肝肾功能、电解质、血糖、血液淀粉酶等。可分次少量输注新鲜血浆或白蛋白,保持血白蛋白水平在 3.0g/dl 以上,避免吻合口水肿影响愈合。重点检查:皮肤弹性、黄疸、腹部体征及腹部切口、肠鸣音等。鼓励患者深呼吸、咳嗽、咳痰,以有效预防肺部感染。术后 6 小时后应在护士或家属的帮助下进行四肢被动活动,以预防下肢深静脉血栓形成。术后 24 小时后,患者应主动在床上或下床活动。

2. 保持腹腔引流通畅。密切观察引流液的量、色。同步检测(术后第 1、3、5、7 天)血和腹腔引流液淀粉酶、胆红素和甘油三酯。术后腹腔引流液淀粉酶 >5 000U/L 时,建议应用生理盐水持续冲洗(50~100ml/h)和负压吸引。腹腔引流管拔除指征:每日引流液量 <100ml,引流液淀粉酶 <2 000IU/L、无胆漏后可考虑拔除。

3. 保持导尿管通畅,患者无前列腺增生,能自行排尿时,尽早拔除导尿管。

4. 术后是否留置胃管仍有争议。笔者建议对年老患者留置胃管,以避免术后误吸,年轻患者术中可拔除胃管。年老、营养情况差的患者术中放置鼻肠管,术后第 1 天,即给予肠内营养,逐渐增量。一般情况下,术后 1 天可少量饮水,术后 3 天进食流质。胃肠功能恢复,造影证实没有胃潴留后可进半流质。术后发生胃潴留的患者,需重新放置胃管进行减压。

5. 术后 3 天内预防性应用广谱抗生素;5 天内对胰腺质地软的患者可预防性应用生长抑素或奥曲肽;5 天内应用西咪替丁类或质子泵抑制剂预防应激性溃疡。

6. 由于肿瘤、糖尿病,巨大的手术创伤和手术应激反应,术后应加强营养支持。方法:①肠外营养(total parenteral nutrition,TPN)。术后 3 天内可应用肠外营养,应避免长时间应用 TPN 导致患者糖代谢紊乱、肝损害、导管感染、菌群移位等并发症。②肠内营养(internal nutrition,EN)。术后 24 小时后可开始应用肠内营养,并逐渐增加肠内营养量,停止肠外营养。因此,对于年老、术前营养情况差或心、肺、肝功能损害的患者,术中应预防性放置肠内营养管。

7. 对凝血功能正常患者不建议应用止血药物。术后抗凝治疗适用于高凝状态、门静脉切除人工血管重建、长期卧床患者。低分子肝素钙 2 500~5 000IU 皮下注射,以预防血栓,同时监测出凝血时间。

8. 术后 3~7 天应主动行腹部 CT、胸腔 B 超、胸片检查。患者出现腹胀、腹痛、发热等症状和体征时,应及时行腹部 CT、胸腔 B 超、胸片检查,以排除胸腔积液和腹水。若有胸腔积液、腹水,应预防穿刺引流或调整引流管位置。对伴有胰瘘者,应建立有效的持续灌洗和引流。

9. 术后发生并发症,应及时处理。如有腹水应及时经皮穿刺引流,避免腹腔感染、脓肿形成等。B 级胰瘘需及时冲洗、引流,避免向 C 级胰瘘升级或继发感染。

10. 预期禁食时间长,术中未预防性放置肠内营养管者,应在胃镜或 X 线引导下放置鼻肠管。

五、出院标准

患者出院标准除考虑医疗因素以外,还需考虑患者当地的医疗条件、路途的远近及交通等因素,从医疗因素而言,达到如下标准的患者可以考虑出院。

1. 无胸闷、气急、腹痛、呕吐,无发热或低热等症状。
2. 能进半流质或固体食物,胃纳好;患者能独自下床活动。自主排便。
3. 术前有黄疸患者,术后血胆红素水平持续下降。
4. 术后腹部超声或 CT 复查无腹腔、盆腔明显积液,无明显胸腔积液。
5. 切口愈合良好。生化漏或无症状 B 级胰瘘患者,可带管出院。

(洪德飞)

第六节　疗效与预后

根据目前文献报道,与肝癌、胃癌等相比,中下段胆管癌的手术疗效仍然较差,但显著好于胰腺癌。日本胆道外科协会报道了 779 例接受 R_0 胰十二指肠切除术或保留幽门的胰十二指肠切除术的中下段胆管癌数据,其 3 年生存率及 5 年生存率分别为 58% 和 44%。Akamatsu 等荟萃分析了 1 455 例接受 R_0 切除的中远端胆管癌的预后数据,其 3 年生存率及 5 年生存率分别为 33%~66% 及 16%~52%。Kiriyama 等统计了 370 例接受胰十二指肠切除术的中下段胆管癌患者数据,3 年、5 年及 10 年的总体生存率为 53.3%、40.8% 及 28.4%,总体中位生存期为 3.5 年。

目前认为,影响中下段胆管癌预后的相关危险因素有:切除范围、淋巴结转移、组织学特点、肿瘤标记物等。

1. **切除范围**　R_0 切除是影响预后的重要因素,术中应行胆管切缘的冷冻病理学检查以确保切缘阴性。Sasaki 回顾分析了 128 例中下段胆管癌患者,其中 105 例切缘阴性,12 例切缘显微镜下提示原位癌及 11 例切缘提示存在浸润性癌。单因素和多因素分析均提示胆管切缘状态是影响预后的独立危险因素,切缘原位癌与切缘阴性的患者其 5 年生存率差异无统计学意义,但显著优于切缘存在浸润性癌的患者。

2. **淋巴结转移,侵犯邻近脏器、血管、神经**　大量循证医学证据表明,淋巴结转移是影响中下段胆管癌预后的重要因素。第 8 版 TNM 分期根据阳性淋巴结数目将区域淋巴结(N)进行区分,更多的阳性淋巴结常预示更差的预后。Zhang 等回顾分析了 78 例中下段胆管癌患者,多因素分析发现阳性淋巴结比率是影响预后的独立危险因素,阳性淋巴结比率大于 0.5、0.2~0.5、0~0.2 及无阳性淋巴结患者的中位生存期分别为 15 个月、24 个月、23 个月及 35.5 个月。Oshiro 回顾性分析了 60 例接受手术的中下段胆管癌患者,阳性淋巴结比率分别为 0、0~20% 及 >20% 的患者的 5 年生存率分别为 44%、10% 及 0。单因素及多因素分析均提示阳性淋巴结比率是影响预后的独立危险因素。

3. **侵犯胰腺等邻近脏器及门静脉、神经**　Komaya 等统计了 389 例接受胰十二指肠切除的 R_0/M_0 中下段胆管癌患者数据,发现胰腺受侵犯、淋巴结转移及神经受侵犯是影响预后的独立危险因素。

4. **组织学特点**　低分化肿瘤常提示较差的预后,He 等研究发现肿瘤低分化是影响患者预后的重要影响因素。

5. **肿瘤标志物**　目前常用的标志物有 CA19-9、CEA 等,但是总体特异度与灵敏度均较低,有相关研究表明,术前 CA19-9 指标升高常提示更差的预后。Chung 等分析了 241 例接受根治性手术的中下段胆管癌患者的数据发现术前血清 CA19-9 升高是影响患者预后的独立危险因素。

除手术外,中下段胆管癌其他的治疗方式还包括化疗、放疗、靶向治疗等。但目前认为胆管癌对于放化疗的敏感性相对较差,导致临床研究的数据差异较大。Hoehn 等回顾分析了美国外科医师学会国家癌症数据库中共 8 741 例中下段胆管癌患者的资料,其中 5 766 例仅接受手术,450 例术后接受辅助化疗,1 918 例术后接受放化疗。多因素分析提示术后接受放化疗可以改善患者预后。但也有研究表明胆管癌根治性切除术后辅助化疗并不能改善预后。Morino 等回顾了 106 例 II~IV 期接受根治性手术的中下段胆管癌患者,其中 57 例接受吉西他滨+S-1 新辅助化疗,两组中位生存期为 50.4 个月和 37.3 个月,但差异无统计学意义。Yang 等回顾分析了 105 例中下段胆管癌患者,其中 32 例接受术后辅助化疗。单因素分析并未提示术后辅助化疗对预后的影响,亚组分析提示接受术后辅助化疗的淋巴结阳性患者的中位生存期为 21.6 个月,未接受辅助化疗的淋巴结阳性患者的中位生存期仅为 10.4 个月,提示术后辅助化疗可显著改善淋巴结阳性患者的预后。

对于不可切除的中下段胆管癌,患者可能从放化疗中获益。一项Ⅱ期临床试验的数据显示,27 例不可切除且无转移的中下段胆管癌患者接受了以吉西他滨为基础的化疗联合同步放疗(部分同时接受胆管内粒子内放疗),总体 2 年、3 年生存率分别为 27% 和 7%,中位生存期为 14 个月。接受胆管内粒子内放疗的患者中位生存期为 21 个月,优于不接受胆管内放疗的 14 个月。为了明确哪些患者可能从化疗中受益,Aktas 等回顾分析了 153 例接受胆管支架置入的中下段胆管癌患者资料,其中 119 例患者接受了以吉西他滨+铂类的一线或以 5-FU 为基础的二线化疗。化疗组中位生存期为 13.0 个月,非化疗组为 4.0 个月,并且发现当患者白蛋白 >3.4g/dl 或 PT<14 秒时可能从化疗中获益。

EGFR 和 *HER2* 是实体肿瘤中最有希望的治疗靶点之一,Jung 等分析了 84 例中下段胆管癌患者的病理资料,*EGFR* 仅在 6% 的患者中表达,*HER2* 仅在 2.4% 的患者中表达。生存分析显示 *EGFR* 表达及基因拷贝数变异是影响中下段胆管癌预后的独立影响因素。

(曹利平)

参考文献

[1] 汤朝晖,田孝东,魏妙艳,等. 美国癌症联合委员会胆道恶性肿瘤分期系统(第 8 版)更新解读[J]. 中国实用外科杂志,2017,37(3):248-254.

[2] MIYAZAKI M,OHTSUKA M,MIYAKAWA S,et al. Classification of biliary tract cancers established by the Japanese Society of Hepato-Biliary-Pancreatic Surgery:3(rd)English edition[J]. J Hepatobiliary Pancreat Sci,2015,2(3):181-196.

[3] 中国抗癌协会. 远端胆管癌规范化诊治专家共识(2017)[J]. 中华肝胆外科杂志,2018,24(1):1-8.

[4] BENSON A B,D'ANGELICA M I,ABBOTT D E,et al. Guidelines insights:hepatobiliary cancers,Version 2.2019[J]. J Natl Compr Canc Netw,2019,17(4):302-310.

[5] ADSAY N,BASTURK O,ALTINEL D,et al. The number of lymph nodes identified in a simple pancreatoduodenectomy specimen:comparison of conventional vs orange-peeling approach in pathologic assessment[J]. Mod Pathol,2009,22(1):107-112.

[6] RODER J,STEIN H,SIEWERT J. Carcinoma of the periampullary region:who benefits from portal vein resection?[J]. Am J Surg,1996,171(1):170-174.

[7] BENSON A,D' ANGELICA M,ABBOTT D,et al. NCCN guidelines insights:hepatobiliary cancers,version 1[J]. J Natl Compr Canc Netw,2017,15(5):563-573.

[8] SCHOENTHALER R,PHILLIPS T,CASTRO J,et al. Carcinoma of the extra hepatic bile ducts. The university of california at sanfrancisco experience[J]. Ann Surg,1994,219(3):267-274.

[9] NAKEEB A,PITT H A,SOHN T A,et al. Cholangiocarcinoma. A spectrum of intrahepatic,perihilar,and distal tumors[J]. Ann Surg,1996,224(4):463-473.

[10] RIZVI S,GORES J. Pathogenesis,diagnosis,and management of cholangiocarcinoma[J]. Gastroenterology,2013,145(6):1215-1229.

[11] BLECHACZ B,KOMUTA M,ROSKAMS T,et al. Clinical diagnosis andstaging of cholangiocarcinoma[J]. Nat Rev Gastroenterol Hepatol,2011,8(9):512-522.

[12] 尹磊,方征,张永杰,等. 侵及胰腺段胆管的中段胆管癌行联合部分胰腺切除的扩大肝外胆管切除与胰十二指肠切除疗效对比研究[J]. 中国实用外科杂志,2018,38(9):1045-1049.

[13] MASAYUKI A,TETSUO A,KIMIHIKO U,et al. Benefits and limitations of middle bile duct segmental resection for extrahepatic cholangiocarcinoma[J]. HBPD,2020,19(2):147-152.

[14] GAGNER M,POMP A. Laparoscopic pylorus-preserving pancreatoduodenectomy[J]. Surg Endosc,1994,8(5):408-410.

[15] PALANIVELU C,JANI K,SENTHILNATHAN P,et al. Laparoscopic pancreaticoduodenectomy:technique and outcomes[J]. J Am Coll Surg,2007,205(2):222-230.

[16] KENDRICK M,CUSATI D. Total laparoscopic pancreaticoduodenectomy:feasibility and outcome in an early experience[J]. Arch Surg,2010,145(1):19-23.

[17] KENDRICK M,SCLABAS G. Major venous resection during total laparoscopic pancreaticoduodenectomy[J]. HPB(Oxford),2011,13(7):454-458.

[18] ASBUN H,STAUFFER J. Laparoscopic vs open pancreaticoduodenectomy:overall outcomes and severity of complications using the Accordion Severity Grading System[J]. J Am Coll Surg,2012,215(6):810-819.

［19］KIM S,SONG K,JUNG Y,et al. Short-term clinical outcomes for 100 consecutive cases of laparoscopic pylorus-preserving pancreatoduodenectomy:improvement with surgical experience［J］. Surg Endosc,2013,27（1）:95-103.

［20］MESLEH M,STAUFFER J,BOWERS S,et al. Cost analysis of open and laparoscopic pancreaticoduodenectomy:a single institution comparison［J］. Surg Endosc,2013,27（12）:4518-4523.

［21］CROOME K,FARNELL M,QUE F,et al. Total laparoscopic pancreaticoduodenectomy for pancreatic ductal adenocarcinoma［J］. Ann Surg,2014,260（4）:633-640.

［22］洪德飞,刘亚辉,张宇华,等. 腹腔镜胰十二指肠切除术 80 例报告［J］. 中国实用外科杂志,2016,36（8）:885-890.

［23］洪德飞,张宇华,沈国樑,等. 腹腔镜机器人联合血管切除重建的胰十二指肠切除术［J］. 中华肝胆外科杂志,2016,22（7）:473-477.

［24］中华医学会外科学分会胰腺外科学组,中国研究型医院学会胰腺病专业委员会,中华外科杂志编辑部. 胰腺术后外科常见并发症诊治及预防的专家共识［J］. 中华外科杂志,2017,55（5）:328-334.

［25］洪德飞,刘建华,刘亚辉,等."一针法"胰肠吻合术用于腹腔镜胰十二指肠切除术多中心研究［J］. 中国实用外科杂志,2018,38（7）:99-102.

［26］洪德飞. 胰十二指肠切除术［M］. 2 版. 北京:人民卫生出版社,2014.

［27］ROOIJ T,LU M,STEEN M,et al. Minimally invasive versus open pancreatoduodenectomy. Systematic review and meta-analysis of comparative cohort and registry studies［J］. Ann Surg,2016,264（2）:257-266.

［28］WAKAI T,SHIRAI Y,MORODA T,et al. Impact of ductal resection margin status on long-term survival in patients undergoing resection for extrahepatic cholangiocarcinoma［J］. Cancer,2005,15,103（6）:1210-1216.

［29］MIYAKAWA S,ISHIHARA S,HORIGUCHI A,et al. Biliary tract cancer treatment:5 584 results from the Biliary Tract Cancer Statistics Registry from 1998 to 2004 in Japan［J］. J Hepatobiliary Pancreat Surg,2009,16（1）:1-7.

［30］ISHIHARA S,MIYAKAWA S,TAKADA T,et al. Status of surgical treatment of biliary tract cancer［J］. Dig Surg,2007,24（2）:131-136.

［31］AKAMATSU N,SUGAWARA Y,HASHIMOTO D. Surgical strategy for bile duct cancer:advances and current limitations［J］. World J Clin Oncol,2011,2（2）:94-107.

［32］KIRIYAMA M,EBATA T,AOBA T,et al. Prognostic impact of lymph node metastasis in distal cholangiocarcinoma［J］. Br J Surg,2015,102（4）:399-406.

［33］HE P,SHI J,CHEN W,et al. Multivariate statistical analysis of clinicopathologic factors influencing survival of patients with bile duct carcinoma［J］. World J Gastroenterol,2002,8（5）:943-946.

［34］CHUNG Y,CHOI D,CHOI S,et al. Prognostic factors following surgical resection of distal bile duct cancer［J］. J Korean Surg Soc,2013,85（5）:212-218.

［35］MORINO K,SEO S,YOH T,et al. The Efficacy and Limitations of Postoperative Adjuvant Chemotherapy in Patients with Extrahepatic Cholangiocarcinoma［J］. Anticancer Res,2019,39（4）:2155-2161.

［36］AKTAS G,KUS T,BALKAN A,et al. Prognostic factors in patients with advanced extrahepatic cholangiocarcinoma:A single center experience［J］. Medicine（Baltimore）,2019,98（8）:e14556.

［37］JUNG M,WOO C,LEE S,et al. Gene copy number variation and protein overexpression of EGFR and HER2 in distal extrahepatic cholangiocarcinoma［J］. Pathology,2017,49（6）:582-588.

［38］AUTORINO R,MATTIUCCI G C,ARDITO F,et al. Radiochemotherapy with Gemcitabine in Unresectable Extrahepatic Cholangiocarcinoma:Long-term Results of a Phase Ⅱ Study［J］. Anticancer Res,2016,36（2）:737-740.

［39］SAKATA J,WAKAI T,MATSUDA Y,et al. Comparison of number versus ratio of positive lymph nodes in the assessment of lymph node status in extrahepatic cholangiocarcinoma［J］. Ann Surg Oncol,2016,23（1）:225-234.

［40］HOEHN R,WIMA K,ERTEL A,et al. Adjuvant Chemotherapy and Radiation Therapy is Associated with Improved Survival for Patients with Extrahepatic Cholangiocarcinoma［J］. Ann Surg Oncol,2015,22（Suppl 3）:S1133-1139.

［41］ZHANG J,CHU Y,LAN Z,et al. Correlation between metastatic lymph node ratio and prognosis in patients with extrahepatic cholangiocarcinoma［J］. World J Gastroenterol,2015,21（14）:4255-4260.

［42］YANG H,ZHOU J,WEI X,et al. Survival outcomes and progonostic factors of extrahepatic cholangiocarcinoma patients following surgical resection:Adjuvant therapy is a favorable prognostic factor［J］. Mol Clin Oncol,2014,2（6）:1069-1075.

［43］VAN DER GAAG N,KLOEK J,DE BAKKER J,et al. Survival analysis and prognostic nomogram for patients undergoing resection of extrahepatic cholangiocarcinoma［J］. Ann Oncol,2012,23（10）:2642-2649.

［44］OSHIRO Y,SASAKI R,KOBAYASHI A,et al. Prognostic relevance of the lymph node ratio in surgical patients with extrahepatic cholangiocarcinoma［J］. Eur J Surg Oncol,2011,37（1）:60-64.

［45］SASAKI R,TAKEDA Y,FUNATO O,et al. Significance of ductal margin status in patients undergoing surgical resection for extrahepatic cholangiocarcinoma［J］. World J Surg. 2007,31（9）:1788-1796.

第十四章

弥漫型胆管癌

弥漫型胆管癌（diffuse cholangiocarcinoma，DCC）是近年才提出的概念，是指肿瘤浸润较广泛或浸润全部肝外胆管。DCC 概念在日本文献中常见，欧美文献中少见，国内也少见相关报道。

第一节　临床病理学特征

DCC 分两种，一种是肿瘤在胆管壁内纵向扩散，浸润胆管壁全层或胆管外结缔组织，即弥漫浸润性胆管癌（diffuse infiltrating cholangiocarcinoma，DICC），在扁平或结节浸润型癌中常见；另一种是浅表扩散性胆管癌（superficial spreading cholangiocarcinoma，SSCC），浅表扩散的定义是从主瘤灶沿黏膜扩散超过 20mm，在乳头状腺癌及高分化管状腺癌中常见。

胆管癌大体分为乳头状癌、结节状癌和浸润型癌。DICC 的病理学特征和生物学行为与胆管癌的结节状、浸润性癌等一致，病理分期晚，预后差。SSCC 在胆管乳头状癌（papillary cholangiocarcinoma，PCC）中最常见，恶性程度较低，预后较好，其病理特点镜下为病变从主瘤灶沿黏膜扩散超过 20mm，黏膜下层罕见炎症细胞浸润和纤维化，肉眼观察，淡红色细颗粒状黏膜是其特征性表现。

Igami 等分析 471 例胆管癌手术治疗的资料，胆管癌的大体分型是乳头状 86 例，结节状 156 例，浸润性 229 例。471 例中 69 例（14.6%）为 SSCC。其中乳头状 40 例，结节状 19 例，浸润性 10 例。在组织学上，乳头状腺癌占 13.0%，高、中、低分化分别为 26.1%、52.2% 和 8.7%。黏膜扩散长度为（54±19）mm，SSCC 在组织学上以乳头状腺癌及高分化腺癌更常见。与 402 例非浅表扩散性癌（NSSCC）比较，SSCC 的淋巴结转移、血管及神经浸润均显著减少，肿瘤分期较早。行肝胰十二指肠切除术（hepatopancreatoduodenectomy，HPD）在 SSCC 为 37.7%（26/69 例），NSSCC 为 6.2%（25/402 例）。SSCC 胆管近切缘阳性者为 18.8%（均为原位癌），较 NSSCC 的 11.9% 高，但差异无统计学意义。SSCC 的 5 年和 10 年生存率分别为 48.8% 和 19.6%，显著高于 NSSCC 的 26.8% 和 16.6%。浸润性癌中切缘阳性的 5 年生存率为 10.8%，显著低于切缘阴性者的 32.0%。但是在 SSCC，胆管切缘阳性（原位癌）与阴性相比，5 年生存率无明显差异。

SSCC 切缘虽是原位癌残留，出现复发的临床表现需时较长，但可发展为浸润性癌，缩短早期胆管癌患者的术后生存期。因此，应尽一切可能明确 SSCC 的扩散范围，包括术中活检及应用胆管镜，以获切缘阴性，同时术后需长期密切随访。

Okamoto 等分析肝外 PCC 的临床病理特征及外科治疗的意义。在 105 例胆管癌手术中 15 例为乳头状癌（14%），其中 8 例为 SSCC（黏膜扩散平均长度为 37.8mm）；4 例为同时性多中心起源，3 例为异时性多中心起源，7 例中 3 例存在胰胆管合流异常伴先天性胆管囊状扩张。手术方式为肝切除、胰十二指肠切除及 HPD（4 例），5 年生存率为 60%。作者据此认为乳头状癌具有浅表扩散和潜在多中心起源的特性。积极手术治疗可有明显的生存获益。多中心起源除特别注意胆胰管合流异常外还需注意共同通路过长者。

Onoe 等对胆管内乳头状肿瘤（intraductal papillary neoplasm of the bile duct，IPNB）分层分析与预后的关系。在单中心手术治疗的 644 例胆管癌中，184 例（28.6%）为胆管乳头状癌（papillary cholangiocarcinoma，PCC），其中病理诊断乳头状腺癌 40 例、黏液腺癌 13 例、管状腺癌 131 例。根据 PCC 肿瘤浸润成分占肿瘤体积的比例分为 4 组，分别为无浸润（PCC-1，$n=14$）、浸润≤10%（PCC-2，$n=32$）、浸润 11%~50%（PCC-3，$n=60$）、浸润 >50%（PCC-4，$n=78$），另外 460 例为非 PCC（NPCC）。结果发现，在 NPCC 中肿瘤浸润超过胆管壁及淋巴结转移更常见；PCC 的 5 年生存率为 55%，显著高于 NPCC 的 35%；PCC-4 与 NPCC 比较，两者的临床病理特征类似，且 5 年生存率无明显差异。但是，PCC-4 与其他 3 组 PC 比较，5 年生存率显著降低。因此，随着肿瘤浸润成分的增加，PCC 的生存率降低。肿瘤浸润成分超过 50% 表明预后不良。同时，大多数黏液性腺癌表达 MUC2，且与肿瘤浸润成分增加有关，预后较乳头状腺癌差。

很多国外学者将 IPNB 视为恶性，没有良性和交界性肿瘤。但是在中国约半数是良性或交界性肿瘤。王幸等对胆管内乳头状黏液性肿瘤的临床病理特征进行分析，11 例中 6 例恶性（55%），其中 1 例为浸润性癌，7 例有胆管结石，1 例伴肝血吸虫病。2010 年 WHO 将 IPNB 分为低级别上皮内瘤变和浸润性癌两类。

总之，SSCC 主要发生在 PCC 中，少数发生在分化较好的结节状、浸润性癌。SSCC 恶性程度较低，预后较好，应积极手术治疗。手术时应特别注意确保胆管切缘阴性。

第二节 诊断与鉴别诊断

过去，我们重视胆管癌的影像学诊断和可切除性评估。除此之外，现在要求影像学对肿瘤大体类型及其在胆管内扩展的范围做出诊断，这在 SSCC 的治疗中特别重要。胆管癌的大体类型在肝内、外胆管中并不完全相同。在 ICC 有肿块型、胆管周围浸润型及胆管内生长型。此外，尚有以肿块为主的不同类型结合的混合型，其中以肿块型最常见。在肝外胆管癌中肝门部以结节硬化型为主，中段胆管癌以结节型为多见，乳头状癌为一特殊类型。Nakanuma 等详细阐述了 PCC 的临床病理特点，分型中增加了 SSCC。术前了解各种类型胆管癌的影像学特征有助于外科医师制订更精准的手术方案。

影像学鉴别胆管内生长型癌（大多为乳头状癌）与结节型癌，以及判断癌肿在胆管内扩展的范围仍是严峻的挑战。Kim 等用增强 MR+MRCP，分析 19 例胆管内生长型癌与 20 例结节型癌的影像学表现，结果发现，乳头状或不规则息肉形状、荷瘤段胆管不收缩、平衡期肿瘤密度较肝脏密度低、肿瘤异质性、肿瘤上下胆管扩张及肿瘤段胆管不扩张等 6 个影像学特征中具有至少 2 项，诊断胆管内生长型癌的灵敏度和特异度分别为 95% 和 70%。

PTBD 或 ENBD 使黄疸消退后的胆道造影是评估胆管解剖和胆管癌范围的金标准。Senda 等提倡用多排螺旋 CT（MDCT）评估胆管癌沿胆管纵向扩展的范围，比较 73 例胆管癌的 CT 表现与病理结果，发现 33 例 CT 示肿瘤低密度者，均不能确定肿瘤两侧正常及增厚的胆管壁，在 40 例 CT 示肿瘤强化者，评估肿瘤近侧缘准确率达 76%，肿瘤远侧缘的准确率为 82%。胆管造影显示胆道狭窄是肿瘤浸润胆管的间接征象，而 MDCT 可显示增厚的胆管壁，提供癌症累及胆管的直接信息。

影像学研究最困难的是 SSCC 近远端的扩散范围难以确定。当胆道造影疑为 SSCC 或良恶性鉴别困难时可用 PTCS。PTCS 可显示乳头状肿瘤主病灶，以及病灶上、下的颗粒状黏膜，有无扩展至肝左、右管等。此外，在某些点可以看到细颗粒和粗颗粒，并可同时取活检标本。2005 年以后 PTCS 已很少应用，原因是：①费时，有一定创伤，且有可能导致癌细胞种植；②切缘原位癌残留不影响生存率（笔者不能同意，因为最终会复发且可变为浸润性癌，影响生存）；③现以经十二指肠乳头内镜活检或经口胆管镜检查替代。

对大多数患者,术前详细影像学研究和胆管镜检查能准确诊断胆管癌类型及累及胆管的范围。在 SSCC 中明确胆管黏膜累及的范围至关重要,这对设计手术方案、提高手术治疗效果极有帮助。

第三节 外科治疗

手术是可能治愈胆管癌的首选方法。SSCC 的手术方法包括大范围肝切除,如左右半肝、左右三叶并加尾状叶切除,胆管切除,胰十二指肠切除等。26.6%~37.7% 的 SSCC 患者需行 HPD,广泛累及整个肝外胆管的弥漫型胆管癌只有行 HPD 才能获根治性切除。胆管无瘤切缘≥5mm 才能防止吻合口癌复发。

最近,Otsuka 等强调肝门部胆管癌远切缘阳性行胆管追加切除或行胰十二指肠切除的价值。558 例肝门部胆管癌患者中,术中冷冻切片远切缘阳性者 74 例,53 例行追加手术,胆管再切除 44 例,切除的长度平均为 19mm,3 例行第二次再追加切除,长度平均为 15mm。加行胰十二指肠切除 9 例,21 例未做处理。44 例行胆管追加切除者的 5 年生存率为 31%,远切缘未再处理者为 0,行胰十二指肠切除的 10 年生存率达 67%。74 例中 71 例行半肝及三叶切除的大范围肝切除,9 例追加胰十二指肠切除者实为 HPD。因此,作者认为远切缘阳性者应追加手术,大多能获 R_0 切除,使患者可有较长期生存的机会。

日本用 HPD 治疗 SSCC 的 5 年生存率为 40%~60%。日本名古屋大学医院 Nagino 教授等报道了世界上最大宗 HPD 手术。2012 年他们报道了 85 例经验,2014 年报道了 93 例的资料结果。术前胆道引流 91/93 例(97.8%),其中 PTBD 56 例、ENBD 32 例、支架 3 例。PVE 67/85 例(78.8%)。肝切除包括右半肝切除 57 例、左三叶切除 14 例、左半肝切除 13 例、右三叶切除 3 例、其他肝切除 6 例,大范围肝切除共 87/93 例(93.5%)。血管切除 35/93 例(37.6%),其中门静脉切除 24 例、肝动脉切除 4 例、门静脉肝动脉同时切除 7 例。手术时间为(764±143)分钟(530~1 380 分钟),术中出血(2 725±2 104)ml。术后胰瘘 67/93 例(72%),其中 A 级 1 例、B 级 58 例、C 级 8 例;肝衰竭 10 例。术后并发症死亡 2 例,1 例术后 54 天空肠穿孔,1 例术后第 1 天门静脉血栓形成,2 例再手术后均死于多器官功能衰竭。91 例出院时情况良好。93 例的 3 年、5 年和 10 年生存率分别为 54.4%、40.0% 和 30.0%。67 例 pM_0 行 R_0 切除者 5 年、10 年生存率分别为 62.0% 和 52.7%。10 例 pM_1 患者,包括腹主动脉旁淋巴结转移 4 例、孤立肝转移 4 例及局部腹膜播散 2 例,HPD 后中位生存期为 6.9 个月,与肿瘤不能切除者比较无明显差异。因此,即使病灶局限的 M_1 也是 HPD 的禁忌证。最新报道日本名古屋大学医院 1992—2018 年 1 月为 144 例肝外胆管癌患者行 HPD,90 天病死率为 2.8%,5 年生存率为 39%。

HPD 适应证:①肿瘤弥漫浸润全部肝外胆管;②肝门部胆管癌伴胰头区域融合成团的淋巴结转移;③肝门部胆管癌向下浅表扩散;④远端胆管癌向上浅表扩散。

术前选择能从 HPD 明显获益的患者极为重要,2019 年 Toyoda 等分析 100 例胆管癌行 HPD 的胆管造影资料,将上述适应证中的①定义为弥漫型胆管癌,③④定义为局限型胆管癌,100 例中 28 例为弥漫型,72 例为局限型。结果表明,5 年生存率弥漫型较局限型胆管癌显著差(26.3% vs. 59.0%)。弥漫型胆管癌、年龄(≥70 岁)、PTBD 及门静脉切除(MDCT 术前评估的准确率达 94%)是预后不良的 4 个独立因素。患者如无或有 1 个危险因素,强烈推荐行 HPD;如有 3~4 个危险因素则中位生存期仅 1.52 年,与肿瘤不能切除者的 0.83~0.98 年差异不大;如有 2 个危险因素需行新辅助或辅助治疗。

HPD 术前处理:①MDCT 用于术前分期和评估胆管浸润范围。②PTBD 或内镜胆管引流(EBD),包括鼻胆管引流和胆道支架行保留侧肝脏的胆道引流。近年逐渐倾向于用 EBD,PTBD 除有胆漏、出血、感染及门静脉损伤、血栓等并发症外,主要是回顾性单中心及多中心研究发现 EBD 较 PTBD 的 5 年生存率显著增加。PTBD 易致含癌细胞的胆汁溢出引起腹膜种植转移、右侧胸膜播散及穿刺窦道转移等。PTBD 引起的腹膜种植性转移(25.4%~30.7%)高于 EBD(4.1%~10.7%),在 PTBD 和 EBD 两组间其他部位复发率无明显不同,提示 PTBD 引起的腹膜种植播散是预后不良的独立预测因素。因此,胆道引流在日本现多用 EBD,但名古屋大学医院更倾向于用 ENBD。③估计肝切除超过 60% 时,为增加保留肝的体积,待胆红素降至 85μmol/L 时行 PVE,2~3 周后手术。

HPD 手术顺序：①行胰十二指肠切除；②沿肝十二指肠韧带向上清扫脂肪淋巴组织；③游离同侧半肝和尾状叶；④沿肝静脉切肝；⑤切断肝内胆管。在这一过程中，如有血管浸润需切除重建。

HPD 由于技术要求高，并发症发生率高。日本学者认为，虽然并发症较多但病死率较低，合理选择的患者可获长期生存的机会。因此，对于弥漫型胆管癌累及整个肝外胆管者，应把 HPD 作为继肝切除、胆管切除、胰十二指肠切除后的第 4 种标准手术。

弥漫型胆管癌分为具有不同病理学特征和生物学行为的两种类型，即浅表扩散性和弥漫浸润性。前者多由胆管乳头状癌及其他分化好的腺癌引起，预后较好。术前准确诊断胆管癌的大体类型及胆管累及的范围，有助于设计精准的手术方案。后者需行包括大范围肝切除的 HPD，术前大多需行胆道引流和 PVE，以增加手术的安全性及防止术后发生肝衰竭。

（张　斌　吴志勇）

参考文献

［1］吴志勇,罗蒙. 肝内胆管癌的新认识［J］. 外科理论与实践,2009,14（2）:135-139.

［2］IWAHASHI N,HAYAKAWA N,YAMAMOTO H,et al. Mucosal bile duct carcinoma with superficial spread［J］. J Hepatobiliary Pancreat Surg,1998,5（2）:221-225.

［3］SAKAMOTO E,NIMURA Y,HAYAKAWA N,et al. The pattern of infiltration at the proximal border of hilar bile duct carcinoma:a histologic analysis of 62 resected cases［J］. Ann Surg,1998,227（3）:405-411.

［4］EBATA T,YOKOYAMA Y,IGAMI T,et al. Hepatopancreatoduodenectomy for cholangiocarcinoma:a single-center review of 85 consecutive patients［J］. Ann Surg,2012,256（2）:297-305.

［5］IGAMI T,NAGINO M,ODA K,et al. Clinicopathologic study of cholangiocarcinoma with superficial spread［J］. Ann Surg,2009,249（2）:296-302.

［6］OKAMOTO A,TSURUTA K,MATSUMOTO G,et al. Papillary carcinoma of the extrahepatic bile duct:characteristic features and implications in surgical treatment［J］. J Am Coll Surg,2003,196（3）:394-401.

［7］ONOE S,SHIMOYAMA Y,EBATA T,et al. Prognostic delineation of papillary cholangiocarcinoma based on the invasive proportion:a single-institution study with 184 patients［J］. Surgery,2014,155（2）:280-291.

［8］YANG J,WANG W,YAN L. The clinicopathological features of intraductal papillary neoplasms of the bile duct in a Chinese population［J］. Dig Liver Dis,2012,44（3）:251-256.

［9］王幸,陈拥华,蔡云强,等. 胆管内与胰腺导管内乳头状黏液性肿瘤的比较［J］. 中华肝胆外科杂志,2015,21（9）:620-624.

［10］季林华,吴志勇. 肝内胆管癌分型分期与治疗［J］. 中华消化外科杂志,2010,9（3）:193-196.

［11］季林华,吴志勇. 胆管癌的当前认识与诊治进展［J］. 外科理论与实践,2009,14（2）:231-234.

［12］NAKANUMA Y,SATO Y,HARADA K,et al. Pathological classification of intrahepatic cholangiocarcinoma based on a new concept［J］. World J Hepatol,2010,2（12）:419-427.

［13］KIM J,LEE J,KIM S,et al. Differentiation of intraductal growing-type cholangiocarcinomas from nodular-type cholangiocarcinomas at biliary MR imaging with MR cholangiography［J］. Radiology,2010,257（2）:364-372.

［14］SENDA Y,NISHIO H,ODA K,et al. Value of multidetector row CT in the assessment of longitudinal extension of cholangiocarcinoma:correlation between MDCT and microscopic findings［J］. World J Surg,2009,33（7）:1459-1467.

［15］ABE M,KONDO S,HIRANO S,et al. Superficially spreading cholangiocarcinoma［J］. Int J Gastrointest Cancer,2005,35（1）:89-94.

［16］WAKAI T,SHIRAI Y,HATAKEYAMA K. Peroral cholangioscopy for non-invasive papillary cholangiocarcinoma with extensive superficial ductal spread［J］. World J Gastroenterol,2005,11（41）:6554-6556.

［17］OTSUKA S,EBATA T,YOKOYAMA Y,et al. Clinical value of additional resection of a margin-positive distal bile duct in perihilar cholangiocarcinoma［J］. BJS,2019,106（6）:774-782.

［18］SAKAMOTO Y,SHIMADA K,NARA S,et al. Surgical management of infrahilar /suprapancreatic cholangiocarcinoma:an analysis of the surgical procedures,surgical margins,and survivals of 77 patients［J］. J Gastrointest Surg,2010,14（2）:335-343.

［19］EBATA T,YOKOYAMA Y,IGAMI T,et al. Hepatopancreatoduodenectomy for cholangiocarcinoma:a single-center review of

85 consecutive patients [J]. Ann Surg,2012,256(2):297-305.

[20] TOYODA Y,EBATA T,MIZUNO T,et al. Cholangiographic Tumor Classification for Simple Patient Selection Prior to Hepatopancreatoduodenectomy for Cholangiocarcinoma [J]. Ann Surg Oncol,2019,26(9):2971-2979.

[21] IGAMI T,NISHIO H,EBATA T,et al. Surgical treatment of hilar cholangiocarcinoma in the "new era":the Nagoya University experience [J]. J Hepatobiliary Pancreat Sci,2010,17(4):449-454.

第十五章

术后并发症

第一节　肝功能不全

根治性手术切除是治疗胆管癌最有效的方式。肝切除术后肝衰竭（posthepatectomy liver failure，PHLF）是大范围肝切除术后的严重并发症，发生率约为 8%，也是围手术期死亡的主要原因之一。

一、定义与分级

国际肝脏外科研究小组（International Study Group of Liver Surgery，ISGLS）分析总结来源于 50 项关于 PHLF 的研究，提出 PHLF 定义和严重程度分级标准。PHLF 定义为肝切除术后残余肝的合成、分泌、排泄及解毒等功能减退，术后第 5 天或以后出现国际标准化比值（INR）增加和总胆红素（TB）进行性升高，同时应排除患者存在胆道梗阻等情况。同时 ISGLS 根据患者病情严重程度将肝切除术后肝功能不全的患者分为 A 级、B 级和 C 级（表 15-1）。

表 15-1　ISGLS 肝切除术后肝功能不全严重程度分级

分级	诊断	临床表现	治疗
A	INR<1.5 尿量 >0.5ml/（kg·h） BUN<150mg/dl 动脉血氧饱和度 >90%	无	无
B	1.5≤INR<2.0 尿量≤0.5ml/（kg·h） BUN<150mg/dl 动脉血氧饱和度 <90%	腹水 体重增加 开始出现神经系统症状 呼吸急促	新鲜冰冻血浆 白蛋白 利尿药 无创辅助呼吸 腹部超声或 CT
C	INR≥2.0 高浓度吸氧后血氧饱和度≤85% BUN<150mg/dl 尿量≤0.5ml/（kg·h）	肾衰竭 呼吸衰竭 大量腹水 血流动力学不稳定 肝性脑病	血液透析 机械辅助呼吸 人工肝 挽救性肝切除 静脉营养 颅内压监测

注：INR. 国际标准化比值；BUN. 血尿素氮。

二、预防与治疗

(一) 术前肝功能评估

1. 术前常规检查　包括血、尿、粪常规,血糖、肝肾功能、凝血酶原及电解质检查,HBV 血清学标志,AFP 测定等。肝功能检查尤应注意血清蛋白的含量、血清胆红素、酶学指标的改变,一般要求蛋白总量在 60g/L 以上,白蛋白在 30g/L 以上,白球蛋白比值应大于 1。血清胆红素升高时,应鉴别是肝细胞性黄疸还是阻塞性黄疸。如属肝细胞性黄疸,则不宜手术;如属阻塞性黄疸,则应尽早减黄或手术治疗。肝切除时要求凝血酶原时间延长不超过正常的 50%,同时还应进行胸片、心电图、B 超、上腹部增强 CT、胃镜(了解食管胃底静脉曲张情况)、MRI 等检查。

2. 术前肝脏储备功能的评估　ICG 排泄试验主要是以血液中 15 分钟 ICG 滞留率($ICGR_{15}$)、有效肝血流量和血浆 ICG 清除率作为测量指标,通过量化术后残余功能性肝细胞量,可直接反映肝脏储备功能。临床上一般以 $ICGR_{15}$ 作为评估肝脏储备功能的指标:当 $ICGR_{15} \leqslant 10\%$ 时提示肝功能状况良好,$10\% < ICGR_{15} \leqslant 20\%$ 时提示肝功能轻度受损,$20\% < ICGR_{15} \leqslant 40\%$ 时提示肝功能中度受损,$ICGR_{15} > 40\%$ 提示肝功能重度受损。

2000 年 Malinchoc 等提出 MELD 评分用于预测 TIPS 术后患者的短期预后,Brown 等将 MELD 评分应用于行肝移植时供肝的分配和肝硬化患者行手术治疗的预后分析,当 MELD 评分>11 分时,术后出现 PHLF 的风险较高;当 MELD 评分<9 分时,术后出现 PHLF 的风险较低。

(二) 围手术期预防与治疗

对于术前有肝功能障碍的患者,即使进行了严密的围手术期处理,外科手术后仍存在发生急性肝功能不全的危险,应高度警惕。PHLF 的治疗原则上强调早诊断、早治疗、对因治疗和支持治疗、积极防治并发症。

1. 一般治疗　卧床休息,减轻肝脏负担,病情稳定后可适当运动;加强监护,监测精神状态、血压、心率、呼吸频率、血氧饱和度等;记录体重、24 小时尿量、排便情况等;进行血气监测,及时纠正水、电解质紊乱;纠正低蛋白血症,补充白蛋白或新鲜血浆。推荐高糖、低脂、适量蛋白饮食,保证足够热量,补充维生素 B、维生素 C、维生素 K,控制蛋白质入量[1.5g/(kg·d)];注意预防感染,注意护理,定期翻身,保持皮肤清洁和呼吸道通畅。

2. 保肝治疗　建议使用抗炎护肝类药物、肝细胞膜保护剂、解毒保肝药及利胆药等。抑制炎症反应,解毒,免疫调节,清除活性氧,改善肝细胞膜稳定性、完整性及流动性,以达到减轻肝脏组织损害、促进肝细胞修复和再生、减轻肝内胆汁淤积、改善肝功能的目的。

3. 防治出血　肝切除术后出血以消化道出血最常见,因此推荐预防性使用 H_2 受体阻滞剂或质子泵抑制剂,抑制胃酸分泌,减少胃出血可能;对于门静脉高压症患者,首选生长抑素类似物或特利加压素;对于食管胃底静脉曲张出血者,可用三腔二囊管压迫止血,或内镜下治疗止血;对于弥散性血管内凝血患者,可给予新鲜血浆、凝血酶原复合物或纤维蛋白原等,血小板显著减少者予血小板输注,纤溶亢进者予抗纤溶药物。

4. 术前胆道引流　《2014 年美国肝胆胰学会共识声明:肝门部胆管癌》指出,对于术前抗肿瘤治疗、胆管炎、肝肾功能不全及术前门静脉栓塞等患者可进行术前胆管引流治疗,但是仍有专科医师认为术前胆管引流可增加胆管逆行感染和肿瘤种植转移的风险。因此,术前存在阻塞性黄疸的患者,术前是否常规行胆道引流减黄存在一定争议,引流后胆红素下降水平仍缺乏统一的共识。对术前黄疸水平较高的患者行胆道引流后,可降低术后出现肝衰竭的可能性已是共识。

5. 预防感染　由于免疫功能低下,患者常发生腹腔、肺部、泌尿系统和消化道的感染,应注意护理过程中的清洁与消毒。一旦发现感染,可经验性用抗感染药物,并及时根据病原学检测和药敏试验结果调整用药,不推荐常规预防性使用抗感染药物。

6. 预防肾衰竭　严重肝损害可继发肾衰竭,应注意水、电解质的平衡,维持足够的血容量,避免肾血流量的减少,积极控制感染,禁用肾毒性药物,慎用静脉对比剂。在肾衰竭发生后,早期应:①减少或停用利尿药,停用肾毒性药物;②使用胶体或晶体扩充血容量;③早期发现并控制感染。肝肾综合征可使用特利加压素(1mg/4~6h)合并白蛋白(20~40g/d)治疗。

7. 肝性脑病的治疗　将患者转移至安静环境,减少外界干扰;常规评估颅内压,密切观察评估其病情变化;去除诱因,如感染、出血及电解质紊乱等;减少蛋白质摄入,给予营养支持,严重蛋白质不耐受者可补充支链氨基酸;应用乳果糖等酸化肠道,促进氨排出,减少肠源性毒素吸收;抽搐患者可酌情使用苯妥英钠或苯二氮䓬类镇静药物,但不推荐预防用药;可使用人工肝支持系统。

8. 人工肝支持系统的应用　对前、早、中期肝衰竭,治疗效果不理想、肝昏迷加重的患者,有条件者可考虑使用人工肝支持系统。晚期肝衰竭患者并发症多,治疗风险大,应谨慎使用。人工肝支持系统基于肝细胞强大的再生能力,通过体外机械、理化或生物装置,清除各种蓄积的有害物质,补充必需营养物质,改善内环境,暂时代偿部分肝功能,为肝细胞再生及肝功能恢复创造条件或等待机会进行肝移植,包括血浆置换、血浆灌流、血液滤过或血液透析等方法,指南推荐采用联合治疗、个体化治疗、规范化治疗。

三、疗效评价

肝切除术后发生急性或亚急性肝衰竭,其主要评价疗效的指标是短期生存率(4周、12周、24周和48周),次要疗效指标主要包括:①症状和体征,主要指患者乏力、食欲减退、嗜睡、皮肤巩膜黄染、呼吸急促、腹胀、腹水、少尿或无尿、出血及感染等临床症状和体征的变化。②实验室指标,血液生化指标如TBIL、INR/PTA、ALB、GPT、GOT及其比值等改变。通常将临床治愈率作为标准评判患者是否可以出院,包括:①乏力、食欲减退、嗜睡、皮肤巩膜黄染、呼吸急促、腹胀、腹水、少尿或无尿、出血及感染等临床症状和体征消失;②黄疸消退(TBIL≤2×34.2μmol/L),肝脏大小恢复正常;③肝功能及凝血指标等相关实验室指标基本恢复至正常水平。

(李富宇　程南生)

第二节　胆　漏

一、定义与分级

胆道手术术后第3天起,腹腔引流液中的胆红素浓度升高达到血清胆红素浓度的3倍及以上,且通过非正常途径流出,被称为胆漏。绝大多数胆漏发生在胆道或胆道邻近部位和脏器的外科手术后,胆管癌根治术属于胆道复杂手术,术后发生胆漏的概率较高,可造成严重并发症,甚至危及患者生命。

为了使各胆管癌研究中胆漏的发生率可以进行比较,国际肝脏外科研究小组提出了胆漏的临床分级(表15-2)。

表15-2　国际肝脏外科研究小组胆漏临床分级

分级	定义
A 级	胆漏不需要或仅轻微变更治疗方案的患者
B 级	胆漏导致需变更治疗方案的患者(如额外的诊断或介入手术),但仍可进行保守治疗,不需要再次开腹手术干预,或者 A 级胆漏持续时间 >1 周
C 级	胆漏需要再次开腹手术干预

二、治疗

充分有效的外引流至关重要。对于少量、无明显腹膜炎的胆漏,通常无须再次手术,只需保持原腹腔引流管引流通畅,数天至数周后多可自愈;未行胆肠吻合的患者发生胆漏,应争取内镜放置鼻胆管或放置胆道内支撑管;若引流不畅伴有急性弥漫性腹膜炎者,应尽早在72小时内手术探查;术后1周以上发生的胆漏,引流通畅时原则上不予急诊手术,可经引流管逆行造影,了解胆漏原因及部位,待 3 个月后再行手术处理。

(一) 非手术治疗

1. 充分利用原腹腔引流管,必要时行负压吸引。胆管癌根治术后近期内一般都留置腹腔引流管和/或 T 管,一旦发生胆漏,多可经腹腔引流和 T 管旁间隙流出体外,若胆管远端无梗阻存在,多数胆漏经非手术治疗 2~3 周内瘘口可自行闭合。一般可观察 8 周,瘘管远端无梗阻者,常可自愈。细的副肝管切断后,常因其肝下积聚胆汁形成外瘘,多见于术后 10~20 天后,若胆汁引流充分,胆汁流出逐渐减少,瘘口可自行愈合。

2. 若引流不畅,在肝上或肝下某部位形成包裹性积液,可在超声引导下穿刺抽液或置管引流。

3. 若为拔除 T 管后发生的胆漏,表现为拔管后出现腹痛,应立即从原窦道口重新插入引流管引流,否则时间太长则难以插入。

4. 若胆汁流出较多,可经内镜或 PTC 放置鼻胆管引流或留置胆管内支架管,以促进瘘口愈合。

5. 加强支持治疗,纠正水、电解质失衡,行胆汁细菌培养,适当应用抗生素。

6. 可适当配合生长抑素和生长激素序贯疗法。前者可减少胆汁的分泌,后者则可促进瘘口的愈合。其具体用法是先用生长抑素 3mg,持续 24 小时静脉慢慢滴入,连续 5 天,继用生长激素 8U,皮下注射,1 次/d,共 7 次。单独用生长激素治疗也能促进瘘口的愈合。

(二) 手术治疗

1. **手术原则**　封闭胆道破损,解除胆道梗阻,建立通畅引流。胆汁性腹膜炎已经超过 3 天,腹腔炎症严重无法完成前两项,只能清理腹腔、建立通畅引流。手术时机应选择在患者经过充分有效的综合准备措施,改善营养状态、肝肾功能、心肺功能,凝血指标恢复正常和胆道感染控制 4~6 周,全身及局部状况稳定良好后择期进行,否则不仅手术难以完成,而且会继发感染和严重并发症。

2. **手术探查**　胆道再次手术时,胆道系统本身及其相关联的组织器官都因以往的病变或手术而发生改变,围绕胆漏的窦道周围更牵涉多个脏器,因而手术的复杂性和难度已不局限于引发胆漏的原发病本身。如何判别、分离,从而显露胆漏的瘘口,也是一个困难的过程。在强调周密、有效的全身与局部准备的前提下,手术应在全身麻醉下进行,一般多选用右侧肋缘下斜切口,显露的主要步骤是:①分离切口下粘连,以充分游离右上腹腔及肝周围。②由肝右叶的边缘,紧贴肝脏面的包膜由外向内、由前向后、由浅及深地将肝下区粘连的系膜、肠管等整块由右上向下及向左的方向细心、轻柔地分离,直到有效显露肝右下至肝肾韧带、胃窦及十二指肠壶腹和降部、肝十二指肠韧带。③显露并打开粘连封闭的小网膜孔,并能容纳和通过左手示、中指进入。④在肝十二指肠韧带前上部的肝Ⅳ段脏面包膜外,向肝的横裂细心分离肝门板,并向左、右扩伸,向上直抵肝横裂的顶部。这四个步骤是进行胆漏探查、处理胆道病变的重要程序,有时是一个费时费力的操作,特别容易造成内脏或组织损伤。因此,要细心、耐心、准确、轻柔。

对窦道的探查处理:先保留胆漏的外引流管或由瘘口置入一导尿管作为导向;探明窦道各部窦壁的构成,再将由网膜或结缔组织构成的窦壁沿引流管逐步剖开,直达胆管旁胆汁潴留灶。此时,可移去引流管,清理并吸去胆汁即可见到胆管瘘口出口;若引流管仍在胆管内,即可拔出,改用不同大小的导尿管向胆管远近端探查,以初步了解情况。

探查胆漏形成的原因。由于梗阻多位于瘘口位置的远端胆管,通常先经瘘口或在胆管的前壁切开探查,先探查近端胆管,再探查远端,从而弄清导致胆漏的成因;确定远端梗阻的部位、性质、范围、程度;对于近端胆管的状态及相应胆管组织,探查要求详细、准确,判明主要病变,并足以据此设计解除这一病理状态的方案和措施。值得强调的是,大多复杂性胆漏的原因是:恶性胆管梗阻大部分发生在肝门或肝外胆管。有时病变位置高,肝横裂的顶部难以显露,或肝门区粘连致密,无法分离,难以进行有效的探查,可采取肝Ⅳ段切除或部分正中裂劈开来进一步显露。

3. **胆管损伤**　胆管损伤较小时,可行胆管修补术;对于胆管横断或严重损伤的患者,应行胆管空肠吻合术。因胆汁腐蚀,水肿、炎症反应明显而无法行修补和胆肠吻合的患者,可行胆管和腹腔引流,术后 3 个月再行胆肠吻合。胆漏后再次手术治疗,不论是胆管修补术还是胆肠吻合,均应争取一次成功,因为再发生胆漏或吻合口狭窄时治疗十分困难。防止再发生胆漏或吻合口狭窄的技术关键是:①充分保证胆管血供良好和两端无张力缝合,必要时行 Kocker 切口,游离十二指肠和胰头部,使十二指肠壶腹和中下段胆管向上移位,以减少缝合张力。修补或吻合完成后,需留置 T 管时,应在胆管上另做一小切口引出 T 管,不应该从修补处和吻合口引出,T 管短臂需通过修补胆管内腔,有利于预防狭窄发生。②吻合时应注意黏膜与黏膜对合,特别是回缩的胆管残端瘢痕组织较多,要清除瘢痕组织,直至显露胆管黏膜,然后与肠黏膜对合行全层间断缝合,切忌在胆管瘢痕组织上吻合,否则,术后容易形成狭窄。吻合后留置的支架管经空肠襻引出体外,支架引流管留置时间应在 3~6 个月。

4. **吻合口及肝断面胆漏**　仔细探查,判明主要成因,此时多合并吻合口狭窄,应予切开、矫正。清除吻合口以上形成的结石,切除吻合口的病变组织,最好达正常黏膜,重新设计一个足够长的宽大吻合口,必要时可用胆管空肠吻合并置管支撑。肝部分切除术后断面胆漏除肿瘤原因以外,常有肝二级肝管开口或肝门胆管开口的梗阻。处理这种胆漏,主要是解除未得到有效处理或遗留的病变。在清除肝断面的坏死、肉芽组织的同时,应显露并探查肝门胆管(肝左、右管,切开存在的狭窄,清除异物,与肝断面胆管伸入的器械会合),在狭窄处头侧行大口径肝门胆管空肠吻合术,肝断面的瘘口无法缝闭也不宜缝闭,待引流通畅后可自行愈合。

5. **肝脓肿穿破或切开引流后胆漏**　常是膈下脓肿引流后形成的上腹部一感染性病理通道,引流不畅即有腹内乃至胆管炎的剧烈发作。有效的处理应在感染发作的间歇期,有充分准备地进行,术前需准确对肝内胆管梗阻病变进行定位。手术探查应自肝外、肝门及肝内胆管进行:①若肝门难以显露可应用Ⅳ段切除术或部分正中裂劈开;②若主要为肝左叶二级肝管梗阻,必要时可行肝左外叶切除术;③若一侧肝门大胆管的梗阻,则应行大胆道狭窄的切开、清除异物,或因左肝外叶梗阻,在施行肝左外叶切除术后,采用肝门大胆管联合左叶肝断面肝管(改良 langmire 式)的 Y 式肠吻合术。

6. **肝管支气管瘘**　实际上是肝右上叶胆源性肝脓肿穿破右侧膈肌及右肺底胸膜-右脓胸-右下叶肺脓肿-破入支气管所致,是肝管梗阻后严重感染形成的病理通道。当患者肝管阻塞完全导致感染发作时,这一病理通道开放,导致患者刺激性咳嗽,排出脓性胆汁样痰液后,临床体温下降,黄疸消退,肝区疼痛消失。处理要点:①应从探查并解除胆管梗阻着手,以往曾见开胸切断并缝扎瘘管后失败的例子;②有效解除右侧肝管(肝右管、右后叶肝管)的梗阻性病变;③必要时,在充分准备下行肝右后叶切除术以达到根治性治疗;④右膈下区往往有潴留性病灶(实际是脓肿),对它的处理应在解除肝门梗阻减压后进行;⑤麻醉要求应用支气管插管,目的是使左、右支气管隔离分开。若在探查时未解除远端梗阻,先探查膈下脓肿,当清除脓肿内坏死组织后,整个肝管支气管瘘顿时通畅,阻塞部位以上胆管内大量高压的胆汁涌入胸内,并由右支气管溢入左侧,在完成肝门病变处理后,发现患者在麻醉下表现为进行性加重的缺氧,双肺实变,这实际上是一种误吸,应切实加以避免。

三、疗效评价

对胆漏相关症状及病因进行干预后,还应适时对干预后的效果进行评价,以制订后续治疗方案,评价时应遵循以下几个方面。

(一)临床表现

1. **疼痛**　患者腹部疼痛是否缓解、好转。腹部有无压痛、反跳痛、腹部肌紧张、移动性浊音、肠鸣音减弱或消失等体征。

2. **黄疸**　患者皮肤、巩膜黄染等是否减退,但需除外由胆管器质性病变所导致的黄疸及加重等。

3. **畏寒、发热**　如胆漏持续缓解,引流通畅。患者畏寒、发热等症状是否逐渐缓解。

4. **消化道表现**　由胆漏引起的恶心呕吐、食欲减退、消瘦、贫血及陶土色粪便等是否缓解。

5. **引流液观察**　腹腔引流管胆汁或胆汁样引流液是否减少。

6. **实验室检查**　白细胞计数及中性粒细胞是否逐渐降低或恢复正常,血清胆红素是否逐渐降低。

(二)影像学表现

腹部 B 超、CT、MRI 检查腹腔是否存在积液区,积液区是否减小、消失。若仍存在积液区,可行诊断性腹腔穿刺,明确积液区积液性质。

（李富宇　程南生）

第三节　胰　瘘

一、定义与分级

对于远端胆管癌,胰十二指肠切除术(pancreaticoduodenectomy,PD)是目前首选的治疗方案。随着外科技术的不断进步和围手术期管理水平的不断提高,PD围手术期病死率也在逐渐下降,但术后胰瘘(postoperative pancreatic fistula,POPF)仍是PD术后最常见、最严重的并发症,PD术后胰瘘指的是胰液自吻合口外流至腹腔,CT检查可见胰肠吻合口周围积液(图15-1)。

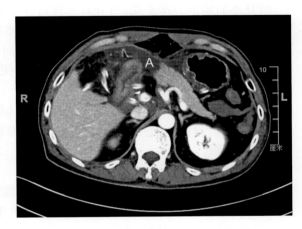

图 15-1　胰瘘引起的腹水
A. 腹腔积液。

早在2005年,国际胰瘘研究小组(International Study Group of Pancreatic Fistula,ISGPF)提出了对胰瘘的定义和分级的共识,并在临床上得到广泛采用。POPF定义为术后第3天或3天后,腹腔引流液淀粉酶含量高于血清淀粉酶正常水平的3倍以上。同时,根据严重程度将POPF分为A、B和C三个等级。2016年,国际胰腺外科研究小组(International Study Group of Pancreatic Surgery,ISGPS)对定义进行了修正与更新,将原来的A级胰瘘更改为生化漏,不认为它是影响临床进程的真正胰瘘;对B/C级胰瘘的划分也更为明确:B级胰瘘指需要特殊治疗才能治愈,包括持续引流3周以上、出现胰瘘相关治疗措施的改变、经皮或内镜下腹腔穿刺引流或血管介入等有创性治疗;C级胰瘘是指POPF导致器官衰竭、需要再次手术或死亡(表15-3)。

表 15-3　2016 年 ISGPS 关于 POPF 的定义和分级

分级	生化漏	B	C
术后第 3 天引流液淀粉酶数值达正常值上限的 3 倍以上	有	有	有
术后 3 周持续引流	无	有	有
POPF 治疗中出现临床相关性改变	无	有	有
经皮或内镜介入引流	无	有	有
POPF 相关出血需要血管造影	无	有	有
再次手术	无	无	有
感染征象	无	有	有
POPF 相关器官衰竭	无	无	有
POPF 相关死亡	无	无	有

二、危险因素

POPF的危险因素需要考虑以下三大类:①一般情况,包括患者年龄、性别、既往病史、营养状态等;②胰腺局部情况,包括胰腺质地、病理类型、胰管粗细、术前黄疸、慢性胰腺炎等;③手术因素,如术中失血量、术者的经验、器械应用、吻合方式的选择、胰管支架的放置等。目前,临床上建议利用多指标联合评分系统预测 POPF 的发生,如美国多家中心联合提出的 FRS(fistula risk score)评分系统,可以更有效地预测术后 POPF 风险,从而采取有效预防措施。

三、治疗

由于有危及生命的潜在风险,POPF 的处理长期以来一直是困扰外科医师的梦魇。早期发现干预和个体化细致管理是处理 POPF 的两大要素,具体分为以下几个方面。

（一）内稳态的维持

PD 术后胰液分泌不足,可导致人体营养不足,故维持内环境的稳定,积极补充热量、维生素、蛋白质以改善全身情况十分重要,可促进胰瘘愈合。术后肠内营养可促进肠道功能恢复,保护肠黏膜屏障作用、防止细菌移位,在临床上越来越受到重视。然而,早期肠内营养亦有报道会增加 POPF 的发生。因此,如何更合理地利用肠内/肠外营养,仍值得进一步探讨。

（二）生长抑素类似物

生长抑素类似物与 G-偶联的生长抑素受体结合从而对胰腺外分泌有抑制作用。生长抑素类似物早已在临床用于预防和治疗 POPF。然而,生长抑素类似物是否真正能够改善 POPF 的预后至今仍是一个有争议的话题。

（三）控制感染

PD 术后的 POPF 因有肠液混合,极易合并腹腔感染,可致严重后果,病死率高。腹腔引流液应常规做细菌培养及药敏试验,从而积极、合理地选择抗生素。在无培养结果的情况下,可经验性使用抗生素,通常首先使用针对革兰氏阴性菌及厌氧菌的抗生素。

（四）微创引流技术

随着微创穿刺技术的发展,避免了部分非计划的再次手术。对于 POPF 合并腹水的患者,可通过 B 超或 CT 引导下经皮穿刺到指定部位从而达到引流的效果,该技术已被临床广泛应用。对于不能通过经皮途径穿刺到达积液所在位置的患者,可尝试利用内镜超声将积液通过胃排出。对于部分合并胆漏的患者,可考虑行经皮经肝胆管穿刺引流,从而分流胆汁,减少胰液的激活,以利于更好地控制 POPF。

（五）血管介入技术

对于 B/C 级 POPF 的患者,严重者可出现腐蚀性腹腔出血。如 POPF 患者怀疑合并腹腔出血,可通过 CTA 检查对这些患者进行急诊评估,以确定可能的假性动脉瘤或动脉出血点,并尽快通过 DSA 行血管内覆膜支架置入术或血管栓塞术等,可以很大程度降低再次剖腹手术的可能。

（六）手术治疗

目前,随着微创引流技术和血管造影技术的进步,对 POPF 再次剖腹手术的需求逐渐减少。然而,在血流动力学不稳定、出血速度较快及血管介入治疗失败的情况下,急诊剖腹探查术仍是挽救生命的重要手段。此外,胰瘘导致腹腔感染时,还需要进行腹腔内大范围的冲洗和引流。

胰瘘再手术的手术方式有很多,应综合考虑患者身体状况、术中胰肠吻合口局部情况及术者临床经验进行选择。保留残余胰腺的术式为目前的主流,包括胰液外引流术或内外序贯引流术、胰胃吻合术、单纯腹腔引流术、胰管封闭等,这些方法各有其优缺点。相比较而言,胰液外引流术通过将高危的胰液引出体外,从而消除了术区最大的感染源,相较于其他方法安全可靠。然而,常规的胰液外引流术也有其局限性,容易导致继发的胰腺外分泌功能不全及需再次手术恢复胰肠内引流。全胰切除术既往曾作为 POPF 再手术的标准术式被采用,术后病死率高,并可永久导致胰腺内、外分泌功能丧失,目前已不作为首选的再手术方式。

根据患者胰腺质地、胰管大小选择合适的吻合方式也是降低 POPF 的重要方面,如针对"软胰、小胰管",将胰管做成乳头状凸出,变平面为立体,缝针从周围穿过,不经过胰管,明显降低了胰瘘的发生(图 15-2),其他改进新方法如洪氏胰肠吻合术、陈氏胰肠吻合术不仅重建简便,而且降低术后胰瘘效果显著。

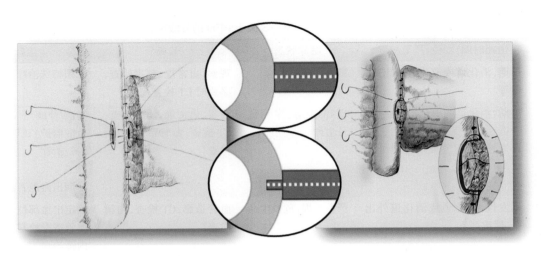

图 15-2 胰肠"乳头状吻合"示意图

(金凯舟 虞先濬)

第四节 术后腹腔出血

胰十二指肠切除术后出血（postpancreaticoduodenectomy hemorrhage，PPH）是中下段胆管癌行胰十二指肠切除术后的主要并发症之一。随着手术技术及医疗水平的提高，PPH 发生率在比较大的医疗中心降至 3% 左右，但致死率占胰十二指肠切除术后总病死率的 30%，其中腹腔出血因来势凶猛，进展迅速，后果严重，成为备受关注的临床焦点问题。

一、定义与分级

（一）腹腔出血的定义及诊断标准

采用 ISGPS 2007 年制订的诊断标准，根据出血部位分为消化道出血和腹腔出血。其中，腹腔出血主要表现为腹腔引流管出血，腹腔引流管拔除或腹腔引流管未见出血，但存在腹痛、腹胀、腹部膨隆、血红蛋白下降或出血休克等明显血流动力学改变等异常。还有少部分临床表现为消化道出血，实质为腹腔出血，由于腹腔内粘连，通过窦道出血进入消化道，进而表现为消化道出血，部分学者称为"假性消化道出血"或混合性出血，仍应归为腹腔出血范围。

术后腹腔早期出血大多是由于外科手术操作原因导致，如术中止血不彻底、动脉残端结扎线脱落、胰腺残端及吻合口处理不满意等；另外，凝血功能障碍也是术后腹腔早期出血的原因之一。

迟发性出血的原因比较复杂，主要为胰瘘、腹腔感染腐蚀动脉壁导致动脉出血或假性动脉瘤形成等。常见的出血部位包括肠系膜上动脉及其分支、门静脉及其属支、胃十二指肠动脉残端、肝动脉、胃左动脉、脾动脉、胰腺残端等。

（二）腹腔出血的分级

根据出血时间，以术后 24 小时为界，将出血分为早期出血和迟发性出血。根据出血程度分为轻度出血和重度出血。轻度出血患者的血红蛋白下降 <30g/L，伴或不伴有临床症状，不需要临床干预治疗；重度出血患者的血红蛋白下降≥30g/L，伴有明显的临床症状，通常需要手术或非手术干预治疗。

综合出血时间及出血程度，ISGPS 将术后出血划分为 3 级：A 级为早期轻度出血，生命体征平稳；B 级为早期重度出血或晚期轻度出血，生命体征尚平稳，很少危及生命；通常将迟发性轻度出血定义为"前哨出血"，部分患者因其发生时临床症状轻微，无须特殊处理即可自愈；但有 30%~75% 的患者在短期内可发生严重的、致命性出血，所以对于前哨出血应给予高度重视；C 级为晚期重度出血，生命体征波动，存在致命风险，须紧急处理（表 15-4）。

表 15-4　2007 年 ISGPS 关于 PPH 的分级定义

分级	出血时间,部位,严重程度	临床状态	诊断	治疗
A	早期,消化道或消化道外出血,中等	良好	观察,血常规,超声检查,必要时 CT 检查	无须特殊治疗
B	早期,消化道或消化道外出血,严重 迟发性,消化道或消化道外出血,中等	良好/中等,罕见危及生命	观察,血常规,超声检查,CT 检查,血管造影,内镜检查*	输血/补液 重症监护(ICU) 内镜治疗 栓塞 早期出血患者剖腹探查
C	迟发性,消化道或消化道外出血,严重	严重受损,危及生命	血管造影,CT 检查,内镜检查*	确定出血部位 血管造影栓塞 内镜治疗 剖腹探查 重症监护

注:* 消化道出血时使用内镜检查或治疗。

二、治疗

胆管癌术后腹腔出血主要为动脉性出血,其发病急、进展快、病死率高,早期干预是治疗的关键,重点在于选择合理的干预时机和措施,主要治疗手段包括保守治疗、介入治疗和手术治疗。

(一)保守治疗

对于出血为 A 级和部分 B 级,生命体征稳定的患者,首先考虑保守治疗,需要密切观察患者生命体征、腹腔引流液颜色和引流量、血流动力学改变及检测血红蛋白变化趋势,积极给予相应的止血、输血、补液等对症治疗。同时应选择相应的辅助检查,明确出血部位,为下一步治疗提供影像学证据。可采用腹部 B 超、CT、DSA 等手段。迟发性轻度腹腔出血,即"前哨出血"的患者,因其可能伴随而来的致命性出血,故临床实践中须充分重视,积极准备,及早通过介入或手术的方式干预,避免严重出血,以提高患者存活率。

C 级出血及部分严重的 B 级出血患者,其出血原因复杂,后果非常严重,一般保守治疗无效,对此类腹腔出血进行干预止血的时间越早,预后越好。

(二)介入治疗

介入治疗主要用于迟发性腹腔出血患者,对于不伴有胰瘘和腹腔感染的出血病例,介入方法已成为首选治疗方法,尤其对于前哨出血患者伴有假性动脉瘤形成及动脉瘤破裂导致的出血,其有效率达 80%以上。目前介入治疗仍以血管栓塞为主,部分有条件的中心可以置入覆膜血管支架。部分动脉残端出血可在 DSA 下置入止血弹簧圈或以吸收性明胶海绵颗粒栓塞止血,而肠系膜上动脉、肝动脉及腹腔干分支出血,则需要置入覆膜血管支架,这样既可达到止血目的,又能避免因血管栓塞导致局部器官缺血坏死等并发症(图 15-3)。

(三)手术治疗

术后腹腔出血患者经保守治疗及介入治疗后生命体征仍不稳定时,需要在充分准备下,急诊行剖腹探查并给予相应处理。早期出血患者原因比较单纯,手术能够去除出血原因,给予腹腔清洗及充分引流,可避免继发腹腔感染,一般预后较好;迟发性出血腹腔内情况复杂,手术难度大,应选择简易、可靠的手术方式,彻底止血,具体手术方式应根据患者具体情况而定,如腹腔脓肿引流或残余胰腺切除等,同时应避免继发并发症的发生。

术中正规操作可有效预防术后腹腔出血的发生。术中注意:①由经验丰富的临床专业化团队进行手术,采用熟悉、熟练的手术切除方式及吻合方法,仔细操作;②采用相应合适的手术及吻合器械,尤其是腹腔镜手术中恰当的手术器械选择尤为重要;③妥善处理血管残端及胰腺残端,术中精细操作,避免大块组

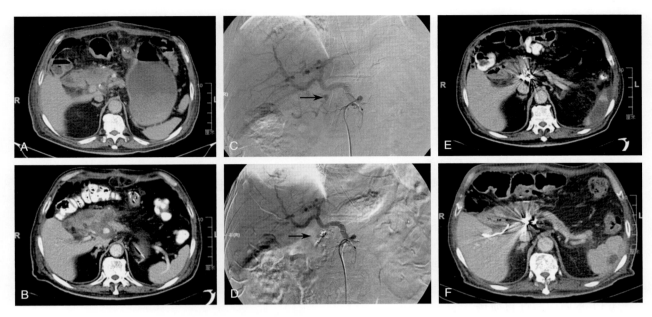

图 15-3　患者术后 3 周腹腔出血,经 DSA 介入栓塞治疗后出血停止

A. 术后 2 周 CT 表现;B. 术后 3 周 CT 表现,可见 GDA 出现假性动脉瘤;C. DSA 表现,可见 GDA 处出血病灶;D. 经弹簧圈栓塞后 DSA 表现;E. 术后 CT 表现;F. 术后 3 个月 CT 表现。

织结扎及操作;④合理放置腹腔引流管,既要充分引流,又要避免术后逆行感染可能,选择恰当的时机进行腹腔冲洗或 24 小时持续灌洗,避免因胰瘘及腹腔感染造成严重并发症。

术后应积极预防胰瘘、胆漏、腹腔感染等并发症的发生,重视前哨出血,及时查明原因,并给予正确处理,可大大降低术后迟发性出血的发生率。

（四）腹腔出血的预防

对于严重阻塞性黄疸的患者,建议术前减黄,积极改善患者的肝肾功能、补充凝血因子,有利于降低术后早期腹腔出血的发生率。术中正确操作可有效防止术后腹腔出血的发生。

三、疗效评价

胆管癌术后腹腔出血的发病率逐年降低,但其致死率仍居高不下,严重威胁患者生命。其发病急骤,进展迅猛,预后不佳,在临床实践中应给予充分重视。应根据患者具体情况,选择恰当的干预时机,采取有效的治疗措施。对于前哨出血及假性消化道出血,应有正确的认识及诊疗策略,以降低腹腔出血的病死率,进一步提高手术安全性。

（武春涛　虞先濬）

第五节　消化道出血

胆管癌根治术根据胆管癌的位置不同,采用的手术方式不同。胆管上端癌根治术后,需要行胆道空肠吻合重建,胆管中下端癌,主要采用胰十二指肠切除术,文献报道 PD 术后消化道出血的发生率约为 5%。胆管癌术后消化道出血是术后常见的并发症,处理不及时很可能会对患者造成严重的影响,甚至威胁生命。

一、原因

1. 胆管空肠吻合口出血

（1）胆道系统的感染。部分高位胆管癌的患者都合并胆道结石,临床上患者大都有反复发作的胆道结石病史,甚至术前就可能存在胆道出血的情况。由于长期慢性炎症的刺激,导致胆管壁组织的炎症、水肿、毛细血管扩张,血管的脆性增加,增加了胆道手术后出血的可能性。

（2）胆总管周围有较丰富的小动脉或静脉血管丛,胆道切缘均有活动性出血,如止血不彻底或因感染等原因造成缝线脱落可造成术后胆肠吻合口的出血。手术直接损伤动脉、热凝固伤、继发胆漏、局部感染、淋巴结清扫引起的动脉骨骼化等造成胆道系统供血动脉(肝动脉、肝左右动脉、肝内分支动脉等)中层弹力膜破坏,导致假性动脉瘤形成,可引起腹腔出血,同时出血量较大时,可能也会引起消化道出血。

2. 胰空肠吻合口出血

（1）胰腺创面、残端止血不彻底。

（2）胰空肠吻合口术后出现胰瘘、感染等并发症,引起胰腺残端出血或吻合口缝线脱落、松弛后,导致胰空肠吻合口出血。

（3）胰管空肠吻合口处,空肠黏膜未愈合,形成溃疡引起的出血。

3. 胃空肠吻合口出血

（1）胃肠吻合口缝合不牢靠,吻合口创面出血。

（2）胃小弯侧胃残端止血不严格导致的出血。

（3）术后应激性胃溃疡。

（4）腹腔内出血,如胃十二指肠动脉出血,与残胃形成假道,表现为上消化道出血。

4. 其他因素   包括患者的全身状况,如是否伴有肝硬化、凝血功能障碍,以及黄疸情况、营养状况等,这些都可能引起胆管癌术后消化道出血,需要术后及时观察,及时处理。

二、临床表现与分类

患者大部分会出现上消化道出血的症状,包括呕血、便血、引流管内血性液体,同时伴有心率加快、血压下降等休克表现。按照出血的时间分类,可分为早期出血(24小时内)和晚期出血(24小时后);按照出血的性质,可以分为静脉性出血和动脉性出血;按照出血的程度分类,可分为轻度出血和重度出血,轻度出血指血红蛋白(Hb)下降<30g/L,伴(或不伴)有心率增快(>120次/min)、血压下降等休克症状,但不需要手术干预治疗;重度出血是指 Hb 下降≥30g/L,伴有临床休克症状,需要手术或非手术干预治疗。2007年 ISGPS 对于胰十二指肠切除术后出血的分类中,综合出血时间、患者临床表现及治疗效果等因素,分为A、B、C 三级(表 15-5)。

表 15-5   胰十二指肠切除术后出血的分级

分级	出血时间	临床表现	临床处理	治疗结果
A 级	早期轻度或中度出血	生命体征稳定	临床观察为主,输血对症治疗	一般良好
B 级	早期中度出血或晚期轻、中度出血	大部分患者生命体征稳定,或者小剂量升压药物维持	输血对症治疗,入 ICU 密切监测生命体征,可行胃镜、DSA、CT 等明确出血原因	绝大部分预后良好,少数患者转为重症
C 级	晚期重度出血	生命体征不稳,心率增快、血压低	升压药物维持,输血对症治疗,DSA、胃镜,甚至手术治疗	部分患者死亡

注:DSA.数字减影血管造影。

三、治疗

胆管癌术后的消化道出血,根据临床表现,出血的部位、出血量、出血后对患者造成的影响,是否有休克症状等,考虑采取保守治疗还是直接再次手术探查。治疗上首先要考虑维持患者生命体征稳定,在开通静脉通路,快速补液、备血的同时,做好手术准备(包括 DSA 介入手术、剖腹探查止血术等)。

对于生命体征稳定的患者,以下情况可以采取保守治疗或边治疗边观察:术后消化道出血量不大,生命体征稳定,血常规检查血红蛋白能够维持,不进一步下降;经 CT、B 超或 DSA 介入造影检查后,出血灶仍不明确;经保守治疗后出血减少,生命体征稳定,查血红蛋白稳定甚至恢复;不能耐受再次手术。临床对症治疗,包括输注红细胞、血浆、冷沉淀,以及应用止血药物、奥曲肽、胃黏膜保护剂等止血、抗炎、支持治疗,同时做好术前相关准备。患者生命体征稳定的情况下,也可以考虑胃镜检查,同时及早行 DSA 介入治疗,对于有动脉性出血的患者,根据术后引起出血的部位,采取适宜的血管栓塞治疗,操作简单,患者痛苦小,止血效果理想。对于保守治疗无效的患者,出现以下情况时,要在备血充分的情况下,及时手术探查止血:经保守治疗后患者的出血情况未见缓解,休克无法纠正;DSA 介入或胃镜检查发现出血点,但是无法解决问题,要及时手术止血;消化道出血的同时,伴有严重的腹腔内感染(脓肿、胆漏等)无法引流,需要清创引流的患者。

手术探查时要仔细全面,大部分患者的消化道出血不会是单纯出血,常常伴有胰瘘或胆漏。剖腹探查止血手术时,要做到明确出血、及时止血的同时,根据不同出血位置,采用不同手术方式。胰空肠吻合口出血再次手术时,止血的同时需要做到胆胰分流;胆管空肠吻合口出血时,主要是彻底严密止血,必要时可以放置 T 管外引流;胃肠吻合口出血时,要根据出血的部位,加固缝合止血,甚至行胃造瘘手术。术中空肠营养管放置与否,可以根据患者实际情况决定,如果术后考虑恢复时间较长,术中行空肠造瘘为妥,术后可以尽早肠内营养,以增加患者恢复机会。

(张　波　虞先溶)

第六节　淋　巴　瘘

一、淋巴的形成与淋巴管的解剖

淋巴系统是心血管系统的辅助系统,组织液与细胞进行物质交换后,未被毛细血管静脉端吸收的小部分水分和大分子物质进入毛细淋巴管,形成淋巴,全身的淋巴液最终经右淋巴导管和胸导管流入静脉。肝脏淋巴管内蛋白浓度约为血浆内蛋白的 80%,较其他部分淋巴管内蛋白浓度高。与毛细血管相比,毛细淋巴管内皮细胞较薄,细胞间隙较大,基膜不完整,无周细胞,且内皮细胞外面有胶原细丝牵拉,使毛细淋巴管扩张、内皮细胞间隙增大,肿瘤细胞容易进入毛细淋巴管。淋巴管之间有丰富的交通支,当肿瘤栓子阻塞淋巴管,外伤或手术切断淋巴管时,淋巴经交通支引流,形成淋巴侧支循环,也可成为肿瘤转移的途径。因此,淋巴系统对肿瘤淋巴结转移起着重要的病理作用。

肝外胆道系统的淋巴引流较为复杂,肝总管和胆总管的十二指肠上段、后段的淋巴液主要沿两条途径流入胸导管:上路或称为左路,是指沿着胆囊管、肝动脉、门静脉前、内侧及腹腔干的淋巴管道,即胃癌淋巴分组的 12 组→8 组→9 组→16 组;下路或称为右路,是指胆囊管、门静脉前面和侧面、胰腺的后部、主动脉和下腔静脉之间的淋巴管道,即胃癌淋巴分组的 12 组→13 组→16 组。胆总管胰腺段和十二指肠壁内段的淋巴液先引流至肝蒂附近的淋巴结,再通过上路或下路流入胸导管。

二、定义与分类

淋巴瘘是胆管癌术后的并发症之一,发生率相对较低。由于肝后及膈下等区域富含淋巴组织,术中若出现区域淋巴循环途径被破坏将导致淋巴液外漏,称为淋巴瘘。如果淋巴液中甘油三酯含量明显升高,则淋巴液可表现为乳糜样的白色液体,称为乳糜漏。目前关于胆管癌术后淋巴瘘尚无明确定义,笔者参考 ISGPS 制订的胰腺术后乳糜漏定义,将胆管癌术后淋巴瘘定义为:术后 3 天后从引流管、引流管口或伤口引出乳糜样液体;无论引流液量的大小,只要甘油三酯浓度>110mg/dl(1.2mmol/L),即可诊断为乳糜漏。

根据疾病的严重程度、治疗策略和住院时间,ISGPS 进一步将淋巴瘘分为三级:A 级,自限性,无相关临床症状、无须特殊处理或仅需限制饮食,不延长住院时间。B 级,需要满足以下标准中的 1 项:限制性鼻饲营养和/或全肠外营养,需介入影像引导下经皮穿刺置管引流或长期保留术中放置的引流管,或药物治疗(如奥曲肽)。B 级常与住院时间延长直接相关,患者可能会原位带管出院或因为乳糜漏再次住院。C 级,需要接受更多的有创治疗,如介入影像引导下淋巴管栓塞/硬化、ICU 治疗、手术探查和腹腔静脉分流。若 B 级乳糜漏再次入院需介入、手术等侵入性治疗,也应划为 C 级(表 15-6)。

表 15-6   ISGPS 关于胰腺切除术后乳糜漏的定义及分级系统共识

乳糜漏是指术后 3 天后从引流管、引流管口或伤口流出的乳糜样液体,其中甘油三酯含量≥110mg/dl 或≥1.2mmol/L		
	A 级	B 级	C 级
治疗结果	有无饮食限制*	限制性鼻饲营养和/或全肠外营养,介入影像引导下经皮穿刺置管引流或长期保留术中放置的引流管,或药物治疗(如奥曲肽)	需要接受更多的有创治疗,如介入影像引导下淋巴管栓塞/硬化、ICU治疗、手术探查和腹腔静脉分流#
带引流管出院或再入院#	无	可能	可能
住院时间延长#	无	是	是

注:*无脂肪饮食;#与乳糜漏发生直接相关。

三、治疗

目前,临床对于淋巴瘘的治疗方式尚无定论。比较公认的观点认为,少量淋巴瘘由腹膜自行吸收,不必进行特殊处理。如果淋巴瘘量较大,同时合并发热、腹痛、白细胞升高等感染症状时,应予以禁食、采用全肠外营养,保证每日所需热量,推荐使用 3L 袋全营养混合液方式经中心静脉持续均匀滴注。总热量应为 100~130kJ/(kg·d),其中糖脂比为 1∶1,脂肪成分应以容易吸收的中链脂肪酸为主,中链/长链脂肪酸(MCT/LCT)比值为 1.0~1.2∶1。注意补充蛋白质,必要时补充新鲜血浆。同时积极预防控制感染,根据微生物培养结果针对性使用抗生素。还可以使用生长抑素,其可一定程度抑制淋巴液分泌。尤其需注意保持引流通畅,定期随访腹部 CT,如发现局部积液需行穿刺引流。有观点认为,腹腔引流的负压不宜过大,因负压增加并不能使淋巴管瘘口组织闭合,反使淋巴液持续漏出。如果经治疗一段时间后引流量仍较大时,可考虑手术治疗,缝扎处理可疑淋巴瘘口,必要时可通过淋巴管造影进行定位。也有报道认为,对引流量较大的淋巴瘘患者使用腹带加压包扎,甚至行局部放疗也有一定的治疗效果。

总而言之,对于腹腔淋巴结清扫术后淋巴瘘患者,应综合每日引流量、持续时间、有无减少倾向及患者的全身状态而评估制订治疗方案。

(吉顺荣　虞先濬)

第七节　术后腹腔感染

腹腔感染是胆道恶性肿瘤术后的常见并发症,与术后出血、吻合口漏、胃肠道穿孔密切相关。术后腹腔感染多表现为腹膜炎、腹腔脓肿、盆腔脓肿。肝胆肿瘤术后主要为右侧膈下脓肿,如无恰当干预措施,患者可能出现脓毒症并导致感染性休克。胆道恶性肿瘤术后发生腹腔感染将增加患者住院天数,威胁其围手术期安全,并对远期预后有不良影响。

术后腹腔感染来源按时间可分为:术前存在的腹腔感染、术中污染及术后并发症,如出血和胆漏等继发感染。应着重预防术后腹腔感染,防治结合。术前做好患者评估,严格掌握手术指征,把握手术时机,做好预防工作;术中无菌操作、精细解剖、止血彻底、结扎牢靠、吻合适宜、引流恰当;术后严密监控、早期识别感染征象并及时处理。

一、诊断

术后腹腔感染的典型表现为腹痛;局部和全身炎症表现为腹肌紧张、压痛及反跳痛、发热、心率加速、呼吸加速;低血压和组织灌注不足表现为少尿,精神状态改变。出现高乳酸血症则提示器官功能不全。患者有腹腔感染征象应首先认真回顾病史及术中情况,仔细进行体格检查,参考血液检查结果选择合理的检查方式,决定是否需要开始抗生素治疗和紧急手术。怀疑腹腔感染的患者可行 B 超或 CT 检查。CT

可明确感染的存在及确定感染源,在腹腔感染的诊断方面敏感性和准确性较 B 超更高。MRI 检查在 B 超或 CT 无肯定结论时,以及对孕期患者可考虑使用。影像学检查无法明确的情况下,可考虑行诊断性腹腔镜。腹腔镜对腹腔感染诊断的准确性很高,且可以在腹腔镜下对感染灶进行干预。在非弥漫性腹膜炎患者中,对于无出血、吻合口漏,且感染灶局限,全身症状抗生素控制满意的患者也可在 CT 或 B 超引导下进行穿刺引流。弥漫性腹膜炎患者应立即手术探查。

二、治疗

(一)感染源控制

腹腔感染治疗的根本措施是控制感染灶。活动性出血、脓肿形成、腹腔大量渗出时需要手术再干预,充分止血、彻底清创消除感染坏死组织,并放置引流。对于是否应行广泛的腹腔冲洗目前有争议,有观点认为大量液体冲洗腹腔可能造成腹腔巨噬细胞稀释进而减弱腹腔的自净功能。但局部的彻底冲洗是必要的。感染灶局限可采取局部治疗,如 B 超或 CT 引导下穿刺。

(二)液体复苏

一旦确定或怀疑患者有腹腔感染应立即开始液体复苏,特别是感染性休克患者出现低血压时。怀疑腹腔感染尚未有容量不足表现的患者稍加快补液速度密切观察,进一步评估。

(三)抗生素治疗

明确诊断的患者立即开始应用抗生素治疗。根据经验选择广谱抗生素,胆道手术推荐头孢类并适当考虑厌氧菌感染,后续根据药敏结果进行调整。为防止耐药菌株的问题,在控制感染的过程中始终要保持血液中抗生素的有效浓度,感染源控制后抗生素的使用时间不超过 4~7 天。

(四)其他

全身支持治疗及合并症治疗是术后腹腔感染的基础治疗,包括液体、饮食的控制管理,对症支持治疗,如控制血糖、抑制胃酸分泌、保持电解质及酸碱平衡等。便秘患者可配合肠道微生物制剂治疗等。

三、预防

(一)优化术前管理

高龄、糖尿病、肥胖、营养状况不佳、低蛋白血症、恶性肿瘤患者,伴有主要脏器功能不全、使用激素或免疫抑制剂、有慢性感染等情况的患者是术后感染的高发人群。胆道肿瘤患者特别是术前若存在胆管炎、阻塞性黄疸经皮穿刺或经内镜下支架置入的患者术后发生腹腔感染的概率更高,需要重点管理。术前仔细评估各项检查资料,做好血糖控制,纠正低蛋白血症。对于主要脏器功能不全的患者给予相应的替代治疗和支持。

(二)围手术期抗生素的使用

胆道肿瘤手术切口为Ⅱ类或Ⅲ类,推荐预防性应用抗生素。指南推荐第一、二代头孢菌素,头孢类药物过敏的患者可使用克林霉素联合氨基糖苷或氨基糖苷联合甲硝唑。特殊人群和病原菌用药可参考相关指南。预防使用抗生素的主要目的是保证在手术时患者血液中有足够的抗生素浓度。

抗生素的有效覆盖时间应包括整个手术过程和手术结束后 4 小时,总的预防用药时间不超过 24 小时,个别情况可延长至 48 小时。围手术期预防性抗生素的使用一般不超过 1 天。预防性抗生素使用时间不可随意延长,否则有造成耐药菌群感染的风险。

(三)手术要点

术前优化手术规划,减少手术耗时。术中保护组织,精细操作,沿组织间隙解剖,以减少手术创伤和出血,缩短手术时间。术中优化组织灌注和氧合,避免不必要的输血,以防止术中低体温。术后尽可能采用肠内营养可加速患者康复。

(四)引流管的放置和管理

引流管留置根据目的可分为预防性引流及治疗性引流。预防性引流的目的是清空残余血性液体和碎屑,控制可能发生的或预料中的吻合口漏,即建立控制性外漏。治疗性引流用于引流脓肿和感染性液体聚集。术中留置的引流管为预防性引流,若发生术后腹腔感染则可以进一步发挥治疗性引流的作用。引流管的放置应距离腹壁最短,避免弯曲;引流管修剪后置入腹腔时避免二次损伤;根据手术的具体情况放置引流;体外固定引流管避免弯折、堵塞。

放置恰当的引流管可以监控患者术后腹腔内部的情况,及时发现出血、胆漏、胰瘘、吻合口漏等问题。放置不恰当的引流管则会成为腹腔感染的一大来源。做好引流管的管理十分重要。引流管的管理要点:保持通畅,必要时可灌洗;记录引流液的颜色、性状和量,并常规送细菌学检测,必要时进行引流液培养。

随着快速康复外科的发展和理念的普及,术后早活动、早进食、早拔管似乎成为一种趋势。留置时间过久或术后腹腔发生感染可造成大网膜导致的拔管困难。引流量减少、引流液无感染征象、影像学检查局部渗出时引流管可逐渐拔除。

（五）术后感染的监控

手术时间长、静脉导管的留置时间长、呼吸机使用时间长及患者合并糖尿病都是发生术后腹腔感染的危险因素。术后常规密切监测患者情况,如体温、血压、呼吸频率、心率、脉搏、血常规、PCT 和 CRP 等。血液的生化检查并不能代替每天的问诊及体格检查。术后鼓励患者翻身、排痰和早期下床活动。保持切口清洁并做好疼痛管理。必要时可行床旁胸腹部 X 线片检查或床旁 B 超。

（邓侠兴）

第八节 胃 瘫

一、定义与分级

胃排空延迟(delayed gastric emptying,DGE),俗称"胃瘫",是胰十二脂肠切除术术后常见的并发症之一。根据 ISGPS 的定义,术后 3 天仍需要胃管引流或重新插入胃管或术后 7 天无法恢复经口进食的,可被诊断为胃瘫。ISGPS 进一步将胃排空延迟进行分级,根据胃管留置、无法进食的时间及症状的严重程度,依次分为 A、B、C 级(表 15-7)。

表 15-7   2007 年 ISGPS 胃排空延迟分级表*

DGE 分级	胃管留置时间	术后无法经口进食固体食物的时间/天	呕吐/胃扩张	促动力药物使用
A	4~7 天 或 > 术后 3 天重新留置胃管	7	±	±
B	8~14 天 或 > 术后 7 天重新留置胃管	14	+	+
C	>14 天 或 > 术后 14 天重新留置胃管	21	+	+

*为排除机械性原因,应通过胃镜或上消化道造影明确吻合类型。

目前,胃瘫的原因仍不清楚,可能由多种因素共同作用导致。其可能的发生机制包括以下方面。

1. **神经激素水平**   手术刺激引起的交感神经兴奋使儿茶酚胺的分泌增加,手术切除了部分胃导致胃泌素产生减少、胃动素受体的减少,肝十二指肠韧带的清扫使该区域的迷走神经大量破坏等神经激素水平的改变,均可影响胃的蠕动及收缩,导致胃瘫的发生。

2. **患者合并症**   糖尿病及其继发的神经病变是胃瘫最常见也是最重要的危险因素之一。一般认为,自主神经病变是糖尿病导致胃瘫的主要机制。其中,神经元一氧化氮合酶表达的减少、卡哈尔间质细胞(interstitial cell of Cajal,ICC)的缺失和胃巨噬细胞数量的改变均介导了这种机制的产生。此外,高龄(>75岁)、男性、身体质量指数(BMI>35kg/m^2)也是胃瘫发生的独立危险因素。

3. **术后并发症**   术后胰瘘、腹腔感染、二次手术等均是胃瘫的危险因素。其中,有报道指出术后胰瘘会增加 3 倍的胃瘫发生风险,而腹腔感染则会增加 1.5 倍的胃瘫发生风险。

4. 手术及吻合方式（保留与不保留幽门；结肠前与结肠后吻合）　研究发现,相对于经结肠后行胃肠吻合,经结肠前行胃肠吻合具有较低的胃瘫发生率。对于胃肠吻合方式的选择,有观点认为不同的胃肠吻合方式,如毕Ⅱ式吻合或 Roux-en-Y 吻合可能与胃瘫的发生有关。但近期几项研究均发现这两种吻合方式发生胃瘫的概率相似,差异无统计学意义。在是否保留幽门的选择上,有学者认为保留幽门可以更好地模拟正常生理结构。保留幽门的胰十二指肠切除术术后发生胃瘫的概率更高。但近期的一项 RCT 研究发现,胰十二指肠切除术中行幽门切除并不能减少术后胃瘫的发生。此外,手术时间的延长（>7 小时）也被认为是胃瘫发生的可能危险因素。

二、治疗

目前,针对胃瘫的治疗仍未达成共识且未有非常有效的方法,其治疗上以胃肠减压及营养支持等综合治疗为主。

1. 胃肠减压　对于胃瘫患者,胃肠减压是治疗的核心。胃瘫患者每日胃肠减压胃液及消化液的引流为 600~3 000ml。观察患者胃肠减压引流量有助于判断患者胃瘫的恢复情况。胃瘫持续时间不等,其恢复往往发生突然,引流量可在 1~2 天明显减少。此时,行口服水溶性对比剂检查有助于判断胃瘫的恢复情况。

2. 营养支持　在胃瘫的病程早期,考虑到胃肠吻合口的牢固程度,此阶段患者的营养支持以肠外营养为主。应根据患者的肝肾功能、合并症等多因素进行个体化的肠外营养。术后 3 周后多数患者胃肠吻合口一般愈合牢固,可以耐受胃镜检查及操作。此时,可结合患者自身恢复情况择机由具有一定经验的内镜医师进行胃镜检查以排除机械性原因,并行胃镜下空肠营养管置入术。置入后可行水溶性对比剂造影判断空肠营养管已成功放置进入输入袢。

部分存在胃瘫高危因素,如糖尿病、高龄、手术时间长的患者,可在术中行空肠造瘘,术后可早期开启肠内营养。而对于同时存在胆胰瘘、感染等术后并发症的胃瘫患者,笔者建议在患者一般情况可、能耐受胃镜操作且转运无风险的情况下,仍应照常进行胃镜下空肠营养管置入术。

空肠营养管置入成功后,应注意其常规日常护理,并做好患者宣教,避免营养管的脱出。此后,从肠外营养结合肠内营养向全肠内营养逐步过渡。为避免或减少患者对于肠内营养的不耐受,肠内营养的起步阶段,可由温水 200ml 左右开始,并在 1~2 天开始使用肠内营养制剂并缓慢增加患者肠内营养制剂用量直至全量。采用连续泵注的患者,应根据患者耐受情况逐步调整泵速（初始泵速 50ml/h 左右,后可逐渐增加至 150ml/h）。

在空肠营养制剂类型的选择上,由于胆管下段癌患者手术需切除部分胰腺组织,消化功能受影响,故应首选短肽类肠内营养制剂,糖尿病患者可选择低糖型肠内营养制剂。当临床判断患者消化吸收功能已逐渐恢复,可开始应用整蛋白制剂或含膳食纤维制剂。

3. 药物治疗　常用的治疗药物包括多巴胺受体拮抗剂、哌啶-苯磺酰胺衍生物、胃动素受体激动剂等。

（1）多巴胺受体拮抗剂:常见的多巴胺受体拮抗剂有甲氧氯普胺及多潘立酮。前者通过拮抗多巴胺 D_1 和 D_2 受体,后者通过选择性拮抗多巴胺 D_1 受体产生胆碱样作用,拮抗多巴胺受体可抑制胃肠道平滑肌,增强胃肠道动力,进而加速胃排空。

（2）哌啶-苯磺酰胺衍生物:常见的哌啶-苯磺酰胺衍生物有莫沙必利、伊托比利等。这类药物可通过激动肌间神经丛的 5-HT 受体释放乙酰胆碱从而促进胃肠道的动力。

（3）胃动素受体激动剂:红霉素及其衍生物被认为是胃动素受体激动剂。这些药物可通过促进内源性钙离子的释放及激活兴奋性胆碱能神经元等共同促进胃的运动。

4. 中医治疗　中医学一般认为胃瘫属"痞满""呕吐"范畴,认为是手术等多种因素导致脉络损伤、脾失健运、胃失和降、中焦受阻、腑气不通、浊气上逆。在胃瘫的治疗方面,中医针灸治疗应用较为广泛,可选择针灸的穴位多为胃三针（足三里、中脘、内关）,也可选择三阴交、三焦、神门、百会等穴位,每日治疗 1 次或隔日治疗 1 次。此外,中医治疗可选择内服中药治疗,但需根据患者具体辨证而选用不同的方剂,也可使用中药外治法治疗,选药多应用活血化瘀、行气通腑的药物。

5. 胃电起搏治疗   胃电起搏治疗是 2000 年 FDA 批准治疗难治性糖尿病胃瘫或特发性胃瘫的一种治疗方案,也可应用于腹部手术术后胃瘫。其通过开腹或腹腔镜手术于皮下置入起搏装置,并将电极置入胃壁,通过电极发送高频或低频刺激,增强胃迷走神经功能从而促进胃的排空功能。近年来已有研究证实,胃电起搏治疗具有降低患者胃瘫症状严重程度、改善患者营养状况等效果。

目前,胃瘫的具体发病机制仍未得到清楚阐述,其发病可能与手术本身、患者术前一般状况及合并症、手术并发症,甚至心理因素相关。而对于胃瘫的治疗,目前仍以胃肠减压及营养支持为主,结合包括药物、中医针灸在内的多种治疗方案。

(邓侠兴)

第九节   肝 脓 肿

胆管癌根治术后肝胆管缺血坏死、肠道细菌逆行性腹腔感染等均有可能导致术后肝脓肿的发生,此类型肝脓肿多为细菌性肝脓肿。如患者术后出现发热、肝区持续性疼痛,随深呼吸及体位移动而剧增,白细胞及中性粒细胞升高,B 超或 CT 检查可见单个或多个圆形或卵圆形界线清楚、密度不均的低密度区,内可见气泡,CT 增强扫描脓腔密度无变化,腔壁有密度不规则增高的强化等表现,即可诊断为肝脓肿。

治疗:①选择敏感抗生素。患者发热超过 38.5℃时行血细菌、厌氧菌培养+药敏试验。对于急性期肝局限性炎症,脓肿尚未形成或为多发性小脓肿时,应在积极治疗原发病的同时,使用足量抗生素和全身支持疗法,控制炎症,促进炎症的吸收。②经皮穿刺引流。在全身使用抗生素的同时,对于单个较大的肝脓肿可在 B 超引导下穿刺抽取脓液并置管引流,抽取脓液送细菌学检查及药敏试验,尽可能吸尽脓液后,引流管接尿袋引流,待脓肿缩小,无脓液引出后再拔除引流管。③外科引流。对于较大的肝脓肿已穿破并引起腹膜炎、脓胸及胆源性肝脓肿或慢性肝脓肿时,在全身应用抗生素的同时,应积极进行脓肿外科切开引流。④外科切除。对于慢性厚壁肝脓肿和肝脓肿切开引流后脓肿壁不塌陷、留有死腔或窦道长期流脓不愈合、肝叶已严重破坏、失去正常功能者,可行肝脓肿切除术。

(陈亚进)

第十节   胆 汁 瘤

胆管癌术中胆管损伤或肝内动脉损伤导致肝内胆管坏死等原因会导致胆汁瘤的形成。胆汁瘤早期如无合并感染或出血,患者多无明显临床症状。随着胆汁瘤的增大挤压周围脏器,可出现右上腹疼痛等相应的临床症状;如压迫肝外胆管造成梗阻,可引起黄疸;如胆汁瘤破裂可引起急性弥漫性腹膜炎。若合并感染,则有发热、白细胞及中性粒细胞增高等临床表现。

对于直径≤5cm 的胆汁瘤,由于胆管缺血坏死和胆汁淤积较轻,经单纯的抽吸治疗即可达到满意的效果;对于≤2cm 无症状的患者,不用处理多可以自愈;直径≥5cm 或伴有感染的胆汁瘤患者,由于胆管坏死较重、胆漏较多,超声引导下经皮穿刺置管引流是首选方法。合并感染时,穿刺液送细菌学检查及药敏试验,并选用敏感抗生素全身治疗。如胆汁瘤与胆管相通,单纯置管引流无法治愈者,需要行 ERCP 或 PTCD 保持胆道通畅,利于受损胆管愈合。通过以上方法仍无法治愈的胆汁瘤患者需考虑行手术切除胆汁瘤及胆管受损部分的肝脏。

(陈亚进)

第十一节   胸腔积液和腹水

胸腔积液、腹水是肝门部胆管癌肝切除术后常见的并发症,国内文献报道发生率为 6.0%~47.1%。

一、原因

(一)胸腔积液

术后产生大量胸腔积液的原因尚不十分清楚。Hartz 等认为,膈肌上有许多微孔,使胸腔与腹腔直接通连。胸腔内为负压,腹腔内为正压,促使腹腔内液体经这些微孔流入胸腔,发生反应性右侧胸腔积液。术后由于腹痛、肠胀气,腹内压明显增加,使膈肌伸展开,导致微孔扩大,致使肝断面含有胆汁的渗血流入胸腔内。几乎所有的胸腔穿刺抽出的胸腔积液均为血性,进一步证实了上述学说。也有学者认为,胸腔积液的产生与炎症反应有关,因为细胞学检查发现,胸腔积液中含有间质细胞、组织细胞、中性粒细胞及淋巴细胞。但目前国内大部分医师认为可能有以下三个方面的原因。

1. 肝切除后肝功能受损,出现低蛋白血症,使血液胶体渗透压降低,致血浆自血管漏出。
2. 胸腔内为负压,腹腔内为正压,肝断面含有胆汁的渗血被吸进胸腔,形成胸腔积液。
3. 由于术中拉钩的使用,致右侧肋间筋膜、肌纤维及膈肌轻度受损,渗出增加形成胸腔积液。

(二)腹水

胆管癌术后早期腹水是较多见的并发症,腹水可为术后其他症状所掩盖,实际患病率很难确定。由于腹水形成的病因较多,机制复杂,术后早期腹水可能的原因包括患者一般情况差、肝衰竭、肾功能不全、低钠血症、血浆蛋白过低或合并感染等。远期腹水,又称癌性腹水,多与肿瘤的血管侵袭、腹腔内多发腹膜种植转移有关。

二、临床表现

(一)胸腔积液

一般多发生于术后 2~7 天,少量胸腔积液可不表现出任何症状,2 周后可自行吸收而消失。B 超检查胸腔积液宽度在 3cm 以上,量较大者,可引起胸闷、胸痛、呼吸困难、心率加快和发热症状,有些患者体温可高达 40℃,病情可明显恶化,康复时间延长。

(二)腹水

1. **腹胀** 腹胀是腹水最早最基本的症状。
2. **腹痛** 腹水性质不同,腹痛性质、程度不一。漏出性腹水多表现为全腹胀痛;渗出性腹水多表现为全腹或局部钝痛;癌性腹水多表现为隐痛,并呈渐进性加重。
3. **原发病症状** 腹水合并感染常伴高热、白细胞总数升高;恶性肿瘤所致腹水常伴低热、乏力、全身恶病质和腹水增长迅速等表现。

三、诊断

(一)胸腔积液

患者有呼吸系统症状时,应即刻完善胸部 CT 和胸部 B 超检查,即可诊断。

(二)腹水

术后及时监测引流及进行实验室检查,如血常规、肝肾功能、电解质等,如出现腹胀、腹痛等不适,应即刻完善体格检查及腹部 B 超、CT,尽早明确诊断。必要时可行诊断性腹腔穿刺,穿刺部位应选在腹部叩诊浊音区,也可在超声引导下进行穿刺。如怀疑腹水感染,则于抗生素使用前行腹水培养和药物敏感试验。

四、治疗

(一)胸腔积液

如果患者无胸闷、气急、发热等症状,B 超检查胸腔积液宽度在 3cm 以下,则不必做胸腔穿刺抽液,经输入适量血浆、白蛋白、肝功能恢复后多能自行吸收。如果患者胸闷、气急明显,B 超检查胸腔积液宽度在 3cm 以上,则可经 B 超定位后,于右侧肩胛线与第 8~9 肋间交界处进针抽液,每次抽液量不宜超过

1 000ml。抽液结束前可注入庆大霉素 24 万 U 或短小棒状杆菌等,使之形成胸膜粘连后,自然封闭腔隙。穿刺液做细菌培养及药物敏感试验、常规检查及癌细胞检查等。每次抽液前后几日可适量输入血浆或白蛋白,一般经 2~3 次抽液即可自愈。

（二）腹水

对量小而临床症状轻微者,仅通过超声检测到,可予观察,无须治疗。对中量腹水,明显中度对称性腹部膨隆,则应积极寻找病因,病因联合支持治疗。对于大量或严重腹水,显著腹部膨隆,或出现以下症状者:①严重腹水影响心肺功能,②腹水压迫肾血管,引起尿少和下肢高度水肿,③腹内压明显增高,脐疝或股疝显著,④自发性腹膜炎,必须加强支持疗法,维持内环境稳定,防止并发症本身及治疗过程中引起的继发损害,应检测患者 24 小时出入液量、脉搏、血压、呼吸情况,定期检测电解质、血清尿素氮、肌酐等,必要时行肌酐清除率试验。在普通对症支持治疗的基础上,还需采取以下措施:①利尿药加扩容。采用扩容等方法增加肾血流量及肾小球滤过率,可增加利尿药治疗的敏感性。可用 20% 甘露醇 250ml 静脉滴注,3 小时内滴完能有效扩容。甘露醇为一种高渗性溶液,不被组织利用和分解,进入循环后可使组织间隙的液体迅速转移入血管内,使血容量扩张,从而提高肾血流量及肾小球滤过率。经肾小球滤出后不被肾小管吸收而保留在肾小管内,这能阻止近曲小管腔内水的吸收,同时使其中钠的浓度相应降低,钠的再吸收减少,也相应地降低远曲小管及集合管对钠的重吸收。②腹腔穿刺放腹水。利尿药问世以后,大量腹水穿刺放液已不作为治疗腹水的主要措施,其原因是疗效不能持久,24 小时内即有 50% 以上、3 天内 100% 的腹水再汇聚于腹腔。另外,还可丢失大量腹水中的蛋白质（10~20g/L）和电解质,并发感染、肝肾综合征等。近几年来,国外有学者认为在积极支持疗法下,大量腹腔放液并不严重影响全身及肾血流动力学。Qvinter 等对大量腹腔放液与利尿药进行了对比研究,结果表明大量放腹水同时输注白蛋白治疗腹水的效果,比大剂量应用利尿药效果好,认为放腹水可作为腹水治疗的补充疗法。如无并发症,放腹水加上输注白蛋白疗法,每周可进行 2~3 次。一般放腹水的量因患者情况而异,一般每次放腹水 2 000~3 000ml 或更多。

五、预防措施

（一）胸腔积液

为预防胸腔积液的产生,应避免低蛋白血症或尽量缩短低蛋白血症的时间;术中应严密止血;悬吊拉钩时,勿过度悬吊右肋胸廓。保证右膈下引流管通畅,避免右膈下积血、胆漏及膈下积脓。术后血压稳定后给予半坐卧位;指导患者深呼吸、有效咳痰及雾化吸入等;密切观察生命体征的变化,注意有无气促、胸闷及体温波动,观察腹腔引流液的颜色和量。对于附加肝切除术的患者,术后出现血氧饱和度下降、呼吸困难时,应考虑有无胸腔积液。

（二）腹水

为预防腹水的形成,术前应充分完善评估,维持内环境稳定,低盐饮食。术中主要在于操作仔细、止血彻底,若创面较大,估计渗出较多时应放置腹腔引流,引流管另戳孔引出,固定线不宜结扎过紧。术后严密监测引流及实验室检查,注意有无腹痛、腹胀等不适。

（张生来）

第十二节　急性呼吸窘迫综合征

一、定义

急性呼吸窘迫综合征（acute respiratory distress syndrome,ARDS）是肺实质发生急性弥漫性损伤而导致的急性缺氧性呼吸衰竭,是胆管癌手术后的一组严重并发症,一般发生在术后 72 小时以内,发病机制错综复杂,治疗困难,患者病死率高。

二、原因

ARDS 与手术相关的原因可能有:术中及术后出血过多引发失血性休克;术中及术后缺氧;术后肺部严重感染或全身感染;手术时间超过 4 小时等。其中,术后肺部严重感染或全身感染是最大的危险因素,约占 ARDS 病例数的 40%。严重的感染诱发多器官功能障碍综合征(multiple organ dysfunction syndrome,MODS)呈连续进展的过程,ARDS 是 MODS 的组成部分。

三、临床表现

ARDS 起病较急,可为 24~48 小时发病,也可长至 5~7 天。主要临床表现包括:呼吸急促,口唇及指(趾)端发绀,以及不能用常规氧疗方式缓解的呼吸窘迫(极度缺氧的表现),可伴有胸闷、咳嗽、血痰等症状。病情危重者可出现意识障碍,甚至死亡等。体格检查:呼吸急促,鼻翼扇动,三凹征;听诊双肺早期可无啰音,偶闻及哮鸣音,后期可闻及细湿啰音,卧位时背部明显。叩诊浊音;合并肺不张叩诊实音,合并气胸则出现皮下气肿、叩诊鼓音等。

四、诊断

1967 年,Ashbaugh 首次明确描述了 ARDS 的基本特征:呼吸窘迫、顽固性低氧血症、肺顺应性下降、肺不张、肺水肿等。1971 年,该综合征被正式命名为成人呼吸窘迫综合征。此后,1994 年美欧联席会议"AECC 定义",2007 年我国《急性肺损伤/急性呼吸窘迫综合征诊断与治疗指南(2006)》,以及 2012 年"柏林定义"等,都是 ARDS 诊断逐渐发展的体现。

目前,国际多采用"柏林定义"对 ARDS 做出诊断及严重程度分级。

1. **起病时间** 明确临床病因后 1 周之内新发或原有呼吸症状加重。
2. **胸部影像** 即胸片或 CT 扫描,可见双侧阴影且不能完全用胸腔积液解释、肺叶/肺萎陷、结节。
3. **肺水肿** 其原因不能通过心力衰竭或水负荷增多来解释,如果没有危险因素,就需要客观评估排除静水压水肿。
4. **缺氧程度** ①轻度:200mmHg<PaO_2/FiO_2≤300mmHg,PEEP 或 CPAP≥5cmH$_2$O,轻度 ARDS 组中可能采用无创通气;②中度:100mmHg<PaO_2/FiO_2≤200mmHg,PEEP≥5cmH$_2$O;③重度:PaO_2/FiO_2≤100mmHg,PEEP≥5cmH$_2$O。说明:如果所在地区纬度高于 1 000m,应引入校正因子计算:[PaO_2/FiO_2(气压/760)](FiO_2:吸入氧浓度;PaO_2:动脉氧分压;PEEP:呼气末正压;CPAP:持续气道正压)。

此外,急性呼吸窘迫综合征患者诊疗过程中,常伴有呼吸机相关性肺炎、呼吸机相关肺损伤、深静脉血栓形成、机械通气困难脱机、肺间质纤维化等情况。

五、治疗

目前,ARDS 尚无特效的治疗方法。根据其病理生理改变和临床表现,采取针对性或支持性综合治疗措施,积极治疗原发病,特别是改善通气和组织氧供,如氧疗和呼吸机治疗。患者由于严重缺氧、呼吸困难,加之呼吸道分泌物多,常需立即行气管插管呼吸机辅助呼吸,应用 PEEP 模式。给予高浓度氧甚至纯氧,使 PaO_2 较快提高到安全水平。同时,控制感染,调控全身炎症反应,防止进一步肺损伤和肺水肿,以上是目前治疗的主要方法。

六、预防措施

预防措施主要有术前禁烟、加强全身营养、术中尽量减少创面出血及渗血、及时补充血容量等。对于术中可能出现大出血者,最好行颈内静脉穿刺,一方面可监测中心静脉压,另一方面可及时补充血容量。术前、术后均要防止胃内容物的误吸。气管插管应在患者术后完全清醒,血氧饱和度在 95% 以上,待呼吸有力及各项呼吸功能指标达到拔管指征时再拔除。术中及术后防止输入过量的液体,需大量输成分血时最好用新鲜成分血,以减少微血栓的形成;及时发现并处理休克、缺氧,防止长期高浓度的氧吸入。术后积极鼓励患者咳嗽排痰,必要时可用鼻咽导管吸痰或纤维支气管镜吸痰。积极有效控制肺部感染,防止发生 MODS,及早处理肺部合并症等。

（张生来）

第十三节　肝肾综合征

肝肾综合征(hepatorenal syndrome,HRS)主要表现为急性肾功能不全、血流动力学改变、内源性活性物质异常。患者肾结构常无明显病理学改变。胆管癌联合大范围肝切除或胰十二指肠切除术后,HRS 也是胆管癌术后严重并发症之一。HRS 的早期诊断及治疗对降低术后病死率、改善预后至关重要。

一、病理生理学

（一）肾灌注不足学说

胆管癌术后患者肝功能不全引起的低蛋白血症、腹水,会导致有效循环血量减少,导致肾灌注不足,引起交感-肾上腺髓质系统兴奋性增高,使入球小动脉收缩,肾素的合成和分泌增多,血中儿茶酚胺升高,致肾小球滤过率下降,诱发功能性肾衰竭。

（二）假性神经递质增多

肝衰竭患者血中代谢产物不能被清除,假性神经递质替代了正常末梢交感神经递质,使末梢血管张力减低,引起小动脉扩张,血压下降,肾血流灌注减少,肾小球滤过率下降,进而导致 HRS。

二、诊断

目前 HRS 的诊断标准是在肝硬化伴腹水基础上建立的,尚无胆管癌术后 HRS 的诊断标准。因此,临床实践中建议参考 2015 年国际腹水研究小组制订的 HRS 诊断标准(需符合所有以下诊断要点),针对胆道肿瘤术后患者的特点稍做修订(第一点做修改,原标准为"肝硬化合并腹水"),建议标准如下。

1. 术后出现进行性肝衰竭,既往可能有或无肝病基础。
2. 符合急性肾功能损伤标准:在 48 小时内,血肌酐上升幅度≥0.3mg/dl(≥26.5μmol/L);或在 7 天内,血肌酐升至≥1.5 倍基线值水平;或连续 6 小时尿量 <0.5ml/(kg·h)。
3. 连续 2 天停用利尿药,并使用白蛋白(推荐剂量为每日 1g/kg)扩容后血肌酐无降低。
4. 目前或最近未使用肾毒性药物(如非甾体抗炎药、氨基糖苷类抗生素等)。
5. 无肉眼可见的肾结构损伤征象,定义如下:无蛋白尿(>500mg/d);无微量血尿(>50 红细胞/HP);肾超声检查正常。

三、鉴别诊断

1. **单纯性肾前性氮质血症**　患者存在肾前性容量不足的因素,如大量失血、低血压、利尿等,经试验性补液后肾功能可快速恢复。
2. **急性肾小管坏死**　患者主要表现为肾小球滤过率明显降低所致的进行性氮质血症,以及肾小管重吸收和排泄功能低下所致的水、电解质和酸碱平衡失调。患者尿常规有较多蛋白、管型,必要时可行肾活检明确诊断。
3. **其他**　术前合并慢性肾病或肾衰竭基础疾病,需透析治疗的患者。

四、治疗

肝肾综合征的治疗应积极控制原发病因、去除加重急性肾损伤的可逆因素,包括补充血容量、控制感染、改善肝功能等。HRS 的治疗应遵循早诊断、早治疗的原则。

（一）一般治疗

监测生命体征,记 24 小时尿量,监测肝功能、肾功能变化,维持水、电解质及酸碱平衡,严格计算患者

24 小时液体出入量。补液时应遵循"量入为出"的原则,每日补液量=显性失液量+不显性失液量-内生水量。

（二）血管收缩剂联合白蛋白

血管收缩剂联合白蛋白可作为 HRS 的一线药物治疗。特利加压素是最常用的加压素类药物。一项大宗研究报道特利加压素联合白蛋白治疗 HRS 的反应率为 25%~75%。特利加压素的初始剂量为每 4~6 小时 0.5~1mg,如果无反应,最大剂量可增加至每 4 小时 2mg。小样本研究提示,去甲肾上腺素也是一种可选的血管收缩剂,去甲肾上腺素的剂量为 0.5~3mg/h。然而,最近的一项对照研究表明,去甲肾上腺素在逆转肝肾综合征、肾替代治疗的需求和总体生存方面不如特利加压素。

（三）肾支持治疗

血液净化在肝肾综合征的救治中起关键作用,常用方式有血液透析、血液滤过和腹膜透析三大基本类型。对纠正氮质血症、严重酸中毒及脑病等均有较好的效果。近年来文献报道连续性肾替代疗法的应用可明显降低 HRS 的病死率。

（四）肝脏支持治疗

前期数据显示,采用白蛋白透析的分子吸附再循环系统可改善 HRS 的预后,但该治疗手段的疗效尚未在大样本随机对照研究中得到证实。因此,临床上对于这一技术的适应证目前仍未达成一致。

（五）肝移植、肝肾联合移植

肝移植是目前唯一能够改善 HRS 预后的有效方法。近年来研究表明,肝肾联合移植也可明显改善 HRS 患者预后。文献报道,肝衰竭患者合并 HRS 行肝肾联合移植,患者术后 5 年生存率为 61%。但胆管癌术后出现肝肾综合征的患者术前往往合并黄疸,术后很多情况下合并感染,加上肿瘤因素,与肝硬化引起的单纯 HRS 不同,并不适合肝移植。

（六）控制感染

一旦出现感染迹象,应积极使用有效抗生素治疗,可根据细菌学培养和药物敏感试验选用对肾无毒性或毒性低的药物,并根据肾功能情况调整剂量。

综上所述,如胆管癌术后出现肝肾综合征,需根据诊断标准确定诊断,在积极纠正诱发 HRS 病因的基础上,必要时可考虑肝肾替代支持治疗,以改善肝肾综合征,避免病情恶化。

（金 赟 李江涛）

第十四节 多器官功能障碍综合征

多器官功能障碍综合征（multiple organ dysfunction syndrome,MODS）是指在严重感染、创伤等情况下导致两个或两个以上器官、系统同时或序贯发生功能不全的综合征。MODS 是一个动态变化的病理生理过程,而非单一事件。器官功能的改变可以从轻微的器官功能障碍到完全不可逆的器官衰竭。ICU 患者死亡的原因中,MODS 约占 50%。MODS 的严重程度可通过评分系统进行量化并进行相应诊治。

一、发病机制

人体任何组织损伤都可能导致 MODS,包括败血症等严重感染,呼吸、心脏停搏复苏后,缺血-再灌注损伤,大量输血、输液,严重创伤、大手术后。本部分内容主要结合胆管癌围手术期的特点探讨 MODS 的可能发病机制。

MODS 的发生常常由多个因素相互作用而导致,并非单一因素所引起。目前认为其发病机制主要是炎症反应失调:全身炎症反应综合征（systemic inflammatory response syndrome,SIRS）是引起 MODS 最可能的原因。胆管癌术后患者体内免疫细胞、单核细胞等激活后产生大量细胞因子、炎症介质等,包括白介素-6、肿瘤坏死因子等。炎症时机体可发生代偿性抗炎症反应综合征（compensatory anti-inflammatory response syndrome,CARS）,当 CARS 作用弱于 SIRS 时 MODS 即可发生。胆管癌术后 MODS 常因术中、术后失血量多,胆漏、吻合口漏合并感染,肝门阻断后缺血再灌注损伤等因素引起。

二、诊断

对于胆管癌术后患者发生肝功能不全、凝血功能不全、呼吸功能不全等常见器官/系统功能不全时，应同时评估其他器官。目前对于 MODS 的诊断标准见表 15-8。

表 15-8 MODS 诊断标准

器官/系统	无功能障碍	功能不全	功能衰竭
呼吸系统	$PaO_2/FiO_2 \geq 300$	$PaO_2/FiO_2 \geq 250$	$PaO_2/FiO_2 < 250$
肾功能	肌酐≤2.0mg/dl	肌酐 >2.0mg/dl 或既往存在代偿性肾功能不全患者肌酐超过两倍	需要持续进行血液透析过滤血液
肝功能	总胆红素 <2mg/dl；GOT/GPT 在正常范围内	2mg/dl≤总胆红素≤5mg/dl；GOT/GPT≤正常上限 3 倍	总胆红素 >5mg/dl；GOT/GPT> 正常上限 3 倍
凝血功能	血小板在正常范围内；凝血功能检查正常	血小板下降≥25%；PT/APTT 异常，伴或不伴有出血	存在出血因素，大量输血，每 24 小时需要使用 >10U 血制品
心血管系统	血压在正常范围；除使用多巴胺≤5μg/(kg·min) 外无其他血管活性药物	液体复苏量 > 正常需要量的 50% 和/或多巴胺 >5μg/(kg·min)；多巴胺 <10μg/(kg·min)	多巴胺 >10μg/(kg·min)；肾上腺素；去甲肾上腺素；精氨酸加压素；联合使用儿茶酚胺类药物；主动脉气囊泵；心室辅助装置
胃肠道系统	胃肠道功能正常；无胃肠道出血	肠梗阻 >7 天或胃肠道出血每 24 小时需要使用≤6U 血制品	消化道大出血，每 24 小时需要使用 >6U 血制品
神经系统	GCS≥12	9≤GCS≤11	GCS≤8

注：PaO_2. 动脉血氧分压；FiO_2. 吸入氧浓度；GOT. 谷草转氨酶；GPT. 谷丙转氨酶；GCS. 格拉斯哥昏迷评分量表。

三、治疗

(一) 一般治疗原则

早期发现和处理相关系统功能不全，积极控制感染，早期可经验性用药，后期应根据细菌培养结果及药敏试验选择合适的抗生素。胆管癌患者术后最常见的是腹腔感染和肺部感染。对于感染源的控制至关重要，若腹腔怀疑积液或脓肿形成可行超声或 CT 引导下穿刺引流，必要时可考虑腹腔间断和持续生理盐水冲洗。

(二) 循环系统治疗

MODS 患者若存在循环容量不足时应进行液体复苏，但也应避免过度复苏引起肺水肿等不良事件。建议采用晶体液，可联合使用白蛋白。补液目标主要有：CVP 8~12mmHg；平均动脉压（MAP）≥65mmHg；尿量≥0.5ml/(kg·h)。根据病情酌情使用多巴胺、去甲肾上腺素、肾上腺素等血管活性药物。

(三) 呼吸系统治疗

呼吸系统的治疗目的是纠正低氧血症、改善肺换气功能。疾病初期可采用鼻塞或面罩给氧，若病情加重出现严重低氧血症时应行气管插管、机械通气。根据血气分析等检测结果调整呼吸机模式和参数。

(四) 肾功能不全治疗

对于肾功能不全患者应记录 24 小时液体出入量，保持水、电解质平衡，防止高钾血症。若出现严重代谢性酸中毒、血肌酐持续升高、高钾血症等情况，可进行血液净化，主要包括血液透析和腹膜透析。

(五) 肝功能不全治疗

胆管癌患者术前因黄疸常合并肝功能受损，易导致术后肝功能进一步减退。术前应详细评估患者肝功能情况，必要时在术前行超声引导下 PTCD 或经皮经肝胆囊穿刺引流，以最大限度减轻黄疸对肝功能造成的损害。术中仔细操作避免损伤剩余肝的入肝和离肝血流，胆管癌手术常需行肝切除，要注意肝门阻断时间，尽可能减少肝缺血时间。术中、术后尽量避免肝毒性药物的使用。术后适当补充白蛋白、支链氨基酸。

（六）消化道出血的治疗

胆管癌的手术常需联合胆肠吻合,部分患者术后可合并消化道出血。首先鉴别消化道出血的原因是手术操作相关还是应激性溃疡出血,早期采用内镜、血管造影等手段明确出血来源并进行如内镜下止血、介入栓塞等相应治疗,同时积极采用保守治疗,予质子泵抑制剂、抗酸药、胃黏膜保护剂等。上述手段治疗无效的消化道出血,必要时可考虑再次手术治疗干预。

（七）神经系统治疗

神经系统的治疗效果较差,应尽量预防发生。凝血功能不全患者可发生颅内出血等情况导致神经系统功能不全,应积极联系专科医师制订相关治疗方案。

综上所述,胆管癌因术前常合并基础肝病、黄疸等,手术方式复杂,常需进行肝切除、胰十二指肠切除术、胆肠吻合,甚至胰肠吻合等,术后容易出现出血、感染等合并症,容易导致 MODS 的发生,应注意术前进行减黄等相关措施,最大限度地改善术前肝功能。术中注意仔细操作、术后精细化管理等综合措施,可最大限度预防 MODS 的发生。一旦出现 MODS,应针对病因处理,进行多脏器功能的综合管理和治疗。

（金　赟　李江涛）

参考文献

[1] BLECHACZ B,KOMUTA M,ROSKAMS T,et al. Clinical diagnosis and staging of cholangiocarcinoma[J]. Nat Rev Gastroenterol Hepatol,2011,8(9):512-522.

[2] RAHBARI N,GARDEN O,PADBURY R,et al. Posthepatectomy liver failure:a definition and grading by the International Study Group of Liver Surgery(ISGLS)[J]. Surgery,2011,149(5):713-724.

[3] HO M,HASEGAWA K,CHEN X P,et al. Surgery for intermediate and advanced hepatocellular carcinoma:A consensus report from the 5th Asia-Pacific Primary Liver Cancer Expert Meeting(APPLE 2014)[J]. Liver Cancer,2016,5(4):245-246.

[4] MALINCHOC M,KAMATH P,GORDON F,et al. A model to predict poor survival in patients undergoing transjugular intrahepatic portosystemic shunts[J]. Hepatology,2000,31(4):864-871.

[5] ANSEUR J,AIOIA T,CRANE C,et al. Hilar cholangiocarcinoma:expert consensus statement[J]. HPB(Oxford),2015,17(8):691-699.

[6] 李兰娟,韩涛. 肝衰竭诊治指南(2018年版)[J]. 实用肝脏病杂志,2019,22(2):164-171.

[7] 石景森,王作仁,张云峰,等. 肝胆外科手术并发症预防与处理[M]. 北京:人民军医出版社,2009:315-321.

[8] Koch M,Garden O J,Padbury R,et al. Bile leakage after hepatobiliary and pancreatic surgery:A definition and grading of severity by the International Study Group of Liver Surgery[J]. Surgery,2011,149(5):680-688.

[9] ANDRIANELLO S,MARCHEGIANI G,MALLEO G,et al. Biliary fistula after pancreaticoduodenectomy:data from 1 618 consecutive pancreaticoduodenectomies[J]. HPB,2017,19(3):264-269.

[10] BASSI C,MARCHEGIANI G,DERVENIS C,et al. The 2016 update of the International Study Group(ISGPS) definition and grading of postoperative pancreatic fistula:11 Years After[J]. Surgery,2017,161(3):584-591.

[11] GIANOTTI L,BESSELINK M,SANDINI M,et al. Nutritional support and therapy in pancreatic surgery:A position paper of the International Study Group on Pancreatic Surgery(ISGPS)[J]. Surgery,2018,164(5):1035-1048.

[12] PERINEL J,MARIETTE C,DOUSSET B,et al. Early enteral versus total parenteral nutrition in patients undergoing pancreaticoduodenectomy:A randomized multicenter controlled trial(Nutri-DPC)[J]. Ann Surg,2016,264(5):731-737.

[13] SMITS F,VAN SANTVOORT H,BESSELINK M,et al. Management of Severe Pancreatic Fistula After Pancreatoduodenectomy[J]. JAMA Surg,2017,152(6):540-548.

[14] PAYE F,LUPINACCI R,KRAEMER A,et al. Surgical treatment of severe pancreatic fistula after pancreaticoduodenectomy by wirsungostomy and repeat pancreatico-jejunal anastomosis[J]. Am J Surg,2013,206(2):194-201.

[15] KENT T S,CALLERY M P,VOLLMER C M. The bridge stent technique for salvage of pancreaticojejunal anastomotic dehiscence[J]. HPB(Oxford),2010,12(8):577-582.

[16] XU J,ZHANG B,SHI S,et al. Papillary-like main pancreatic duct invaginated pancreaticojejunostomy versus duct-to-mucosa pancreaticojejunostomy after pancreaticoduodenectomy:A prospective randomized trial[J]. Surgery,2015,158(5):1211-1218.

[17] YEKEBASE F,WOLFAM L,CATALEEGIRMEN G,et al. Postpancreatectomy hemorrhage:diagnosis and treatment:an

analysis in 1 669 consecutive pancreatic resections［J］. Ann Surg,2007,246（2）:269-280.

［18］WENTEM N,VEIT J A,BASSI C,et al. Postpancreatectomy hemorrhage（PPH）:an International Study Group of Pancreatic Surgery（ISGPS）definition［J］. Surgery,2007,142（1）:20-25.

［19］KHALSAB S,IMAGAWA K,CHEN I,et al. Evolution in the treatment of delayed postpancreatectomy hemorrhage:surgery to interventional radiology［J］. Pancreas,2015,44（6）:953-958.

［20］HASSOLD N,WOLFSCHMIDT F,DIERKS A,et al. Effectiveness and outcome of endovascular therapy for late-onset postpancreatectomy hemorrhage using covered stents and embolization［J］. J Vasc Surg,2016,64（5）:1373-1383.

［21］黄志强,黄晓强,宋青. 黄志强胆道外科手术学［M］. 2 版. 北京:人民军医出版社,2010.

［22］VAN DE GROEP K,VERHOEFF T,VERBOOM D,et al. Epidemiology and outcomes of source control procedures in critically ill patients with intra-abdominal infection［J］. J Crit Care,2019,52（3）:258-264.

［23］WELLNER U,KULEMANN B,LAPSHYN H,et al. Postpancreatectomy hemorrhage incidence,treatment and risk factors in over 1000 pancreatic resections［J］. J Gastrointest Surg,2014,18（3）:464-475.

［24］ASARI S,MATSUMOTO I,TOYAMA H,et al. Recommendation of treatment strategy for postpancreatectomy hemorrhage: Lessons from a single-center experience in 35 patients［J］. Pancreatology,2016,16（3）:454-463.

［25］KHALSA B,IMAGAWA D,CHEN J,et al. Evolution in the treatment of delayed postpancreatectomy hemorrhage:surgery to interventional radiology［J］. Pancreas,2015,44（6）:953-958.

［26］ECKARDT A,KLEIN F,ADLER A,et al. Management and outcomes of haemorrhage after pancreatogastrostomy versus pancreatojejunostomy［J］. Br J Surg,2011,98（11）:1599-1607.

［27］Lau W. Hilar Cholangiocarcinoma［M］. Beijing:Springer Science+Business Media Dordrecht and People's Medical Publishing House,2013.

［28］陈炜,鲁葆春,王坚. 胰腺术后乳糜漏的处理［J］. 肝胆胰外科杂志,2017,29（3）:237-240.

［29］中华医学会外科学分会胰腺外科学组,中国研究型医院学会胰腺病专业委员会,中华外科杂志编辑部. 胰腺术后外科常见并发症诊治及预防的专家共识（2017）［J］. 中华外科杂志,2017,55（5）:328-334.

［30］《抗菌药物临床应用指导原则》修订工作组. 抗菌药物临床应用指导原则（2015 年版）［M］. 北京:人民卫生出版社,2015.

［31］张东,陶杰,石磊,等. 肝门部胆管癌根治术后并发症影响因素分析［J］. 中华肝脏外科手术学电子杂志,2018,7（4）:280-283.

［32］SOLOMKIN J S,MAZUSKI J E,BRADLEY J S,et al. Diagnosis and management of complicated intra-abdominal infection in adults and children:guidelines by the surgical infection society and the infectious diseases society of America［J］. Clin Infect Dis,2010,50（2）:133-164.

［33］SARTELLI M,CHICHOM-MEFIRE A,LABRICCIOSA FM,et al. The management of intra-abdominal infections from a global perspective:2017 WSES guidelines for management of intra-abdominal infections［J］. World J Emerg Surg,2017,12（1）:29.

［34］WENTE M,BASSI C,DERVENIS C,et al. Delayed gastric emptying（DGE）after pancreatic surgery:a suggested definition by the International Study Group of Pancreatic Surgery（ISGPS）［J］. Surgery,2007,142（5）:761-768.

［35］ROBINSON J,MARINCOLA P,SHELTON J,Peri-operative risk factors for delayed gastric emptying after a pancreaticoduodenectomy［J］. HPB（Oxford）,2015,17（6）:495-501.

［36］HANNA M,TAMARIZ L,GADDE R,et al. Delayed gastric emptying after pylorus preserving pancreaticoduodenectomy–does gastrointestinal reconstruction technique matter［J］. Am J Surg,2016,211（4）:810-819.

［37］BUSQUETS J,MARTÍN S,FABREGAT J,et al. Randomized trial of two types of gastrojejunostomy after pancreatoduodenectomy and risk of delayed gastric emptying（PAUDA trial）［J］. Br J Surg,2019,106（1）:46-54.

［38］HACKERT T,PROBST P,KNEBEL P,et al. Pylorus resection does not reduce delayed gastric emptying after partial pancreatoduodenectomy:a blinded randomized controlled trial（PROPP Study,DRKS00004191）［J］. Ann Surg,2018,267（6）:1021-1027.

［39］左明焕,孙韬,周琴,等. 肿瘤术后胃瘫综合征中医治疗策略［J］. 中华中医药杂志,2013,28（8）:2225-2227.

［40］BRODY F,VAZIRI K,SADDLER A,et al. Gastric electrical stimulation for gastroparesis［J］. J Am Coll Surg,2008,207（4）:533-538.

［41］尹大龙,刘连新. 细菌性肝脓肿诊治进展［J］. 中国实用外科杂志,2013,33（9）:793-795.

［42］曾昭省,刘雪莲,黄文薮,等. 肝细胞癌肝动脉化疗栓塞术后胆汁瘤形成的危险因素及临床特点分析［J］. 中华医学杂志,2015,95（13）:1002-1005.

［43］武正炎.普通外科手术并发症预防与处理［M］.北京:人民军医出版社,2011:340-341.

［44］石景森,王作仁,张云峰,等.肝胆外科手术并发症预防与处理［M］.北京:人民军医出版社,2009:315-321.

［45］PEPONIS T,ESKESEN T,MESAR T,et al. Bile Spillage as a risk factor for surgical site infection after laparoscopic cholecystectomy: a prospective study of 1 001 patients［J］. J Am Coll Surg,2018,226(6):1030-1035.

［46］LUO J,YU H,HU Y,et al. Early identification of patients at risk for acute respiratory distress syndrome among severe pneumonia:a retrospective cohort study［J］. J Thorac Dis,2017,9(10):3979-3995.

［47］GINES P,GUEVARA M,ARROYO V,et al. Hepatorenal syndrome［J］. Lancet,2003,362(9398):1819-1827.

［48］ANGELI P,GINES P,WONG F,et al. Diagnosis and management of acute kidney injury in patients with cirrhosis:revised consensus recommendations of the International Club of Ascites［J］. J Hepatol,2015,62(4):968-974.

［49］KELLUM J,LAMEIRE N. Diagnosis,evaluation,and management of acute kidney injury:a KDIGO summary(Part 1)［J］. Crit Care Clin,2013,17(1):204-219.

［50］JALAN R,YURDAYDIN C,BAJAJ J,et al. Toward an improved definition of acute-on-chronic liver failure［J］. Gastroenterology,2014,147(1):4-10.

［51］MOREAU R,JALAN R,GINES P,et al. Acute-on-chronic liver failure is a distinct syndrome that develops in patients with acute decompensation of cirrhosis［J］. Gastroenterology,2013,144(7):1426-1437.

［52］SALERNO F,GERBES A,GINES P,et al. Diagnosis,prevention and treatment of hepatorenal syndrome in cirrhosis［J］. Gut,2007,56(9):1310-1318.

［53］FAGUNDES C,BARRETO R,GUEVARA M,et al. A modified acute kidney injury classification for diagnosis and risk stratification of impairment of kidney function in cirrhosis［J］. J Hepatol,2013,59(3):474-481.

［54］GINES P,SCHRIER R. Renal failure in cirrhosis［J］. New Engl J Med,2009,361(13):1279-1290.

［55］MAYR V,DUNSER M,GREIL V,et al. Causes of death and determinants of outcome in critically ill patients［J］. Crit Care Med,2006,10(6):R154.

［56］RIVERS E,NGUYEN B,HAVSTAD S,et al. Early goal-directed therapy in the treatment of severe sepsis and septic shock［J］. New Engl J Med,2001,345(19):1368-1377.

［57］UCHINO S,KELLUM J A,BELLOMO R,et al. Acute renal failure in critically ill patients:a multinational,multicenter study［J］. JAMA,2005,294(7):813-818.

［58］CABRERA C P,MANSON J,SHEPHERD J,et al. Signatures of inflammation and impending multiple organ dysfunction in the hyperacute phase of trauma:A prospective cohort study［J］. PLoS medicine,2017,14(7):1-21.

［59］GANDO S,SHIRAISHI A,YAMAKAWA K,et al. Role of disseminated intravascular coagulation in severe sepsis［J］. Throm Res,2019,178:182-188.

第十六章

胆管癌的姑息性治疗

第一节　介入或内镜手术

一、内镜逆行胰胆管造影支架置入术

晚期或进展期胆管癌患者常失去手术机会,为提高患者生活质量,尽量延长患者生存期,可在内镜逆行胰胆管造影术(endoscopic retrograde cholangiopancreatography,ERCP)下放置胆管支架。在重建胆汁引流和缓解阻塞性黄疸方面,胆管支架置入术已经取得了与外科胆肠吻合一样好的效果。研究表明,低位胆管癌患者支架治疗与手术治疗后患者的生存期差异无统计学意义,但是支架治疗的手术相关病死率更低、并发症更少、平均住院时间更短。

(一)适应证

1. 术前评估胆管癌已广泛转移或局部浸润严重无法切除。

2. 患者胃十二指肠未受侵犯,肠腔通畅,胃镜可通过。

3. 患者存在因胆管癌胆道梗阻所致的胆汁淤积。

4. 无其他严重内镜禁忌证。

(二)支架种类的选择

1. **塑料支架**　塑料支架易于放置,单次费用低。其主要缺点是管腔狭小,支架直径为5~12Fr(1Fr≈0.33mm),易被细菌覆盖,易被胆泥堵塞。平均开放持续时间是120天,常需反复干预。新型螺纹塑料支架的通畅性显著优于普通塑料支架。

2. **金属支架**　金属支架较塑料支架昂贵,其内径较大(30Fr或10mm),且金属丝表面光滑,与细菌接触机会小、细菌黏附量少,还可被胆道黏膜上皮覆盖,因而能有效预防细菌滋生,保持支架通畅,可减少重复干预。金属支架侧壁有开放的网孔设计,二级分支胆管可通过支架侧壁的网孔引流。金属支架还包括覆膜式金属支架,即对金属支架的表面进行涂层,从而起到避免肿瘤组织腔内生长堵塞支架的作用。

3. **新型支架**　近年来的新型支架包括药物洗脱支架、载放射性粒子支架、生物可降解支架及纳米银胆管支架等,已成为研究的热点。

塑料支架与金属支架在延长患者生存期方面没有明显差异,但是自扩张金属支架可降低患者住院率,减少抗生素使用时间。金属支架置入是恶性胆道狭窄最具性价比的非手术治疗方法,特别是对于没有肝转移并期望生存期延长(>3~6个月)的患者。胆管内癌栓或腔内浸润性生长的肿瘤,由于容易发生支架腔内生长阻塞,不覆膜金属支架治疗效果较差,应慎用;对于高位胆道梗阻,肝内2级以上分支已经

受侵,不宜放置金属支架。如果肿瘤有转移,对预期生存期在 6 个月或以下的患者,可选择塑料支架。部分患者为达最佳引流效果,可联合应用金属支架与塑料支架(图 16-1)。

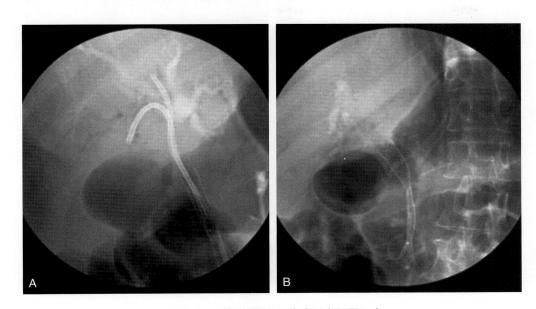

图 16-1　内镜逆行胰胆管造影支架置入术

A. 肝门部、胆总管下段胆管双狭窄,放置金属支架加双塑料支架;B. 肝门部、胆总管下端狭窄,放置金属支架加塑料支架。

（三）不同部位胆管癌的 ERCP 治疗

1. 肝门部胆管癌　肝门部胆管癌患者姑息性支架置入的目标是通畅引流足够体积(50% 或更多)的肝脏。在尝试胆道引流之前,通常经 MRCP 评估胆管的狭窄情况及异常解剖结构。对于 Bismuth Ⅰ型肝门部胆管癌,肿瘤造成的狭窄并没有影响到肝左、右管汇合处,这类狭窄可完全被单根支架缓解。对于 Bismuth Ⅱ~Ⅳ型肝门部胆管癌,目前双侧还是单侧引流尚未达成共识。一般肝右叶占肝体积的 55%~60%,肝左叶和尾状叶分别占肝体积的 30%~35% 和 10%。引流超过 50% 肝体积的情况通常需要 1 个以上的支架,而应用双侧支架还是多段支架则取决于患者解剖结构。目前双侧支架置入主要是并排式支架(side-by-side,SBS)(图 16-2),其优点是技术上容易实现,且预先置入的支架可以进行再次干预,而缺陷是两根并排式支架的远端在胆总管内不能完全膨开,还会过度扩张胆总管,可能导致胆管破裂或压迫门静脉形成门静脉血栓。

2. 远端胆管癌　对于远端胆管癌患者,通常内镜下放置一个支架即可缓解阻塞性黄疸。对于支架种类的选择,目前已有研究表明,自膨式金属支架具有更好的疗效,由于这种金属支架具有良好的通畅性,可减少反复内镜下干预解除复发的阻塞性黄疸,特别适合于预期寿命较长的患者(>3~6 个月)。

（四）并发症

经 ERCP 胆道支架置入并发症发生率为 8%~10%,可分为早期和晚期并发症,早期并发症主要包括胆管炎、胰腺炎、出血等;晚期并发症主要是支架堵塞、因堵塞所致的胆汁引流不畅反复发作的胆管炎、支架移位等。

二、经皮经肝穿刺胆管引流术

随着内镜治疗的逐年发展,经皮经肝穿刺胆管引流术(percutaneous transhepatic cholangial drainage,PTCD)已不是胆汁引流的首选,但对于部分病情复杂或危重的患者,PTCD 仍有其独特的优势。

（一）适应证

1. 患者因上消化道梗阻、重建改道或肿瘤侵犯壶腹部等而无法行内镜治疗。

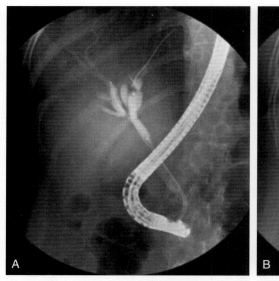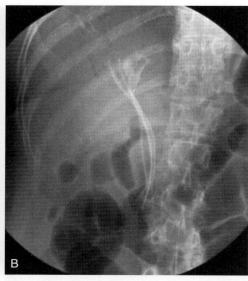

图 16-2　肝门部狭窄内镜逆行胰胆管造影支架置入术

A.造影显示肝门部狭窄;B.并排式双金属支架。

2. 患者心肺功能等一般情况较差无法配合完成内镜治疗。

3. 排除肝内终末胆管阻塞。

4. 无严重凝血功能障碍、多器官功能衰竭等严重禁忌证。

（二）支架种类选择

自膨胀金属支架:目前为 PTCD 姑息性治疗胆管癌的首选支架,其在引流效果、远期通畅率等方面都优于塑料支架。金属支架不易移位脱落,使患者免于反复手术干预。金属支架包括覆膜金属支架及不覆膜金属支架,对于肝门部胆管癌通常选择不覆膜金属支架,以避免覆膜阻塞分支胆管,造成医源性胆道梗阻。远端胆管癌则首选覆膜金属支架,可阻止肿瘤长入延长支架通畅时间。

（三）穿刺及入路方式选择

1. **穿刺**　分为 B 超下穿刺及 X 线下穿刺。B 超可清晰准确定位扩张的胆管,穿刺成功率高,并发症较少,但简易超声无法进行支架放置操作,需应用超声示踪剂,难度较大,部分医院开展困难。X 线下胆管定位不准确,穿刺成功率低,需经验丰富的医师操作,但便于放置支架。理论上最佳选择是 B 超引导下穿刺,X 线透视下放置支架。

2. **入路方式**　主要根据肿瘤位置及扩张胆管来决定入路方式,以达到最佳引流效果。对于远端胆管癌或 Bismuth Ⅰ、Ⅱ型肝门部胆管癌患者优选右侧入路,因为普遍认为肝右叶体积更大,引流右叶肝脏更能改善肝功能。对于 Bismuth Ⅲa 型肝右管阻塞更严重,优选右侧入路,同理对于 Bismuth Ⅲb 型优选左侧入路。对于 Bismuth Ⅳ型患者为达到最佳引流效果可选左右入路(图 16-3)。对于肝内广泛转移的患者,应选择肿瘤较少的一侧肝脏进行引流,避免穿刺过程中刺破肿瘤造成医源性肿瘤播散(图 16-4)。

（四）引流方式选择

1. **暂时性外引流加内引流**　该方式是最为理想的 PTCD 胆汁引流方式。导丝顺利通过狭窄段,在狭窄段放置支架,在扩张的胆管处放置外引流管,可快速引流胆汁,解除黄疸,改善肝功能。待金属支架完全膨胀开且窦道形成,一般需 2~4 周,即可拔出外引流管。

2. **单纯内外引流**　由于金属支架长度的局限性,对于节段性胆总管癌,金属支架无法完全覆盖所有梗阻段,此时可选用内外引流方式。导丝顺行通过胆道狭窄段,将引流管远端越过十二指肠乳头,中间侧孔留于梗阻近端引流胆汁,引流管近端留于体外。该方法可使胆汁按正常生理状态流入肠腔,引流管外口可接袋快速改善黄疸,也可封闭仅作冲洗用。

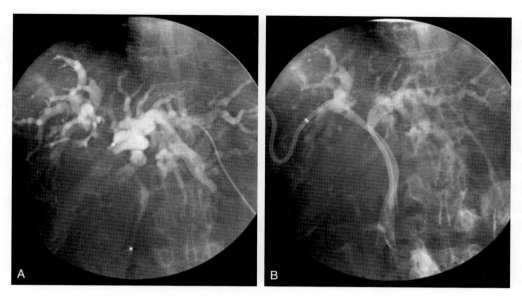

图 16-3　Bismuth Ⅳ型肝门部胆管双侧入路行 PTCD

A. Bismuth Ⅳ型胆管癌患者,造影显示肝左、右管梗阻伴扩张;B. 双侧入路穿刺放置双金属支架加
暂时性外引流。

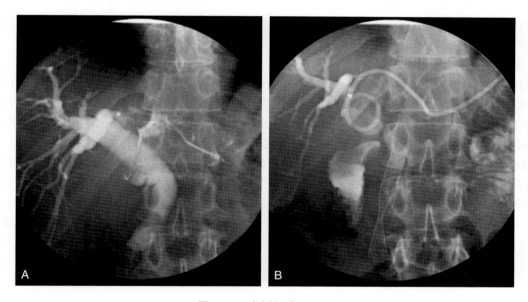

图 16-4　左侧入路 PTCD

A. 患者胆总管远端恶性狭窄,伴肝右叶多发肿瘤转移,造影显示胆总管明显扩张,肝右管扩张;
B. 左侧入路放置金属支架加暂时性外引流。

3. 单纯外引流　当肿瘤完全阻塞胆道导丝无法通过梗阻端时,只能放置引流管将胆汁引流至体外,
暂时性缓解胆汁淤积,短期内改善肝功能。对于 Bismuth Ⅰ、Ⅱ型肝门部胆管癌,可放置 U 形引流管,一根
引流管同时引流左右肝的胆汁。

（五）并发症

1. 出血　出血是 PTCD 常见的并发症。PTCD 受限于其操作入路,难免于穿刺过程中破坏肝脏血管,
严重的患者可出现血管胆管瘘,尤其是动脉破裂,致大量血液进入胆道,出现呕血、黑粪等上消化道出血
症状;胆道中积血形成血凝块,影响胆汁引流,加重黄疸,使肝功能反跳性上升。为避免出现该情况,应选
择经验丰富的医师操作,避开大血管,尽量不选择 1 级肝管为穿刺点。一旦出现大血管损伤,应及时进行

DSA 手术,靶向性栓塞破损的血管。

2. 胆漏 由于 PTCD 后都有一根引流管留于体外,窦道形成之前,由于患者意外或医务人员操作不当使引流管脱落,则胆汁直接流入腹腔,导致胆汁性腹膜炎,严重患者可致感染性休克。患者普遍一般情况较差,多难以耐受麻醉及剖腹探查术,预后极差。应尽量避免此类事情发生。

3. 感染 包括导管相关性感染及肠道菌群逆行感染。后者主要发生于单纯内外引流的患者,当患者便秘等情况下肠道压力高于胆道压力,肠道内容物逆行至胆道,引起感染。

4. 肋间血管神经损伤 肋间穿刺点靠近上一肋,穿刺过程中刺破肋间动脉导致皮下血肿,导管长时间刺激肋间神经导致肋间神经痛,可应用非甾体抗炎药缓解疼痛,想彻底解决疼痛,需 2~3 周后拔除引流管或重新更换合适穿刺点穿刺。

5. 电解质丢失 随着大量胆汁引流出体外,患者丢失大量电解质,术后应定期复查电解质,及时补充。

6. 其他少见并发症 包括血气胸、急性胰腺炎、肿瘤的种植与转移等。

三、其他

(一) 光动力学疗法

光动力学疗法是一种新型、选择性地破坏局部肿瘤细胞、对患者伤害较小的治疗方法。CT 和 MRCP 确定肿瘤分型,ERCP 和内镜超声确定胆管通畅度和定位肿瘤边缘,并行肿瘤穿刺活检;再向患者体内注射无毒的、选择性聚集在肿瘤组织中的光敏剂(血卟啉或其衍生物);然后在 ERCP 下应用激光激活光敏剂发生化学反应产生细胞毒作用的氧自由基,氧自由基导致胆管癌细胞局部缺血、诱导肿瘤细胞凋亡等,而周围正常组织受损很小或几乎不受损伤。光动力学疗法的杀伤深度为 4~4.5cm,深达 7~9cm 的肿瘤不适合该项治疗手段。

(二) 管腔内近距离放射治疗

管腔内近距离放射治疗(intraluminal brachy therapy,ILBT)是在内镜下或经皮进行操作,将装有放射源 ^{125}I 的胆道内支撑管通过 ERCP 或 PTC 送入胆道并通过狭窄部位,高剂量照射肿瘤,可防止肿瘤侵犯肝内胆管分支。近距离放射治疗使照射局限在肿瘤局部,抑制肿瘤的生长和转移,既可减少放疗对于正常组织的损伤,还可以延长胆道支架通畅的时间。目前临床多选择 ^{125}I 粒子作为放射源,因为它是一种低剂量率微型放射源,但累积剂量高,半衰期较长,可持续作用于肿瘤细胞有丝分裂各期,诱导肿瘤干细胞凋亡。现有将单纯支架引流和 ILBT 结合起来,研制出 ^{125}I 放射粒子支架,充分利用了两者的优势,为临床治疗胆管癌提供了新的方法。

(张文杰)

第二节　姑息性手术

一、胆肠吻合

胆肠吻合最早出现于 19 世纪末,用于治疗胆道疾病。内镜与放射介入治疗的出现很大程度上改变了胆道疾病的诊断与治疗方式。对于胆管癌引起的胆道梗阻,ERCP 与 PTCD 是目前最常用的减黄手段,但这两种方式在临床应用中存在一定的局限性,如合并上消化道梗阻或曾行毕Ⅱ式手术的患者,ERCP 无法到达十二指肠乳头处,则无法放置引流支架;肝内胆管扩张不明显的患者,PTCD 穿刺也很难成功,且穿刺后胆汁外引流导致的胆肠循环障碍与水电解质失衡给患者的生活质量也带来重大影响。因此,胆肠吻合作为胆道外科最常用的手术方式,始终在胆管癌的姑息性治疗中占有一席之地。

目前,胆肠吻合的手术适应证主要包括:①内镜胆道支架放置困难或失败者;②内镜胆道支架放置后反复胆道感染及支架堵塞;③手术探查发现腹腔肿瘤种植或胆管癌肿瘤局部侵犯无法根治性切除者;④患者一般情况好,能接受放化疗,且预期寿命在 3 个月以上。手术禁忌证为:①身体一般情况差,无法耐受全身麻醉;②肿瘤已广泛转移,出现大量腹水;③胆总管及肝总管已完全被肿瘤侵犯不具备做胆管空肠吻合条件者。

术前应对患者身体状况进行评估，合并糖尿病、高血压等基础疾病者应予适当调整。合并重度黄疸者，术前应常规给予维生素 K 以纠正凝血功能障碍；术前均应常规使用广谱抗生素，以降低胆道感染风险。

胆肠吻合从手术方式上可分为胆（肝）管空肠吻合术、胆管十二指肠吻合术及胆囊空肠吻合术。胆囊空肠吻合术虽操作简单易行，但胆囊管有螺旋瓣，胆汁逆行引流效果较差，且部分患者胆囊管汇入肝总管位置较低，易在肿瘤进展时受侵犯，导致胆道梗阻再次发生，一般不建议采用。胆管十二指肠吻合术则易发生逆行性胆道感染，且在出现十二指肠受侵犯时可再次发生胆道梗阻。胆（肝）管空肠 Roux-en-Y 吻合术引流效果持久可靠，不易出现反流性胆管炎，胃腔内不会有胆汁潴留，因此是治疗晚期胆管癌患者阻塞性黄疸的首选手术方式。

（一）胆总管十二指肠吻合术

Sprengl 于 1891 年首次施行胆总管十二指肠吻合术。胆总管与十二指肠在解剖结构上相邻，因此该术式具有操作简便、耗时短及近期并发症少的特点，尤其适用于高龄体弱、不能耐受长时间手术的患者。但胆总管十二指肠吻合术术后发生胆肠反流的概率较高。若胆肠吻合口直径较大（>25mm），且术后无吻合口狭窄发生，则可在一定程度上预防逆行性胆管炎的发生。此外，胆肠吻合口远端的胆总管盲端可能引发上腹部不适、胀痛及发热等"盲端综合征"症状。将吻合口尽可能地构筑于胆总管较低位置，缩短盲端长度，则可降低其发生率。

临床有四种常用术式，可根据患者情况及术者经验酌情选取。

1. 胆总管十二指肠前侧侧吻合　先用 Kocher 手法将十二指肠第二段外侧腹膜切开，充分游离十二指肠与胰头。在胆总管与十二指肠球部前壁上分别做平行长轴且等长的切口。切口长度一般不短于胆总管直径。以 4-0 免打结线先行连续外翻缝合吻合口后壁，直至胆总管切口 9 点方向与十二指肠切口远端收针，再以另一根 4-0 免打结线以上述方向完成吻合口前壁缝合。前后壁的缝线打结收紧。该术式最为简单快捷，尤适合高龄、体弱及晚期肿瘤患者。

2. 胆总管十二指肠后低位侧侧吻合　做 Kocher 切口充分游离十二指肠与胰头后，在胆总管低位及相邻十二指肠后壁做纵向切口。以免打结线先行连续缝合吻合口后壁（左侧缘），再以免打结线连续缝合吻合口前壁（右侧缘）。前后壁缝线打结收紧。该术式能使胆肠吻合口尽可能靠近胆总管远端，缩短胆总管"盲端"长度，减少"盲端综合征"发生。

3. 胆总管十二指肠后舌状吻合术　横向切开胆总管前壁及其相邻平行的十二指肠壁。将两把弯血管钳 V 形钳夹十二指肠后壁与十二指肠后段的胆总管前壁，边切边缝，完全切除钳夹的 V 形组织后，即完成吻合口后壁。再连续缝合胆总管与十二指肠前壁切口。该术式较胆总管十二指肠后低位侧侧吻合方便易行，且能预防胆肠吻合口狭窄的发生，并缩短胆总管远端"盲端"长度。但应注意缝扎十二指肠上前与上后动脉的分支，以防术后吻合口出血或血肿发生。

4. 胆总管十二指肠前端侧吻合　将邻近十二指肠第一段处胆总管离断后，缝闭其远端。相邻十二指肠做纵向且平行胆管断端的切口。以免打结线分别连续缝合后壁与前壁，打结收紧。此术式可使远端胆管完全丧失功能，不发生"盲端综合征"。

（二）胆总管空肠 Roux-en-Y 吻合术

Cesar Roux 于 1896 年首创胃空肠 Y 形吻合术治疗迷走神经切断术后引起的胆汁反流性胃炎，此后该术式被用于胆道。胆管空肠吻合方式较多，具体可归纳为：胆管是否切断；空肠是否切断；胆肠吻合口是端侧、端端、侧侧还是侧端；空肠经结肠前还是结肠后上提。目前认为胆肠端侧，并经结肠后上提是较好的吻合方式（图 16-5）。胆管完全离断可避免出现"盲端综合征"；胆管端与空肠侧吻合能使空肠切口大小与胆管直径更为匹配；结肠后吻合则可减少空肠系跨过结肠的张力。

以胆肠端侧结肠后吻合为例介绍手术步骤。进腹探查后，首先于肝十二指肠韧带中游离胆总管，根据病变情况选择合适的平面将胆总管横断。远端以缝合或结扎。在横结肠系膜下方找到十二指肠空肠曲，距屈氏韧带 15~20cm 的平面离断空肠，近端空肠暂以肠钳夹闭，远端空肠残端关闭。在结肠中血管右侧,十二指肠第三段前方的横结肠系膜无血管区切开,将远端空肠于此系膜孔上提。

距小肠残端 5~7cm 处的小肠系膜对侧肠壁沿肠管纵轴切开,切口大小依据胆管粗细匹配。以 4-0 可吸收免打结线或 PDS 线分别行胆管空肠前、后壁单层连续外翻缝合。缝合自 3 点方向开始至 9 点方向结束,最后将前层与后层的缝线打结。吻合完毕后,再将空肠袢与肝门部位或肝十二指肠韧带纤维组织相互固定,以进一步降低肠蠕动导致的吻合口张力变化。可用 3-0 可吸收线行肠肠端侧连续吻合,或以侧侧吻合器行肠肠侧侧吻合。最后关闭系膜孔,以免发生内疝。

胆肠吻合口内是否需要留置支撑管尚存争议。传统的 Warren Cole 胆肠吻合法常规会在胆肠吻合口中留置一根短导管,并以可吸收线固定一针,该导管一般会在 2 周左右自行脱落并从肠道排出。此后有外科专家如 Maingot 等则以 T 管代替短导管,T 管短臂一端置于胆总管内,另一端置

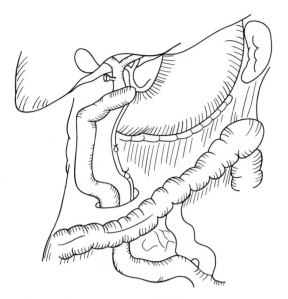

图 16-5　胆总管空肠吻合示意图

于肠袢内,长臂则经肠壁上的戳卡孔再经腹壁戳卡孔引出体外,这样可能有助于避免吻合口瘢痕狭窄,必要时还可经 T 管窦道行内镜或介入治疗。笔者认为,胆肠吻合口狭窄主要与胆管断端组织是否健康、血供是否良好,以及吻合口是否有张力有关。故一般情况下,不建议在胆肠吻合口留置支撑管。除非当胆管直径 <5mm 时,放置支撑管可预防缝合前壁时误缝后壁。但支撑管不予固定,术后可随肠道蠕动,并很快经肠道排出。

术时需注意几点:①胆管的开口应尽可能大,以避免吻合口狭窄;②肝胆管的断面必须有足够的长度和完整的黏膜;③吻合时胆管黏膜与空肠黏膜必须精准地外翻对合,缝合材料选用可吸收线为佳;④胆肠吻合必须采用顺蠕动方向;⑤胆肠吻合口与 Roux-en-Y 吻合口之间应距 40cm 为宜,以防止肠内容物反流进入胆道。也不宜距离过远,超过 45cm,以免肠袢扭曲而增加胆道内压。

二、腹腔镜胆肠吻合

胆管癌的姑息性治疗可以通过外科手术和内镜技术完成。传统外科手术创伤大、恢复慢,仍有约 20% 的并发症发生率,会影响到胆管癌患者术后进一步放化疗的开展。腹腔镜微创技术创伤小、痛苦少,术后恢复快,对机体免疫力影响小,术后长期治疗效果好,再梗阻发生率低,因此,腹腔镜胆肠吻合是解决不能根治性切除的胆管癌患者胆道梗阻的理想姑息性治疗手段。

胆囊空肠吻合术虽操作简单易行,但胆囊管有螺旋瓣,胆汁逆行引流效果较差,部分患者胆囊管汇入肝总管位置较低,容易在肿瘤进展时受侵犯,导致胆道梗阻再次发生;胆管十二指肠吻合术易发生逆行性胆道感染,在出现十二指肠受侵犯梗阻时再次发生胆道梗阻。因此,这两种手术方法在临床已作为二线备选手术方案。胆管空肠 Roux-en-Y 端侧吻合术引流效果持久可靠,不易出现反流性胆管炎,胃腔内不会有胆汁潴留,是治疗不能切除胆管癌患者阻塞性黄疸的首选手术方式。

(一)腹腔镜胆管空肠 Roux-en-Y 吻合术

1. 围手术期的检查和准备　同开腹手术,采用气管插管全身麻醉。

2. 手术操作

(1)患者体位与穿刺孔设置:患者平卧两腿分叉位,头高足低。穿刺孔设为五孔法,穿刺孔位置见图 16-6,可根据患者上腹部长短适当变动穿刺孔位置。术者和助手站位可根据术者手术习惯站立。

(2)手术操作:全身麻醉后,脐孔下 1.5cm 切口,置入观察孔穿刺套管,常规建立气腹。气腹压力为 12~15mmHg,分别置入 5~10mm 穿刺器。先行全腹腔探查,明确无手术禁忌,决定胆肠吻合。

超声刀分离右侧胃结肠韧带,显露胰头和十二指肠降段,分离横结肠系膜根部与胰头附着点到结肠

肝区,在十二指肠水平段横结肠系膜无血管区开孔。切除胆囊,分离肝十二指肠韧带,游离胆总管,横断,远端结扎加缝扎,近端吸尽胆汁后以血管阻断钳夹闭。

　　在屈氏韧带下15~20cm处以侧侧吻合器离断空肠(如直接离断则缝合关闭远侧断端),游离小肠系膜,将远侧空肠经结肠后上提至右上腹肝门区,在小肠系膜对侧肠壁开孔,孔径大小依据胆管粗细匹配。以4-0可吸收倒刺缝线行胆管空肠前、后壁单层连续外翻缝合。依据主刀医师站立于患者左侧位或右侧位,缝合自右向左或自左向右连续进行,最后前层与后层缝线打结。保留输入襻长40~60cm,行近段空肠与输入襻端侧以3-0可吸收线连续吻合,或以侧侧吻合器行空肠空肠侧侧吻合,缝闭结肠系膜孔(图16-7)。

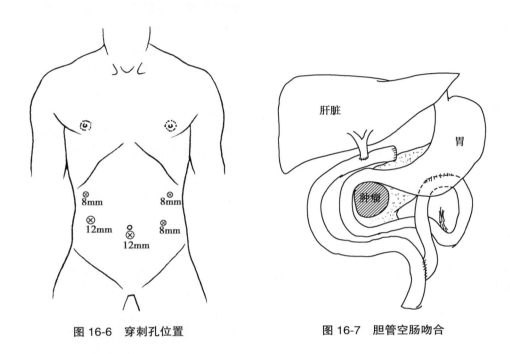

图 16-6　穿刺孔位置　　　　　　　图 16-7　胆管空肠吻合

　　结肠前胆肠吻合的优点在于肿瘤进展很难再次侵犯胆肠吻合口,且手术步骤简化,避免过多分离。缺点在于患者肥胖或大网膜肥厚,小肠系膜要游离较多,结肠前吻合困难。

　　(二)胆囊空肠吻合术

　　术前需行MRCP,明确胆囊管开口部位远离肿瘤,胆囊内没有结石、息肉和胆泥。

　　腹腔镜腹腔探查后,胆囊穿刺抽出部分胆汁,行胆囊造影,明确胆囊管通畅,决定行胆囊空肠吻合术。屈氏韧带下30~40cm空肠段以侧侧吻合器离断空肠,远端自结肠前上提到右上腹胆囊旁,缝合一针将空肠固定在胆囊上,在空肠对系膜缘和胆囊底部分别开孔2~3cm,以4-0倒刺线前后壁连续缝合,抽紧后,前后层打结,检查连续缝针处,必要时可间断全层加固缝合一针。保留输入襻40~60cm,行空肠空肠侧侧吻合或端侧吻合(同胆管空肠吻合术)。

　　(三)胆管十二指肠吻合术

　　术前检查需明确无十二指肠肿瘤侵犯。

　　游离肝十二指肠韧带,显露胆总管,在胆总管前壁纵向切开2cm,吸除胆汁,十二指肠球部纵向切开2cm,将切口近端对胆管切口左侧中点全层缝合固定一针,向左侧牵引缝线,以4-0可吸收线行胆管十二指肠侧侧连续缝合上下层,两端打结,完成手术。

　　(四)手术难点

　　部分患者在术前曾有过ERCP或PTCD减黄,胆管内留置引流管后常造成肝十二指肠韧带炎性水肿,腹腔镜下胆管显示不清,游离困难。在处理此种情况时,可以先逆行胆囊切除,沿胆囊管找到胆总管和肝总管,再沿胆总管和肝总管游离和离断。如果胆管周围和后壁分离困难,也可以在胆管前壁直接纵向切开2cm,排出胆汁后,行胆管空肠侧侧吻合。

（五）术后常见并发症

胆肠吻合术后约有 20% 的并发症发生率,包括胆漏、肠瘘、腹腔感染、肺部感染和术后出血等。术中要操作仔细,止血彻底,术毕要常规在胆肠吻合口后方放置腹腔引流管,术后 3 天观察引流液性质和引流量,没有胆漏可在术后第 3 天拔除引流管。如有胆漏,需改成持续冲洗吸引,至引流液没有胆汁再拔除引流管。

（王　巍）

三、胆管空肠 T 管架桥内引流术

胆道恶性肿瘤发现时多为晚期,手术根治率低,且常伴有胆道梗阻症状,因此,胆肠内引流术成为晚期胆道恶性肿瘤的重要姑息性手术之一,具有内引流胆汁、缓解水电解质平衡等优点,但其缺点为手术创伤大,且在肝门部胆管癌中操作困难,常规的胆肠 Roux-en-Y 内引流术需要在肿瘤远端解剖出一段正常的胆管用于吻合,而晚期肝门部胆管癌肿瘤往往已经累及肝左、右管,且具有肝门封闭的特点,因此能解剖出的正常胆管有限,手术困难,常需要使用围肝门技术,同时由于空间不足,吻合口往往距离肿瘤太近,容易受肿瘤侵犯导致再次梗阻。1966 年日本小野庆一教授首次报道胆管空肠 T 管架桥内引流术（biliary-jejunal T-tube stenting）,因其操作简单有效,需要的手术空间较胆肠 Roux-en-Y 内引流术小。上海交通大学医学院附属仁济医院施维锦教授自 1990 年起针对阻塞性黄疸的晚期肿瘤患者行此术,同样取得良好疗效。

（一）适应证与禁忌证

1. 适应证　引起阻塞性黄疸的恶性肿瘤且无法手术根治,预计生存期不超过 1 年,无法耐受或无法完成胆肠吻合内引流术的患者。

2. 禁忌证　良性胆道疾病。

（二）技术要领

术中探查明确肿瘤造成胆道梗阻且无法切除,切开梗阻上方远离肿瘤处的扩张胆管;选择 18~24 号 T 管,尽可能选用管径较粗的 T 管,短臂剪去顶部半圈成半管状;将短臂置入梗阻上方远离肿瘤处的扩张胆管内,以 5-0 PDS 间断缝合切口,由于该手术一般为永久性手术,可将 T 管与胆管缝合固定以防止短臂滑脱,使用 50ml 针筒进行注水试验明确无渗漏;在距离屈氏韧带 30~40cm 空肠处行荷包缝合,电灼空肠壁打孔,然后将 T 管长臂剪成鱼口状,同时剪 1~2 个侧孔以利于胆汁引流和避免肠道内容物反流导致堵塞,将 T 管长臂于横结肠系膜无血管区戳卡孔引出,置入空肠打孔处并插入空肠远端 10~15cm,收紧荷包固定 T 管长臂,再行一道荷包缝合并收紧固定 T 管防止滑脱,T 管长臂不采用传统浆肌层包埋,在 T 管穿过横结肠系膜戳卡孔处直接将空肠浆肌层和结肠系膜缝合固定,这样既能防止 T 管滑脱或肠瘘,又可避免由于 T 管管径太粗导致小肠不全梗阻(图 16-8)。

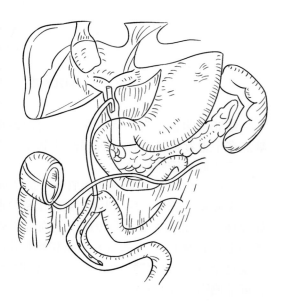

图 16-8　胆管空肠 T 管架桥

（三）疗效评价

胆管空肠 T 管架桥内引流术的优点:手术简单,平均手术时间约 100 分钟;不流失胆汁,近期效果明显,患者生活质量高。总结上海交通大学医学院附属仁济医院 123 例晚期胆道肿瘤患者,分别行胆管 T 管外引流术、胆囊空肠 Roux-en-Y 吻合术、胆管空肠 Roux-en-Y 吻合术和胆管空肠 T 管架桥内引流术。胆管空肠 T 管架桥内引流术的术后并发症发生率为 8.8%~16.4%,而胆管空肠 Roux-en-Y 吻合术的术后并发症发生率为 20.4%~36.4%。缺点:永久置入,如需取出需要二次手术;容易堵塞;胆道感染率高,容易形成胆泥,远期疗效差。笔者发现,术后 6~9 个月 T 管一般不会堵塞,1 年后 T 管堵塞概率开始增加。因此,只有在考虑患者全身情况较差、行胆肠吻合手术困难,同时预计生存期较短者才考虑实施本手术。

（杨林华）

四、T 管支撑引流

T 管支撑引流主要用于胆道结石或胆道感染、胆道狭窄等胆道梗阻性疾病,主要目的是胆道减压引流,支撑管腔预防狭窄,并且利于术后造影检查或处理残余结石等。对于不同类型的胆管恶性肿瘤,可选择内镜植入支架技术或行姑息性外科手术方式进行引流。对于高位胆道梗阻,行胆肠吻合术难度极高,T 管支撑引流术简单易行,效果较好,仍具有十分重要的临床价值。

(一) 适应证

对于胆管中下段梗阻,T 管支撑引流术具有一定的可行性,但必须严格掌握其适应证:①无法实施胆管癌根治术,如术中发现胆管癌肝脏多发转移、腹腔内广泛转移等。②胆管条件较差或技术储备不足,不适宜行胆管空肠吻合术。③胆管支架置入后预防胆道狭窄。此时为引流胆汁,减轻黄疸,可行 T 管支撑外引流术。

(二) 术式

1897 年 Hans Kehr 首先进行了胆总管探查术,并通过胆囊管向胆总管放置一条橡胶管。1912 年 Kehr 发明了 T 管,可在胆汁外引流的同时支撑胆管,网膜沿 T 管周围包裹管腔,形成窦道。T 管拔出后,窦道失去支撑,自然闭锁。常规操作步骤:进腹后,解剖并分离出胆管,使用电刀于距离梗阻部位 3cm 以上处纵向切开胆总管前壁,注意保留胆总管壁脂肪组织以保证胆管血流供应,再用剪刀扩大切口至 1~2cm,根据胆总管直径灵活选择 T 管大小。修剪 T 管横臂,将 T 管置入胆道后用可吸收线间断缝合胆总管切口,确保 T 管固定稳妥,使用注水试验,检查胆管缝合完整性,无胆汁渗漏。T 管长臂经腹壁引出体外固定。

(三) 术后处理

1. **胆汁处理**　T 管引流后,每日胆汁引流量为 800~1 200ml,呈黄绿色。胆汁为弱碱性,主要成分为水(约占 97%),其他成分主要有胆汁酸与胆汁酸盐、胆固醇、磷脂、胆红素、脂肪酸和无机盐。为避免丢失大量胆汁,并防止水、电解质紊乱,可行高位空肠造瘘或通过鼻饲管以回收胆汁。每日需检查胆汁的量与颜色、引流管的固定情况,保证 T 管在位通畅,防止移位、脱出和堵塞,并要保持清洁,每周更换,预防感染。

2. **营养支持**　胆管癌晚期的患者,一般均合并有营养不良,应给予正常所需热量的 1.2~1.5 倍。尤其对术后 1 周以上不能进食的患者,应考虑肠外营养。可术中或术后早期放置空肠营养管尽早行肠内营养以提供充足营养和能量,同时方便胆汁的回输。需尽早进食,以流食、半流食等易消化的饮食为主。鼓励患者摄取足够的营养,补充足量蛋白质、一定量的维生素和足够热量的食物,适当摄取足量无机盐,补足胆汁中丢失的部分。

3. **控制感染**　单纯 T 管外引流的患者,容易发生胆道感染,致病菌多为大肠埃希菌,有时亦可合并厌氧菌感染。要注意引流出胆汁的性状,若发生感染,可行胆汁细菌培养及药敏试验,选择使用敏感的抗生素,及时有效地控制感染,以免因感染而发生严重的合并症。

4. **T 管的拔除**　胆管癌患者行单纯 T 管置入外引流的患者不应拔除 T 管,可长期携带,注意预防感染,保证 T 管通畅在位,定期更换引流袋。对于胆管支架置入内引流伴 T 管引流术的患者,部分学者认为,术后 2 周拔除 T 管发生胆漏的概率显著高于术后 1 个月拔除,应尽量延长 T 管留置时间,拔除时间至少在术后 1~2 个月,期间若胆管再次梗阻,可通过 T 管行造影检查或行 T 管穿刺引流或重新置入内置支架。另有部分学者认为,T 管也可长期携带,T 管造影确定支架引流通畅的同时,可先行关闭 T 管并长期留置。

(四) 并发症

T 管引流术后并发症发生率为 5%~20%,主要包括胆漏、出血、T 管堵塞、胆道感染等。

1. **胆漏**　胆漏是 T 管引流术后最常见的并发症之一,严重者可引发胆汁性腹膜炎。其原因主要为胆囊管结扎线脱落、胆总管切口缝合不严、切口未愈合等。胆漏患者 T 管引流量减少,胆汁可积聚于腹腔内,严重者出现胆汁性腹膜炎症状、腹腔感染、多脏器衰竭。临床中以腹痛为主要临床表现,可以通过 B 超或 B 超引导下腹腔穿刺进行诊断。确诊后可穿刺置管引流,若可引流出胆汁则可作为新的引流管持续引流,胆汁引流量少于每日 10ml 时拔管。无法引流出胆汁的患者可在确诊后行剖腹探查术。

2. T管堵塞   T管堵塞通常以T管引流液突然减少或消失为首发症状,合并有胆红素逐步升高,黄疸复发。其原因一般为异物堵塞、感染、肿瘤复发等。当引流管堵塞时,常规采用生理盐水冲洗管道及胆管即可解决,必要时可加入抗生素冲洗预防感染。对于肿瘤复发的患者,则需要MRCP、T管造影等影像学检查协助诊断,高位的胆道梗阻可使用PTCD等方法穿刺引流减黄。有学者认为,术后进行放疗、灌注化疗、胆道内射频消融或肝动脉栓塞可延缓肿瘤阻塞引流管。

3. 胆道感染   T管长期留置,外源性细菌通过T管可侵入胆道,易造成胆道滋生细菌引发感染。相比内外同时引流的患者,单纯的T管外引流患者的感染发生率显著较低,其原因可能为肠道细菌反流。因此,所有患者均应在术前应用抗生素减少感染并发症,术后保持引流管无污染,定期更换清洁引流袋。

五、U形管支撑引流

U形管支撑引流主要应用于高位胆道梗阻的晚期肝门部胆管癌患者,兼具内引流及外引流的作用,创伤较小,操作简便。但随着PTCD及ERCP等技术的成熟,U形管支撑引流应用渐渐减少。

（一）适应证

U形管支撑引流适用于：①肝管梗阻部位肿瘤占据较长部位,无法切除或难以切开疏通胆管;②二级及以上肝管梗阻;③肝胆管空肠Roux-en-Y吻合术后继发性高位胆道梗阻者。

（二）术式

1. 标准术式   解剖显露肝门部位,于肝总管高位切开,直视下用由小到大的胆道探子逐步扩张梗阻段并通过肿瘤从右肝膈面穿出,注意动作轻柔,预防出血。预先将U形管中段剪数个侧孔,将U形管引入胆总管后,近端通过肝膈面戳口引出,远端通过十二指肠乳头从十二指肠外侧壁引出,保证侧孔位置避开肿瘤,同时使肝管段及肝外胆管段均有侧孔。两端分别从右上腹壁另戳卡孔引出,妥善固定,外接引流袋或直接将两端接通（图16-9）。

2. 胆管空肠吻合并U形管支撑引流   对于有条件实施胆管空肠Roux-en-Y吻合术的患者,如果梗阻部位以上肝管扩张不明显或难以充分切开显露时,为预防术后吻合口狭窄导致再次梗阻,也可行U形管支撑引流。胆总管与空肠行侧侧吻合,U形管近端从肝膈面引出,远端从距吻合口10cm的远端空肠开口引出。缝合吻合口,U形管两端经腹壁引出体外（图16-10）。

3. 双侧胆管空肠吻合并双U形管支撑引流   对于侵犯双侧胆管的肝门部胆管癌,可做双侧U形管支撑引流。适当扩张双侧肝管,将两根U形管引入肝左、右管,近端分别从肝左右膈面引出,并行胆管空肠Roux-en-Y吻合。右侧U形管远端从距吻合口10cm的远端空肠开口引出,左侧U形管远端从空肠盲端引出,分别接引流管或分别接通。

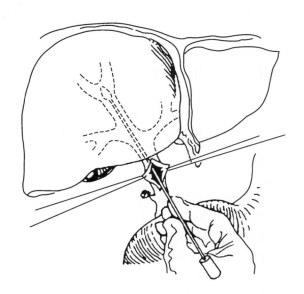

图16-9   U形管支撑引流

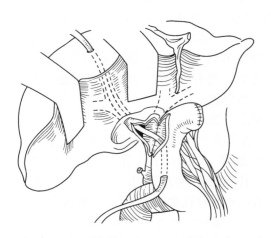

图16-10   胆管空肠吻合并U形管支撑引流术

（三）术后处理

术后第 1 天灌洗 U 形管,从 U 形管近端注入灌洗液,灌洗液选用肝素生理盐水,如感染较重可加入抗生素,每日 2 次灌洗。术后 1 周可隔日灌洗,1 个月后可行胆道造影判断 U 形管通畅情况。可通过 U 形管行肝动脉灌注介入等治疗。出院后第 1 周灌洗 1 次,定期更换引流袋,行胆道造影检查。

（四）并发症

1. **胆漏**　胆漏发生率为 5%~20%,其主要原因为 U 形管引流不畅,管腔内压力过大导致胆汁外溢。通常以胆汁引流量的突然减少为首发症状,可通过胆道造影确诊。为预防胆漏,保证每日充分灌洗,减少胆汁沉渣、保持 U 形管通畅;U 形管阻塞时,除冲洗 U 形管外,尚可更换 U 形管。

2. **胆道感染**　胆道感染的发生率为 10%~22.5%,以胆管炎为主要表现。其中,病原菌中革兰氏阴性杆菌占 60%~70%,革兰氏阳性球菌占 10%~20%,真菌属占 10%~20%。最常见的病原菌主要为大肠埃希菌,其余包括铜绿假单胞菌、肺炎克雷伯菌、白色念珠菌、屎肠球菌等。发生胆道感染时,应及时给予干预,根据胆汁培养及药敏试验,选用有效抗生素,口服消炎利胆药物及小剂量泼尼松等预防梗阻及炎性狭窄。

3. **胆道出血**　胆道出血发生率为 5%~8%,其中大部分可保守治疗,严重者需手术止血。其原因多是患者自身肝功能及凝血功能较差,术中扩张胆管时造成胆道壁裂伤或形成假道。因此,术中精细操作,动作轻盈,彻底止血,可有助于减少胆道出血的发生。

（张若涵　窦科峰）

参考文献

［1］张文杰,王雪峰,庄明,等.金属内支架在恶性胆道梗阻合并十二指肠梗阻治疗中的应用价值［J］.中国内镜杂志,2010,16(8):790-793.

［2］ISAYAMA H,KOMATSU Y,TSUJINO T,et al. A prospective randomised study of "covered" versus "uncovered" diamond stents for the management of distal malignant biliary obstruction ［J］. Gut,2004,53(5):729-734.

［3］BERR F. Photodynamic therapy for cholangiocarcinoma ［J］. Semin Liver Dis,2004,24(2):177-187.

［4］CHEN B,PANG L. Implantation of biliary metallic stent for malignant obstructive jaundice:technical comparison study between via ERCP route and via PTCD route ［J］. J Vasc Interv Radiol,2016,25(10):880-884.

［5］INAMDAR S,SLATTERY E,BHALLA R,et al. Comparison of adverse events for endoscopic vs percutaneous biliary drainage in the treatment of malignant biliary tract obstruction in an inpatient national cohort ［J］. J AMA Oncol,2016,2(1):112-117.

［6］中华医学会外科学分会胆道外科学组,解放军全军肝胆外科专业委员会.肝门部胆管癌诊断和治疗指南(2013 版)［J］.中华外科杂志,2013,51(10):865-871.

［7］STERN N,STURGESS R. Endoscopic therapy in the management of malignant biliary obstruction ［J］. Eur J Surg Oncol,2008,34(3):313-317.

［8］王荇,李相成.胆管癌姑息治疗的研究进展［J］.临床肝胆病杂志,2016,32(5):1022-1025.

［9］黄志强,冉瑞图,等.当代胆道外科学［M］.上海:上海科学技术文献出版社,1998:502-505.

［10］汪谦,黄洁夫,梁力健.426 例胆肠吻合术式的选择与临床疗效分析［J］.中华外科杂志,1999,37(2):86.

［11］BLUMGART L H,FONG Y. Surgery of the liver and biliary tract ［M］. 3rd ed. New York:Churchill Livingstone,2000:827-840.

［12］钱礼,郑树森,张启瑜,等.钱礼腹部外科学［M］.北京:人民卫生出版社,2006:664-668.

［13］王钦尧,蔡端,胡先贵,等.胆胰十二指肠区域临床外科学［M］.上海:上海科技教育出版社,2007:328-334.

［14］王贞瑜,译.在日本的未能切除的胰头壶腹胆道远端癌肿的姑息手术［J］.国外医学外科分册,1984,11:303.

［15］孙建华,施维锦,张晞文,等.阻塞性黄疸姑息减黄手术的近期疗效比较［J］.肝胆胰外科杂志,1999,11(3):141-142.

［16］陈涛,王坚,施维锦,等.四种胆道姑息性引流手术的疗效比较［J］.外科理论与实践,2007,12(4):338-341.

［17］吴俊发,陈昌泽,张建青,等.T 管改作支架内引流治疗不能切除肝门部胆管癌 18 例体会［J］.中华肝胆外科杂志,1999,5(6):411-412.

［18］李洁,陈佛来,李善瀛.恶性梗阻性黄疸 T 管内引流的再探讨［J］.腹部外科,1999,12(5):213-214.

［19］康玉明,白宏宇,李昭宇.胆管-十二指肠 T 管架桥引流治疗恶性梗阻性黄疸 10 例体会［J］.宁夏医科大学学报,2007,29(3):306-307.

第十七章

胆管癌的化疗和放疗

第一节　化　疗

胆管癌恶性程度高,在确诊时往往伴有淋巴结及远处转移,手术切除是胆管癌患者首选的可能得到根治的治疗手段,但临床上仅少数患者能够接受根治性手术切除。远端胆管癌的手术切除率最高,近端胆管癌(肝内胆管癌和肝门部胆管癌)的手术切除率则较低。随着外科技术的不断进步,胆管癌的手术切除指征不断扩大,胆管癌的手术切除率也不断提高。然而即使肿瘤被完整切除,大多数的患者仍然出现术后局部复发或远处转移,因此术后辅助性化疗等综合治疗对于延缓复发、延长患者生存期显得尤为重要。对于晚期无法手术的胆管癌患者来说,化疗能够为患者带来显著的生存获益,然而术后辅助性化疗是否能够降低患者术后复发率、延长患者生存期仍存在争议。一项纳入 6 712 名患者的荟萃分析结果显示,与单纯行手术治疗相比,术后联合辅助性化疗无法为胆管癌患者带来生存获益,但对于伴有淋巴结转移或切缘阳性的患者而言,术后辅助性化疗能够显著延长患者生存期。

一、适应证与禁忌证

适应证包括:无法进行根治性手术切除或伴有转移的进展期胆管癌患者;根治性切除术后进行辅助化疗,预防肿瘤复发的胆管癌患者;术后肿瘤复发的患者。

禁忌证包括:年龄较大,一般情况差,体力状况评分(performance status,PS)大于 2 分无法耐受化疗的患者;骨髓抑制严重的患者,如白细胞 $<3\times10^9$/L,血小板 $<7\times10^4$/L 者;预计生存时间较短,无法从化疗获益的患者;伴有严重心、肺、肝、肾功能不全的患者。

二、化疗方案与疗效评价

目前,临床使用的术后辅助性化疗方案主要包括卡培他滨、吉西他滨和氟尿嘧啶的单药及联合化疗方案。美国临床肿瘤学会(American Society of Clinical Oncology,ASCO)于 2019 年发布的《ASCO 临床实践指南》中建议所有行手术切除的胆管癌患者都应接受 6 个月的卡培他滨化疗,对于手术切缘阳性的肝外胆管癌患者术后应联合放化疗治疗。美国国立综合癌症网络(National Comprehensive Cancer Network,NCCN)临床实践指南推荐对于术后切缘阴性、淋巴结阴性的肝外胆管癌患者可予以氟尿嘧啶或吉西他滨为基础的化疗,或基于氟尿嘧啶的放化疗治疗,或随访观察;对于术后切缘阳性或淋巴结阳性的肝外胆管癌患者可予以氟尿嘧啶或吉西他滨为基础的化疗,或基于氟尿嘧啶的放化疗治疗,或以上二者的联合治疗方案;对于无肿瘤残留的肝内胆管癌患者可予以氟尿嘧啶或吉西他滨为基础的化疗,或随访观察;对于术后切缘阳性或淋巴结阳性的肝内胆管癌患者可予以氟尿嘧啶或吉西他滨为基础的化疗,或基于氟尿嘧啶的放化疗治疗,或以上二者的联合治疗方案。术后辅助性化疗的疗效目前仍存在一定争议,一项由英国发起的多中心、前瞻性Ⅲ期临床试验的意向性分析统计结果提示,胆管癌术后行卡培他滨化疗与对照组相比无法为患者带来生存获益(中位生存期51.1个月 vs. 36.4个月,P=0.094)(图17-1)。而符合方案集分析结果提示,术后行卡培他滨化疗相比对照组能够延长患者术后生存期(中位生存期53个月 vs. 36.4个月,P=0.028)(图17-2)。

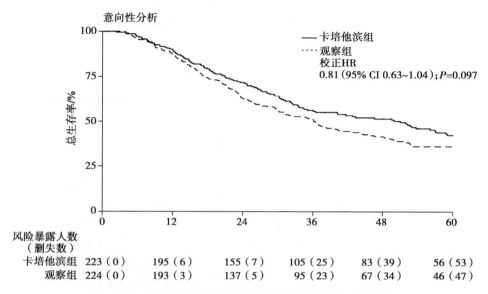

图 17-1　通过意向性分析比较得出的两组间总生存率结果

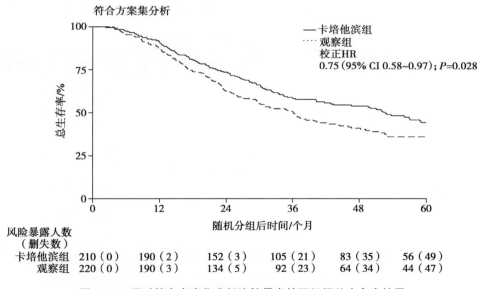

图 17-2　通过符合方案集分析比较得出的两组间总生存率结果

　　笔者建议,对于切缘阳性或淋巴结阳性的胆管癌患者应行同步放化疗加辅助化疗(表17-1),可选用的方案包括:每日氟尿嘧啶225mg/m² 化疗加同步放疗,疗程结束后再辅以每日2次间隔21天的卡培他滨1 000mg/m² 化疗4个月;4个周期的卡培他滨加吉西他滨化疗后行每日口服卡培他滨1 330mg/m² 加同步放疗;3周吉西他滨单药化疗后行3个月吉西他滨化疗加同步放疗。对于术后未行放化疗的患者,可行6个月的卡培他滨或吉西他滨或亚叶酸钙/氟尿嘧啶化疗。

表 17-1　胆管癌术后同步放化疗+辅助化疗方案

放化疗方案	辅助化疗方案
氟尿嘧啶 225mg/m² 每日 1 次+同步放疗,持续 5 周	卡培他滨 500mg/m² 每日 2 次,持续使用 14 天,周期 21 天,共 4 个月
卡培他滨 665mg/m² 每日 2 次+同步放疗,持续 5~6 周	卡培他滨 750mg/m² 每日 2 次,持续使用 14 天+吉西他滨 1 000mg/m² 间隔 7 天 1 次。周期 21 天,共 4 个周期
氟尿嘧啶 225mg/m² 每日 1 次+同步放疗,持续 5 周。治疗结束后额外吉西他滨 1 000mg/m² 间隔 7 天 1 次,3 次治疗后休息 1 周为 1 个周期,共 3 个周期	吉西他滨 1 000mg/m² 间隔 7 天 1 次,共 3 周

目前越来越多的临床中心将系统性化疗应用于晚期胆管癌患者,一项前瞻性随机对照研究对比晚期胆管癌患者接受化疗与接受支持治疗的结果后发现,化疗能够一定程度地延长患者生存期(中位生存期 6 个月 vs. 2.5 个月)。但目前已发表的研究结果大多数样本量较小,且纳入患者标准不一致,大多数研究将胆管癌、胆囊癌、壶腹部癌等一并纳入进行分析,而缺少对特定部位晚期胆管癌患者的评估。总的来说,目前并没有一种化疗方案能够在各研究结果中一致地增加患者预期 6 个月以上的中位生存期。对一般情况良好、无胆红素升高的患者而言,吉西他滨联合顺铂化疗作为晚期胆管癌患者的一线治疗方案广泛应用于临床。一项多中心临床Ⅲ期试验纳入 410 例患者,其中包括局部晚期或转移性的胆管癌(n=242)、胆囊癌(n=148)及壶腹部癌(n=20),随机接受吉西他滨联合顺铂化疗或吉西他滨单药化疗,结果显示吉西他滨联合顺铂化疗的效果要优于吉西他滨单药化疗。联合化疗的中位生存期及无进展生存期均优于单药化疗(11.7 个月 vs. 8.1 个月;8 个月 vs. 5 个月)。另外,吉西他滨联合 S-1 化疗,吉西他滨联合奥沙利铂(GEMOX 方案)也可作为一般情况良好、无高胆红素血症的晚期胆管癌患者一线化疗方案(表 17-2)。临床上对于吉西他滨联合铂类药物化疗失败的患者,可换用卡培他滨、氟尿嘧啶单药或联合氟尿嘧啶与伊立替康、奥沙利铂、顺铂的二线化疗方案,但均未能在患者预后获益方面体现出更大的价值。

表 17-2　晚期胆管癌患者推荐一线化疗用药

用药方案	给药剂量及途径	给药时间及治疗周期
吉西他滨+顺铂	吉西他滨:1 000mg/m² 静脉注射 顺铂:25mg/m² 静脉注射	每个周期第 1 天和第 8 天 每个周期第 1 天和第 8 天 每个周期为 21 天
吉西他滨+S-1	吉西他滨:1 000mg/m² 静脉注射 S-1:根据体表面积 60mg、80mg 或 100mg 口服	每个周期第 1 天和第 8 天 每个周期第 1 天至第 14 天 每个周期为 21 天
吉西他滨+奥沙利铂	吉西他滨:1 000mg/m² 静脉注射 奥沙利铂:100mg/m² 静脉注射	每个周期第 1 和第 8 天 每个周期为 21 天
吉西他滨+卡培他滨	吉西他滨:1 000mg/m² 静脉注射 卡培他滨:1 250mg/m² 口服	每个周期第 1 天和第 8 天 每个周期每日 2 次,持续用 14 天 每个周期为 21 天
吉西他滨+白蛋白紫杉醇	吉西他滨:1 000mg/m² 静脉注射 白蛋白紫杉醇:125mg/m² 静脉注射	每个周期第 1、第 8 和第 15 天 每个周期第 1、第 8 和第 15 天 每个周期为 28 天

(马　涛　梁廷波)

第二节　放　疗

根治性切除是胆管癌主要的治疗手段,不同部位原发肿瘤术后 5 年生存率为 10%~40%,术后复发为 46%~79%。胆管癌围手术期的辅助治疗临床数据有限,最佳的辅助治疗方案尚不明确。现有的辅助治疗方案中,术后口服卡培他滨化疗已成为目前的标准。尽管放疗及放化疗在胆管癌患者中亦有应用,但疗效尚不确切,仍需要大样本的随机对照试验进一步证实。对于不可切除或转移性胆管癌患者,以姑息性治疗为主,放疗为常用的治疗手段之一,但总体疗效欠佳。

一、术后放疗或放化疗

胆管癌术后的肿瘤局部复发是治疗失败的主要原因,这为术后辅助放疗或放化疗提供了正当理由。由于胆管癌患病率低,大样本的随机对照研究困难,目前胆管癌术后辅助放疗或放化疗的循证医学证据主要来源于回顾性研究、系统回顾及荟萃分析。尽管一些研究认为术后辅助放疗并未改善患者的预后,但有许多研究得出了截然不同的结果。在这些回顾性研究中,尽管研究的对象不尽相同(一些研究同时包含胆管癌、胆囊癌及壶腹部癌等;另一些研究包含单一或多个部位的胆管癌),手术及辅助治疗手段也有所差异,但研究结果依然有很大参考意义,在此对部分研究简单介绍如下。

（一）胆管癌及其他胆道肿瘤患者术后辅助放疗或放化疗的相关研究

2012 年,Bonet 等对关于肝外胆道肿瘤(包括肝外胆管癌、胆囊癌、壶腹部癌)根治性手术治疗的 10 篇文献进行了系统回顾,这些资料显示,术后的辅助放疗更常被用于切缘阳性及淋巴结转移的患者:放疗采用三维适形放疗技术,照射范围主要包括瘤床及淋巴结引流区(肝门、腹腔干区域等),对于肝外胆管癌患者,术后辅助三维适形放疗能显著改善患者的总生存期。Horgan 等对 6 712 例胆道肿瘤(包括胆囊癌及胆管癌)患者进行了系统回顾及荟萃分析,结果显示:对于有淋巴结转移及术后切缘阳性(R_1 切除)的患者,术后辅助治疗能使患者获益;在辅助治疗方案中,化疗或放化疗的疗效优于单纯放疗。Ben-Josef 等的 II 期临床研究探讨了胆道肿瘤术后辅助化疗后进一步放化疗的可行性。研究中共入组 79 例 T_2~T_4 或淋巴结阳性的胆道肿瘤术后患者(R_0 患者 54 例,R_1 患者 25 例;肝外胆管癌占 68%,胆囊癌占 32%),术后先行 4 周期化疗(吉西他滨 1 000mg/m² 静脉滴注,第 1 天和第 8 天+卡培他滨 1 500mg/m² 口服,第 1 天至第 14 天;每 21 天为 1 个疗程),随后行放化疗;采用三维适形放疗或调强放疗(intensity-modulated radiotherapy, IMRT),照射范围包括瘤床及淋巴结引流区(胰十二指肠后方、腹腔干及门静脉淋巴结)。三维适形放疗患者,淋巴结引流区给予 45Gy,随后瘤床区加量至 54Gy/30 次(R_1 患者可根据情况酌情加量至 59.4Gy/33 次);调强放疗患者予同步递量(simultaneous integrated boost, SIB),淋巴结引流区给予 45Gy/25 次,瘤床区予 52.5Gy/25 次(R_1 患者可根据情况酌情加量至 55Gy/25 次)。放疗期间给予口服卡培他滨化疗(每天 1 250mg/m²,分两次口服,每个周期 7 天,至放疗结束)。结果显示:联合方案耐受良好,达到预期疗效;所有患者 2 年生存率为 65%,R_0 及 R_1 患者分别为 67% 和 60%;中位生存期为 35 个月;3~4 级的不良反应发生率为 52% 和 11%,主要的不良反应是粒细胞减少(44%)、手足综合征(11%)、腹泻(8%)等。

（二）单一或多部位的胆管癌患者术后辅助放疗或放化疗的相关研究

Shinohara 等对美国流行病学监测与最终治疗结果(Surveillance, Epidemiology and End Results, SEER)中的 3 839 例肝内胆管癌患者的治疗结果进行荟萃分析,结果显示:术后的辅助放疗能使肝内胆管癌患者生存获益,与单独手术比较,手术联合术后放疗患者的中位生存期为 11 个月,而单独手术患者为 6 个月(P=0.014)。Gerhards 等回顾分析了 91 例肝门部胆管癌术后患者的治疗疗效,其中单纯手术患者 20 例,手术联合术后放疗患者 71 例,术后放疗患者中,30 例仅使用外照射(46±11)Gy,41 例使用外照射(42±5)Gy 联合近距离照射(10±2)Gy。结果显示:手术联合术后放疗患者中位生存期为 24 个月,较单纯手术患者(8 个月)明显提高,两种术后辅助放疗方式疗效相仿。Todoroki 等分析了 47 例局部晚期肝门部胆管癌 R_1 切除术后患者的治疗疗效,这些患者中 28 例接受辅助放疗(17 例患者为术中放疗+术后放疗,另 6 例仅术中放疗,5 例仅术后放疗),另 19 例无辅助治疗。结果显示:与单纯手术比较,接受辅助放疗患者的 5 年生存率明显提高（13.5% vs. 33.9%，$P=0.014\,1$）。Hughes 等回顾性分析了约翰·霍普金斯医院 34 例远端胆管腺癌患者行胰十二指肠切除术后辅助放化疗的治疗疗效。所有患者均放疗期间给予以 5-FU 为基础的化疗，照射范围包括瘤床区、腹腔淋巴结引流区及 T_{10} 下缘至 L_2 下缘水平之间的腹主动脉旁淋巴结区域，中位照射剂量 50.4Gy（40~54Gy）。随访结果显示：所有患者中位生存期 36.9 个月，5 年生存率为 35%。多因素分析显示：淋巴结转移状态是独立的预后因素，对淋巴结阴性及阳性的患者，5 年生存率分别为 100% 及 24%。与既往历史数据中单纯手术患者比较，接受术后放化疗患者的中位生存期显著提高（36.9 个月 vs. 22 个月；$P<0.05$）；无论淋巴结阴性或阳性患者，总生存期明显延长（$P<0.05$）。Kim 等回顾性分析比较了肝外胆管癌单纯手术与手术联合放化疗的治疗效果，168 例患者中 53 例单纯手术，115 例接受了术后放化疗，放疗中位剂量 45Gy（45~55.8Gy），照射范围包括瘤床区及淋巴结引流区（肝门、胆总管周围、腹腔干、胰十二指肠周围）。放疗期间给予 5-FU 为基础的同期化疗。结果显示：所有患者 5 年局部控制率、无病生存率及生存率分别为 54.8%、30.6% 及 33.9%；单因素分析显示术后放化疗患者疗效优于单独手术组；多因素分析显示术后放化疗是独立的预后因素。Lim 等比较了 120 例肝外胆管癌根治术后（41 例 R_1 切除）单纯放化疗与放化疗后辅助化疗患者的疗效，其中所有患者放化疗方案相同，化疗方案为 5-FU 单药（$500mg/m^2$ 静脉滴注，放疗第 1、2、3 天及第 28、29、30 天），放疗为外照射（其中 108 例为总剂量 40Gy 的分段照射，20Gy 分 10 次照射，2 周完成，间隔两周；另 18 例为连续照射，放疗总剂量 50.4~54Gy），照射范围包括瘤床区及淋巴结引流区域。放化疗联合化疗患者（90 例）在放化疗后继续行以 5-FU 为基础的化疗 6~12 个月。结果显示：放化疗后辅助化疗患者疗效更佳，与单纯放化疗比较，3 年总生存率显著提高（62.6% vs. 30.8%；$P<0.01$）。在 Park 等的回顾性研究中，101 例肝外胆管癌患者（52 例 R_0 切除，49 例 R_1/R_2 切除）接受术后放疗（16 例）或放化疗（85 例，同期以 5-FU 为基础的化疗），照射范围包括瘤床区及淋巴结引流区域，总剂量 50Gy，R_1/R_2 患者随后瘤床区或残留病灶放疗加量 9~10Gy（中位总剂量 60Gy）。结果显示：术后放疗或放化疗显著提高了 R_1 患者的局部控制率及生存期（R_0 与 R_1 患者的 5 年局部控制率、无进展生存期、生存率无显著差异）。Borghero 等的回顾性研究中，根据手术切缘及淋巴结转移情况将肝外胆管癌（包括肝门及远端胆管癌）术后患者分为高危组（R_1 和/或 pN_1）及低危组（R_0 和 pN_0），高危组患者术后给予放化疗，低危组患者术后仅观察随访。所有高危组患者的照射区域均包括瘤床区、肝门、肝十二指肠韧带、胰腺周围及腹腔干淋巴结引流区域（中位照射野剂量 45Gy）。其中的 31 例患者给予局部加量（27 例给予外照射加量，4 例联合铱-192 近距离照射加量）（中位加量 10Gy）。放疗同期给予以 5-FU 为基础的化疗。结果显示：高危组患者放化疗后，5 年生存率与低危组相仿（36% vs. 42%，$P=0.6$）。

　　以上回顾性研究、系统回顾及荟萃分析结果显示，对于胆管癌术后患者，术后的放疗或放化疗可能改善患者的生存，特别是对 R_1 切除或有淋巴结转移的患者。术后放化疗的疗效可能优于单纯放疗，辅助化疗联合放化疗后可能较单纯放化疗效果更佳。术后的放疗可采用三维适形放疗或调强放疗，照射范围主要包括瘤床区及区域淋巴结引流区，放疗剂量为 45~50Gy，对于切缘阳性（R_1）的患者可考虑瘤床区放疗加量（至 60Gy/30 次）。同期化疗方案以 5-FU 为基础，更优的联合方案值得进一步研究。

二、术前放疗或放化疗

　　胆管癌的术前辅助治疗研究数据缺乏。McMasters 等认为，对于可切除的胆管癌患者，术前辅助放疗可以提高胆管癌患者手术的 R_0 切除率。在他的回顾性研究中报道了 91 例胆管癌患者的治疗疗效。40 例患者行手术治疗，其余 51 例为不可手术切除患者；在 40 例手术患者中有 9 例（5 例肝门部胆管癌，4 例远端胆管癌）接受了术前放化疗。结果显示：接受手术患者的中位生存期较不可切除患者显著延长（22.2 个月 vs. 10.7 个月；$P<0.000\,1$）；9 例接受术前放化疗患者的手术 R_0 切除率为 100%，而未行术前放化疗的手术患者的 R_0 切除率为 54%，两者有显著性差异（$P<0.01$）。Jung 等的回顾性研究也获得了类似的结果，在分析了 57 例肝门部胆管癌术后患者的资料后发现，12 例接受了术前放疗的患者分期明显下降，这提高了肿瘤的可切除性。在这些小样本的回顾性研究中，对于可切除的胆管癌患者，尽管术前放疗提高了手术 R_0 切除率，但术前辅助治疗同样可能因肿瘤进展而丧失手术机会。因此，在目前有效的术前辅

助治疗方案尚不明确的情况下,可切除胆管癌患者的术前辅助放疗并不推荐。

对于无远处转移的不可切除的局部晚期胆管癌患者,放疗联合化疗及放疗或化疗可能将这些患者转化为可手术切除而获益。Grendaretal 等分析了 10 项针对局部进展不能手术切除的胆管癌患者在辅助治疗后行手术治疗的回顾性研究,共包括 98 例患者,尽管这些患者术前辅助治疗方案不尽相同(包括放疗、化疗或光动力学疗法等),但结果显示:对于这些局部进展不能切除的肝门部胆管癌患者,有效的术前辅助治疗可能使患者获得肿瘤 R_0 切除,从而使患者生存获益。Nelson 等回顾性分析了 45 例肝外胆管癌患者手术联合术前或术后放化疗的疗效,这些患者术前(12 例)或术后(33 例)给予放疗及以 5-FU 为基础的化疗,在 12 例行术前放化疗的患者中,10 例为治疗前影像学或剖腹探查评价为潜在可切除或不可切除的患者(另 2 例为医学原因),结果显示:在术前放化疗后,11 例患者实现 R_0 切除(其中 3 例 PCR),与术后放化疗患者比较,术前放化疗患者的 5 年生存期较术后放化疗患者更长(53% vs. 23%)。Sumiyoshi 等回顾性分析中,15 例不可切除的局部晚期胆管癌患者(7 例为肝内胆管癌,8 例为肝门部胆管癌),在放化疗(50Gy/25 次+S1 口服化疗)后复查评估手术可行性,11 例患者(73.3%)评估为可手术切除,给予根治性手术(9 例 R_0 切除);随访结果显示:放化疗后接受手术患者的 1 年、2 年及 5 年生存率分别为 80.8%、70.7% 和 23.6%,不可切除患者中位生存期为 10 个月,1 年及 2 年生存率为 37.5% 和 0,两者差异有统计学意义(P=0.027)。

因此,对于无远处转移的不可切除的局部晚期胆管癌患者,建议行化疗或放化疗,对于治疗有效的患者,应反复评估根治性手术的可能性,如能手术切除,将明显改善患者的预后。但最佳的综合治疗模式值得进一步探索。

三、不可切除肝门部胆管癌肝移植前的新辅助放化疗

肝门部胆管癌患者常因肿瘤侵犯双侧肝管而不可切除,对这些患者,原位肝移植是一种可行的治疗手段。单纯的肝移植疗效令人失望,即使早期患者,肿瘤复发率亦很高(51%~80%),5 年生存率为 18%~25%。1993 年,梅奥诊所对不可切除的肝门部胆管癌患者严格筛选,在放化疗联合治疗后选择肿瘤局限的患者行肝移植,疗效显著。在此治疗方案中,对所有病理明确的不可切除的肝门部胆管癌患者先给予外照射治疗(采用前后及两侧野照射,1.5Gy/ 次,每日 2 次,两次治疗间隔 6 小时以上),总剂量 4 050~4 500cGy,共 27~30 次,持续 3 周。在完成外照射后的 2~3 周给予近距离放疗加量(20~30Gy),近距离放疗使用铱-192(^{192}Ir)粒子通过内镜放置的支架或经肝穿刺胆道置管后装近距离放疗,照射范围包括覆盖肿瘤上下 1.5~2.0cm。外照射及近距离放疗期间给予 5-FU 化疗。在近距离放疗后 2~6 周行剖腹探查,排除腹膜转移,并对腹腔、胰周淋巴结及沿胆总管远端和肝动脉的淋巴结进行活检,对无腹膜转移及淋巴结活检阴性的患者(Ⅰ期~Ⅱ期)行肝移植。2000 年,11 例患者的初步结果令人鼓舞,2005 年的更新资料显示,26 例完成肝移植患者的 5 年生存率为 82%。随后,其他的研究者也报道了类似治疗方案的疗效,结果令人满意。2012 年美国 12 个肝移植中心的回顾性分析结果也进一步证实了梅奥新辅助放化疗联合肝移植方案的有效性,287 例肝门部胆管癌患者接受新辅助治疗,216 例符合指征并完成肝移植,完成肝移植患者 5 年无复发生存率为 65%。因此,NCCN 建议对于直径小于 3cm,无肝内及肝外转移,无淋巴结转移的肝门周围或肝门部胆管癌患者,可考虑新辅助放化疗联合肝移植治疗。

四、局部晚期不可切除胆管癌的放疗或放化疗

对于局部晚期不可切除的胆管癌患者,可选的治疗方案包括临床试验、全身治疗(化疗、靶向等)、放疗或放化疗等。因研究数据缺乏,尚无标准的联合治疗方案。外照射、近距离放疗、立体定向放射治疗(stereotactic radio-therapy,SRT)等放疗技术亦被单独或联合用于胆管癌的治疗。现有的回顾性研究及临床Ⅱ期试验结果显示,放化疗有助于改善局部肿瘤的压迫症状(梗阻、疼痛等),增加肿瘤的局部控制,甚至延长患者的生存时间。

(一)局部晚期不可切除肝内胆管癌的放疗

对于肝内胆管癌患者,早期的研究以放疗为主,取得了一定的疗效。Zeng 等回顾性分析了 75 例肝

内胆管癌患者的疗效。38 例给予放疗（9 例为术后淋巴结残留患者,7 例为术后区域淋巴结复发患者,22 例为不可切除患者）,2Gy/次,中位照射剂量 50Gy（30~60Gy）。37 例患者未行放疗（14 例为伴或不伴淋巴结转移的可切除患者,23 例为不可切除患者）。结果显示:放疗后,症状（疼痛）缓解率 90%;不可切除患者放疗后客观有效率为 36.4%;与不可切除的未行放疗患者比较,1 年、2 年的生存率分别为 36.1% vs. 19.0% 和 5.2% vs. 4.7%（$P=0.021$）。Chen 等对 84 例不可切除的肝内胆管癌患者进行回顾性分析,35 例行放疗（其中 25 例有阻塞性黄疸,7 例行经皮肝管穿刺引流）,照射范围包括原发肿瘤及淋巴结转移区域,每次 1.8~2Gy,总剂量 30~60Gy（如十二指肠在照射范围内,放疗总剂量≤54Gy）;另 49 例患者未行放疗。结果显示:放疗患者中,总疾病控制率为 85.7%;68.4% 患者胆道梗阻较前好转;放疗患者与未放化疗患者比较,1 年及 2 年的生存率分别为 38.5% vs. 16.4% 和 9.6% vs. 4.9%,中位生存期分别为 9.5 个月 vs. 5.1 个月（$P=0.003$）。Kim 等的回顾性研究比较了局部晚期不可切除的肝内胆管癌放化疗与化疗的疗效,92 例患者在给予全身化疗后（XP 方案:卡培他滨 1 000mg/m² 口服,每日 2 次,口服 2 周,每 21 天为 1 个疗程;顺铂 30mg/m² 静脉滴注,化疗第 1 天、第 8 天）,25 例患者联合放疗,放疗范围包括原发病灶及区域淋巴结,中位照射剂量 44.7Gy;另 67 例患者给予单纯化疗（XP 方案）。结果显示:化疗联合放疗组局部控制率更高（56.0% vs. 41.5%,$P=0.217$）;化疗联合放疗较单纯放疗患者,无病生存期（4.3 个月 vs. 1.9 个月,$P=0.001$）及生存期（9.3 个月 vs. 6.2 个月,$P=0.048$）均明显延长。

　　肝内胆管癌常规放疗后主要的失败原因仍是局部复发,Crane 等的回顾性研究中,52 例局部晚期不可切除的胆管癌患者,在接受放疗或放化疗后,初始复发部位为局部的患者占 72%。Alden 等回顾性研究显示,高剂量放疗（>50Gy）可能提高局部控制率,同时放疗的总剂量与患者的中位生存期相关,接受 <45Gy、45~55Gy、55~65Gy 和 65~70Gy 患者的中位生存期分别为 4.5 个月、9 个月、18 个月和 25 个月。因此,如何在保护周围正常组织（胃、十二指肠等）的同时提高肿瘤的照射剂量成为制约胆管癌放疗疗效的主要问题。Tao 等的回顾性研究结果显示,对不可切除的肝内胆管癌患者高剂量放疗可以提高局部控制率,并使患者生存获益。研究中 79 例不可切除的肝内胆管癌（70 例联合化疗）患者给予三维适形调强放疗;对高剂量放疗患者,使用影像引导及呼吸门控技术以减少肝脏、胆道及胃黏膜的照射剂量,使用同步递量（simultaneous integrated boost, SIB）技术提高肿瘤的照射剂量;同时,根据肿瘤所在位置或大小不同,给予不同的放疗方式（50.4Gy/28 次;58.05Gy/15 次;60Gy/30 次;67.5Gy/15 次;75Gy/25 次）;中位生物等效剂量（biologic equivalent dose, BED）为 80.5Gy（43.75~180Gy）。随访结果显示:所有患者中位生存期为 30 个月,3 年生存率为 44%;高剂量照射患者（BED>80.5Gy）与低剂量照射患者（BED<80.5Gy）的 3 年生存率分别为 73% 和 38%（$P=0.017$）,这些患者放疗相关的毒副反应无显著差异。Hong 等报道了对肝细胞癌及肝内胆管癌患者使用质子束少分次高剂量放疗的多中心 Ⅱ 期临床研究,研究中 36 例肝内胆管癌患者完成治疗,中位照射剂量为 58.0Gy/15 次（15.1~67.5Gy）。随访结果显示:肝内胆管癌患者的中位生存期为 22.5 个月,2 年的局部控制率和生存率分别为 94.1% 和 46.5%,整体耐受良好,治疗失败的原因主要为肝外复发。Mahadevan 等使用 SRT 技术治疗不可切除的肝内及肝门部胆管癌患者（中位照射剂量 30Gy/3 次）,结果显示:中位生存期为 17 个月,1 年、2 年及 4 年的生存率分别为 58%、31% 和 19%。

　　（二）局部晚期不可切除的肝门部及远端胆管癌的放疗或放化疗

　　放疗对不可切除的肝门部及肝外胆管癌的疗效尚不明确。Pollom 等对 SEER 数据库中 2 343 例不可切除的胆道肿瘤患者进行数据分析,结果显示:在生存期超过 4 个月的患者中,未接受放疗的患者的中位生存期为 9.3 个月,而接受放疗的患者的中位生存期为 10.0 个月;对于接受过化疗的患者,放疗可能延长患者的生存时间,但对于未接受化疗的患者,放疗无法提高患者的生存时间。一些单中心的回顾性研究显示,放化疗可以使不可切除的肝门部及远端胆管癌患者获益。Foo 等的回顾性研究中,24 例肝外胆管癌患者在接受外照射（中位照射剂量 50.4Gy）后,予近距离放疗加量（1cm 半径照射范围 20Gy）,结果显示:中位生存期 12.8 个月,2 年及 5 年的生存率分别为 18.8% 和 14.1%。Ghafoori 等回顾了 37 例局部晚期无法切除的肝外胆管癌患者的放疗疗效（23 例单纯外照射,8 例外照射联合近距离放疗,6 例单纯近距离放疗）。结果显示:1 年及 2 年的局部控制率分别为 90% 和 71%,1 年及 2 年的生存率分别为 59% 和 22%。在另一些研究中,近距离放疗加量获得了更好的疗效。Autorino 等报道的 Ⅱ 期临床试验中,对 27 例无远处转移的不可切除的肝外胆管癌患者(18 例肝门部胆管癌,9 例远端胆管癌)给予放化疗,放疗给予 50Gy 后部分患者近距离放疗加量(15~20Gy),放疗期间给予每周吉西他滨联合化疗,结果显示:所有患者 2 年局部控制率为 29%,2 年及 3 年的生存率分别为 27% 和 7%;接受近距离放疗加量的患者(6 例)与其他患者比较,中位生存期分别为 21 个月和 14 个月,2 年的局部控制率分别为 53% 和 25%。对于肝门部胆管癌患者,SRT 亦是安全有效的治疗手段。Momm 等的研究中,对 13 例无法切除的肝门部胆管癌患者行 SRT,分割剂量给予 3~4Gy,放疗总剂量为 32~56Gy。结果显示:所有患者中位生存期为 33.5 个月,总体耐受良好。Polistina 等回顾性分析了对 10 例局部晚期不可切除肝门部胆管癌患者进行放化疗的疗效,给予吉西他滨为基础的化疗,并行 30Gy/3 次的 SRT;结果显示:治疗有效率达 80%,中位无进展时间为 30 个月,2 年及 4 年的生存率分别为 80% 和 30%。

综合以上研究结果,对于不可切除的肝内及肝外胆管癌患者,放疗或放化疗是有效的治疗手段,常规放疗可使用三维适形放疗或调强放疗技术,照射范围通常包括原发病灶及淋巴结区域,每次 1.8~2Gy,每周 5 次,总剂量 45~50Gy;如周围器官可耐受,可考虑通过同步递量、SRT、近距离放疗等方式进一步提高肿瘤的照射剂量,以提高放疗的疗效。另外,在放疗期间给予以 5-FU 为主的化疗同样可以增加肿瘤放疗的敏感性,提高疗效。常规放疗周围正常组织限量:小肠 V45Gy<195cc;胃、十二指肠,最大剂量 <55Gy;肝平均剂量 <30Gy;脊髓最大剂量 <45Gy;每侧肾 V20Gy<33%,平均剂量 <18Gy。对于肝内及肝门部胆管癌患者,少分次高剂量放疗可能有更好的疗效,建议在有经验的放疗中心进行,治疗时应使用影像引导及呼吸门控技术以减少肝、胆道、空肠及胃黏膜的照射剂量。

五、胆管癌术后局部复发患者的放疗及转移性胆管癌的姑息性放疗

胆管癌术后局部复发患者的治疗尚缺乏标准。对于无法手术的局部复发或淋巴结转移患者,放疗可能有生存获益。Jung 等的回顾性研究中,对 58 例胆管癌患者(28 例局部晚期不可切除,30 例术后局部复发)给予放疗联合立体定向放射治疗(SRT)加量(5 例)或单纯 SRT(53 例),单纯 SRT 患者予总剂量 30~60Gy,3~5 次完成(中位 45Gy/3 次)。放疗联合 SRT 患者为 38~40Gy,共 19~20 次外照射后,予单次 15~18Gy 的 SRT 加量。结果显示:所有患者中位生存期为 10 个月;1 年及 2 年的局部控制率分别为 85% 和 72%,生存率分别为 45% 和 20%;局部进展患者与复发患者中位生存期分别为 5 个月和 13 个月。

转移性胆管癌患者预后极差,局部治疗鲜有报道,放疗可能有助于改善局部肿瘤的压迫症状(梗阻或疼痛等),提高患者的生活质量。骨转移采用单纯放疗(30Gy/10 次)即可减轻 80% 患者的疼痛症状。脑转移根据单发或多发可以采用立体定向放射外科(stereotactic radiosurgery,SRS)技术或全脑照射,以改善症状,延长生存。

总之,对于胆管癌患者,放疗或放化疗是有效的治疗手段。对于胆管癌术后,特别 R₁ 切除或有淋巴结转移的患者,术后辅助放疗或放化疗可能改善患者的生存期。无肝内及肝外转移、无淋巴结转移的肝门部胆管癌患者,可考虑新辅助放化疗联合肝移植治疗。对于局部晚期不可切除的胆管癌患者,在全身化疗基础上,局部放疗有一定的疗效,可能改善局部肿瘤压迫症状,提高生活质量,提高局部控制率,甚至延长患者的生存期;另外,部分患者可能在综合治疗后获得根治性手术机会,这将明显改善患者的预后。对于局部复发的胆管癌患者,放疗仍是可以考虑的局部治疗手段。对于转移性胆管癌患者,预后极差,放疗以姑息性治疗为主,以局部控制肿瘤,提高患者生活质量。

(胡　斌　白永瑞)

参考文献

[1] HORGAN A M,AMIR E,WALTER T,et al. Adjuvant therapy in the treatment of biliary tract cancer:A systematic review and meta-analysis [J]. J Clin Oncol,2012,30(16):1934-1940.

[2] 中国抗癌协会. 远端胆管癌规范化诊治专家共识(2017)[J]. 中华肝胆外科杂志,2018(1):1-8.

[3] SHROFF R T,KENNEDY E B,BACHINI M,et al. Adjuvant therapy for resected biliary tract cancer:ASCO clinical practice guideline [J]. J Clin Oncol,2019,37(12):1015-1027.

[4] GLIMELIUS B,HOFFMAN K,SJÖDÉN P O,et al. Chemotherapy improves survival and quality of life in advanced pancreatic and biliary cancer [J]. Ann Oncol,1996,7(6):593-600.

[5] VALLE J,WASAN H,PALMER D H,et al. Cisplatin plus gemcitabine versus gemcitabine for biliary tract cancer [J]. N Engl J Med,2010,362(14):1273-1281.

[6] PRIMROSE J N,FOX R P,PALMER D H,et al. Capecitabine compared with observation in resected biliary tract cancer (BILCAP):a randomised,controlled,multicentre,phase 3 study [J]. Lancet Oncol,2019,20(5):663-673.

[7] BLECHACZ B. Cholangiocarcinoma:Current knowledge and new developments [J]. Gut Liver,2017,11(1):13-26.

[8] NAKEEB A,PITT H A,SOHN T A,et al. Cholangiocarcinoma. A spectrum of intrahepatic,perihilar,and distal tumors [J]. Ann Surg,1996,224(4):463-473.

[9] KOMAYA K,EBATA T,YOKOYAMA Y,et al. Recurrence after curative-intent resection of perihilar cholangiocarcinoma:analysis of a large cohort with a close postoperative follow-up approach [J]. Surgery,2018,163(4):732-738.

[10] GROOT KOERKAMP B,WIGGERS J K,ALLEN P J,et al. Recurrence rate and pattern of perihilar cholangiocarcinoma after curative intent resection [J]. J Am Coll Surg,2015,221(6):1041-1049.

[11] TABRIZIAN P,JIBARA G,HECHTMAN J F,et al. Outcomes following resection of intrahepatic cholangiocarcinoma [J]. HPB,2015,17(7):344-351.

[12] PITT H A,NAKEEB A,ABRAMS R A,et al. Perihilar cholangiocarcinoma postoperative radiotherapy does not improve survival [J]. Ann Surg,1995,221(6):788-797.

[13] BONET BELTRÁN M,ALLAL A S,GICH I,et al. Is adjuvant radiotherapy needed after curative resection of extrahepatic biliary tract cancers? A systematic review with a meta-analysis of observational studies [J]. Cancer Treat Rev,2012,38(2):111-119.

[14] HORGAN A M,AMIR E,WALTER T,et al. Adjuvant therapy in the treatment of biliary tract cancer:a systematic review and meta-analysis [J]. J Clin Oncol,2012,30(16):1934-1940.

[15] BEN-JOSEF E,GUTHRIE K A,EL-KHOUEIRY A B,et al. SWOG S0809:a phase II intergroup trial of adjuvant capecitabine and gemcitabine followed by radiotherapy and concurrent capecitabine in extrahepatic cholangiocarcinoma and gallbladder carcinoma [J]. J Clin Oncol,2015,33(24):2617-2622.

[16] SHINOHARA E T,MITRA N,GUO M,et al. Radiation therapy is associated with improved survival in the adjuvant and definitive treatment of intrahepatic cholangiocarcinoma [J]. Int J Radiat Oncol Biol Phys,2008,72(5):1495-1501.

[17] GERHARDS M F,VAN GULIK T M,GONZÁLEZ GONZÁLEZ D,et al. Results of postoperative radiotherapy for resectable hilar cholangiocarcinoma [J]. World J Surg,2003,27(2):173-179.

[18] TODOROKI T,OHARA K,KAWAMOTO T,et al. Benefits of adjuvant radiotherapy after radical resection of locally advanced main hepatic duct carcinoma [J]. Int J Radiat Oncol Biol Phys,2000,46(3):581-587.

[19] HUGHES M A,FRASSICA D A,YEO C J,et al. Adjuvant concurrent chemoradiation for adenocarcinoma of the distal common bile duct [J]. Int J Radiat Oncol Biol Phys,2007,68(1):178-182.

[20] YEO C J,SOHN T A,CAMERON J L,et al. Periampullary adenocarcinoma:Analysis of 5-year survivors [J]. Ann Surg,1998,227(6):821-831.

[21] KIM T H,HAN S S,PARK S J,et al. Role of adjuvant chemoradiotherapy for resected extrahepatic biliary tract cancer [J]. Int J Radiat Oncol Biol Phys,2011,81(5):e853-859.

[22] LIM K H,OH D Y,CHIE E K,et al. Adjuvant concurrent chemoradiation therapy (CCRT) alone versus CCRT followed by adjuvant chemotherapy:which is better in patients with radically resected extrahepatic biliary tract cancer? :a non-randomized,single center study [J]. BMC Cancer,2009,9:345.

[23] PARK J H,CHOI E K,AHN S D,et al. Postoperative chemoradiotherapy for extrahepatic bile duct cancer [J]. Int J Radiat Oncol Biol Phys,2011,79(3):696-704.

[24] BORGHERO Y,CRANE C H,SZKLARUK J,et al. Extrahepatic bile duct adenocarcinoma:patients at high-risk for local recurrence treated with surgery and adjuvant chemoradiation have an equivalent overall survival to patients with standard-risk treated with surgery alone [J]. Ann Surg Oncol,2008,15(11):3147-3156.

[25] MCMASTERS K M,TUTTLE T M,LEACH S D,et al. Neoadjuvant chemoradiation for extrahepatic cholangiocarcinoma [J]. Am J Surg,1997,174(6):605-608.

[26] Jung J H,Lee H J,Lee H S,et al. Benefit of neoadjuvant concurrent chemoradiotherapy for locally advanced perihilar cholangiocarcinoma [J]. World J Gastroenterol,2017,23(18):3301-3308.

[27] GRENDAR J,GRENDAROVA P,SINHA R,et al. Neoadjuvant therapy for downstaging of locally advanced hilar cholangiocarcinoma:a systematic review[J]. HPB,2014,16(4):297-303.

[28] NELSON J W,GHAFOORI A P,WILLETT C G,et al. Concurrent chemoradiotherapy in resected extrahepatic cholangiocarcinoma[J]. Int J Radiat Oncol Biol Phys,2009,73(1):148-153.

[29] SUMIYOSHI T,SHIMA Y,OKABAYASHI T,et al. Chemoradiotherapy for initially unresectable locally advanced cholangiocarcinoma[J]. World J Surg,2018,42(9):2910-2918.

[30] MEYER C G,PENN I,JAMES L. Liver transplantation for cholangiocarcinoma:results in 207 patients[J]. Transplantation,2000,69(8):1633-1637.

[31] GHALI P,MAROTTA P J,YOSHIDA E M,et al. Liver transplantation for incidental cholangiocarcinoma:analysis of the Canadian experience[J]. Liver Transpl,2005,11(11):1412-1416.

[32] GOLDSTEIN R M,STONE M,TILLERY G W,et al. Is liver transplantation indicated for cholangiocarcinoma[J]. Am J Surg,1993,166(6):768-771.

[33] PICHLMAYR R,WEIMANN A,OLDHAFER K J,et al. Role of liver transplantation in the treatment of unresectable liver cancer[J]. World J Surg,1995,19(6):807-813.

[34] BECKER N S,RODRIGUEZ J A,BARSHES N R,et al. Outcomes analysis for 280 patients with cholangiocarcinoma treated with liver transplantation over an 18-year period[J]. J Gastrointest Surg,2008,12(1):117-122.

[35] DE VREEDE I,STEERS J L,BURCH P A,et al. Prolonged disease-free survival after orthotopic liver transplantation plus adjuvant chemoirradiation for cholangiocarcinoma[J]. Liver Transpl,2000,6(3):309-316.

[36] REA D J,HEIMBACH J K,ROSEN C B,et al. Liver transplantation with neoadjuvant chemoradiation is more effective than resection for hilar cholangiocarcinoma[J]. Ann Surg,2005,242(3):451-458.

[37] MARCHAN E M,LANDRY J C. Neoadjuvant chemoradiation followed by orthotopic liver transplantation in cholangiocarcinomas:the emory experience[J]. J Gastrointest Oncol,2016,7(2):248-254.

[38] HONG J C,PETROWSKY H,KALDAS F M,et al. Predictive index for tumor recurrence after liver transplantation for locally advanced intrahepatic and hilar cholangiocarcinoma[J]. J Am Coll Surg,2011,212(4):514-520.

[39] DARWISH MURAD S,KIM W R,HARNOIS D M,et al. Efficacy of neoadjuvant chemoradiation,followed by liver transplantation,for perihilar cholangiocarcinoma at 12 US centers[J]. Gastroenterology,2012,143(1):88-98.

[40] NCCN Clinical Practice Guidelines in Oncology(NCCN Guidelines®). Hepatobiliary Cancers(Version 2.2019)[2019-05-01][OL]. https://www.nccn.org/professionals/physician_gls/default.aspx#hepatobiliary.

[41] TAN Y,ZHU J Y,QIU B A,et al. Percutaneous biliary stenting combined with radiotherapy as a treatment for unresectable hilar cholangiocarcinoma[J]. Oncol Lett,2015,10(4):2537-2542.

[42] ZENG Z C,TANG Z Y,FAN J,et al. Consideration of the role of radiotherapy for unresectable intrahepatic cholangiocarcinoma:A retrospective analysis of 75 patients[J]. Cancer J,2006,12(2):113-122.

[43] DAWSON L A,MCGINN C J,NORMOLLE D,et al. Escalated focal liver radiation and concurrent hepatic artery fluorodeoxyuridine for unresectable intrahepatic malignancies[J]. J Clin Oncol,2000,18(11):2210-2218.

[44] CHEN Y X,ZENG Z C,TANG Z Y,et al. Determining the role of external beam radiotherapy in unresectable intrahepatic cholangiocarcinoma:A retrospective analysis of 84 patients[J]. BMC Cancer,2010,10:492.

[45] KIM Y I,PARK J W,KIM B H,et al. Outcomes of concurrent chemoradiotherapy versus chemotherapy alone for advanced-stage unresectable intrahepatic cholangiocarcinoma[J]. Radiat Oncol,2013,8:292.

[46] CRANE C H,MACDONALD K O,VAUTHEY J N,et al. Limitations of conventional doses of chemoradiation for unresectable biliary cancer[J]. Int J Radiat Oncol Biol Phys,2002,53(4):969-974.

[47] ALDEN M E,MOHIUDDIN M. The impact of radiation dose in combined external beam and intraluminal Ir-192 brachytherapy for bile duct cancer[J]. Int J Radiat Oncol Biol Phys,1994,28(4):945-951.

[48] TAO R,KRISHNAN S,BHOSALE P R,et al. Ablative radiotherapy doses lead to a substantial prolongation of survival in patients with inoperable intrahepatic cholangiocarcinoma:a retrospective dose response analysis[J]. J Clin Oncol,2016,34(3):219-226.

[49] HONG T S,WO J Y,YEAP B Y,et al. Multi-institutional phase Ⅱ study of high-dose hypofractionated proton beam therapy in patients with localized,unresectable hepatocellular carcinoma and intrahepatic cholangiocarcinoma[J]. J Clin Oncol,2016,34(5):460-468.

[50] MAHADEVAN A,DAGOGLU N,MANCIAS J,et al. Stereotactic body radiotherapy(SBRT)for intrahepatic and hilar

cholangiocarcinoma [J]. J Cancer,2015,6(11):1099-1104.

[51] POLLOM E L,ALAGAPPAN M,PARK L S,et al. Does radiotherapy still have a role in unresected biliary tract cancer [J]. Cancer Med,2017,6(11):129-141.

[52] FOO M L,GUNDERSON L L,BENDER C E,et al. External radiation therapy and transcatheter iridium in the treatment of extrahepatic bile duct carcinoma [J]. Int J Radiat Oncol Biol Phys,1997,39(4):929-935.

[53] GHAFOORI A P,NELSON J W,WILLETT C G,et al. Radiotherapy in the treatment of patients with unresectable extrahepatic cholangiocarcinoma [J]. Int J Radiat Oncol Biol Phys,2011,81(3):654-659.

[54] AUTORINO R,MATTIUCCI G C,ARDITO F,et al. Radiochemotherapy with gemcitabine in unresectable extrahepatic cholangiocarcinoma:Long-term results of a phase Ⅱ study [J]. Anticancer Res,2016,36(2):737-740.

[55] MOMM F,SCHUBERT E,HENNE K,et al. Stereotactic fractionated radiotherapy for Klatskin tumours [J]. Radiother Oncol, 2010,95(1):99-102.

[56] POLISTINA F A,GUGLIELMI R,BAIOCCHI C,et al. Chemoradiation treatment with gemcitabine plus stereotactic body radiotherapy for unresectable,non-metastatic,locally advanced hilar cholangiocarcinoma. Results of a five year experience [J]. Radiother Oncol,2011,99(2):120-123.

[57] JUNG D H,KIM M S,CHO C K,et al. Outcomes of stereotactic body radiotherapy for unresectable primary or recurrent cholangiocarcinoma [J]. Radiat Oncol,2014,32(3):163-169.

[58] REN B,GUO Q,YANG Y,et al. A meta-analysis of the efficacy of postoperative adjuvant radiotherapy versus no radiotherapy for extrahepatic cholangiocarcinoma and gallbladder carcinoma [J]. Radiat Oncol,2020,15(1):15.

第十八章

分子靶向、免疫治疗和光动力学治疗

第一节　分子靶向治疗

目前针对胆管癌（cholangiocarcinoma, CCA）的分子靶向药物大多处于研发与临床试验阶段，进入Ⅲ期临床试验的药物仅有艾伏尼布（第一个突变体异柠檬酸脱氢酶 mIDH1 的口服抑制剂）、伐利替尼（EGFR/ErbB2 抑制剂）、德拉替尼（FGFR 抑制剂）和阿帕替尼（VEGFR 抑制剂）等，其余均仅处于Ⅰ~Ⅱ期临床试验阶段。本节简述其主要进展与发展趋势。

一、胆管癌的分子靶向靶点与药物研究进展

近 10 年来，CCA 分子靶向治疗的临床研究成为热点。考虑胆道系统肿瘤复杂的肿瘤微环境和高度的分子异质性，基于胆道系统肿瘤特异性的分子靶点设计，开发新型特异性靶向治疗药物，进行精准、个体化治疗是解决目前困境的重要途径之一。近年来，通过下一代测序技术在 CCA 中发现了一系列潜在治疗靶点，如 *IDH1/2* 基因突变、*FGFR2* 基因融合、*NTRK1/2/3* 基因融合、*BRAF* 基因突变、*HER2* 扩增等。针对以上特定靶点的抑制剂在临床研究中已显示出初步疗效，为 CCA 进入分子靶向治疗新时代带来了希望。随着对 CCA 发生与演进的分子机制的逐步认识，越来越多的分子及通路被用作 CCA 的分子治疗靶点，并进行分子靶向药物研发（表 18-1）。

表 18-1　目前正在进行的分子靶向药物研发

目标药物	研究阶段	靶点信号通路	主要研究终点	研究编号
培米替尼 vs. 吉西他滨+顺铂	Ⅲ	*FGFR*	PFS	NCT03656536（FIGHT-302）
伐利替尼+吉西他滨+顺铂	Ⅰ B/Ⅱ	EGFR，HER2，HER4	MTD，PFS	NCT02992340
库潘尼西+吉西他滨+顺铂	Ⅱ	mTOR	PFS	NCT02631590
奥拉帕尼	Ⅱ	DNA 损伤修复	ORR	NCT04042831
德拉替尼	Ⅱ	*FGFR*	3 个月 ORR 及 PFS	NCT03230318（FIDES-01）
福巴替尼（Futibatinib）	Ⅱ	*FGFR*	ORR	NCT02052778
恩曲替尼（Entrectinib）	Ⅱ	NTRK，ROS1，或 ALK	ORR	NCT02568267
尼拉帕尼（Niraparib）	Ⅱ	*BAP1* 和 DDR 通路	ORR	NCT03207347
呋喹替尼（Fruquintinib）	Ⅱ	VEGFR	PFS	NCT04156958
FT 2102	Ⅰ B/Ⅱ	IDH1	MTD，RP2D，ORR	NCT03684811

续表

目标药物	研究阶段	靶点信号通路	主要研究终点	研究编号
AG-881	I	IDH	安全性,MTD,RP2D	NCT02481154
FT 2102	I B/II	IDH1	MTD,RP2D,ORR	NCT03684811
曲妥珠单抗(Trastuzumab deruxtecan)(DS-8201)	II	HER2	ORR	JMA-IIA00423(HERB)
厄达替尼(JNJ-42756493)	II	FGFR	ORR	NCT02699606

(一)突变体异柠檬酸脱氢酶抑制剂

异柠檬酸脱氢酶(isocitrate dehydrogenase,IDH)是细胞能量代谢中三羧酸循环的限速酶,将异柠檬酸转化为 α-酮戊二酸(α-KG)。DNA 和组蛋白修饰酶等多种酶需要 α-KG 作为辅因子。IDH 有两种同工酶,即 IDH1 和 IDH2。IDH 突变可诱导 α-KG 转换为 2-羟基戊二酸(2-HG),导致 α-KG 水平下降、肿瘤代谢物 2-HG 水平上调,阻断 α-KG 依赖酶活性,促使低氧诱导因子(hypoxia-inducible factor-1α,HIF-1α)活性增强,DNA 及组蛋白处于高甲基化状态,引起基因组高甲基化修饰表观遗传学改变和细胞的异常分化,这可能是导致肿瘤发生发展的原因,也是突变体异柠檬酸脱氢酶(mutation isocitrate dehydrogenase,mIDH)抑制剂抗癌的依据。

CCA 是第二种常见 IDH1/IDH2 突变的恶性实体瘤,而肝内胆管癌显著高于肝门部胆管癌和远端胆管癌(28% vs. 7%),最常发生于 R132 和 R172 密码子。来自中国 103 例 ICC 的测序结果显示,*IDH1/2* 突变率为 10%~23%。笔者与美国合作对 326 例 ICC 进行测序研究,其中 34 例样品存在 *IDH1* 和 *IDH2* 基因突变,突变率约为 10%,且 *IDH* 突变的患者具有较好的生存($P=0.028$)和较长的至复发时间($P=0.021$),可作为患者预后的独立预测因子;并发现 *IDH* 突变影响 ICC 患者 DNA 和组蛋白甲基化状态。Kipp 等也发现 *IDH1/2* 突变的患者在术后一年总生存期(OS)好于无突变者。但 Goyal 等发现 *IDH* 突变与 OS 无明显相关性。

已探索 mIDH 抑制剂可用于治疗不可切除或晚期肝内胆管癌患者。AG120 是第一个 mIDH1 酶的口服抑制剂。I~II 期临床试验显示,AG120 具有良好的耐受性,且临床疗效令人鼓舞,可明显降低体内肿瘤 2-HG 水平;73 例 mIDH1 型胆管癌患者中,20.7% 可达到 12 个月的 PFS。III 期 Clar IDHy 试验(NCT02989857)已完成入组,根据 2019 年公布的数据显示,艾伏尼布与安慰剂相比可显著改善 *IDH1* 突变体晚期 CCA 患者的无进展生存期(2.7 个月 vs. 1.4 个月)。

目前在研的另一种口服选择性 *IDH2* 突变抑制剂 AG221 在多个 I、II 期多中心临床试验中已证实其疗效(NCT02273739),并获得美国 FDA 快速通道资格。其他 mIDH1 抑制剂也在临床试验研究中(BAY143602,NCT02746081)。

(二)PI3K-Akt-mTOR 通路抑制剂

PI3K-Akt 通路激活在胆管癌中发挥重要作用,胆管癌中 4%~8% 存在 PI3K 激活突变。使用 PI3K 抑制剂库潘尼西作为一线疗法与化疗联合的 II 期临床试验正在进行中(NCT02631590)。但 Akt 选择性抑制剂 MK-2206 的 II 期试验结果失败。

胆管癌的其他几种常见致癌突变,如 *K-ras*、*MET* 或 *FGF* 等,均集中在 mTOR 信号通路,mTOR 通路是胆管癌的重要治疗靶点。I 期临床试验应用 mTOR 抑制剂依维莫司联合吉西他滨和顺铂治疗转移性胆管癌,6/10 患者病情稳定,安全性可接受。一项使用依维莫司作为一线治疗的 II 期临床试验显示,在 27 例患者中,有 14 例显示抗癌作用(56%,95% CI 为 35%~76%),肿瘤无进展时间达 12 周,中位 PFS 为 6.0 个月(95% CI 为 2.1~11.2),中位 OS 为 9.5 个月(95% CI 为 5.5~16.6)。*K-ras* 突变和基础 p-AKT 水平可能与治疗抵抗有关。

由于肿瘤调控信号通路的复杂性及不同信号通路的相互串扰,只有抑制多个信号分子才能绕过反馈激活和信号串扰,即联合多个信号通路靶向治疗,特别是 mTOR 与 MEK-ERK 通路。选择性抑制 mTOR 可导致 Akt 的反馈激活,Akt 抑制剂可增强 mTOR 抑制的抗肿瘤作用,具有协同作用。

（三）抗血管生成

血管和淋巴管生成在胆管癌发生和发展中发挥重要作用。已发现血管内皮生长因子（vascular endothelial growth factor，VEGF）、血小板应答蛋白（thrombospondin-1，TSP-1）和血管生成素（angiopoietin-1/2，angio-1/2）间相互作用促进血管生成。42%~76% 的胆管癌中存在 VEGF 的过量表达，因此，抗 VEGF 通路的药物备受关注，已有许多药物，包括抗体（贝伐单抗，雷莫芦单抗，阿柏西普）、酪氨酸激酶抑制剂（凡德他尼、索拉非尼、舒尼替尼、西地尼布、瑞戈非尼、培唑帕尼、司美替尼）和姜黄素、百里醌等已进入 I/II 期临床试验研究。单用或与化疗和其他药物联合使用结果均不理想。

抗体药物中，贝伐单抗的研究较多。在贝伐单抗联合吉西他滨和奥沙利铂治疗进展期胆管癌的 II 期临床试验中发现，两个疗程后 PR 或疾病稳定（stable disease，SD）者的 FDG-PET 的标准化摄取值显著降低；但仅 63% 的患者 PFS 为 6 个月，没能达到 70% 的目标。在 50 例进展期胆道癌（胆囊癌 22%，ICC 58%，DCC 20%）的 II 期临床试验中，中位 PFS 为 8.1 个月、OS 为 10.2 个月，吉西他滨/卡培他滨联合贝伐单抗并不能改善进展期胆管癌的结局。另一研究结论也相似。贝伐单抗联合厄洛替尼的 PR 率为 12%、SD 为 51%、中位 OS 为 9.9 个月。在 II 期 ABC-03 研究中，接受西地尼布（cediranib）联合顺铂/吉西他滨的响应率从 19% 提高到 44%，且 6 个月 PFS 从 61.3% 升至 70.5%，但并未改善中位 PFS，其原因可能与 cediranib 耐受性较差有关。

TKI 的效果也不乐观。索拉非尼单药或联合厄洛替尼或顺铂/吉西他滨治疗胆管癌的多个 II 临床试验均未能发现其表现出明显作用，未能改善无进展生存期。最近，在 9 例晚期胆管癌患者中，阿法替尼联合吉西他滨/顺铂未能显示生存获益，中位 OS 和 PFS 分别为 7.7 个月和 6.0 个月。舒尼替尼治疗 56 例胆管癌的 II 期临床试验显示，中位 TTP 仅为 1.7 个月，客观缓解率为 8.9%，疾病控制率为 50%。在 VanGogh 研究中，用凡德他尼（vandetanib）治疗 173 例患者，也未能显示 PFS 的改善。迫切需要预测指标帮助确定可从抗血管生成药物获益的人群。

（四）成纤维细胞生长因子受体通路抑制剂

成纤维细胞生长因子受体（FGFR）作为癌基因参与肿瘤发生发展的多重步骤，包括诱导促细胞有丝分裂、促进侵袭转移、促进上皮间质转化（epithelial-mesenchymal transition，EMT）、促进血管生成，以及参与肿瘤复发和耐药。2013 年首先报道 FGFR 在 ICC 中的表达上调，同时发现 2 例 FGFR2-BICC1 融合蛋白的异常表达。多项研究均发现 ICC 存在 FGFR 融合基因，因此迅速发展出一些抗 FGFR-融合蛋白的疗法，包括英菲格拉替尼（infigratinib）、培米替尼（pemigatinib）、BAY-113877、TAS-120 和德拉替尼等。

2018 年 Javle M 等最先报道 FGFR 抑制剂英菲格拉替尼用于治疗以前接受化疗的患者，该项 II 期临床研究包括 FGFR2 融合（$n=48$）、突变（$n=8$）或扩增（$n=3$）的患者，总 ORR 为 18.8%、DCR 为 83.3%，中位 PFS 为 5.8 个月，并经测序发现一些经 BGJ398 治疗的患者在 FGFR2 酶结构域发生继发性多克隆突变，从而出现获得性耐药。另一项 II 期研究应用泛 FGFR 活性的多激酶抑制剂德拉替尼（ARQ087）治疗 29 例存在 *FGFR* 融合的患者，也得到类似结果，ORR 为 20.7%，DCR 为 82.7%，中位 PFS 为 5.7 个月。

另外两项 II 期临床试验已有中期结果：TAS-120 研究治疗 28 例携带 *FGFR* 基因融合的患者，ORR 为 25%，DCR 为 7.6%。INCB054828（培米替尼）虽然 ORR 高达 40.4%，但评估对象限于随访 8 个月以上的患者。目前需要关注的是如何进一步提高客观缓解率，减少耐药及研究耐药机制，以及其他 *FGFR* 畸变的作用。

（五）人类表皮生长因子受体

表皮生长因子受体（epidermal growth factor receptor，EGFR）对细胞的生长、增殖和分化等生理过程发挥重要的作用，其在肿瘤细胞中呈现过度表达或活化，可促进肿瘤细胞不断增殖，逃避细胞凋亡，诱导肿瘤血管生成。在许多 CCA 中，尤其是 ICC（38%~100%）表达水平升高，但突变一般较为罕见。遗憾的是 EGFR 抑制剂、抗 EGFR 抗体与化疗联合均未能获得理想结果。

（六）Ras/RAF/MEK/MAPK 通路抑制剂

Ras/RAF/MEK/MAPK 通路在 CCA 中常表达异常。该通路可通过与细胞周期调节蛋白（如 p53、p16INK4A、p21CDKN2A）相互作用调控细胞周期，干预 BCL-2 信号转导来逃避细胞凋亡。*K-ras* 不仅在 RAS-RAF/MEK-MAPK 通路中起着重要作用，还能影响 PI3K/Akt 通路，因此具有特别重要的意义。*K-ras*

基因在 ICC 中的突变率为 8.6%~24.2%,且与神经侵犯、分期晚、预后不良等有关。*BRAF* 是 *K-ras* 的下游靶点,也易在 ICC 中呈现突变。ICC 比 DCC 或胆囊癌更常有 *BRAF* 突变,突变率为 1%~22%。

携带 *BRAF* 突变的 CCA 似乎是胆管癌的一个独特分子亚型,更具侵袭性和化疗耐药性。有研究发现,单用威罗菲尼治疗 *BRAF* 突变体 CCA 的客观缓解率为 12%。曲美替尼是一种小分子 MEK1/2 分裂原活化抑制剂。由于 BRAF 和 MEK 双靶点抑制具有协同抗肿瘤作用,已有研究应用达拉菲尼与曲美替尼联合治疗携带 *BRAF* 突变的 ICC(ROAR 研究,NCT02034110),ORR 为 42%,mOS 为 11.7 个月。

（七）*FGFR2* 基因融合

FGFR2 基因融合是近年来发现的一类致癌基因变异,其在 CCA 中的发生率为 10%~20%。目前有多个靶向 FGFR 家族(FGFR1/2/3 或 FGFR1/2/3/4)的小分子抑制剂正处于临床试验阶段。从目前公布的 II 期研究结果显示,针对既往治疗失败的晚期 CCA,靶向 FGFR 治疗的客观反应率为 20.7%~35.5%,疾病控制率为 79%~83.6%,中位生存期可达 21.1 个月。目前多个针对此靶点的 III 期临床试验均在进行中,有望给 *FGFR2* 融合阳性的肝内胆管癌的临床治疗带来革命性的变化。

（八）cMET-HGF 通路抑制剂

cMET 是一种酪氨酸激酶受体,与肝细胞生长因子(HGF)结合形成 cMET-HGF 复合物,在细胞增殖与抗凋亡、增强癌细胞侵袭转移和血管生成能力等方面具有重要作用,并可激活 MAPK、PI3K/Akt 和 STAT 等通路。约 34% 胆管癌存在 cMET 的过表达。

许多临床研究提示 MET 抑制剂在实体瘤中的疗效有限。一项 I 期临床试验用 Tivantinib(一种口服 MET 抑制剂)与吉西他滨联合治疗 29 例包括 CCA 在内的多种实体瘤,20% 的患者获得 PR,46% 患者获得 SD。一项 II 期临床试验研究中,Cabozantinib 治疗 19 例一线或二线化疗失败的进展期 CCA 患者,结果显示其作用有限,且毒性明显。中位 PFS 为 1.8 个月(95% CI 为 1.6~5.4 个月),中位 OS 为 5.2 个月(95% CI 为 2.7~10.5 个月),89% 的患者发生 3~4 级不良事件,包括中性粒细胞减少(5%)、高胆红素血症等(5%)。

（九）其他靶点分子靶向药物

Wnt/β-catenin 通路:Eads 等在一项 I 期临床试验中对经典 Wnt/β-catenin 通路抑制剂 DKN-01 联合吉西他滨/顺铂治疗胆管癌进行研究,证明此方法安全可行,且可延长 SD 时间。

Her2/neu:5%~25% 的 CCA 存在 *HER2* 基因的过度表达或扩增,但回顾性总结显示曲妥珠单抗治疗 HER2 阳性胆管癌者无效。评估靶向 HER2 的临床试验正在进行中(NCT029299672、NCT02836847)。

ROS1 相关激酶 ALK(EML4-ALK)的融合基因:目前正在对 ALK 和 ROS1 抑制剂塞瑞替尼进行 II 期临床评估,其用于 ROS1 阳性或 ALK 阳性进展期 pCCA 或 iCCA(NCT02374489)。恩曲替尼是一种选择性酪氨酸激酶抑制剂,具有抗 ROS1 和 ALK(以及 TRKA、TRKB 和 TRKC)的活性,目前正在对携带 ROS1 或 ALK 融合的实体肿瘤患者(包括 CCA 等)进行 II 期临床试验(NCT02568267)。其他如间皮素、BRCA1/2 突变、CDKN2A、NEAT-1、BAP1、TRK(拉罗替尼),以及 EZH2(阿扎胞苷)等也备受关注。

NTRK 基因融合:在 CCA 中的发生率较低(3% 左右),其临床疗效的发现得益于针对这一靶点的两项"篮子试验"。其中一项篮子实验显示,在包含 CCA 在内的 54 例局部晚期或转移性 NTRK 融合阳性实体瘤患者中,NTRK 抑制剂恩曲替尼可达到 57.4% 的客观缓解率。另外一个针对 NTRK 融合阳性肿瘤的靶向药物拉罗替尼也采用了篮子试验的设计理念,在 153 例包含 CCA 在内 NTRK 融合阳性的肿瘤患者中,达到 79% 的客观缓解率。基于以上结果,FDA 已批准恩曲替尼和拉罗替尼用于 NTRK 融合阳性的晚期实体瘤患者。

二、适应证

目前国内还没有任何一个分子靶向药物被批准用于胆道系统恶性肿瘤的治疗。对于部分晚期 CCA 或术后转移复发患者,在常规一线化疗进展后,积极鼓励参加相关靶向药物临床研究。

三、禁忌证

常见的禁忌证包括:合并严重肝功能损伤、重度血小板减少、凝血功能障碍有出血倾向、严重的骨髓抑制、活动性感染等情况。应用抗血管生成类靶向药物时当遇到以下情况,应当立即停止或避免使用:药物控制不良的高血压,甚至出现高血压危象或高血压脑病;合并4级蛋白尿或肾病综合征的患者;危及生命的动脉血栓和静脉血栓栓塞事件、可逆性后部脑病综合征患者,以及肿瘤累及胃肠道导致穿孔、内瘘形成等情况。

四、疗效评价

目前对于CCA分子靶向治疗的疗效评价,仍是基于最经典的实体瘤临床疗效评价标准(response evaluation criteria in solid tumor,RECIST)。靶病灶的评价方法:测量所有靶病灶的最长径,并计算所有靶病灶的最长径之和,与基线水平的最长径之和相比较,肿瘤客观疗效评价标准如下:CR(完全缓解),所有靶病灶消失;PR(部分缓解),靶病灶最长径之和与基线状态相比较,至少减少30%;PD(病变进展),靶病灶最长径之和的最小值与基线状态相比较,至少增加20%,或出现一个或多个新病灶;SD(疾病稳定),介于PR和PD之间。

五、结语

胆管癌的分子靶向治疗研究起步较晚,目前上市的分子靶向药物中,除少部分Ⅲ期临床试验初步证明了良好的安全性和有效性,大部分大样本Ⅲ期临床研究未能显著改善患者的总生存期而以失败告终。究其原因,主要有二:一是由于胆道肿瘤发生机制的复杂性和肿瘤细胞的高度异质性,导致不同个体对分子靶向药物具有差异的反应性;二是目前为止进行的Ⅲ期临床试验往往在缺乏大样本、随机对照的Ⅱ期临床试验结果基础上展开。近年随着对CCA发生发展的分子事件的逐步理解,针对CCA基因异常发展的分子靶向疗法进展迅速,通过多组学技术细化胆道肿瘤解剖、分子/基因分型,寻找靶向治疗敏感人群,制订个体化治疗方案是今后发展的必然趋势。描绘胆管癌发生、进展与转移相关图谱,探索其动态进化、耐药、靶向性转移等相关机制,为针对性分子靶向干预提供基础。

(殷保兵　钦伦秀)

第二节　免　疫　治　疗

19世纪末,外科医师William Coley将灭活的细菌注入肉瘤后发现肿瘤缩小,这一发现拉开了免疫学与肿瘤学学科交叉的序幕。随着人们对肿瘤发生发展过程中免疫细胞和免疫微环境变化的认知的不断深入,肿瘤免疫治疗开始逐渐走入人们的视野。

癌症的免疫治疗原理在于免疫系统在肿瘤免疫监视、杀伤肿瘤细胞方面发挥着关键作用,但肿瘤又会演化出免疫逃逸这种方式来减弱免疫识别和杀伤作用,因而增强免疫监视、免疫细胞的杀伤能力,以及抑制肿瘤的免疫逃逸作用便成了肿瘤免疫治疗的重要突破点。

胆管癌是源于胆管上皮细胞的恶性肿瘤。尽管手术仍然是胆管癌的首要治疗方式,但大多数胆管癌患者发现时已到中晚期,手术效果不佳甚至没有手术机会。因而,全身治疗、综合治疗便成为胆管癌治疗的重要方式。目前,吉西他滨或卡培他滨作为主药的化疗方案为晚期胆管癌患者带来了生存获益,培米替尼等几种靶向药物也有望进一步改善胆管癌患者的预后。这些以生物标志物为基础的靶向治疗已显示出对小部分具有特定基因突变的、化疗效果不佳的胆管癌患者的临床疗效。近年来,诸多通过调控免疫系统以治疗胆道恶性肿瘤的方案也陆续进入临床,这些方案包括细胞因子、T细胞的免疫检查点抑制剂、共刺激分子及其激动剂、CAR-T、TCR-T、溶瘤病毒及肿瘤疫苗等。

一、免疫检查点抑制剂

(一)PD-1和PD-L1/L2抗体

近年来,免疫检查点抑制剂取得一定的临床获益,特别是程序性死亡-1(PD-1)和其配体PD-L1/L2。PD-1是一种表达于T细胞、B细胞和NK细胞上的跨膜蛋白,是活化的T细胞表达的关键免疫检测点受体。

肿瘤细胞上表达的程序性死亡受体配体-1（programmed death-ligand 1，PD-L1；B7-H1）和PD-L2（B7-DC；B7-H2）均为PD-1的配体。PD-L1在很多组织的细胞表面均有表达，特别是许多肿瘤细胞和造血细胞，而PD-L2则主要表达于造血细胞中。PD-1与PD-L1/2结合可以促进外周血中效应T细胞耗竭，抑制效应T细胞的肿瘤细胞杀伤作用，同时促进效应T细胞转变成Treg细胞从而抑制免疫微环境和环境细胞对肿瘤细胞的杀伤作用。其他细胞如NK细胞、单核细胞和树突状细胞也表达PD-1和/或PD-L1。

除PD-1/PD-L1以外，还有其他免疫检查点相关的配对组合。如PD-L1也能抑制CD80，这提示PD-1等免疫检查点相关蛋白和其他通路之间存在多个层面的相互作用。

现有的Ⅲ期药物临床试验显示，检查点抑制剂相关药物可以增加患者的总生存率，另有多项Ⅱ期临床研究显示免疫检查点抑制剂可带来肿瘤的持久缓解，因而抗PD-1抗体——帕博利珠单抗（K药）、纳武单抗（O药）、阿替利珠单抗（T药）、阿维单抗（B药）和度伐鲁单抗（I药）已获批用于多种肿瘤治疗。

例如，在横跨20种不同类型肿瘤的KEYNOTE-028研究中，450多例PD-L1阳性的实体瘤患者接受帕博利珠单抗单药疗法（每2周1次，10mg/kg）。在这一临床研究中，20例胆管癌患者和4例胆囊癌患者纳入了队列，结果表明，17.4%的患者获得缓解。此外，K药在治疗dMMR/MSI-H的胆管癌患者的临床研究中也获得46%的缓解率，高于其他类型肿瘤的平均值。与此同时，K药联合聚乙二醇化干扰素α-2b（Peginterferon-Alfa-2b）、K药联合吉西他滨、O药联合吉西他滨治疗胆管癌的临床试验也正在开展。Keynote-158试验的胆管癌队列中，帕博利珠单抗单药治疗104例胆管癌患者，总体有效率为5.8%，中位OS和PFS分别为7.4个月和2.0个月。近年来，随着人们对PD-1抗体治疗原理的认识的不断深入，研究者发现，在整个胆管癌患者群体中，有3%~10%的患者为微卫星不稳定性（microsatellite instability，MSI）。该亚型患者对PD-1抗体的效果较好，然而大部分患者并非此类型，而此类型的患者单用PD-1抗体的效果并不理想。

（二）CTLA-4抗体

细胞毒性T淋巴细胞相关蛋白4（cytotoxic T-lymphocyte protein，CTLA-4）是在1987年发现的，20世纪90年代中期被认为是T细胞活化的负性调节蛋白。CD4+和CD8+T细胞表面的CTLA-4可以与抗原提呈细胞（antigen presenting cell，APC）表面的共刺激受体CD80和CD86（B7-1和B7-2）结合，并且这种结合的亲和力高于CTLA-4与T细胞表面共刺激受体CD28结合的亲和力。T细胞受体（T cell receptor，TCR）激活、细胞因子IL-12和IFN-γ等可上调细胞表面CTLA-4的表达，从而对活化的效应T细胞形成负反馈，抑制其免疫杀伤作用。因此，CTLA-4被广泛认为是由APC触发的、对CD4+和CD8+T细胞活化的生理性"刹车"。

由于易普利单抗可以延长转移性黑色素瘤患者的生存期，它成为首批获得批准的免疫检查点抑制剂之一。曲美木单抗（tremelimumab）是另一种抗CTLA-4的单克隆抗体，已有试验证实了曲美木单抗（tremelimumab）联合射频消融可通过诱导肿瘤内CD8+T细胞积聚而产生对肝细胞癌的抗肿瘤活性，总体有效率达26%，但其联合化疗药物的效果尚处于临床试验阶段。

二、错配修复缺陷患者的免疫治疗

有研究认为，错配修复机制缺陷（即dMMR）的肿瘤比同类型其他肿瘤具有更高的肿瘤突变负荷（tumor mutation burden，TMB），这些突变经转录、翻译、修饰后产生的新抗原有可能被识别为"非自身"的免疫原性抗原，从而被免疫系统识别和杀伤。dMMR肿瘤的生物学足迹为微卫星高度不稳定（high microsatellite instability，MSI-H）。事实上，有dMMR或MSI-H肿瘤（如转移性结直肠癌）的患者往往可以从PD-1抑制剂中取得临床获益，部分患者甚至可能产生持久缓解，而携带错配修复正常型的肿瘤患者则没有这种获益。因此，dMMR可以作为预测PD-1抗体是否可以带来临床缓解的生物标志物。

例如，在86例涉及12种不同的dMMR型肿瘤的受试者中，对于非结直肠癌肿瘤，影像学评估的缓解率为54%，完全缓解率为21%，其中胆管癌和壶腹癌患者各有1例完全缓解，部分患者获得持久缓解。随后有研究者采用新一代测序方法评估了12 019例癌症（涉及32种肿瘤类型）的dMMR状态。在这些患者中，约3%的胆管癌为dMMR或MSI-H型。其他研究中，dMMR或MSI-H的检出率在胆囊癌和肝外胆管癌中均约为 5%，在肝内胆管癌中为 10%。

两项以基础医学公司（Foundation Medicine Inc.FMI）全基因组测序（whole genome sequencing）为主要研究方法，用以探索进展期胆管癌基因组改变的研究为我们带来了新的启发。第一项研究（ABS 4087）中，共对 4 371 例进展期胆管癌进行了以杂交捕获为基础的 CGP 检测。结果显示，在胆管癌中 MSI-H 罕见，仅占总病例的 1%。第二项研究（ABS 4080）则对 1 104 例进展期胆管癌进行了 CGP 检测，MSI-H 患者比例为 0.9%，TMB≥20mut/Mb 的患者占到 1.2%。

进展期胆管癌中高 TMB 和 MSI-H 患者比例并不高，分别只有 1% 左右，但这类患者却可以获益于免疫检查点抑制剂治疗，此外，第一项研究中还鉴定了 10% 的高全基因组杂合性丢失（genome-wide loss of heterozygosity，gLOH）的进展期胆管癌，这类患者可能受益于 PARP 抑制剂治疗。两项研究充分显示，对于少见且缺少有效治疗手段的进展期胆管癌采用 CGP 检测的重要意义，累计各种有功能性的基因改变使得有一半左右的患者可以获得有针对性的治疗，对改善进展期胆管癌患者的生存和生活质量将具有重要意义，同时也表明进展期胆管癌疾病的异质性，对进一步研究胆管癌的发生发展进化机制有巨大推动作用。

三、肿瘤疫苗

肿瘤可以表达一些特异性抗原，这些抗原可以被 T 细胞识别，从而使肿瘤细胞成为抗原特异性 T 细胞反应的目标，抑制肿瘤的发生发展。基于这一发现，癌症疫苗应运而生。目前，处于研究中的胆管癌疫苗包括单抗原、多抗原肿瘤疫苗及细胞类疫苗。在胆管癌中，68%~80% 表达肾母细胞瘤蛋白 1（Wilm's tumor protein 1，WT1），而 44%~95% 表达黏蛋白 1（mucin protein 1，MUC1），而这两种蛋白表达量都与存活率呈负相关。因而，WT1 和 MUC1 疫苗也被研究得最为深入。一期临床试验发现，WT1 疫苗和吉西他滨联合疗法治疗晚期胆道癌，不良事件与单独使用吉西他滨相当，患者中位生存期为 288 天。由于肿瘤抗原表达存在异质性，多抗原肿瘤疫苗在诱导抗肿瘤免疫反应和提高治疗效果方面可能比单抗原疫苗更有效。如在另一项含有细胞分裂周期相关蛋白 1（cell division cycle associated 1，CDCA1）、钙黏蛋白 3（cadherin 3，CDH3）和驱动蛋白家族成员 20A（kinesin family member 20A，KIF20A）的肿瘤疫苗的临床试验中，中位 PFS 为 3.4 个月，OS 为 9.7 个月，接种疫苗后未发现 3~4 级不良事件。

一般而言，细胞类疫苗如树突状细胞疫苗比另两种疫苗具有更强的肿瘤查杀效果。搭载 MUC1 的 DC 细胞疫苗在胆管癌的治疗中表现出了较好的临床获益和较低的副作用。

四、过继免疫细胞治疗

过继性免疫细胞疗法（adoptive cell transfer therapy，ACTT）包括肿瘤浸润淋巴细胞（tumor infiltrating lymphocyte，TIL）治疗、嵌合抗原受体 T 细胞治疗（chimeric antigen receptor T cell therapy，CAR-T cell therapy，又称 CAR-T 细胞治疗）和 T 细胞受体（T-cell receptor，TCR）治疗。CAR-T 细胞治疗和 TCR 治疗原理相同，都是提取患者外周血中的 T 细胞，再经过基因工程修饰，使 T 细胞表达嵌合抗原受体（CAR）或新的能识别癌细胞的 T 细胞受体（TCR），从而激活并引导 T 细胞杀死癌细胞。CAR-T 细胞治疗通过外源基因转染技术，把识别肿瘤相关抗原的单链抗体（single-chain fragment variable，scFv）和 T 细胞活化序列的融合蛋白表达到 T 细胞表面，这样 scFv 通过跨膜区与 T 细胞胞内的活化增殖信号域偶联，经回输患者体内后大规模扩增，能够以非 MHC 限制性的模式表现强效的抗癌作用。目前已有病例报告显示，联合使用 ACT 和肿瘤疫苗治疗晚期胆管癌患者可获得长期生存获益。

有研究显示，同种异体 γδT 细胞在复发性转移性胆管癌的治疗中，可以降低肿瘤活性，提高患者生存期和生存质量。

五、免疫治疗反应的评价标准和疗效预测指标

（一）缓解形式

免疫治疗药物有效性的评价方法与靶向药或化疗药对应的缓解形式有所差异。首先，应用免疫治疗

时,在病情稳定或肿瘤消退之前,疾病可能出现短暂恶化,表现为已有病灶进展或新发病灶,此时应科学评估而不应轻易或过早放弃治疗。其次,与化疗相比,免疫治疗可能需要更长的时间才能出现临床上的明显缓解。再次,即使有些患者没有达到客观缓解标准,但可以处于一定的无进展状态。

（二）缓解评价标准

近年来,有研究提出了免疫相关的缓解评价标准（immune-related response criteria,irRC）,用来正确评价免疫治疗的缓解程度:①完全缓解,是指肿瘤负荷完全消失。②部分缓解,是指与基线水平相比,肿瘤负荷减少 30% 以上。③肿瘤进展,是指与基线水平相比,肿瘤负荷增加 20% 以上。④疾病稳定状态,是指不符合完全缓解、部分缓解或肿瘤进展标准的其他状态。

应用这种免疫相关缓解的评价标准具有重要意义,因为对于使用免疫检查点抑制剂治疗的患者,如果采用传统 RECIST,可能导致最终本可获得缓解或延长疾病稳定时间的患者过早停止治疗。此后,在 RECIST 的基础上,irRC 和改良实体瘤免疫治疗临床疗效评价标准（modified RECIST 1.1 for immune based therapeutics,iRECIST）相继诞生。首先,iRECIST 将治疗期间的新发病灶归为免疫待确认的疾病进展（immune unconfirmed progressive disease,iUPD）;只有当下次评估发现更多新发病灶或原有新发病灶增大（新发靶病灶总共≥5mm,或新发非靶病灶增大）时,才归为免疫确认的疾病进展（immune confirmed progressive disease,iCPD）;之前均无记录的新发病灶也可归为 iCPD。其次,iRECIST 将缓解定义为以下几种状态:免疫完全缓解（immune complete response,iCR）、免疫部分缓解（immune partial response,iPR）、iUPD、iCPD,以及免疫疾病稳定（immune stable disease,iSD）状态。

除上述标准外,在 RECIST 基础上还衍生出了实体瘤的免疫治疗临床疗效评价标准（immune-modified response evaluation criteria in solid tumor,imRECIST）。imRECIST 的优势在于它可以评估免疫治疗后病情短暂进展的患者的治疗效果。在临床实践中,只要患者在免疫治疗期间肿瘤开始生长,都应进行仔细评估。

免疫治疗为晚期胆管癌患者提供了新的选择,但筛选出适合免疫治疗的患者显得格外重要。除 PD-L1 表达外,另一个在研的预测性生物标志物是细胞突变负荷。研究表明,突变负荷高的肿瘤更可能对免疫检查点阻断治疗敏感。

总之,随着对免疫系统在肿瘤发生、发展和转移中作用的理解不断加深,胆管癌治疗将会取得不断进步。

（冯　浩　王　坚）

第三节　光动力学治疗

光动力学治疗（photodynamic therapy,PDT）通过肿瘤组织对光敏剂的选择性吸收,用合适剂量和波长的激光来激发光敏剂产生细胞毒性物质,即活性氧类物质,进而杀伤肿瘤细胞,达到治疗目的。随着光敏剂和激光技术的发展,PDT 已成为除手术、放疗、化疗、免疫治疗之外肿瘤治疗的基本方法之一。

PDT 从 20 世纪 90 年代起用于不可切除胆管癌的治疗。越来越多的研究表明,PDT 可减轻胆道狭窄,改善患者的生活质量并延长生存时间,可作为胆管癌的一种有效的姑息性治疗手段。

一、设备及材料

（一）光源

临床上常使用激光作为光源。激光具有光谱更窄、组织穿透力更强、对于体内的深部肿瘤更有效的优点。激光光谱一般在可见光与红外光之间（400~850nm）,该范围内光线对组织的穿透性随波长的增加而增加。630nm 波长的激光穿透组织的深度为 3~5mm,800nm 时可达到 10mm。目前临床上常用波长为 630nm 的激光。

（二）光传输系统

光传输系统将光束安全、有效地传送到治疗部位,以激活光敏剂。针对胆管癌,常用光导纤维进行光束的传播。光导纤维有平切光纤、球状光纤、柱状光纤等,其中柱状光纤应用最为广泛。

（三）光敏剂

1. **第一代 PDT 光敏剂**　第一代 PDT 光敏剂是 20 世纪 80 年代以前开发应用的血卟啉及其派生的血卟啉衍生物等混合卟啉制剂,其中,光卟啉或称泊芬钠（photofrin 或 sodium porfimer）于 1993 年获批作为肿瘤 PDT 新药,是全球第一种也是目前全球临床应用最广的法定 PDT 光敏剂。血卟啉衍生物（hematoporphyrin derivative,HpD）于 20 世纪 90 年代末正式获批用于肿瘤 PDT 临床,商品名喜泊分,是目前我国应用最为广泛的光敏剂。但不论血卟啉还是血卟啉衍生物,其肿瘤光生物活性成分均为粗品血卟啉中的未知杂质,因此存在化学组成不定、有效成分不明等缺点。

2. **第二代 PDT 光敏剂**　20 世纪 80 年代开始,人们把新光敏剂研发的焦点集中在化学结构明确并在红光区具有较大吸收系数的单体低毒 PDT 光敏剂,即第二代光敏剂。替莫泊芬（temoporfin）,商品名福斯坎（foscan）,化学名称 5,10,15,20-四间羟苯基二氢卟吩［5,10,15,20-meso-tetra（m-hydroxyphenyl）chlorin,m-THPC］,是第一种批准用于 PDT 临床的第二代光敏剂,它的单线态氧自由基产量高,只需较低剂量的光照射便可得到理想的疗效,照射时间亦可缩短,但 m-THPC 可产生较深的组织穿透力,可能会损伤部分正常组织。

3. **第三代 PDT 光敏剂**　亦称靶向 PDT 光敏剂,通过光敏剂与生物分子共轭将其导向某种已知的细胞靶点,可细分为由非共价结合的光敏剂——生物分子共轭物和共价作用形成的生物共轭物,虽目前未进入临床,但代表了未来 PDT 光敏剂发展的方向。

二、作用机制

光敏剂静脉注射后选择性地聚集在肿瘤组织中,在特定波长的光照射下被激活,发生光子能量的跃迁,从基态变成激发态。处于激发态的光敏剂不稳定,在返回基态时产生、释放大量能量,分子状态的氧接受能量后形成氧自由基等活性氧,与肿瘤细胞的分子发生氧化反应从而杀伤肿瘤细胞。

PDT 的抗肿瘤机制主要有以下三个方面。

1. **PDT 介导的细胞毒反应机制**　PDT 杀伤肿瘤细胞主要与三种细胞死亡通路相关,即凋亡、自噬及坏死,其中凋亡为最主要的方式。

2. **PDT 可造成肿瘤微血管破坏**　PDT 产生的活性氧可直接破坏血管内皮细胞,引起血小板聚集、水肿、血栓素释放、血栓形成,启动瀑布式反应。PDT 破坏肿瘤的脉管系统,导致肿瘤血管内血栓形成和出血,肿瘤缺氧、缺乏营养物质进而出现坏死。同时,毛细血管血栓使局部暂时性缺血,诱发肿瘤血管活性物质释放及新生血管出现,引起缺血再灌注损伤,导致肿瘤细胞坏死。

3. **PDT 杀灭肿瘤组织与抗肿瘤免疫相关**　PDT 可引起作用部位急性炎症反应,还可募集免疫细胞至远处肿瘤。治疗后的死亡细胞还可产生危险信号,进而提高树突状细胞的抗原呈递作用及抗原特异性细胞毒 T 淋巴细胞的募集。

三、术前准备

1. PDT 实施前两周内行胆管镜、胆道造影、CT、MRI 等,以了解肿瘤的部位、大小、浸润深度、与周围脏器的关系及淋巴结转移等情况;同时进行必要的术前评估,如血常规、肝肾功能、电解质、凝血功能、心肺功能等。

2. 静脉注射光敏剂。以血卟啉注射液为例,用药前将冻结药品置室温下避光溶化,取原液在患者的前臂做皮肤划痕试验,观察 15 分钟,若无红肿硬结,则按体重以 5mg/kg 加生理盐水 250ml 静脉滴注,1 小时内滴注完毕,48~72 小时后肿瘤部位进行激光照射治疗。

3. 术前禁食 8~12 小时,治疗前 30 分钟予阿托品 0.5mg 皮下注射以减少分泌物,地西泮 10mg 静脉注射以镇静,必要时可选择全身静脉麻醉。

4. 操作一般在内镜室或介入手术室进行,操作室和病房的门窗须使用遮光度在 85% 以上的遮光窗帘,采用乳白色灯光照明（<60W）。医师在 PDT 操作过程中要戴防护眼镜保护眼睛。包括患者在内的所

有室内人员均不能佩戴项链、戒指、耳环等可能使激光产生镜面反射的饰物（图 18-1）。

四、操作流程

PDT 时可通过 ERCP、PTCD 途径使光导纤维进入胆管，在肿瘤部位进行照射治疗，亦可通过手术留置的 T 管插入柱状光纤进行治疗，或者术中直接进行（图 18-2）。

1. **ERCP 途径**   先行胆道造影了解病灶的部位和范围，再行十二指肠乳头括约肌小切开，导丝引导下插入扩张气囊或探条对胆道狭窄部位进行扩张，然后插入相应长度的柱状光纤进行照射治疗（图 18-3）。

2. **PTCD 途径**   可通过超声或 X 线透视引导，将导丝插入胆管，再沿导丝插入光纤套管，到达治疗部位后，将相应长度的柱状光纤插入肿瘤部位进行照射治疗。

3. **经手术后 T 管途径**   应至少在术后 1 个月进行，可通过 T 管插入相应长度的柱状光纤，也可拔除 T 管，通过窦道

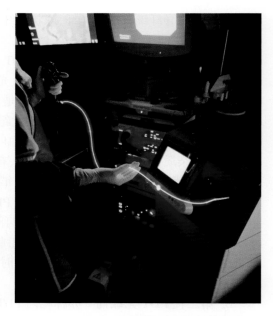

图 18-1   PDT 操作室和病房的门窗须避光

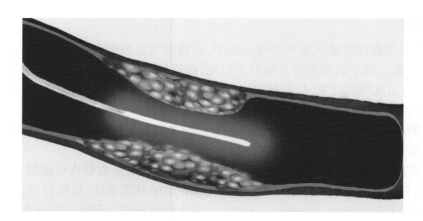

图 18-2   PDT 操作示意图：光导纤维导入胆管，在肿瘤部位进行照射治疗

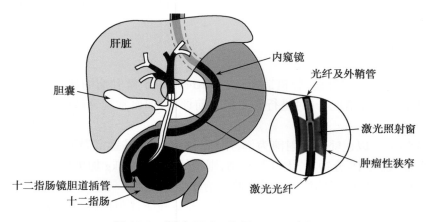

图 18-3   通过 ERCP 途径 PDT 示意图

插入胆管镜,经过胆管镜活检通道插入光纤至肿瘤部位进行照射治疗。

4. 术中直接进行 PDT　对于术中无法行根治性手术的患者,在姑息切除的同时,对残留病灶进行 PDT,以期清除残存的肿瘤细胞,改善预后。

5. 光照剂量　根据肿瘤的大小、部位等情况具体决定,一般认为,实体肿瘤最低剂量要求如下:肿瘤厚度 <0.5cm,用 $200mW/cm^2$ 或每野 400J;肿瘤厚度为 0.5~1cm,用 $300mW/cm^2$ 或每野 480J;肿瘤厚度为 1.1~1.4cm,用 $400mW/cm^2$ 或每野 720J;肿瘤厚度≥1.5cm,建议用穿刺方法导入光纤行 PDT。

五、并发症

PDT 产生的细胞毒效应仅发生在光照区内,持续时间短,不会向体内其他部位散逸。PDT 引发的组织破坏,作用过程缓和,对痛感神经的理化刺激轻,一般只引起轻度不适。虽然 PDT 使用的激光器总输出功率较高,但经专用光纤传输并散射后,投照到病变组织表面的功率强度减弱,不会直接灼伤组织。PDT 后最常见的并发症如下。

1. 光敏反应　皮肤光毒性是 PDT 常见的并发症,发生率为 5%~28%,但多较轻微。因血卟啉衍生物等光敏剂在体内需要 1 个月余方能完全代谢,因此术后患者应注意避光,做好防护,减少光照性皮炎的发生。一旦发生光敏反应,用冷水湿敷发热红肿部位,必要时使用激素类药物。在避光期结束后可行光敏试验检测光敏反应是否仍存在:让小面积皮肤暴露于日光下或相同强度光源下 10 分钟左右,24 小时内观察照射部位,若未出现红肿、瘙痒、水疱等光敏反应,则可逐步增加日照时间。

2. 胆道梗阻及感染　胆道梗阻及感染可因 PDT 过程中操作器械的反复导入、治疗后组织水肿、坏死组织脱落堵塞管腔致胆道引流不畅等因素所致,发生率约为 20%。为预防胆道梗阻及感染的发生,操作过程中应遵循无菌原则,治疗前后预防性抗感染治疗,术后应留置胆道支架或胆道引流管,建立通畅的胆道引流。

3. 急性胰腺炎　通过 ERCP 途径进行 PDT 的患者治疗后有发生急性胰腺炎的风险,多因组织水肿所致。为预防急性胰腺炎的发生,PDT 治疗后可留置胰管支架。

此外,亦有报道 PDT 术后患者出现肝脓肿、胆管瘘、出血等并发症。

六、临床应用

(一) 不可手术切除胆管癌的姑息性治疗

1. PDT 联合胆管支架引流　多项多中心随机对照或回顾性分析研究数据显示,对于不可切除的胆管癌患者,行 PDT+支架引流的效果要明显优于单纯支架引流。PDT 结合胆道支架引流能有效缓解胆管闭塞,延长生存期,改善生活质量。Ortner 等进行了一项多中心随机对照前瞻性临床研究,纳入 39 例不可手术切除的胆管癌患者,进行随机分组,试验组采用 PDT+支架治疗,对照组单纯采用支架治疗,结果显示:PDT+支架治疗组中位生存期为 493 天,单纯支架治疗组中位生存期为 98 天,两组之间的差别具有统计学意义。Zoepf 等进行的一项关于不可切除胆管癌行 PDT 的研究亦显示,PDT+胆道支架治疗可延长患者的总生存期,PDT+支架治疗组中位生存期为 21 个月,单纯支架治疗组中位生存期为 7 个月。

2. PDT 联合化疗　临床研究表明,与单纯 PDT 或单纯化疗相比,PDT 联合化疗能显著延长不可切除胆管癌患者的总生存期和无进展生存期。Hong 等对接受 PDT 联合化疗的胆管癌患者的一项回顾性分析结果显示,连续两个疗程以上的 PDT 联合吉西他滨+顺铂中位生存期为 538 天,对照组单纯行 PDT 中位生存期为 334 天(P=0.05);Gonzalez-Carmona 等分析 96 例不可切除从而接受 PDT 和/或化疗的肝外胆管癌患者的生存资料,显示:与单纯行 PDT 或单纯行化疗相比,PDT 联合化疗能显著延长患者生存期(P=0.022),联合治疗组中位生存期为 20 个月,而单纯行 PDT 组为 15 个月,单纯行化疗组为 10 个月。

(二) 胆管癌的新辅助 PDT

作为术前新辅助治疗,PDT 可使肿瘤周边局限化,从而提高肿瘤切除率,使部分术前评估无根治手术机会的患者获得根治性切除可能。Wiedmann 等报道了 7 例进展期的 Bismuth Ⅲ型和Ⅳ型的患者,术前评估认为无根治性手术切除机会。术前行 PDT 新辅助治疗,6 周后 7 例患者均获得根治性切除。术后 1 年无复发率为 83%,术后 5 年生存率为 43%。

　　作为不可切除胆管癌的姑息性治疗方法,PDT 能抑制肿瘤生长、延长患者生存时间和提高生存质量,同时患者耐受性较好,并发症发生率较低,对机体损害较小。对于进展期胆管癌,术前新辅助 PDT 可使部分肿瘤降级降期,从而使部分术前评估无根治手术机会的患者获得根治性切除的可能。随着新型光敏剂及激光技术的发展,以及与手术治疗、放化疗等治疗方式的结合,PDT 将在胆管癌的综合治疗中发挥更重要的作用。

(毛先海)

参考文献

[1] SAHA S K,PARACHONIAK C A,GHANTA K S,et al. Mutant IDH inhibits HNF-4α to block hepatocyte differentiation and promote biliary cancer [J]. Nature,2014,513(7516):110-114.

[2] ROSS J S,WANG K,GAY L,et al. New routes to targeted therapy of intrahepatic cholangiocarcinomas revealed by next-generation sequencing [J]. Oncologist,2014,19(3):235-242.

[3] BORGER D R,TANABE K K,FAN K C,et al. Frequent mutation of isocitrate dehydrogenase(IDH)1 and IDH2 in cholangiocarcinoma identified through broad-based tumor genotyping [J]. Oncologist,2012,17(1):72-79.

[4] ZOU S,LI J,ZHOU H,et al. Mutational landscape of intrahepatic cholangiocarcinoma [J]. Nat Commun,2014,5:5696.

[5] WANG P,DONG Q,ZHANG C,et al. Mutations in isocitrate dehydrogenase 1 and 2 occur frequently in intrahepatic cholangiocarcinomas and share hypermethylation targets with glioblastomas [J]. Oncogene,2013,32(25):3091-3100.

[6] GOYAL L,GOVINDAN A,SHETH R A,et al. Prognosis and clinicopathologic features of patients with advanced stage isocitrate dehydrogenase(IDH)mutant and IDH wild-type intrahepatic cholangiocarcinoma [J]. Oncologist,2015,20(9):1019-1027.

[7] LOWERY M A,ABOU-ALFA G K,BURRIS H A,et al. Phase Ⅰ study of AG-120,an IDH1 mutant enzyme inhibitor:Results from the cholangiocarcinoma dose escalation and expansion cohorts [J]. J Clin Oncol,2017,35(15_suppl):4015.

[8] NAKAMURA H,ARAI Y,TOTOKI Y,et al. Genomic spectra of biliary tract cancer [J]. Nat Genet,2015,47(9):1003-1010.

[9] COSTELLO B A,BORAD M J,QI Y,et al. Phase Ⅰ trial of everolimus,gemcitabine and cisplatin in patients with solid tumors[J]. Invest New Drug,2014,32(4):710-716.

[10] EWALD F,GRABINSKI N,GROTTKE A,et al. Combined targeting of AKT and mTOR using MK-2206 and RAD001 is synergistic in the treatment of cholangiocarcinoma [J]. Int J Cancer,2013,133(9):2065-2076.

[11] ZHU A X,MEYERHARDT J A,BLASZKOWSKY L S,et al. Efficacy and safety of gemcitabine,oxaliplatin,and bevacizumab in advanced biliary-tract cancers and correlation of changes in 18-fluorodeoxyglucose PET with clinical outcome:a phase 2 study [J]. Lancet Oncol,2010,11(1):48-54.

[12] IYER R V,POKURI V K,GROMAN A,et al. A multicenter phase Ⅱ study of gemcitabine,capecitabine,and bevacizumab for locally advanced or metastatic biliary tract cancer [J]. Am J Clin Oncol,2018,41(7):649-655.

[13] LARSEN F O,MARKUSSEN A,DINESS L V,et al. Efficacy and safety of capecitabine,irinotecan,gemcitabine,and bevacizumab as second-line treatment in advanced biliary tract cancer:A phase Ⅱ study [J]. Oncology,2018,94(1):19-24.

[14] LUBNER S J,MAHONEY M R,KOLESAR J L,et al. Report of a multicenter phase Ⅱ trial testing a combination of biweekly bevacizumab and daily erlotinib in patients with unresectable biliary cancer:a phase Ⅱ consortium study [J]. J Clin Oncol,2010,28(21):3491-3497.

[15] VALLE J W,WASAN H,LOPES A,et al. Cediranib or placebo in combination with cisplatin and gemcitabine chemotherapy for patients with advanced biliary tract cancer(ABC-03):a randomised phase 2 trial [J]. Lancet Oncol,2015,16(8):967-978.

[16] EL-KHOUEIRY A. A phase Ⅱ study of sorafenib(BAY 43-9006)as single agent in patients(pts)with unresectable or metastatic gallbladder cancer or cholangiocarcinomas [J]. J Clin Oncol,2007,25(18 suppl):4639.

[17] EL-KHOUEIRY A B,RANKIN C,SIEGEL A B,et al. S0941:a phase 2 SWOG study of sorafenib and erlotinib in patients with advanced gallbladder carcinoma or cholangiocarcinoma [J]. Br J Cancer,2014,110(4):882-887.

[18] MOEHLER M,MADERER A,SCHIMANSKI C,et al. Gemcitabine plus sorafenib versus gemcitabine alone in advanced biliary tract cancer:a double-blind placebo controlled multicentre phase Ⅱ AIO study with biomarker and serum programme [J]. Eur

J Cancer,2014,50(18):3125-3135.

[19] MOEHLER M,MADERER A,EHRLICH A,et al. Safety and efficacy of afatinib as add-on to standard therapy of gemcitabine/ cisplatin in chemotherapy-naive patients with advanced biliary tract cancer:an open-label,phase I trial with an extensive biomarker program [J]. BMC Cancer,2019,19(1):55.

[20] YI J H,THONGPRASERT S,LEE J,et al. A phase Ⅱ study of sunitinib as a second-line treatment in advanced biliary tract carcinoma:a multicentre,multinational study [J]. Eur J Cancer,2012,48(2):196-201.

[21] SANTORO A,GEBBIA V,PRESSIANI T,et al. A randomized,multicenter,phase Ⅱ study of vandetanib monotherapy versus vandetanib in combination with gemcitabine versus gemcitabine plus placebo in subjects with advanced biliary tract cancer:the VanGogh study [J]. Ann Oncol,2015,26(3):542-547.

[22] WU Y M,SU F,KALYANA-SUNDARAM S,et al. Identification of targetable FGFR gene fusions in diverse cancers [J]. Cancer Discov,2013,3(6):636-647.

[23] JAVLE M,LOWERY M,SHROFF R T,et al. Phase Ⅱ study of BGJ 398 in patients with FGFR-altered advanced cholangiocarcinoma [J]. J Clin Oncol,2018,36(3):276-282.

[24] GOYAL L,SAHA S K,LIU L Y,et al. Polyclonal secondary FGFR2 mutations drive acquired resistance to FGFR inhibition in patients with FGFR2 fusion-positive cholangiocarcinoma [J]. Cancer Discov,2017,7(3):252-263.

[25] ORTNER M E,CACA K,BERR F,et al. Successful photodynamic therapy for nonresectable cholangiocarcinoma:a randomized prospective study [J]. Gastroenterology,2003,125(5):1355-1363.

[26] GOYAL L,SHI L,LIU L Y,et al. TAS-120 overcomes resistance to ATP-competitive FGFR inhibitors in patients with FGFR2 fusion-positive intrahepatic cholangiocarcinoma [J]. Cancer Discov,2019,9(8):1064-1079.

[27] ABOU-ALFA G K,SAHAI V,HOLLEBECQUE A,et al. Pemigatinib for previously treated,locally advanced or metastatic cholangiocarcinoma:a multicentre,open-label,phase 2 study [J]. Lancet Oncol,2020,21(5):671-684.

[28] CHEN T C,JAN Y Y,YEH T S,et al. K-ras mutation is strongly associated with perineural invasion and represents an independent prognostic factor of intrahepatic cholangiocarcinoma after hepatectomy [J]. Ann Surg Oncol,2012,19(Suppl 3): S675-S681.

[29] WAINBERG Z A,LASSEN U N,ELEZ E,et al. Efficacy and safety of dabrafenib(D) and trametinib(T) in patients(pts) with BRAF V600E-mutated biliary tract cancer(BTC):A cohort of the ROAR basket trial [J]. J Clin Oncol,2019,37(4 suppl):187.

[30] JAVLE M,BORBATH I,CLARKE S,et al. Phase 3 multicenter,open-label,randomized study of infigratinib versus gemcitabine plus cisplatin in the first-line treatment of patients with advanced cholangiocarcinoma with *FGFR2* gene fusions/ translocations:the PROOF trial [J]. Ann Oncol,2019,30(Suppl 4):v62.

[31] APPLEMAN L J. MET signaling pathway:a rational target for cancer therapy [J]. J Clin Oncol,2011,29(36):4837-4838.

[32] PANT S,SALEH M,BENDELL J,et al. A phase I dose escalation study of oral c-MET inhibitor tivantinib(ARQ 197) in combination with gemcitabine in patients with solid tumors [J]. Ann Oncol,2014,25(7):1416-1421.

[33] GOYAL L,ZHENG H,YURGELUN M,et al. A phase 2 and biomarker study of cabozantinib in patients with advanced cholangiocarcinoma [J]. Cancer,2017,123(11):1979-1988.

[34] GOYAL L,SIRARD C,SCHRAG M,et al. Phase 1 and biomarker study of the Wnt pathway modulator DKN-01 in combination with gemcitabine/cisplatin in advanced biliary tract cancer [J]. Clin Cancer Res,2020,26(23):6158-6167.

[35] DOEBELE R C,DRILON A,PAZ-ARES L,et al. Entrectinib in patients with advanced or metastatic NTRK fusion-positive solid tumours:Integrated analysis of three phase 1~2 trials [J]. Lancet Oncol,2020,21(2):271-282.

[36] HONG D S,DUBOIS S G,KUMMAR S,et al. Larotrectinib in patients with TRK fusion-positive solid tumours:a pooled analysis of three phase 1/2 clinical trials [J]. Lancet Oncol,2020,21(4):531-540.

[37] PIHA-PAUL S A,OH D Y,UENO M,et al. Efficacy and safety of pembrolizumab for the treatment of advanced biliary cancer: Results from the KEYNOTE-158 and KEYNOTE-028 studies [J]. Int J Cancer,2020,147(8):2190-2198.

[38] MARABELLE A,LE D T,ASCIERTO P A,et al. Efficacy of pembrolizumab in patients with noncolorectal high microsatellite instability/mismatch repair-deficient cancer:results from the phase Ⅱ KEYNOTE-158 study [J]. J Clin Oncol,2020,38(1):1-10.

[39] HODI F S,ODAY S J,MCDERMOTT D F,et al. Improved survival with ipilimumab in patients with metastatic melanoma [J]. N Engl J Med,2010,363(8):711-723.

[40] KELLEY R K,ABOUALFA G K,BENDELL J C,et al. Phase Ⅰ/Ⅱ study of durvalumab and tremelimumab in patients with unresectable hepatocellular carcinoma(HCC):Phase Ⅰ safety and efficacy analyses [J]. J Clin Oncol,2017,35(15_suppl): 4073.

[41] LE D T,DURHAM J N,SMITH K N,et al. Mismatch repair deficiency predicts response of solid tumors to PD-1blockade [J]. Science,2017,357(6349):409-413.

[42] ZOEPF T,JAKOBS R,ARNOLD J C,et al. Palliation of nonresectable bile duct cancer:improved survival after photodynamic therapy [J]. Am J Gastroenterol,2005,100(11):2426-2430.

[43] HONG M J,CHEON Y K,LEE E J,et al. Long-term outcome of photodynamic therapy with systemic chemotherapy compared to photodynamic therapy alone in patients with advanced hilar cholangiocarcinoma [J]. Gut and Liver,2014,8(3):318-323.

[44] WAGNER A,WIEDMANN M,TANNAPFEL A,et al. Neoadjuvant down-sizing of hilar cholangiocarcinoma with photodynamic therapy--long-term outcome of a phase II pilot study [J]. Int J Mol Sci,2015,16(11):26619-26628.

[45] 李黎波,许德余. 肿瘤光动力治疗学[M]. 北京:科学出版社,2018.

[46] PHILIP P A,MAHONEY M R,ALLMER C,et al. Phase II study of erlotinib in patients with advanced biliary cancer [J]. J Clin Oncol,2006,24(19):3069-3074.

[47] LUBNER S J,MAHONEY M R,KOLESAR J L,et al. Report of a multicenter phase II trial testing a combination of biweekly bevacizumab and daily erlotinib in patients with unresectable biliary cancer:a phase II Consortium study [J]. J Clin Oncol, 2010,28(21):3491-3497.

[48] GRUENBERGER B,SCHUELLER J,HEUBRANDTNER U,et al. Cetuximab,gemcitabine,and oxaliplatin in patients with unresectable advanced or metastatic biliary tract cancer:a phase 2 study [J]. Lancet Oncol,2010,11(12):1142-1148.

[49] MAZZAFERRO V,EL-RAYES B F,DROZ DIT BUSSET M,et al. Derazantinib(ARQ 087) in advanced or inoperable *FGFR2* gene fusion-positive intrahepatic cholangiocarcinoma [J]. Br J Cancer,2019,120(2):165-171.

[50] WAINBERG Z A,LASSEN U N,ELEZ E,et al. Efficacy and safety of dabrafenib(D) and trametinib(T) in patients(pts) with BRAF V600E-mutated biliary tract cancer(BTC):A cohort of the ROAR basket trial(abstract)[J]. J Clin Oncol,2019,21(9): 1234-1243.

[51] VALLE J W,LAMARCA A,GOYAL L,et al. New horizons for precision medicine in biliary tract cancers [J]. Cancer Discov, 2017,7(9):943-962.

[52] YU G,DURDURAN T,ZHOU C,et al. Noninvasive monitoring of murine tumor blood flow during and after photodynamic therapy provides early assessment of therapeutic efficacy [J]. Clin Cancer Res,2005,11(9):3543-3552.

[53] PEREIRA S P,AYARU L,ROGOWSKA A,et al. Photodynamic therapy of malignant biliary strictures using meso-tetrahydroxyphenylchlorin [J]. Eur J Gastroenterol Hepatol,2007,19(6):479-485.

[54] DOLMANS D E,FUKUMURA D,JAIN R K. Photodynamic therapy for cancer [J]. Nat Rev Cancer,2003,3(5):380-387.

[55] KORBELIK M,SUN J,ZENG H. Ischaemia-reperfusion injury in photodynamic therapy-treated mouse tumours [J]. Br J Cancer,2003,88(5):760-766.

第十九章

胆管癌分子生物学研究进展

近年来,随着现代分子生物学的发展,特别是对肿瘤相关基因、细胞凋亡现象和机制,以及肿瘤侵袭、转移认识的不断深入,使得人们能够在分子水平对胆管癌的发生、发展机制进行多方面的研究,同时肿瘤标记物的筛选工作和对影响预后危险因素的探索也已取得很大进展,但在胆管癌方面,仍然缺乏适用于临床的相关基础研究。胆管癌的患病率与病死率不断上升,深入研究胆管癌发病机制,并寻求新的有效治疗方法已刻不容缓,这对于提高胆管癌的临床治疗与患者预后具有十分重要的意义。

第一节　干细胞研究

胆管癌源于胆管上皮细胞。根据肿瘤所在位置可以分为肝外胆管癌和肝内胆管癌。绝大多数胆管癌没有明确的病因,最近研究表明胆管癌可能由来源于胆囊周围腺体或黑林管(Hering canal)的肿瘤干细胞发展而来,其标记物包括 CK7、CK19、prominin-1、C-Kit、octamer-4 转录因子、CD133、ALDH 等。除此之外,研究人员通过 EGFP 标记并筛选得到了 AFP 阳性和阴性的胆管癌细胞系,发现 AFP 阳性的细胞在增殖、侵袭等肿瘤生物学特性方面明显强于 AFP 阴性的细胞系,而且 AFP 阳性的细胞表达 Notch1,表明 Notch 信号通路在保持 AFP 阳性细胞的干细胞生物特性方面发挥重要作用。一项多因素研究表明,CD133 阳性的胆管癌患者 5 年生存率明显低于阴性患者,并且 CD133 阳性患者的术后复发率明显高于阴性组,提示 CD133 可以作为一个独立评价胆管癌预后的指标。CD24、CD44、CD34 和 EpCAM 四种分子标记物广泛应用于肿瘤干细胞的筛选与检测;实验证实,在肝外胆管癌组织中有 0.39%~2.27% 的细胞表达 CD24、CD44 和 EpCAM。与不表达 CD24、CD44 和 EpCAM 的胆管癌细胞相比,这些细胞在体内外实验中表现出更强的成瘤特性,同时具有自我更新的能力。多梳蛋白中的 Bim-1 功能性研究表明,它对于多种干细胞保持自我更新的能力发挥关键作用。检测发现,肝内胆管癌中 Bim-1 的表达量明显高于正常组织,而且在细胞系中过表达 Bim-1 将增强胆管癌细胞增殖能力。反之,细胞衰老增加,增殖能力受到抑制。

第二节　分子及信号通路

胆管炎症在胆管癌的发生中起重要作用。胆管炎往往由胆管上皮损伤、胆汁流出受阻引起,这些病理因素会导致胆管上皮的恶性转化。持续的炎症能够导致 DNA 破坏、产生异常蛋白、促癌基因过表达、抑癌基因缺失,局部微环境中细胞因子及其他生长因子积聚,从而加速细胞周期进程并诱发体细胞突变的积累。在慢性炎症过程中,胆管上皮细胞和炎性细胞过表达多种细胞因子与核因子,如过氧化物酶体增生物激活受体、环氧合酶 2(COX-2)、诱生型一氧化氮合酶(inducible nitric oxide synthase,iNOS)、白介素-6（IL-6）、核因子 NF-κB 等。这些核因子、细胞因子可直接或间接诱导胆管上皮细胞的恶性转化。

一、炎症介质相关通路

在慢性胆管炎症与胆管癌的关系中，IL-6 是最受关注的细胞因子。正常胆管上皮细胞均表达 IL-6 受体，但当胆道发生炎症、感染时，血液和胆汁中的 IL-6 水平明显增加。因此，血清 IL-6 可以作为胆管癌诊断和评价治疗效果的指标。IL-6 在各种癌症的发病机制中似乎是一种关键的信号分子，可作为其他几种癌基因的上游或下游。在胆管癌中，IL-6 是其肿瘤发病机制中的关键细胞因子，已有研究证实其能够促进胆管癌细胞的增殖（图 19-1）。在胆管癌患者中可检测到高浓度的 IL-6，而且，这种类型的肿瘤细胞通常过度表达其受体的 GP130 亚基。也有报道证实，IL-6 的产生刺激导致 Mcl-1 抗凋亡蛋白的表达增加，从而使胆管癌细胞对治疗产生抗药性。在这种类型的肿瘤中，IL-6 也可以诱导端粒酶活性，抑制端粒缩短，从而避免细胞衰老。此外，IL-6 激活 p44/42 和 p38MAPK，这是增殖过程中的两个关键组成部分，而活化 p38MAPK 可降低细胞周期负性调节因子 p21 的表达水平，从而促进细胞增殖。胆管癌细胞可通过 IL-6 激活信号转导及转录活化因子-3（signal transducer and activator of transcription-3，STAT-3）及蛋白激酶 B（protein kinase B，PKB）信号途径，作用于 Mcl-1 的启动子，上调抗凋亡蛋白 Mcl-1 表达。因此，IL-6 在胆管癌的形成、进展中发挥重要的作用，很可能成为胆管癌治疗新的有效靶点。

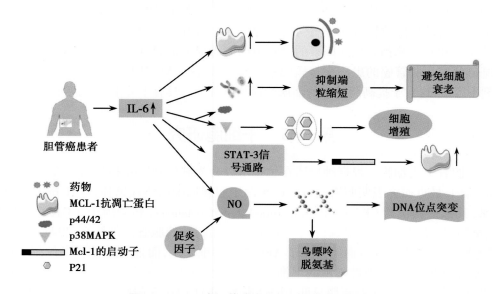

图 19-1 IL-6 在胆管癌发病机制中作用示意图

最近研究证实，促炎因子（TNF-α、IL-6 等）诱导的 NO 在胆管癌的形成中发挥主要作用。NO 能够直接使鸟嘌呤脱氨基，造成 DNA 双链内旋引起 DNA 位点突变。DNA 受损增加了突变率，导致控制细胞增殖的关键基因改变，同时也会造成原癌基因的突变。原癌基因 *K-ras* 的表达失调，p53 在细胞核内积聚，以及相关双微体 2 蛋白（Murine double minute2，MDM-2）和 WAF-1 的表达上调。另外，包括 p16INK4a、SMAD4 及 APC 在内的肿瘤抑制基因失活等现象都可以在胆管癌中发现。这些研究都提示，在胆管癌的发生发展过程中，炎性因子可能扮演了重要角色。

二、COX-2 相关通路

COX-2 是花生四烯酸向前列腺素转化的一个关键酶。由细胞在炎症过程中产生，对于促进胆管细胞的恶性转化起着关键性作用。正常肝内、外胆管上皮 COX-2 低表达，原发性硬化性胆管炎患者 COX-2 中度表达，而胆管癌患者呈高度表达。体内 COX-2 的表达与胆管癌淋巴结转移、远处转移呈正相关，而与肿瘤的分化程度呈负相关。目前的研究认为，COX-2 能通过 Fas/FasL 途径抑制细胞凋亡，加速肿瘤细胞增殖，促进肿瘤血管形成。很多研究都发现，胆管上皮细胞和炎性细胞过表达的细胞因子，如 IL-6、内皮生长因子受体（epidermal growth factor receptor,EFGR）、iNOS 等,均可诱导 COX-2 的高表达。另外,COX-2 还能够被促炎因子和 NO 激活。在体外试验中,COX-2 能够被胆固醇的衍生物羟固醇激活,羟固醇主要在胆汁淤积或胆道炎症的发生过程中产生（图 19-2）。COX-2 的有丝分裂作用能促进胆管癌细胞的生长,这也是抑制 COX-2 表达后出现胆管癌细胞生长受影响的原因之一。塞来昔布在对胆管癌细胞发挥抑制作用同时也伴随 PDK1 和 PTEN 的抑制作用,导致 Akt 磷酸化下降。而且塞来昔布对胆管癌细胞生长的抑制作用也激活了细胞周期依赖的激酶抑制因子 p21$^{waf1/cip1}$ 和 p27^{kip1},诱导细胞生长停滞在 G1/S 期。在小鼠胆管癌模型中,COX-2 表达升高;而敲除 COX-2 则可抑制细胞增殖。目前已开展应用 COX-2 抑制剂塞来昔布作用于胆管癌的试验研究,结果显示无论是体外还是体内试验,胆管癌的生长都被明显抑制。因此,COX-2 有可能成为治疗胆管癌的新靶点,以及判断胆管癌形成及预后的独立指标。

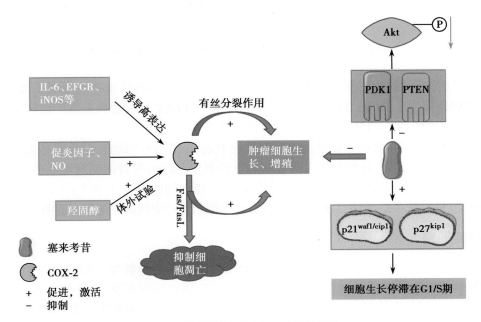

图 19-2　胆管癌患者 COX-2 相关通路

三、MAPK 通路

EGFR 途径的丝裂原激活的蛋白激酶（mitogen-activated protein kinase,MAPK）臂中的基因突变似乎是胆道癌中最常见的基因突变类型。这些突变导致 MAPK 臂的组成性激活,导致细胞的生长和增殖。*K-ras* 突变是其中最为常见的,然而,*K-ras* 突变的频率在不同的研究中差异很大,从低到 5% 和高到 75% 不等。这些差异可能归因于中心组织差异（肝内、肝外胆管癌和胆囊癌）、种族和地理差异,以及检测技术的变化。*BRAF* 突变的频率较低,*BRAF* 和 *KRA* 突变在胆道癌中通常被认为是互斥的,这一模式与在结直肠癌中观察到的模式相似。针对 *K-ras* 和 *BRAF* 突变的药物有限,胆管癌的早期研究结果显示各种药物疗效不一。司美替尼的阶段性研究表明,晚期胆管癌患者的疾病控制率为 80%,总生存期中位数为 9.8 个月。索拉非尼的临床试验未能显示其在胆管癌中的临床益处。对维罗非尼的研究显示,早期证据表明,在患有 *BRAF V600E* 突变的病例中,有潜在益处——4/7 的患者在第 8 周病情稳定,2 名患者在第 24 周评估前转入部分缓解。

四、EGFR 通路

EGFR 通路,包括 EGFR 及其姐妹反式膜受体 ERBB2/HER2、ERBB3 和 ERBB4,在胆管癌中发生了改变。最近一项对 57 例胆囊癌肿瘤正常配对进行全外显子测序的研究显示（图 19-3）,*EGFR*（4%）、*HER2*（10%）、*ERBB3*（12%）和 *ERBB4*（4%）存在体细胞突变。*HER2* 扩增是乳腺癌和胃癌的治疗靶点,在胆管

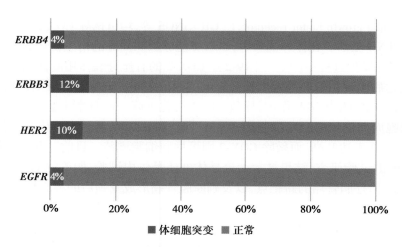

图 19-3 EGFR 通路中各物质在胆管癌肿瘤中体细胞突变

癌中也进行了评估,观察到的比率为 5%~15%。胆囊癌中 HER2 的表达水平改变似乎最多,在所有病例中,约有 1/3 的病例报告了 HER2 的过度表达。在胆管癌中,EGFR 的改变尚未被广泛研究,有报道称 8% 的胆管癌患者出现扩增,13%~15% 的胆管癌患者出现突变。

EGFR 酪氨酸激酶抑制剂和单克隆抗体在胆管癌中进行了广泛的试验,但没有显著的疗效。埃罗替尼和西妥昔单抗的随机试验(分别对比吉西他滨和奥沙利铂)显示,尽管前期对埃罗替尼、西妥昔单抗和帕尼单抗等 EGFR 拮抗剂的研究取得了令人鼓舞的结果,但晚期胆管癌患者的生存结局没有得到改善。同样,HER2 拮抗剂(曲妥珠单抗、拉帕替尼、阿法替尼)在晚期胆管癌中的研究结果也证明了其无临床益处。

五、PI3K 通路

磷脂酰肌醇 3 激酶(phosphoinositide 3-kinase,PI3K)臂参与信号转导,导致细胞凋亡减少和增殖增加。在胆管癌中很少见到 PI3K-Akt 信号转导的改变。一项国内研究报道,在评估的 34 个样本中,有 1/3 存在 PIK3CA 突变。其他报告显示 PIK3CA 在 7%~14% 的胆管癌病例中发生改变,多数发生在胆囊癌中。

PI3K 抑制剂在胆管癌中的作用缺乏数据。早期对依维莫司的研究表明,27 例晚期胆管癌患者的总体生存率中位数为 9.5 个月,正在等待进一步的研究结果。

六、FGF 通路

成纤维细胞生长因子(FGF)配体和受体(FGFR1~4)通过促有丝分裂和间充质信号参与癌症的发展和进展。FGF 配体和受体的改变常见于胆管癌,但现在人们越来越多地认识到 FGFR 易位和融合作为潜在的致癌事件,与 K-ras/BRAF 改变相互排斥。一项针对 156 例胆管癌标本的研究报道了 13% 的肝内胆管癌患者存在 FGFR 易位,并且 FGFR2 突变的患者存活率提高;另一项研究显示,11% 的肝内胆管癌病例携带 FGFR1~3 融合。

FGF 抑制剂的研究目前处于早期阶段,在胆管癌中尚需要进一步深入研究。一些针对胆管癌的试验正在进行中。初步结果显示:FGF 抑制剂针对携带有 FGFR 融合突变的胆管癌患者可能具备发挥临床效用的潜力。

七、IDH 通路

异柠檬酸脱氢酶(IDH)是参与克雷布斯循环的通用胞内酶。异构体 IDH1 和 IDH2 基因的突变导致代谢物的积累,这些代谢物在细胞代谢过程中发生改变,包括 DNA 甲基化和缺氧反应,最终导致肿瘤发生(图 19-4)。IDH1 和 IDH2 突变已在胆管癌,特别是肝内胆管癌中得到证实。肝外胆管癌样本的外显子组测序研究显示,6/32(19%)样本中的 IDH 突变,突变病例的总体存活率下降;另一份报告显示,28% 的肝内胆管癌中 IDH 突变与 7% 的肝外胆管癌相关,但与生存无关。相比之下,326 例肝内胆管癌样本

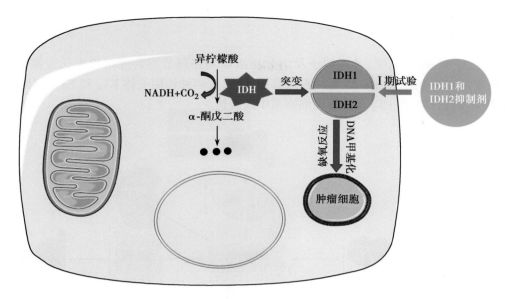

图 19-4　胆管癌患者 IDH 通路示意图

的热点测序研究显示,10% 的病例中有 *IDH* 突变,突变病例复发时间较长。另一项研究表明,*IDH* 突变在非肝吸虫相关胆管癌中更为常见。最近的一个大型研究显示,20% 的肝内胆管癌病例中有 *IDH* 突变,但在肝外胆管癌或胆囊癌中没有。关于胆囊癌的报告显示,4/57(7%)病例中 *IDH1* 突变,*IDH1* 突变患者的总生存率降低。

　　IDH1 和 IDH2 抑制剂的临床试验正在进行中。口服 IDH1(AG-120)和 IDH2(AG-221)抑制剂研究的早期报道分别显示了治疗含有 *IDH1* 和 *IDH2* 突变的急性髓性白血病取得了令人鼓舞的结果。这些试验正在扩展到实体肿瘤,在包括胆管癌患者在内的富含靶标的群体中的 I 期试验正在进行中。

八、雌激素

　　在胆管癌组织中,雌激素受体也有表达,提示雌激素在胆管癌中也发挥了重要作用。研究指出,雌激素可以诱导表皮生长因子表达从而促进胆管癌的发生。17-β 雌二醇能够刺激胆管癌细胞的增殖,然而这种作用可以被雌激素拮抗剂他莫昔芬所抑制。在体内与体外试验中证实,他莫昔芬对胆管癌细胞生长的调控作用是通过 Fas/APO-1(CD95)信号通路进行的(图 19-5)。肿瘤的生长需要丰富的血管网络,依靠它们获取营养支持。细胞周围基质及肿瘤细胞本身分泌的 TGF-β 和 β-catenin 能够提高表皮生长因子 VEGF 的表达,有利于肿瘤血管的形成。HuH-28 胆管癌细胞系表达 VEGF-A、VEGF-C 及其相关受体,雌激素能够通过调节 VEGF 来影响肿瘤细胞的生物学特性。

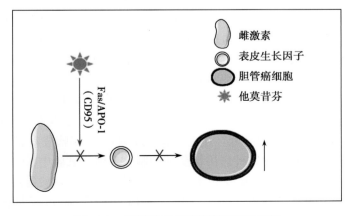

图 19-5　胆管癌患者雌激素通路示意图

九、神经递质

许多研究已证实,神经系统、神经因子及内分泌激素均在调节胆管癌细胞生长方面发挥重要作用(图 19-6)。内皮素(ET-1、ET-2、ET-3)是一种血管活性肽,有两种作用受体 ET_A 和 ET_B。对比胆管癌细胞系与正常细胞系发现,ET_A 和 ET_B 在胆管癌细胞系中高表达。

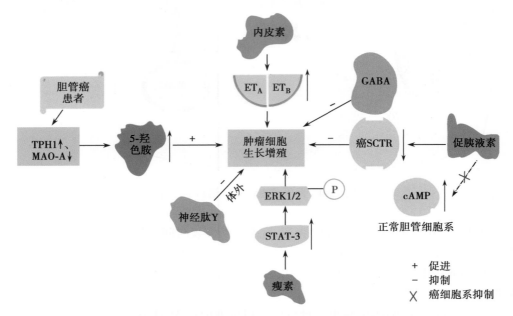

图 19-6　不同神经递质对胆管癌细胞生长增殖影响

一项关于 5-羟色胺代谢与胆管癌关系的研究表明,5-羟色胺在胆管癌患者的血清、肿瘤组织标本及胆管癌细胞系中代谢失调,表现为色氨酸羟化酶 1(tryptophan hydroxylase1,TPH1)表达增加、单胺氧化酶 A(monoamine oxidase A,MAO-A)的表达受到抑制,使得胆管癌肿瘤组织及胆汁中 5-羟色胺的分泌量显著增加,胆管癌细胞的增殖能力增强,在体内、外试验中,抑制 5-羟色胺的表达能够减慢肿瘤细胞的增殖,减小肿瘤体积。

神经肽 Y(neuropeptide Y,NPY)是一种广泛存在于中枢和外周神经系统并维持内环境稳态的激素。胆管癌组织与细胞系中 NPY 的 mRNA 水平及蛋白水平都较正常组有明显的高表达。在体外试验中,NPY 可以抑制胆管癌细胞的增殖和侵袭能力。使用 NPY 的中和抗体抑制 NPY 的活性后,则可以明显促进胆管癌细胞的增殖与侵袭能力。

瘦素(leptin)是一种由脂肪组织分泌的激素,在体内参与糖、脂肪及能量代谢的调节。在胆管癌的相关性研究中发现,瘦素及其受体在正常及胆管癌细胞系中均表达。在体外试验中,瘦素对 HuH-28 胆管癌细胞系在增殖、凋亡、侵袭转移等方面的分子生物学特性均有重要影响。而且,瘦素对 HuH-28 胆管癌细胞系在肿瘤生物学特性方面的促进作用是通过增加 STAT-3 的表达、磷酸化 ERK1/2 来发挥作用的,并没有 Akt 磷酸化的改变。在小鼠的胆管癌模型中,敲除瘦素调节的相关信号能够抑制肿瘤的形成与发展。

促胰液素(secretin)由胰腺组织中的 S 细胞分泌,能调节水盐代谢,促进胃酸分泌、促胃液素释放和胃肠运动。促胰液素通过促胰液素受体发挥作用。在肝内胆汁淤积时伴随着促胰液素受体的表达上调会出现胆管上皮细胞增生的反应。在 6 种胆管癌细胞系中有 4 种促胰液素受体的表达水平明显降低,同时在胆管癌组织中促胰液素受体的表达水平也降低。在正常胆管细胞系中,促胰液素能够通过提高细胞 cAMP 的水平发挥作用,然而在胆管癌细胞系中这种作用却受到抑制。在体内试验中,接受促胰液素处理后肿瘤的生长受到抑制,检测发现处于增殖期的细胞数量减少,含半胱氨酸的天冬氨酸蛋白水解酶 3 的表达升高。

胆管癌细胞表达 GABA 的三种受体 A、B、C,接受 GABA 作用后,胆管癌细胞的生长受到限制,在体外及体内试验中,GABA 对胆管癌生长的抑制作用也已得到证明。另外,侵袭、转移也是胆管癌细胞的一个重要生物学特性,而 GABA 在抑制胆管癌细胞转移方面也发挥重要作用。最近也有报道指出多巴胺在胆管癌中代谢失调,导致多巴胺在胆管癌组织及细胞系中分泌量增加,而且多巴胺在调节胆管癌细胞的生长及增殖方面也发挥作用。体内、外试验证实,抑制多巴胺的分泌能够明显阻碍胆管癌细胞的生长。

十、其他

分子病理学领域的研究为我们深入认识胆管癌开辟了新方向,如启动子过甲基化、组蛋白去乙酰化等可以导致基因突变引起胆管癌。在过甲基化基因中,CpG 甲基化在胆管癌中可以抑制细胞因子信号 3（suppressor of cytokine signaling,SOCS3）基因启动子。IL-6 调节信号转导和 STAT3 的作用在胆管癌中失效,导致胆管癌细胞产生抗凋亡作用。这种 IL-6 过表达导致的调节失效正是由细胞因子信号 3 基因启动子过甲基化造成的。非编码 RNA 目前也被认为是基因的重要调节者之一,在作用上与转录子相似。这些 RNA 能够调节基因的转录水平、翻译水平,也包括 mRNA 的稳定性等。研究也证实它们在包括胆管癌在内的肿瘤细胞分化、增殖及死亡方面起到关键调节作用。

另外,一个与慢性炎症导致胆管癌相关的 DNA/RNA 剪切酶相关蛋白胞苷脱氨酶也在胆管癌患者的肿瘤组织中高表达,提示胞苷脱氨酶与胆管癌的发生发展也存在着相关性。在慢性肝病的发展过程中,增生的胆管细胞可以分泌多种激素和神经因子形成自分泌和旁分泌途径来调节肝脏炎症及纤维化的进程,因此增生的胆管细胞也成为肝脏炎症及纤维化进程中神经内分泌的构成部分。

第三节　胆管癌的组织及液体活检标志物研究

组织标志物是临床上作为诊断标准较为可靠的标志物类型,但需要取得患者组织标本,样本获取相对较为困难且往往只能作为术后确诊标识,对胆管癌的早期诊断和筛查意义有限。目前,使用较为广泛的胆管癌组织标志物为 CK7 和 CK19,在获取到患者的组织样本后,进行免疫组化检测,CK7 及 CK19 阳性的肿瘤组织倾向于考虑胆管癌;同时,随着测序技术的发展,多种 microRNA 等分子也在胆管癌组织中被发现具有相当的特异性表达,可能成为潜在的新型分子标志物。液体活检标志物在临床上的应用为疾病的诊治及预后评估提供了便利。由于标本容易获得,检测方便,在临床中的应用价值较高,而逐渐受到临床工作者的重视。许多年来,人们致力于寻找能够准确诊断或能够作为大规模筛查胆管癌及胆管癌高危人群的血清学、胆汁或尿液等液体样本中的标志物(图 19-7),然而到目前为止仍然没有找到胆管癌特异性的标志物。

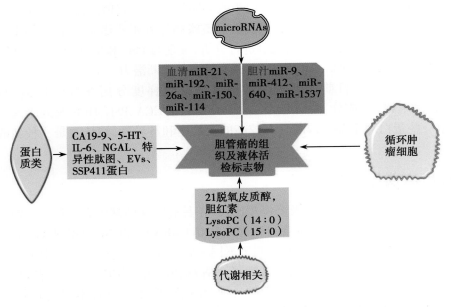

图 19-7　不同种类胆管癌组织及液体活检标志物

一、蛋白类标志物

蛋白质谱（mass spectrometry, MS）技术可以对不同生物样品中的蛋白质进行大规模鉴定及相对定量，随着临床对微创及非侵入性生物标志物的需求逐渐加大，基于 MS 的蛋白质组学已然成为用于分析不同生物学液体的有用工具，可帮助寻找新型的蛋白生物标志物用于胆管癌的诊断、疗效评估、预后预测和危险人群的筛选。在全血清中，由于高丰度的白蛋白及免疫球蛋白等的干扰，使得低丰度的蛋白质鉴定变得困难，难以利用 MS 进行蛋白组学分析筛选蛋白分子标志物。因此，目前，在全血清的蛋白及肽类标志物中，仍使用较为传统的几种，如 CA19-9、5-HT、IL-6、NGAL 等。

CA19-9 是目前临床上广泛应用于胆管癌诊断的血清学标记物，在 cut-off 值是 129U/ml 时，CA19-9 诊断胆管癌的灵敏度和特异度分别是 79% 和 98%。需要指出的是，约有 10% 的人血中因为缺少 Lewis 抗原而不会产生 CA19-9。5-羟色胺（5-HT）在中枢神经系统含血清素的神经元及胃肠道中的嗜铬细胞中合成，具有神经内分泌与神经递质的功能。一项关于 5-HT 代谢与胆管癌关系的研究表明，5-HT 在胆管癌患者的血清、肿瘤组织标本及胆管癌细胞系中代谢失调，体内、外试验均提示 5-HT 能够促进胆管癌细胞的增殖。研究发现，胆管癌患者血清 IL-6 水平高于肝癌患者和健康人，经过光动力学疗法治疗后，血清 IL-6 水平可显著降低，同时胆管内超声（intraductal ultrasonograph, IDUS）检测发现胆管癌体积也有所减小。因此，血清 IL-6 可以作为胆管癌诊断和评价治疗效果的指标。另外，还有研究人员对胆管癌与良性胆道疾病患者进行血清分析，发现血清内中性粒细胞白明胶酶转运蛋白（neutrophil gelatinase-associated lipocalin, NGAL）含量也存在显著差异，ROC 曲线分析 NGAL 对胆管癌的诊断价值接近 CA19-9，将其作为 CA19-9 的补充检测指标可以大大提高胆管癌的临床诊断准确性。另外，其他标记物，包括载脂蛋白 A1（apolipoprotein A-1, ApoA-1）、胰蛋白酶原-2、血小板与淋巴细胞比、黏蛋白 5AC、可溶性细胞角蛋白 19 片段等，也被证实能够在提高胆管癌的诊断准确性方面起到作用。其中，黏蛋白 1 和黏蛋白 5AC 在肝癌不表达，提示两者在胆管癌与肝癌的鉴别诊断中具有一定价值。

目前，一些蛋白质组学的研究已经在胆汁和尿液中发现了潜在的可用于 CCA 诊断的生物标志物，其诊断价值可能将高于血清中常用的非特异性肿瘤标志物。

特异性肽图是使用毛细管电泳质谱在一个训练集中识别胆总管结石、PSC 和 CCA 患者的疾病特异性肽模式，通过测序对多肽进行表征构建的一种多肽表达谱类型，能够准确区分良性和恶性胆道疾病，与胆管炎患者相比，对 CCA 患者的诊断灵敏度为 84%，特异度为 78%，AUC 为 0.87。此外，SSP411 蛋白已被鉴定为一种有前景的可用于 CCA 诊断的潜在胆汁生物标志物。与 PSC 患者相比，CCA 患者的灵敏度为 85.7%，特异度为 76.9%，AUC 为 0.836。然而，由于收集胆汁样本为有创性操作，基于尿液的蛋白质组学筛选是一种较好的替代方案。对 CCA、PSC 或良性胆道疾病患者尿液建立特异性肽图，通过对 164 份尿液样本（41 份用于训练，123 份用于模型验证）进行分析，发现与 PSC 和良性胆道疾病相比，其对 CCA 诊断的灵敏度为 83%，特异度为 73%，AUC 为 0.87，具有较高的诊断潜力。

同时，随着技术的发展，目前能够对血清内容物进行梯度分离获取到血清中的细胞外囊泡（extracellular vesicles, EVs）等成分，而最近的一项研究描述了 CCA、PSC、HCC 及健康人血清 EVs 的差异表达蛋白。其中一些蛋白对于鉴别诊断具有较高的灵敏度和特异度，被认为是一种新的潜在的生物标志物。

二、microRNA 类标志物

一些研究表明，与非肿瘤性肝组织及肝癌相比，CCA 具有特殊的基因表达特征。而基因和表观遗传修饰可能会导致基因的转录发生改变，从而导致部分 RNA（mRNA、miRNA 和其他非编码 RNA）表达水平的变化。在过去 10 年中，越来越多的研究强调了不同 microRNA 在 CCA 发病机制中的意义及其对诊断和预后的潜在价值（表 19-1）。最近，有研究者为了评估 miRNA 作为 CCA 生物标志物的诊断价值，进行了 meta 分析，证明了 miRNA 是诊断 CCA 患者的一种有前景的工具。从标本类型上来看，胆汁的诊断效率最高（AUC 值为 0.957 2），其次是血清（0.913 2）、组织（0.846 5）和尿液（0.744 8）。

表 19-1　胆管癌差异表达的 microRNA

内容	在 CCA 的变化	临床样本	参考文献
miR-21	上调	血清、血浆、组织、尿	[28-32]
miR-26A	上调	血清	[33]
miR-106A	下调	血清	[34]
miR-150	上调	血浆	[35]
miR-192	上调	血清、尿	[32,36]
miR-9	上调	胆汁	[37]
miR-145	上调	胆汁	[26]
miR-105	上调	胆汁	[26]
miR-147B	上调	胆汁	[26]
miR-302	上调	胆汁	[26]
miR-199-3p	上调	胆汁	[26]
miR-222	上调	胆汁	[26]
miR-942	上调	胆汁	[26]
miR-26A	下调	血清	[27]
miR-30B	下调	血清	[27]
miR-122	下调	血清	[27]
miR-126	下调	血清	[27]
miR-1281	下调	血清	[27]
miR-222	下调	血清	[38]
miR-483-5p	下调	血清	[38]
miR-412	上调	胆汁	[38]
miR-640	上调	胆汁	[38]
miR-1537	上调	胆汁	[38]
miR-3189	上调	胆汁	[27]

　　microRNA 表达失调与 CCA 发生的诸多分子方面有关,如增殖、侵袭和迁移、EMT、表观遗传修饰、化学抗性和/或细胞凋亡逃避等。其特性是它们在生物学液体中的存在和稳定性,这使其可作为生物标志物用于 CCA 无创诊断。而组织样本中的 microRNA 标记不仅可以深入了解 ICC 的不同组织学分级和临床亚型,也可用于鉴别具有类似临床表现的肿瘤,如 CCA 和胰腺腺癌。

　　胆汁由于直接与肿瘤接触,因此也是一种适用于基于 miRNA 的 CCA 诊断的生物学液体。在胆汁样本中进行的高通量 PCR miRNA 表达谱显示 miR-9 是 CCA 诊断的潜力候选(灵敏度为 88.9%,特异度为100%,AUC 为 0.975)。在胆汁中,miR-412、miR-640、miR-1537 和 miR-3189 均被发现在 PSC/CCA 中表达存在显著差异。

　　在血清中,还有多种 microRNA 被报道可能是 CCA 诊断的潜在分子标志物。例如对于 CCA 预测,血清中高表达的 miR-21 灵敏度为 87.8%,特异度为 90.5%,在血清和血浆中受体 AUC 分别为 0.908 1 和0.94。同时,研究还发现在组织中,miR-21 的表达与临床分期及分化状态密切相关,而 ICC 组织中过表达的 miR-21 则与较差的总体生存率和无进展生存率有关。同样,与正常胆管细胞相比,miR-21 在 CCA 细胞系中的表达也有一定上调。实验抑制 miR-21 可显著降低细胞增殖、体外非贴壁生长及侵袭,以及体内肿瘤生长。miR-192 被报告为泰国肝吸虫(O.viverrini)相关 CCA 诊断候选 microRNA(灵敏度 74%,特异度 72%,AUC 值 0.803),血清 miR-192 高水平与较短的生存期和淋巴结转移相关。值得注意的是,尿中的mir-192 和 mir-21 水平也是 CCA 的潜在生物标志物,它们的联合水平比单一的 microRNA 具有更强大的诊断能力。miR-26a 也是一个典型的转录生物标志物。miR-26a 在 CCA 组织和细胞系中及 CCA 患者血清中的表达皆升高,其区分 CCA 与健康对照的灵敏度和特异度分别为 84.8% 和 81.8%,AUC 值为 0.899。此外,miR-26a 也可以作为一种潜在的 CCA 预后判断指标,因为它的水平与 TNM 分期显著相关,尤其是在治愈性手术后下降。其他 miRNA 对评估 CCA 预后及诊断也有一定的意义,如 miR-150 在 CCA 患者血清中的表达上调,可能是预后不良的预测因子之一,miR-150 与 CA19-9 联合使用进一步提高了筛查 ICC 的能力。而 miR-114 在 ICC 中表达水平明显降低,但 ICC 患者血浆中 miR-114 表达水平升高,灵敏度和特异度分别为 80.6% 和 58.1%。

另外,除了血浆、血清和尿液外,从胆汁中提取的细胞外囊泡中也存在 miRNA,并且被认为可用于 CCA 诊断。

三、代谢相关标志物

代谢组学结合了高通量分析方法,主要是质谱或核磁共振波谱(nuclear magnetic resonance spectroscopy,NMR spectroscopy)和多变量数据分析,筛选和比较生物样品中的低分子量代谢物(<1.5kDa),获取可能成为 CCA 诊断和预测靶点的分子。研究胆汁的分子组成可以提供有关胆道上皮病变机制的重要信息,也可以识别从附近肿瘤细胞释放到胆汁中的生物标志物。近几年,已经对人类胆汁进行了一些代谢产物谱的分析研究,以评估胆汁成分并确定 CCA 和其他肝、胰腺疾病的相关生物标志物。早期使用磁共振的研究表明,磷脂酰胆碱、胆汁酸和其他胆脂的水平可以区分 CCA 患者和具有高度敏感性和特异性的良性胆道疾病患者。最近,同样使用磁共振技术的胆汁代谢分析证实,与良性胆道疾病患者相比,CCA 患者的磷脂酰胆碱水平更低,甘氨酸和牛磺酸结合胆汁酸水平更高。尽管这些发现意义重大,但许多研究的重复性不强,这可能是因为所使用的多个分析平台和样品制备方案需要更好的标准化程序。理想情况下,一旦在胆汁中鉴定出生物标志物,它们就可以在更易获得的液体中检出,如尿或血清。代谢组学研究可以直接在血清中进行。最近的报告基于 MS 的分析平台在空腹患者血清中发现了一个基于四个代谢物[21 脱氧皮质醇,胆红素,溶血磷脂酰胆碱(14:0)和溶血磷脂酰胆碱(15:0)]的代谢组学特征,可用于高精度诊断 CCA。与正常组相比,CCA 组的 21 脱氧皮质醇和胆红素水平显著升高,而溶血磷脂酰胆碱(14:0)和溶血磷脂酰胆碱(15:0)的水平显著降低。之后的研究结果显示,这四种代谢产物对 CCA 诊断准确率高达 99%。这说明,这四种物质组成的标志物组合有潜力成为 CCA 的诊断指标之一,并且能够区分肝内和肝外胆管癌。在未来的前瞻性研究中,急需对这一有前景的代谢物组进行验证。

四、循环肿瘤细胞标志物

液体活检可用于转录组、蛋白组和代谢组等多组学分析,这可能有助于寻找 CCA 的生物标志物,同时,由于循环肿瘤细胞(circulating tumor cell,CTC)的存在,液体活检所获取的 CTC 信息也将十分有助于改进检查和治疗方案并提供有关肿瘤耐药和复发风险的数据。

基于上皮细胞黏附分子识别的策略已被应用以识别不同恶性肿瘤的 CTC。目前已有用于检测晚期转移性乳腺癌、结肠癌和前列腺癌的检测系统,它利用抗体包裹磁珠来捕获表达癌症特异性上皮细胞黏附分子(EpCAM)的细胞,然后使用荧光核染色对完整的肿瘤细胞进行阳性鉴定,并使用标记抗体检测细胞角蛋白。胆管肿瘤细胞表达 EpCAM,可能也适用于使用该方法进行识别。有研究纳入了 13 例胆管癌和 3 例胆囊癌患者,从外周血获取 CTC 进行分析,结果显示,诊断时,3/13 胆管癌患者和 1/3 胆囊癌患者每 7.5ml 血液中存在 2 个或 2 个以上 CTC,且 CTC 阳性或阴性的生存率无显著差异。另一项包含更多 CCA 患者(n=88)的研究表明,CTC≥2 和 CTC≥5 均与转移性患者生存期明显缩短有关,对非转移性 CCA 无明显意义。研究还表明,CTC≥2 和 CTC≥5 的 CCA 患者生存期均较短,但 ICC 患者只有 CTC≥5 的生存期较短。这些结果提示 CTC 与肿瘤更强的侵袭性和 CCA 患者的生存期密切相关,因此,CTC 的评估有助于确定存在早期死亡风险的 CCA 患者。但在胆管癌中尚处于较为初级阶段的研究,还需要进一步的研究证实 CTC 相关标记物作为胆管癌诊断分子标志物的可能性。

我国胆管癌患病率不断升高,致病因素也正在不断发生变化,笔者呼吁加强胆管癌在分子生物学领域的相关研究,并尽快组织我国胆管癌的多中心、大样本、随机、双盲、临床循证医学研究;普及我国胆管癌的诊疗指南,这将促进我国胆管癌诊疗水平的提高。

(曲　凯　刘　昌)

参考文献

[1] ISHII T,YASUCHIKA K,SUEMORI H,et al. Alpha-fetoprotein producing cells act as cancer progenitor cells in human cholangiocarcinoma [J]. Cancer Lett,2010,294 (1):25-34.

[2] SHIMADA M,SUGIMOTO K,IWAHASHI S,et al. CD133 expression is a potential prognostic indicator in intrahepatic cholangiocarcinoma [J]. J Gastroenterol,2010,45 (8):896-902.

[3] WANG M,XIAO J,SHEN M,et al. Isolation and characterization of tumorigenic extrahepatic cholangiocarcinoma cells with stem cell-like properties [J]. Int J Cancer,2011,128 (1):72-81.

[4] SASAKI M,YAMAGUCHI J,IKEDA H,et al. Polycomb group protein Bmi 1 is overexpressed and essential in anchorage-independent colony formation,cell proliferation and repression of cellular senescence in cholangiocarcinoma:tissue and culture studies [J]. Hum Pathol,2009,40 (12):1723-1730.

[5] WEI L H,KUO M L,CHEN C A,et al. Interleukin-6 promotes cervical tumor growth by VEGF-dependent angiogenesis via a STAT3 pathway [J]. Oncogene,2003,22 (10):1517-1527.

[6] WALDNER M J,FOERSCH S,NEURATH M F,et al. Interleukin-6——a key regulator of colorectal cancer development [J]. Int J Biol Sci,2012,8 (9):1248-1253.

[7] LABIB P L,GOODCHILD G,PEREIRA S P. Molecular pathogenesis of cholangiocarcinoma [J]. BMC Cancer,2019,19 (1):185.

[8] XU H,HU M B,BAI P D,et al. Proinflammatory cytokines in prostate cancer development and progression promoted by high-fat diet [J]. Biomed Res Int,2015:249741.

[9] AL-BAHRANI R,ABUETABH Y,ZEITOUNI N,et al. Cholangiocarcinoma:risk factors,environmental influences and oncogenesis [J]. Ann Clin Lab Sci,2013,43 (2):195-210.

[10] BLECHACZ B,GORES G J. Cholangiocarcinoma:advances in pathogenesis,diagnosis,and treatment [J]. Hepatology,2008, 48 (1):308-321.

[11] MANCINO A,MANCINO M G,GLASER S S,et al. Estrogens stimulate the proliferation of human cholangiocarcinoma by inducing the expression and secretion of vascular endothelial growth factor [J]. Dig Liver Dis,2009,41 (2):156-163.

[12] ALPINI G,INVERNIZZI P,GAUDIO E,et al. Serotonin metabolism is dysregulated in cholangiocarcinoma,which has implications for tumor growth [J]. Cancer Res,2008,68 (22):9184-9193.

[13] DEMORROW S,ONORI P,VENTER J,et al. Neuropeptide Y inhibits cholangiocarcinoma cell growth and invasion [J]. Am J Physiol Cell Physiol,2011,300 (5):1078-1089.

[14] FAVA G,ALPINI G,RYCHLICKI C,et al. Leptin enhances cholangiocarcinoma cell growth [J]. Cancer Res,2008,68 (16): 6752-6761.

[15] ONORI P,WISE C,GAUDIO E,et al. Secretin inhibits cholangiocarcinoma growth via dysregulation of the cAMP-dependent signaling mechanisms of secretin receptor [J]. Int J Cancer,2010,127 (1):43-54.

[16] COUFAL M,INVERNIZZI P,GAUDIO E,et al. Increased local dopamine secretion has growth-promoting effects in cholangiocarcinoma [J]. Int J Cancer,2010,126 (9):2112-2122.

[17] CSŐSZ É,KALLÓ G,MÁRKUS B,et al. Quantitative body fluid proteomics in medicine - A focus on minimal invasiveness[J]. J Proteomics,2017,153:30-43.

[18] LANKISCH T O,METZGER J,NEGM A A,et al. Bile proteomic profiles differentiate cholangiocarcinoma from primary sclerosing cholangitis and choledocholithiasis [J]. Hepatology,2011,53 (3):875-884.

[19] LEELAWAT K,NARONG S,WANNAPRASERT J,et al. Serum NGAL to clinically distinguish cholangiocarcinoma from benign biliary tract diseases [J]. Int J Hepatol,2011,2011:873548.

[20] SHEN J,WANG W,WU J,et al. Comparative proteomic profiling of human bile reveals SSP411 as a novel biomarker of cholangiocarcinoma [J]. PLoS One,2012,7 (10):e47476.

[21] METZGER J,NEGM A A,PLENTZ R R,et al. Urine proteomic analysis differentiates cholangiocarcinoma from primary sclerosing cholangitis and other benign biliary disorders [J]. Gut,2013,62 (1):122-130.

[22] ARBELAIZ A,AZKARGORTA M,KRAWCZYK M,et al. Serum extracellular vesicles contain protein biomarkers for primary sclerosing cholangitis and cholangiocarcinoma [J]. Hepatology,2017,66 (4):1125-1143.

[23] MURAKAMI Y,KUBO S,TAMORI A,et al. Comprehensive analysis of transcriptome and metabolome analysis in Intrahepatic Cholangiocarcinoma and Hepatocellular Carcinoma [J]. Sci Rep,2015,5:16294.

［24］LIKHITRATTANAPISAL S,TIPANEE J,JANVILISRI T,et al. Meta-analysis of gene expression profiles identifies differential biomarkers for hepatocellular carcinoma and cholangiocarcinoma［J］. Tumor Biology,2016,37（9）:12755-12766.

［25］MARTINEZ-BECERRA P,VAQUERO J,ROMERO M R,et al. No correlation between the expression of FXR and genes involved in multidrug resistance phenotype of primary liver tumors［J］. Mol Pharm,2012,9（6）:1693-1704.

［26］LIANG Z,LIU X,ZHANG Q,et al. Diagnostic value of microRNAs as biomarkers for cholangiocarcinoma［J］. Dig Liver Dis,2016,48（10）:1227-1232.

［27］ZHOU J,LIU Z,YANG S,et al. Identification of microRNAs as biomarkers for cholangiocarcinoma detection:A diagnostic meta-analysis［J］. Clin Res Hepatol Gastroenterol,2017,41（2）:156-162.

［28］CORREA-GALLEGO C,MADDALO D,DOUSSOT A,et al. Circulating plasma levels of microRNA-21 and microRNA-221 are potential diagnostic markers for primary intrahepatic cholangiocarcinoma［J］. PLoS One,2016,11（9）:e0163699.

［29］SELARU F M,OLARU A V,KAN T,et al. MicroRNA-21 is overexpressed in human cholangiocarcinoma and regulates programmed cell death 4 and tissue inhibitor of metalloproteinase 3［J］. Hepatology,2009,49（5）:1595-1601.

［30］HUANG Q,LIU L,LIU C H,et al. MicroRNA-21 regulates the invasion and metastasis in cholangiocarcinoma and may be a potential biomarker for cancer prognosis［J］. Asian Pac J Cancer Prev,2013,14（2）:829-834.

［31］CHUSORN P,NAMWAT N,LOILOME W,et al. Overexpression of microRNA-21 regulating PDCD4 during tumorigenesis of liver fluke-associated cholangiocarcinoma contributes to tumor growth and metastasis［J］. Tumour Biol,2013,34（3）:1579-1588.

［32］SILAKIT R,LOILOME W,YONGVANIT P,et al. Urinary microRNA-192 and microRNA-21 as potential indicators for liver fluke-associated cholangiocarcinoma risk group［J］. Parasitol Int,2017,66（4）:479-485.

［33］ZHANG J,HAN C,WU T,et al. MicroRNA-26a promotes cholangiocarcinoma growth by activating beta-catenin［J］. Gastroenterology,2012,143（1）:246-256.

［34］CHENG Q,FENG F,ZHU L,et al. Circulating miR-106a is a Novel prognostic and lymph node metastasis indicator for cholangiocarcinoma［J］. Sci Rep,2015,5:16103.

［35］WANG S,YIN J,LI T,et al. Upregulated circulating miR-150 is associated with the risk of intrahepatic cholangiocarcinoma［J］. Oncol Rep,2015,33（2）:819-825.

［36］SILAKIT R,LOILOME W,YONGVANIT P,et al. Circulating miR-192 in liver fluke-associated cholangiocarcinoma patients:a prospective prognostic indicator［J］. J Hepatobiliary Pancreat Sci,2014,21（12）:864-872.

［37］SHIGEHARA K,YOKOMURO S,ISHIBASHI O,et al. Real-time PCR-based analysis of the human bile microRNAome identifies miR-9 as a potential diagnostic biomarker for biliary tract cancer［J］. PLoS One,2011,6（8）:e23584.

［38］LI L,MASICA D,ISHIDA M,et al. Human bile contains microRNA-laden extracellular vesicles that can be used for cholangiocarcinoma diagnosis［J］. Hepatology,2014,60（3）:896-907.

［39］COLLINS A L,WOJCIK S,LIU J,et al. A differential microRNA profile distinguishes cholangiocarcinoma from pancreatic adenocarcinoma［J］. Ann Surg Oncol,2014,21（1）:133-138.

［40］GOWDA G A. Human bile as a rich source of biomarkers for hepatopancreatobiliary cancers［J］. Biomark Med,2010,4（2）:299-314.

［41］ALBIIN N,SMITH I C,ARNELO U,et al. Detection of cholangiocarcinoma with magnetic resonance spectroscopy of bile in patients with and without primary sclerosing cholangitis［J］. Acta Radiol,2008,49（8）:855-862.

［42］SHARIF A W,WILLIAMS H R,LAMPEJO T,et al. Metabolic profiling of bile in cholangiocarcinoma using in vitro magnetic resonance spectroscopy［J］. HPB（Oxford）,2010,12（6）:396-402.

［43］LIANG Q,LIU H,ZHANG T,et al. Serum metabolomics uncovering specific metabolite signatures of intra- and extrahepatic cholangiocarcinoma［J］. Mol Biosyst,2016,12（2）:334-340.

［44］IZZOTTI A,CAROZZO S,PULLIERO A,et al. Extracellular MicroRNA in liquid biopsy:applicability in cancer diagnosis and prevention［J］. Am J Cancer Res,2016,6（7）:1461-1493.

［45］CRISTOFANILLI M,BROGLIO K R,GUARNERI V,et al. Circulating tumor cells in metastatic breast cancer:biologic staging beyond tumor burden［J］. Clin Breast Cancer,2007,7（6）:471-479.

［46］DE BONO J S,SCHER H I,MONTGOMERY R B,et al. Circulating tumor cells predict survival benefit from treatment in metastatic castration-resistant prostate cancer［J］. Clin Cancer Res,2008,14（19）:6302-6309.

［47］AL USTWANI O,IANCU D,YACOUB R,et al. Detection of circulating tumor cells in cancers of biliary origin［J］. J Gastrointest Oncol,2012,3（2）:97-104.

［48］YANG J D,CAMPION M B,LIU M C,et al. Circulating tumor cells are associated with poor overall survival in patients with cholangiocarcinoma［J］. Hepatology,2016,63（1）:148-158.

第二十章

胆管癌临床研究

赫尔辛基宣言指出："医学的进步是建立在研究之上的,这些研究最终必须包括在人体上进行的试验。"

胆管癌的发病率在世界各地均趋于上升的趋势,且恶性度高、侵袭性强,难以早期诊断治疗,因而其临床研究是消化系统肿瘤研究中的一个重要方面。

第一节　临床研究的意义和主要类型

一、意义

临床研究是医学研究和卫生研究的一部分,其目的在于建立关于人类疾病机制、防治和促进健康的基本理论,为拟定适宜的医疗决策意见提供证据、依据,以利于更好地预防、诊断、治疗疾病,最大限度地使患者受益。按照循证医学的核心理念,医疗决策应尽量以客观证据为依据。因此,通俗来说,临床研究就是要针对某一个临床问题或疾病,用经过周密设计的临床调查和统计得出的数据结论、撰写出的研究报告作为证据,来回答临床医生该做什么? 为什么做? 以及怎么做的问题?

临床研究是在临床实践中进行的研究,但它与临床实践含义不同。临床实践是对特定的个人或群体所患疾病进行诊断、预防或治疗,以使其健康受益;而临床研究是为了获得有助于改善医疗保健的公共卫生知识,从而为公共利益服务所进行的研究工作;虽然某些情况下参与临床研究的受试者能够获益,但参加临床试验的目的并不在此,也不一定能从中直接受益。特别是外科临床研究,多与外科手术有关,而手术本身不可避免地要通过一定的组织创伤达到对病体治疗的目的。这就要求研究者对临床研究工作和参加这项工作的受试者有更强的责任心、敬畏心,用更高尚的道德规范、更科学的研究态度和方法进行该项工作,以利于用更小的难以规避的组织损伤,获取更多的数据依据,得到更好的研究结局、更优的治疗决策意见。

二、主要类型

(一) 创新性研究

创新性研究包括新疗法、新术式、新药物,以及已有药物的新用途(新适应证)、诊断的新方法、新标志物、病因学研究、新发现疾病的特征性研究等。创新是从无到有、过去从来没有进行过的研究工作。正如赫尔辛基宣言所述:"人类需要不断地寻找新疗法、新药物来与疾病做永无休止的斗争。"

例如,我国学者近年来在胆管癌三维可视化精准诊断治疗方面做了大量创新性临床研究工作,构建了胆管癌三维可视化精准诊治平台,解决了三维可视化与手术场景融合的难题,实现了基于虚拟增强现实指导临床的导航肝切除术,率先在国际上发表了针对肝门部胆管癌三维可视化精准诊断治疗的《中国专家共识》和专著。同时,影像学诊断与确切的病理诊断还有本质的不同,胆管癌的早期诊断仍是一个难题。有关胆管癌的分子标志物研究还大多停留在实验研究或转化研究阶段,如何确定从胆道的良性疾病向恶性疾病转变的分子影像学特征还有待探讨,更缺乏特异性的有效药物治疗。随着 5G 时代的到来,医学大数据、云计算、人工智能技术的开发应用,与病理诊断、分子分型相结合的智能化胆管癌分子病理影像组学诊断及分型研究,以及综合治疗应是今后重要的临床研究发展方向,还有大量未知领域等待人们去加以研究提高认识。

（二）验证性研究

验证性研究包括医疗新技术(如外科新术式)开始临床应用之后的验证、一些已经应用的治疗方法的验证、上市后药物的推广应用研究(Ⅳ期临床试验)、已知疾病的特征研究等。根据赫尔辛基宣言,"即使是当前最好的干预措施也必须持续地对其安全性、疗效、效能、可获得性和质量进行研究",医学研究必须要对已知的疗法进行重复、重复、再重复,反复验证,以了解其在新的人群、时间、环境中所具有的新的特征、新的效应量。从这个意义上来说,应该客观看待临床研究的创新性问题。因为临床研究的一个基本理念,是要从试验对象中获得平均效应量,以评估该项研究疗效结果的应用价值,当样本量小时,疗效的差异可能受到机遇因素影响,随着合并试验数量的增多,数量越多,机遇的影响越小,平均效应量越向真值趋近,代表性越好,评估的准确性越高,因此,相同的研究越多越好。

新药品上市前,Ⅰ、Ⅱ、Ⅲ期临床试验基本在特定的临床药理基地进行,其过程要求十分严格,但并不一定能完全适合真实环境中各种患者的使用,验证性研究就是要研究它们上市后的安全性、代表性,在真实世界中的效应量、效能。外科临床研究也是如此,对于肝门部胆管癌行扩大性淋巴结清除术有可能达到更好地清除转移肿瘤组织的效果,但同时可能带来严重的并发症,虽然这是一个已在临床实施的手术,但仍有必要对其进行临床试验以验证其临床应用价值。再如,胆管癌所致恶性阻塞性黄疸术前是否应该"减黄"及如何"减黄"问题,虽已经过国内外多家医院单中心或多中心临床研究,但由于患者条件、病程发展程度不同,研究者掌握胆汁引流技术方法的操作能力、设备条件不同等诸多原因,至今意见尚未统一,仍有争议,故仍需要进一步经临床试验来验证其确切效果、方式等。因此,从这个意义上来说,在临床研究中,通过重复试验获得对人口特征、环境特征、技术特征等数据的新的认识或更新,为可否实施某项医疗措施提供新的证据依据,也具有一定的创新意义。因此,两类研究同样重要。

第二节　两项重要的评估临床研究证据质量的标准

一、推荐等级、制订与评价系统

1979 年加拿大定期体检特别工作组(Canadian Task Force Periodic Health Examination,CTFPHE)率先对研究证据进行分级并给出推荐意见。2001 年美国纽约州立大学下州医学中心推出了"证据金字塔",将研究论文的证据质量从低到高逐层排列,顺序依次为:体外"试管"研究、动物实验、观念评论意见、病例报告、病例系列研究、病例对照研究、回顾性队列研究、前瞻性队列研究、随机对照研究(randomized controlled trial,RCT)、系统评价和 meta 分析。但是这个"金字塔"只是说明了证据的等级,而没有阐明证据的质量标准。2006 年,一个由具有广泛代表性的国际指南制订小组制订的用于证据质量登记和推荐强度评估的"推荐等级、制订与评价(grading of recommendations assessment,development and evaluation,GRADE)系统"正式推出,得到 BMJ 等著名期刊的强力推荐,要求作者在投临床指南类文章时最好按照GRADE 系统进行分级。该系统虽然在论文证据等级的排序上基本参照了原来"金字塔"的方法,设计类型仍然主要分为随机对照研究(高、中等质量评价)和观察性研究(低和极低质量评价)两大类,但有以下重要的修订意见。

（一）高、中等、低、极低四级证据质量标准的明确定义

1. **高质量**　进一步研究也不可能改变该疗效评估的可信度。

2. **中等质量**　进一步研究很可能影响该疗效评估结果的可信度,且可能改变该评估结果。

3. **低质量**　进一步研究极有可能影响该疗效评估结果的可信度,且该评估结果很可能改变。

4. **极低质量**　任何疗效评估结果都很不确定。

（二）降分和加分标准

1. 对高、中等质量的随机对照临床研究及量化性分析研究增加了 5 个降分标准,即:①偏倚风险(−1 严重,−2 非常严重);②不一致性(−1 严重,−2 非常严重);③间接性(−1 严重,−2 非常严重);④不精确性(−1 严重,−2 非常严重);⑤发表偏倚(−1 严重,−2 非常严重)。

2. 对低和极低质量的观察性临床研究增加了 3 个加分标准,即:①效应量大(+1 大,+2 非常大);②剂量反应(+1 梯度证据);③所有可能的混杂因素(+1 降低所展示的效应,+2 当研究结果显示无效时意味着是一种假效应)。

（三）强或弱推荐强度的定义

1. **强推荐**　明确显示干预措施利大于弊或弊大于利。

2. **弱推荐**　利弊不确定或无论质量高低的证据均显示利弊相当。

其他尚应考虑价值观和意愿是否具有不确定性或可变性、是否为合理利用资源的干预措施、是否具有外推性等。

由于该系统明确界定了证据质量和推荐强度,清楚评价了不同治疗方案的重要结局,对不同证据级别的升级和降级给出了明确、综合的标准,因而很快在国际上得到广泛的共识认可和推广应用,目前已成为国际通用的拟定指南共识等治疗决策的主要指导文献。

二、AJCC 证据分级体系

2017 年发布的第 8 版 AJCC 指南增加了一个重要内容,即引入了一套 AJCC 证据分级体系(AJCC levels of evidence),将引用的证据文献分为四级,明确指出:Ⅰ级证据,来自多个大型国家或国际研究的一致性结果,要求研究设计及实施良好,满足在适宜的患者人群中进行研究,并具有合适的研究终点及合理治疗方案,前瞻性研究或基于人群的回顾性研究都是可行的,所有的研究都将依据方法论进行评估。Ⅱ级证据,至少来自一项大型研究,要求研究设计及实施良好,满足在合适的患者人群中进行研究,具有合适的研究终点,具有外部验证。Ⅲ级证据,为来自的研究具有一定缺陷,主要包括研究数量、规模或质量;多个研究结果间具有不一致性;存在患者研究人群的适宜度和结果的适宜度问题。Ⅳ级证据,指尚未进行合理研究导致证据不足。能够被 AJCC 作为强推荐的证据文献,基本为具有Ⅰ级或Ⅱ级证据质量的临床研究报告。

三、两个标准对临床研究的重要作用

这两个证据质量标准,都对原来具有高证据等级的 RCT 和荟萃分析等研究报告提出了更高、更严谨的要求(有可能因质量差而降分,退出高证据等级序列,降为中等甚至低等证据序列),而在一定程度上给真实世界观察性研究中设计严谨的大宗病例临床对照研究、队列研究提供了因质量高而加分,提高证据质量等级,作为指南共识等治疗决策的中或高证据级别、强推荐意见的支撑证据,从而更加凸显了设计严谨、数据可靠的高质量临床研究结果对拟定治疗方案的决策性指导意义。

由此可见,在胆管癌高发的我国,如何提高自身素质,在临床实践中进行高水平的临床研究,撰写出以精准数据依据为支撑的研究论文,为制订指南共识和患者个体化治疗决策提供高质量等级、强推荐意见的证据,是摆在肝胆外科临床医师面前的重要职责和任务。

第三节　胆管癌真实世界临床研究内涵丰富

从目前查阅到的有关胆管癌的临床研究文献分析,尽管 RCT 由于采取随机化分组、对照、盲法的原则,可消除研究组与对照组之间的偏倚,成为临床研究探索因果关系的"金标准",是证据级别最高的一种临床研究模式,但也因其是在理想条件下对特定人群的干预研究,难以推广,且受到一定的伦理限制,具有一定的局限性。尤其对于多数外科干预性研究来说,设计严格的 RCT 研究客观上在招募受试者、设计盲法分组等方面存在一定的困难。目前尚无肝切除术、血管切除重建术等方面的 RCT 研究报告发表。严谨的 RCT 主要应用于各种非手术治疗研究。同时,来自真实世界设计严谨的单中心大宗病例、长期随访的研究报告,尽管仍属于观察性研究,但由于其观察时间长、数据量大、研究数据真实,记载详细准确,以及病例的人口学特征、疾病类型特征、研究者技术特征等同质化水平都较好,数据相对可靠。无论是回顾性分析还是前瞻性队列研究,虽不能如高质量的 RCT 一样列为最高级证据级别,却是各项指南和共识制订、修订的重要推荐意见支撑依据,其证据级别在第 8 版 AJCC 关于证据等级质量的规定中被列为 Ⅱ 级。例如,NAGINO M 等应用单中心 574 例肝门部胆管癌病例随访 34 年的回顾性病例队列研究证实,采取规范化的术前评估、积极的根治性手术治疗措施(包括大范围肝切除和规范化淋巴结清扫)及围手术期处理(如积极的术前减黄)可使患者的 5 年生存率由 1977—2000 年的 32.5% 升至 2000 年以后的 38.1%,无淋巴结和远处转移者甚至可达 67.1%,论文被 AJCC 第 8 版作为证据文献引用,目前这仍是国际上最高水平。

《AJCC 癌症分期手册:胰腺癌和肝胆癌》(第 8 版)指出,肝胆癌分期的基础是高质量的手术、详细的病理分析和可靠的随访,这在大型数据集和注册中心是无法得到的。由于胆管癌的相对少见和复杂的解剖结构,常常需要技术上的严格手术,AJCC 分期系统主要基于来自外科和病理学卓越中心的单中心的系列研究。修订后的第 8 版的大部分证据已经在其他肝胆癌研究中心得到证实。由此可见,能成为 AJCC 肿瘤分期判定的 Ⅱ 级证据依据的单中心观察性研究应具备三个基本要素:一是高质量的手术,二是详细的病理分析,三是可靠的随访。实际上不只是分期判定,对其他诊治决策的抉择依据亦是如此,第 8 版 AJCC 胆管癌部分作为证据依据引用的临床研究报告文献基本均具备这三个重要因素。

在治疗决策、指南的拟定中,高质量单中心大宗病例报告具有重要意义。我国地域广阔,具有多地区肝胆中心病例多、手术量大的特点,我国某单中心肝门部胆管癌 10 年期间尾状叶肝切除术的病例数(171 例)是美国 10 个中心 15 年联合数据的 1 倍(85 例)。我国目前已开展了许多胆管癌相关真实世界临床研究,积累了一定的经验。今后应在同步掌握三要素方面脚踏实地地多做工作,尤其注意加强有关随访工作的资料采集分析,切实提高论文质量,为拟定治疗决策指南提供可供强推荐的高等级真实世界研究证据依据报告。

同时,如何改进研究方法,充分发挥 RCT 和观察性研究各自的优势,促进前瞻性、高质量的临床研究设计和实施,为胆管癌的防治提供更高级别的证据依据,也值得认真思考和努力实践。最近,我国胆道外科学组组织国内 17 个肝胆外科中心参加的"肝门部胆管癌扩大淋巴结清扫与局域性淋巴结清扫的多中心前瞻性随机对照研究"的设计书已被 *Trials* 正式接受发表,这是胆管癌研究中第一个有关淋巴结清扫的,而且是来自中国的 RCT 研究,期待其产生重要的高级别证据依据文献。

第四节   应用数据库进行多中心研究模式的快速发展

21 世纪信息技术、数字医学技术的飞速发展,使得应用现代化数据库管理模式进行临床研究成为一个主要趋势。近年来,多国多中心联合或一国多中心联合的数据库资料分析研究正成为胆管癌临床研究的一个重要模式。第 8 版 AJCC 证据标准的 Ⅰ 级证据正是来源于此类研究。尽管欧美等国由于胆管癌的发病率不高,单个中心的数据有限,但近年来采用该种方式已发表了多篇对制订指南、共识及治疗决策具有重要指导意见和证据依据的分析报告。尤其是美国,由于在 20 世纪 70 年代即成立了国家癌症研究中心,建立了链接全国乃至多国的数据库系统注册单位数据链,21 世纪以来逐渐在胆管癌大数据分析方面发挥了重要作用。例如,我国学者率先用回顾性病例对照研究加倾向匹配评分的方法进行了有关乙肝病毒相关(HBV-)和结石相关(Stone-)两种不同致病因素对肝内胆管癌 R_0 肝切除术后的预后分析研究,认为 HBV-ICC 患者的疗效优于 Stone-ICC,其差异可能与肿瘤的恶性侵袭性有关,而与肿瘤分期无关。鉴于 AJCC 第 7 版以前分期存在的不足,通过对 449 例患者术后 10 年随访数据的多因素分析,建立了国际首个可预测个体患者生存概率的 ICC 分期标准——列线图,用于肝内胆管癌预后评估。这一结论被美国、欧洲、东南亚等 13 国肝胆外科中心进行联合多中心验证数据库分析得以证实,并被第 8 版 AJCC 引用。有学者应用多中心数据库资料回顾性比较分析了肝门型肝内胆管癌、周围型肝内胆管癌和肝门部胆管癌三者的侵袭性,认为肝门部浸润性肝内胆管癌是一种侵袭性较强的肝内胆管癌,与周围型肝内胆管癌和肝门部胆管癌相比,临床病理特征明显,术后远期预后较差。近年来,*Ann Surg Oncol*、*JAMA Surg*、*Cancer*等著名期刊发表了胆管癌外科治疗多中心研究的多篇大宗病例,内容涉及肝切除术安全性及有效性、术后早期与晚期复发的比较、术中淋巴结清扫、取石研究等诸多方面,有的成为第 8 版 AJCC 引用的证据文献之一。这类研究由于是集中全球数个顶级肝胆中心长达 10 余年临床资料进行的胆管癌生物学特征的病例对照分析研究或队列研究,在一定程度上反映了较大范围、较多人群,以及不同地区和人口学特征的临床病患的实际情况,对临床决策有一定的指导意义,因而具有较重要的文献价值。同时,由于是跨国跨区域的资料,尽管都是高层次的医疗中心,但人口学特征、疾病特征、研究者的技术水平特征等也有一定的异质性。如何避免混杂偏倚是多中心研究应注意规避的问题。

可以预测,随着 5G 时代的到来,全球医疗信息化发展进程的加快,今后这一模式会在胆管癌的临床研究、决策拟定中发挥更多更大的作用。我国近年来已经开展了相关多中心研究,如我国中华医学会外科学分会胆道外科学组有关《肝内胆管癌临床病理特征及淋巴结转移特点的多中心回顾性研究(附 1 321 例报告)》,已被入选为 2019 年中国科技学术期刊 F5000 优秀论文。今后,我国学者应更加密切关注这一现状,加快、加强地域性乃至全国性胆管癌数据库建设,为制订适宜于中国的胆管癌防治策略提供高品质数据依据。

第五节　meta 分析——提高证据依据质量的重要研究模式

系统评价、meta 分析可对多项临床试验研究结果进行二次综合定性、定量分析,高质量的 meta 分析与高质量的 RCT 研究相同,证据级别最高,是制订胆管癌各项诊断治疗决策的重要支撑证据。综合分析 PubMed 数据库建库至 2019 年 4 月的 13 454 篇胆管癌相关文献,meta 分析仅约占综述性分析性研究文献的 6.21%(128/2 062),占整体胆管癌文献的 0.95%(128/13 454)。

一篇 meta 分析能否成为指南、共识制订时的依据文献,要取决于其证据质量的高低;而其是否具有较高的证据价值,又取决于其纳入标准。在查阅文献时可见到,尽管是同时间段、同研究课题范畴(如有关胆管癌"减黄"措施的研究)的 meta 分析,由于不同的作者采取的纳入标准不同,筛查选取的文献不同,得出的结论会有很大的差异。国际医学期刊编辑委员会(International Committee of Medical Journal Editors,ICMJE)的各类重要期刊发布的重要共识指南、医疗决策,在制订时所选定的作为证据依据的 meta 分析研究报告,要求在国际 Cochrane 网站注册并发表,由于这类分析性研究论文经过了严格的标准设计和审查,规避了各种偏倚因素,因而有可能成为最高级证据文献。Mavros M N 等发表在 *JAMA Surg* 上的《肝内胆管癌治疗与预后:系统评价和 meta 分析》,是通过对 960 篇文献进行严格筛选后,最终淘汰了 953 篇文献,仅选取了 7 篇进行的量化分析,成为唯一被第 8 版 AJCC 肝内胆管癌部分引用的分析性研究证据文献。由此提示我们:①原为低级证据级别的单中心队列研究、病例对照研究等真实世界观察性研究,如果设计严谨、实施规范,大宗病例数据真实可靠,效应量大,不仅可能通过加分使其证据等级进入 GRADE 系统的中等级别,为 AJCC 提供 II 级证据依据,而且有可能通过进入 meta 分析,得到进一步综合分析评价,成为最高证据级别文献的来源之一,用于指导治疗决策。因此,每项临床研究都应建立严格的管理制度,方能撰写出高质量的临床试验论文,在 meta 分析根据纳入标准筛选文献时不被淘汰。②meta 分析的结论要想成为高质量证据依据,依靠研究者对原始资料数据中各种纳入排除标准、偏倚风险的评估规避,严格筛选。只有如此,方能从众多的水平不一的临床试验报告中筛选出高质量的数据进行分析性研究,得出高质量的具有指导意义的结论性依据意见,论文才能被高学术影响力的学术期刊采纳刊登,才能对制订治疗决策提供高质量证据依据。随着胆管癌的临床研究向纵深发展,加强更科学的相关分析性研究必然是今后的一个重要发展方向。

第六节　系列国际化管理举措有力促进了临床研究的规范化进程

自 2000 年国际临床试验登记注册中心（ClinicalTrials.gov）正式建立运行以来，各种研究类型的论文从写作上逐渐规范。国际医学期刊编辑委员会（International Committee of Medical Journal Editors，ICMJE）、WHO 及各国政府组织都积极支持临床试验注册，要求临床试验在招募受试者之前应将试验具体措施向公众开放，以此作为允许试验结果作为论文发表的必备条件，并加强了对在高影响因子期刊上发表论文的入口限制，如：临床研究只有经过注册论文才能在 ICMJE 所属期刊发表，ICMJE 主要接受 Cochrane-注册的评价性研究论文，国际重要指南主要接受 ICMJE 论文和 Cochrane-注册的分析性评价报告，等等。国际相关组织为了加强对临床研究和论文报告的规范性管理，还制订和发表了一系列针对不同研究类型的评价工具、撰写标准，如：有关进行观察性研究的"加强流行病学观察性研究报告（strengthening the reporting of observational studies in epidemiology，STROBE）声明"及条目，进行随机对照试验的"临床试验报告统一标准（consolidated standards of reporting trials，CONSORT）声明（2010）"及条目，特别是"临床研究方案规范指南（standard protocol items：recommendations for interventional trials，SPIRIT）"2013 声明及条目，等。这一系列国际化临床研究管理措施、制度的制订和实施，大大提高了临床研究的规范化进程和研究论文的证据质量水平。由于经过登记注册，提交过经严格设计和审查的临床试验课题设计书，目前在高影响因子刊物上发表的研究报告撰写得非常规范，有严格的纳入标准、排除标准，主要及次要观察目标、终点目标、中止目标，即便是中止试验研究，也有完整的论文报告，讲明中止试验的原因及相应的研究结论，课题设计的分组方法、步骤、安排等也都交代得非常具体，随访计划详细，总体设计完善。

我国学者应认真学习领会上述声明和条目，高度重视临床研究在国际临床试验注册平台上的注册问题，切实加强临床研究的制度管理，规范临床试验课题的设计书和研究报告的撰写，掌握进行临床研究的科学方法，针对条目加强相关研究报告的合理设计和规范实施，特别注意临床研究设计书并不同于一般的科研基金项目的申报书，有其独特的严格条目要求。应注意使我国临床研究尽快地与国际高标准的临床试验工作接轨，切实提高研究工作质量。

第七节　结　　语

我国是胆管癌高发国家之一，肝胆外科医师是临床实践的直接参与者和主持者、临床问题的直接凝练者和提出者、临床证据的直接获取者和验证者、临床指南的直接制订者和修订者。因此，希望我国肝胆外科医师积极作为、主动作为，认真规范地开展临床研究，有更多以数据为依据的临床研究论著发表，为指南和共识等决策意见的制定提供高级别证据依据，在国际相关领域中获得更多的中国话语权，为人民的健康事业做出应有的贡献。

（卢绮萍）

参考文献

［1］ZENG N，TAO H，FANG C，et al. Individualized preoperative planning using three-dimensional modeling for Bismuth and Corlette type Ⅲ hilar cholangiocarcinoma［J］. World J Surg Oncol，2016，14（1）：44-50.

［2］方驰华，李乔林，蔡伟. 从数字虚拟人技术到数字化微创外科：三维可视化技术在肝门部胆管细胞癌诊断与治疗中的转化应用［J］. 中华消化外科杂志，2018，17（4）：343-346.

［3］方驰华，张鹏，罗火灵，等. 增强现实导航技术联合吲哚菁绿分子荧光影像在三维腹腔镜肝切除术中的应用［J］. 中华外科杂志，2019，57（8）：578-584.

［4］ZHANG P，LUO H，ZHU W，et al. Real-time navigation for laparoscopic hepatectomy using image fusion of preoperative 3D surgical plan and intraoperative indocyanine green fluorescence imaging［J］. Surg Endosc，2020，34（8）：3449-3459.

［5］杨世忠，顾万清，段伟东，等. 计算机辅助手术规划系统在复杂肝门部胆管细胞癌根治性切除术中的应用［J］. 中华消化外科杂志，2012，11（2）：124-128.

［6］林科灿,曾永毅,黎蕴通,等.三维重建虚拟手术规划在肝门部胆管细胞癌手术中的应用价值［J］.中华消化外科杂志,2018,17（4）:383-388.

［7］中华医学会数字医学分会,中国研究型医院学会数字医学临床外科专业委员会.肝门部胆管细胞癌三维可视化精准诊治专家共识［J］.中国实用外科杂志,2017,37（1）:48-52.

［8］方驰华,刘允怡.数字化胆道外科学［M］.北京:人民出版社,2018:295-323.

［9］GUYATT G,OXMAN A D,AKL E A,et al. GRADE guidelines:1. Introduction-GRADE evidence profiles and summary of findings tables ［J］. J Clin Epidemiol,2011,64（4）:383-394.

［10］GUYATT G H,OXMAN A D,KUNZ R,et al. GRADE guidelines:2. Framing the question and deciding on important outcomes ［J］. J Clin Epidemiol,2011,64（4）:395-400.

［11］BALSHEM H,HELFAND M,SCHUNEMANN H J,et al. GRADE guidelines:3. Rating the quality of evidence ［J］. J Clin Epidemiol,2011,64（4）:400-406.

［12］AMIN M B,EDGE S,GREENE F,et al. AJCC cancer staging manual ［M］. 8th ed. New York:Springer,2017.

［13］NAGINO M,EBATA T,YOKOYAMA Y,et al. Evolution of surgical treatment for perihilar cholangiocarcinoma:a single-center 34-year review of 574 consecutive resections ［J］. Ann Surg,2013,258（1）:129-140.

［14］CHUN Y S,PAWLIK T M,VAUTHEY J N. 8th Edition of the AJCC cancer staging manual:pancreas and hepatobiliary cancers ［J］. Ann Surg Oncol,2018,25（4）:845-847.

［15］CHENG Q B,YI B,WANG J H,et al. Resection with total caudate lobectomy confers survival benefit in hilar cholangiocarcinoma of Bismuth type Ⅲ and Ⅳ［J］. Eur J Surg Oncol,2012,38:1197-1203.

［16］BHUTIANI N,SCOGGINS C R,MCASTERS K M,et al. The impact of caudate lobe resection on margin status and outcomes in patients with hilar cholangiocarcinoma:a multi-institutional analysis from the US Extrahepatic Biliary Malignancy Consortium ［J］. Surgery,2018,163（4）:726-731.

［17］董家鸿,冯晓彬.精准外科时代的肝门部胆管细胞癌治疗［J］.中华消化外科杂志,2019,18（4）:307-310.

［18］董家鸿,项灿宏,石军,等.以围肝门切除为本的肝门部胆管细胞癌治愈性切除术的临床疗效［J］.中华消化外科杂志,2017,16（10）:1053-1060.

［19］殷晓煜,刘鑫,陈伟,等.肝门部胆管细胞癌手术切除的远期疗效及预后因素分析［J］.中华消化外科杂志,2016,15（4）:329-333.

［20］王坚,陈炜.围肝门外科技术在胆道外科的应用［J］.中华消化外科杂志,2015,14（4）:284-287.

［21］常正尧,赵国栋,丑赛,等.机器人肝门部胆管细胞癌手术34例系列报告［J］.腹部外科,2019,32（5）:330-334.

［22］李恩山,孙延雷,刘学键,等.小范围肝切除治疗Bismuth-Corlette Ⅲ、Ⅳ型肝门部胆管细胞癌的临床经验［J］.中华外科杂志,2019,57（7）:523-526.

［23］陈孝平,项帅.精准医学时代肝门部胆管细胞癌的治疗［J］.中华消化外科杂志,2018,17（1）:3-8.

［24］HE M,XU X,FENG H,et al. Regional lymphadenectomy vs. extended lymphadenectomy for hilar cholangiocarcinoma(Relay-HC trial):study protocol for a prospective,multicenter,randomized controlled trial ［J］. Trials,2019,20（1）:528-533.

［25］WANG Q,LI J,LEI Z Q,et al. Prognosis of intrahepatic cholangiocarcinomas with HBV infection is better than those with hepatolithiasis after R_0 liver resection:a propensity score matching analysis ［J］. Ann Surg Oncol,2017,24（6）:1579-1587.

［26］ZHANG X F,BAGANTE F,CHEN Q,et al. Perioperative and long-term outcome of intrahepatic cholangiocarcinoma involving the hepatic hilus after curative-intent resection:comparison with peripheral intrahepatic cholangiocarcinoma and hilar cholangiocarcinoma ［J］. Surgery,2018,163（5）:1114-1120.

［27］SPOLVATO G,KIM Y,ALEXANDRESCU S,et al. Hepatic resection for large or multifocal intrahepatic cholangiocarcinoma justified? Results from a multi-institutional collaboration ［J］. Ann Surg Oncol,2015,22（7）:2218-2225.

［28］SPOLVERATO G,KIM Y,EJAZ A,et al. Conditional probability of long-term survival after liver resection for intrahepatic cholangiocarcinoma:A multi-institutional analysis of 535 patients ［J］. JAMA Surg,2015,150（6）:538-545.

［29］SPOLVERATO G,VITALE A,CUCCHETTI A,et al. Can hepatic resection provide a long-term cure for patients with intrahepatic cholangiocarcinoma? ［J］. Cancer,2015,121（22）:3998-4006.

［30］魏妙艳,张园园,耿智敏,等.肝内胆管细胞癌临床病理特征及淋巴结转移特点的多中心回顾性研究（附1 321例报告）［J］.中华消化外科杂志,2018,17（3）:257-265.

［31］MAVROS M N,ECONOMOPOULOS K P,ALEXIOU V G,et al. Treatment and prognosis for patients with intrahepatic cholangiocarcinoma:systematic review and meta-analysis ［J］. JAMA Surg,2014,149（6）:565-574.

[32] VON ELM E,ALTMAN D G,EGGER M,et al. The strengthening the reporting of observational studies in epidemiology （STROBE）statement：guidelines for reporting observational studies ［J］. Int J Surg,2014,12（12）：1495-1499.

[33] SCHULZ K F,ALTMAN D G,MOHER D,et al . CONSORT 2010 statement：updated guidelines for reporting parallel group randomized trials ［J］. BMC Med,2010,8：18.

[34] CHAN A W,TETZLAFF J M,ALTMEN D G,et al. SPIRIT 2013 statement：defining standard protocol items for clinical trials ［J］. Ann Intern Med,2013,158（3）：200-207.